Die Entwicklung des deutschen medizinischen Fachwortschatzes
im 19. und 20. Jahrhundert

Schriften zur diachronen und synchronen Linguistik

Herausgegeben von Józef Grabarek

Mitglieder des Wissenschaftlichen Beirats:
Hanna Biaduń-Grabarek · Jürgen Bolten · Sylwia Firyn ·
Zofia Bilut-Homplewicz · Maria Katarzyna Lasatowicz ·
Klaus-Dieter Ludwig · Grażyna Łopuszańska · Lenka Vaňkova
Mariola Wierzbicka · Józef Wiktorowicz · Lech Zieliński

Band 20

Wiesława Małgorzata Chyżyńska

Die Entwicklung des deutschen medizinischen Fachwortschatzes im 19. und 20. Jahrhundert

Bibliografische Information der Deutschen Nationalbibliothek
Die Deutsche Nationalbibliothek verzeichnet diese Publikation
in der Deutschen Nationalbibliografie; detaillierte bibliografische
Daten sind im Internet über http://dnb.d-nb.de abrufbar.

Gedruckt mit finanzieller Unterstützung der Universität Warschau.

ISSN 2191-8856
ISBN 978-3-631-78079-4 (Print)
E-ISBN 978-3-631-78910-0 (E-PDF)
E-ISBN 978-3-631-78911-7 (EPUB)
E-ISBN 978-3-631-78912-4 (MOBI)
DOI 10.3726/b15589

© Peter Lang GmbH
Internationaler Verlag der Wissenschaften
Berlin 2019
Alle Rechte vorbehalten.

Peter Lang – Berlin · Bern · Bruxelles · New York ·
Oxford · Warszawa · Wien

Das Werk einschließlich aller seiner Teile ist urheberrechtlich
geschützt. Jede Verwertung außerhalb der engen Grenzen des
Urheberrechtsgesetzes ist ohne Zustimmung des Verlages
unzulässig und strafbar. Das gilt insbesondere für
Vervielfältigungen, Übersetzungen, Mikroverfilmungen und die
Einspeicherung und Verarbeitung in elektronischen Systemen.

Diese Publikation wurde begutachtet.

www.peterlang.com

Große Macht übt das richtige Wort aus. Immer, wenn wir auf eines dieser eindringlichen, treffenden Worte stoßen, ist die Wirkung physisch und geistig – und blitzartig spontan.

Mark Twain (1835–1910)

Für meine Enkel Gabriela und Adam

Inhaltsverzeichnis

Abkürzungs- und Zeichenverzeichnis 13

I Problemstellung 17
    I.1   Zur Einführung 17
    I.2   Einleitung 17
    I.3   Gegenstand und Zielsetzung der Arbeit 18
    I.4   Forschungsüberblick 19
    I.5   Korpusauswahl und Untersuchungsmethoden 21

II Begriff der Fachsprache 23
    II.1   Definition und historische Entwicklung der Fachsprache 23
    II.2   Dt. Fachsprache der Medizin 29
        II.2.1   Merkmale und Spezifik der medizinischen Fachsprache ... 29
        II.2.2   Etymologie der deutschen medizinischen Fachsprache ... 35
            II.2.2.1 Die Rolle des Griechischen und des Lateinischen 35
            II.2.2.2 Arabische Spuren 37
            II.2.2.3 Einwirkung des Französischen und des Italienischen 38
            II.2.2.4 Indigenes Wortreservoir 39
            II.2.2.5 Zunehmender Einfluss des Englischen 39
            II.2.2.6 Nichtverbale Ausdrucksweise 44

III Begriff der Chirurgie 45
    III.1   Definition und Name der Chirurgie 45
    III.2   Kurz gefasste Geschichte der Chirurgie 46
    III.3   Entwicklung der hoch spezialisierten Teilgebiete der Chirurgie und ihrer Fachwortschätze 53

	III.3.1	Thoraxchirurgie	54
	III.3.2	Herzchirurgie	55
	III.3.3	Gefäßchirurgie	56
	III.3.4	Viszeralchirurgie	57
	III.3.5	Neurochirurgie	58
	III.3.6	Die Hals-Nasen-Ohren-Heilkunde	58
	III.3.7	Kinderchirurgie	59
	III.3.8	Tumorchirurgie	59
	III.3.9	Orthopädie	61
	III.3.10	Mund-Kiefer- und Gesichtschirurgie	61
	III.3.11	Transplantationschirurgie	62
	III.3.12	Unfallchirurgie	63
	III.3.13	Urologie	63
	III.3.14	Ophthalmologie	64
	III.3.15	Gynäkologie	64
	III.3.16	Plastische Chirurgie	65
	III.3.17	Schönheitschirurgie und kosmetische Chirurgie	66
III.4		Ausgewählte neu entwickelte chirurgische Techniken und Konzepte	66
	III.4.1	Computer- und roboterassistierte Chirurgie	66
	III.4.2	Minimal-invasive Chirurgie (MIC)	67
	III.4.3	Endoskopische Chirurgie	67
	III.4.4	Laserchirurgie	69
	III.4.5	Kryochirurgie	69
	III.4.6	Wasserstrahlchirurgie	70
	III.4.7	Radiofrequenzchirurgie	70
	III.4.8	Tageschirurgie	71
	III.4.9	Fast-Track-Chirurgie	71

IV Empirische Untersuchung des Fachwortschatzes der Chirurgie ... 73

IV.1	Vorgehensweise	73

IV.2	Oberbegriffe	73
IV.3	Bezeichnungen von sog. chirurgischen Krankheiten	84
IV.4	Bezeichnungen von chir. Krankheiten und Krankheitszuständen	86
IV.5	Bezeichnungen von chir. Behandlungsmethoden und Untersuchungen	150
IV.6	Bezeichnungen von Operationsinstrumenten	188
IV.7	Bezeichnungen von Mitgliedern des OP-Teams	232
IV.8	Bezeichnungen von Verbandstoffen	237
IV.9	Untergegangene Bezeichnungen von Teilgebieten der Chirurgie	249
IV.10	Wortschatz aus dem Bereich der Anästhesiologie	253
IV.11	Wortschatz aus dem Bereich der Asepsis	263
IV.12	Typische adjektivische Bezeichnungen	276
IV.13	Ausgewählte Bezeichnungen von allgemeinmedizinischen abstrakten Begriffen	311

V Schlussfolgerungen aufgrund der empirischen Untersuchung ... 325

V.1	Allgemeines zum Untersuchungsinstrumentarium	325
V.2	Entwicklungstendenzen des Fachwortschatzes im Zusammenhang mit den Fortschritten in der Chirurgie	326
V.3	Auswertung der qualitativen und quantitativen Entwicklung des chir. Fachwortschatzes	327
	V.3.1 Gesamtübersicht des untersuchten Wortmaterials	327
	V.3.2 Rücktritt von Fachbezeichnungen	327
	V.3.3 Häufungen bei Entlehnungen	331
	V.3.4 Grundtypen von Wortbildungsmustern	334
	V.3.5 Arten des Bedeutungswandels	335
	V.3.6 Synonymie	336
	V.3.7 Mehrdeutigkeit	337

V.3.8 Sonstige Ergebnisse 338

V.4 Zusammenfassung und Ausblick 339

Darstellungsverzeichnis 341

Quellenverzeichnis 343

Literaturverzeichnis 351

Artikelverzeichnis 359

Internetquellen 361

Alphabetisches Verzeichnis der untersuchten Bezeichnungen 365

Abkürzungs- und Zeichenverzeichnis

Abb.	*Abbildung*
Adelung	*Grammatisch kritisches Wörterbuch der hochdeutschen Mundart online*
Adj.	*Adjektiv*
ae.	*altenglisch*
afränk.	*altfränkisch*
ahd.	*althochdeutsch*
afrz.	*altfranzösisch*
agriech.	*altgriechisch*
air.	*altirisch*
anord.	*altnordisch*
arab.	*arabisch*
as.	*altsächsisch*
Bd.	*Band*
BE	*Brockhaus Enzyklopädie CD*
betr.	*betreffend*
bes.	*besonders*
bzw.	*beziehungsweise*
ca.	*circa*
CD	*CD-Platte*
Chir./chir.	*Chirurgie, chirurgisch*
DB	*Duden Bedeutungen, CD*
DgWddS	*Das große Wörterbuch der dt. Sprache, CD-Version*
d.h.	*das heißt*
DH	*Duden Herkunft, CD*
DFw	*Duden Fremdwörterbuch, CD*
DM	*DM, CD*
Dr.	*Doktor*
Dt./dt.	*Deutsch, deutsch*
DUW	*Duden Universalwörterbuch, CD*
DWDS	*Das Digitale Wörterbuch der dt. Sprache*
ebd.	*ebenda*
eigtl.	*eigentlich*
Engl./engl.	*Englisch, englisch*
et al. (et alii)	*und andere*
etc.	*et cetera*
etw.	*etwas*
fachspr.	*fachsprachlich*
f.	*folgende Seite*
ff.	*folgende Seiten*

fnhd.	*frühneuhochdeutsch*
frz.	*französisch*
G., Gen.	*Genitiv*
gemeingerm.	*gemeingermanisch*
germ.	*germanisch*
gleichbed.	*gleichbedeutend*
griech.	*griechisch*
Grimm	*Deutsches Wörterbuch von Jacob Grimm und Wilhelm Grimmonline*
got.	*gotisch*
hrsg.	*herausgegeben*
Hg.	*Herausgeber*
indogerm., idg.	*indogermanisch*
insb., insbes.	*insbesondere*
ital.	*italienisch*
Jh.	*Jahrhundert*
Kap.	*Kapitel*
kirchenlat.	*kirchenlateinisch*
Kluge	*Kluge, Etymologisches Wörterbuch der deutschen Sprache, CD*
lat.	*lateinisch*
md.	*mitteldeutsch*
med.	*medizinisch*
mhd.	*mittelhochdeutsch*
ML	*Meyers Lexikon, CD*
mlat.	*mittellateinisch*
mnd.	*mittelniederdeutsch*
n.Chr.	nach Christus
ne.	*neuenglisch*
nfrz.	*neufranzösisch*
n.Chr.	*nach Christus*
nd.	*niederdeutsch*
nlat.	*neulateinisch*
nndl.	*neuniederländisch*
norw.	*norwegisch*
nschw.	*neuschwedisch*
Nr.	*Nummer*
o.a.	oben angeführt
OP-	*Operations-, operativ*
oper.	*operativ*
Part.	*Partizip*
Prof.	*Professor*
S.	*Seite*
s.	*siehe*
sog.	*sogenannte*
spätlat.	*spätlateinisch*

spätmhd.	*spätmittelhochdeutsch*
u.a.	*und andere; unter anderem*
u.ä.	*und ähnliche*
ugs.	*umgangssprachlich*
usw.	*und so weiter*
v.a.	*vor allem*
v.Ch.	*vor Christus*
vgl.	*vergleiche*
vulgärlat.	*vulgärlateinisch*
westgerm.	*westgermanisch*
z.B.	*zum Beispiel*
z.T.	*zum Teil*

Kursiv werden Wörter in der Herkunftssprache geschrieben.
Fett werden alle Stich- und Neuwörter geschrieben.
‚...' Bedeutung im eigentlichen Sinne
‚...' wird jedes Stichwort bzw. jede Neubildung markiert.

I Problemstellung

I.1 Zur Einführung

Die Gesundheit ist hochwertigstes und wichtigstes Allgemeingut aller Menschen. Der Wunsch nach Gesundheit steht sogar bei jungen Menschen an der ersten Stelle der Wertskala. Die allen Menschen eigene Sorge um Wohlbefinden wurde in einer langen Menschheitsgeschichte über althergebrachte natürliche Heilungsmethoden, Spezialisierungen und Motivationen letztlich der Ärzteschaft anvertraut, die demnach verpflichtet ist, ihren Schutzbefohlenen Fürsorge, Erhaltung oder Wiederherstellung der Gesundheit sicherzustellen. Um diesen Anforderungen gewachsen zu sein, muss ein potenzieller Arzt ein theoretisches medizinisches Studium und eine lange berufliche Lehre durchlaufen, während der er nicht nur Fachkenntnisse aneignet, sondern auch die Fachsprache der Medizin, insbes. die anatomische Nomenklatur und den klinischen Wortschatz, kennenlernt, die für die Fachkommunikation unentbehrlich sind. Da der dt. med. Vokabular nach wie vor auf Griechischem und Lateinischem fußt, die früher als ein internationales Verständigungsmittel in der wissenschaftlichen Kommunikation galten, und heute aufgrund der eskalierenden Globalisierung auch eine zunehmende Anzahl von Anglizismen aufweist, setzt die Entwicklung der Fachsprachkompetenz zugleich die Mehrsprachigkeit voraus.

Von großer Bedeutung ist das Verständnis der Fachausdrücke, der Hauptträger der fachlichen Inhalte. Es ist ausschlaggebend für die erfolgreiche Kommunikation auf allen Fachebenen. Dem Medizinstudenten stehen zahlreiche Handbücher, Fachlexika und -enzyklopädien zur Verfügung, die ihm diese Inhalte zu erschließen verhelfen.

I.2 Einleitung

Der Umfang des med. Fachvokabulars ist riesig und nicht konstant, er wird ständig erweitert, denn neue wissenschaftlich-medizinische Entwicklungen, insbes. innerhalb der letzten zwei Jahrhunderte, immer mehr Termini bedürfen. Diese Errungenschaften verursachen zugleich die Ablehnung mancher Theorien bzw. Behandlungsmethoden, die sich in dem Fachwortschatz mit dem Rücktritt derer Bezeichnungen widerspiegelt. Somit ist die Fachsprache der Medizin ein dynamisches, sich unaufhörlich fortentwickelndes Phänomen, dessen Kenntnis ständig ergänzt werden muss. Der quantitative und qualitative Wandel des medizinischen Wortgutes stellt ein untersuchungswertes Problem dar.

Die Wortforschungsarbeit ist die Aufgabe der Sprachwissenschaft. Ihre auf bereits erworbenen Daten und Erkenntnissen aufbauende Arbeit erklärt die Ursachen, die ein bestimmtes Wort in den Sprachgebrauch einfügten und welcher Beweggrund von der Wortwahl einer Sprachgemeinschaft entschied. Nicht zuletzt drängt sich die Frage auf, wie sich Wortbildung und Kulturkreis gegenseitig beeinflussen. Die diachronische Betrachtung der Gesellschaftsstruktur lässt den Aufschluss über den Wissenszustand eines Fachgebietes geben, der sich wiederum im Fachwortschatz widerspiegelt. Hier können med. Fachausdrücke wie ‚röntgen', ‚chloroformieren', ‚Karbol', ‚Mikroskop', ‚Äther' oder ‚Einweggerät' als Beispiel genannt werden. Manche sind bereits in Vergessenheit geraten, andere stellen den festen Bestandteil der gegenwärtigen med. Fachsprache dar. Die Einführung jedes neuen Fachworts steht im engen Zusammenhang mit einem bestimmten med. Fortgang. Um den Fortschritt und Änderungen des Fachwortschatzes richtig zu bewerten, ist das Vorwissen über die Geschichte der Gesamtmedizin und im Falle der vorliegenden Arbeit auch der Chirurgie erforderlich.

Nicht immer ist aber die Darstellung der Erscheinungsgründe von Fachwörtern so eindeutig und nicht jedes Wort kann als medizinhistorische Quelle behandelt werden. Für die Klärung dieser Frage sollen alle Umstände erforscht werden, die die gegenseitige Beeinflussung von Sprache und Sprachbenutzern klarlegen. Da die Sekundärliteratur lediglich knappe Aufschlüsse zu diesem Thema zur Verfügung stellt, ist es häufig eine schwere Aufgabe, diese Gründe genau nachzuweisen.

I.3 Gegenstand und Zielsetzung der Arbeit

Diesem Band liegt eine im Rahmen einer Doktorarbeit im Institut für Germanistik an der Universität Warschau durchgeführte wissenschaftliche Forschung zugrunde. Ihren Gegenstand stellt die Untersuchung des med. Fachwortschatzes dar, der im dt. Sprachraum zu Beginn des 19. Jh. vorhanden war, im Hinblick auf seine Entwicklung im Laufe des 19. und 20. Jh. Angesichts des Umfangs des gesamten med. Wortgutes wird der Schwerpunkt auf den Wortschatz aus dem Bereich der Chirurgie gelegt. Wegen des Umfangs der Arbeit wurden einige Kürzungen für die Veröffentlichung dieser Abhandlung angebracht.

Hierdurch wird ein Versuch unternommen, die im Fachwortschatz der Chirurgie in der erforschten Zeitspanne statthabenden Entwicklungstendenzen sowie den Bedeutungswandel der gebuchten Fachausdrücke zu verfolgen, zu analysieren und zu begründen. Das Wortmaterial wurde den zu Beginn des 19. Jh. vorhandenen Handbüchern der Chirurgie entnommen. Daraufhin wird das Basiskorpus um die in dem betrachteten Zeitraum aufkommenden fachspr. Neuentwicklungen erweitert. Wie oben bemerkt wurde, kann dies jedoch nicht ohne Darlegung des historischen bzw. fachspezifischen Hintergrunds, und insbes. der infolge der wissenschaftlichen und technischen Fortschritte auftretenden dynamischen Entwicklungen in der Chirurgie während der letzten 200 Jahre durchgeführt werden (siehe Kap. III.2).

Die eminente Erweiterung des med. Wissens, insbes. auf den Gebieten der Anatomie, Pathologie, Genetik und Biochemie, nicht zuletzt auch der technische Fortschritt und die Herausbildung der Elektrotechnik, hatten zur Folge sowohl die Entstehung von neuen Begriffen als auch die neue Auffassung mehrerer bisher geltenden Begriffe. Dies spiegelte sich in dem med. Vokabular wider. Deshalb ist es zweckmäßig, die Untersuchungen der in dem med. Wortschatz in dem betrachteten Zeitrahmen auftretenden relevanten lexikalischen Phänomene einzuleiten.

I.4 Forschungsüberblick

Die linguistische Untersuchung des dt. med. Fachwortschatzes fand bislang ein geringes Interesse. Es ist zu vermuten, dass die Verbindung der dazu erforderlichen med. und philologischen Kenntnisse eher seltener Fall ist.

Hier sind einige einschlägige lexikalische Werke zu nennen. Sowohl „Medizinisches Wörterbuch" von Hirschmann Brandeis (1820) als auch „Kritisch-etymologisches medicinisches Lexikon: oder Erklärung des Ursprungs" von Ludwig August Kraus (1826) bieten ausführliche Erläuterungen von alphabetisch aufgelisteten med. Begriffen, was zwar eine unschätzbare Hilfe bei der Feststellung derzeitiger Begriffsinhalte leistet, die in beiden Titeln angekündigten etymologischen Erläuterungen beschränken sich aber auf die Angabe der ursprünglichen griech. bzw. lat. Bezeichnungen, zugleich werden allerdings die Zeit und Motivation der Übernahme ins Dt. außer Acht gelassen. Auch im zweibändigen „Handwörterbuch der gesamten Medizin" von A. Villaret (1900) werden diese Informationen lediglich in großen Zügen dargelegt. Mehr zum Thema der Geschichte ausgewählter Wörter liefert dagegen „Guttmanns medizinische Terminologie" (1902).

Konstanz und Wandel heilkundlich motivierter Bezeichnungen von Körperteilen, Krankheiten und Heilverfahren bilden den Mittelpunkt der von Jörg Riecke durchgeführten eingehenden Untersuchungen des frühmittelalterlichen med. Fachwortschatzes, deren Ergebnisse in seinem zweibändigen Werk „Die Frühgeschichte der mittelalterlichen med. Fachsprache im Deutschen" (2004) veröffentlicht werden. Riecke (2004, 1, 1) bezweifelt dennoch die These, dass „die frühmittelalterlichen fachspezifischen Gebrauchstexte und ihr Wortschatz bereits fachsprachliche Züge besitzen." Er verweist auch auf die Unterschiede in damaligen und heutigen Vorstellungen von Krankheit, Heilung und Gesundheit.

Eine ausführliche Auseinandersetzung mit dem Thema liefert wegweisende Abhandlung „Fachsprache der Medizin. Eine linguistische Analyse" von Ingrid Wiese (1984). Der Inhalt deckt zwar die im Titel angekündigte allgemeinmedizinische Weite der Analyse nicht ab, denn die Autorin konzentriert sich auf dem Wortschatz aus dem Bereich der inneren Medizin. Ihr Verdienst ist aber die kritische Analyse der Krankheitsterminologie aus dem lexikalisch-semantischen Blickpunkt. Zugleich problematisiert sie schwache Seiten der med. Sprache: unzureichende begriffliche Präzisierung, Synonymie, Homonymie und Mehrdeutigkeit der Fachausdrücke sowie den zunehmenden Einfluss des Englischen.

Julianne Willmanns und Günter Schmitt bringen in ihrem Buch „Die Medizin und ihre Sprache" (2002) die Geschichte der Medizin sowie die Erläuterung und den Ursprung von relevanten Fachausdrücken in Verbindung.

Axel Karenberg stellt den Medizinstudenten die linguistische Analyse ausgewählter Termini in seinem Handbuch „Fachsprache Medizin im Schnellkurs" bereit. Weitere ausführliche Wortgeschichten bietet er in seinem Buch „Amor, Äskulap &

Co.: klassische Mythologie in der Sprache der modernen Medizin" (2007), in dem er den Spuren der mythologischen Bezeichnungen folgt.

Die Handbücher: „Medizinische Fachsprache" von M. Michler und J. Benedum (1981), „Kompendium der medizinischen Terminologie" von Jörn Henning Wolf (1982), „Medizinische Terminologie" von Rüdiger Porep und Wolf-Ingo Steudel (1983), „Die Sprache der Medizin. Medizinische Terminologie als eine Einführung in das ärztliche Denken und Handeln" von Heinrich Schipperges (1988) oder „Medizinische Sprache leicht gemacht" von Herbert Lippert (2000) sind vorwiegend als Kurse des Griechischen und des Lateinischen für Medizinstudenten gemeint und meist nur mit einer kurzen Einführung in die Geschichte der Medizin und Spezifik der Fachsprache versehen.

Die linguistische Analyse des Wortschatzes wird zum Schwerpunkt kleinerer Abhandlungen. Hermanns Orth Artikel „Kleine Etymologie im Alltag des Chirurgen" (1952) legt seinem Rezipienten nicht nur eingehende etymologische und semantische Untersuchung einiger chir. Fachausdrücke, sondern auch die Erklärung des historischen sowie fachspezifischen Hintergrunds der erörterten Begriffe dar. Mit der Frage der Funktion der med. Sprache sowie mit dem Wandel, der sich in der Sprache der Medizin seit der Einführung zu Ende des 19. Jh. der graphischen Darstellungsweise von organischen Phänomenen vollzog, die die verbale Darstellung von med. Sachverhalten immer mehr verdrängt, setzt sich Rolf Winau in seinem Artikel „Bemerkungen zur Sprache der Medizin" (1980) auseinander.

Jahrelang wird das Problem des nach und nach vor sich gehenden Anglisierens der Fachsprache zum Ausdruck gebracht, etwa in Artikeln von Herbert Lippert „Rücktritt der dt. Sprache aus der Medizin" (1978) und Eckhart Hahn „Welchen Effekt hat die Verwendung von Anglizismen in der Sprache der Medizinischen Ausbildung?" (2008). Beide Verfasser beurteilen diese Tendenz kritisch, geben Beispiele der unpräzisen engl. Bezeichnungen und postulieren die Umkehr zugunsten des Dt. Zusammenfassend schreibt Riha Ortrun in ihrem Artikel „Die Alltagssprache der Medizin" (2011): „Der Vorwurf, Unwissenheit hinter Fremdwörtern zu verbergen, ist allerdings so alt wie die Gattung der Ärztekritik, doch schadet es manchmal nicht, von Außenstehenden einen Spiegel vorgehalten zu bekommen."

Zur Frage der Kommunikationsprobleme auf der Arzt-Patient-Ebene gibt es eine ganze Reihe von Studien, z.B.:„Die Sprache der Medizin" von Heinrich Schipperges (1988), „Die Alltagssprache der Medizin: Besonderheiten und mögliche Missverständnisse im Deutschen" von Riha Ortrun (2011). Sie verweisen auf die gezielte Hermetik, die Unverständlichkeit der professionellen Ausdrucksweise für Laien, die Verwendung des Klinikjargons sowie Bedeutungsunterschiede zwischen Allgemein- und Fachsprache, die eine erfolgreiche Zusammenarbeit zwischen Ärzten und Patienten im Heilungsprozess behindern. Darüber hinaus wird betont, dass mehrdeutige Abkürzungen oder Unschärfe der Begriffe auch Missverständnisse in der Kommunikation zwischen Ärzten untereinander verursachen können.

Zum Themenkomplex gehören die im Schrifttum diskutierten Fragen der Uneindeutigkeit, Polysemie und Metonymie. Einen wertvollen Beitrag leistet Johannes Steudel mit seinem Artikel „Die Sprache der Medizin" (1951), in dem er Anforderungen an die Fachsprache der Medizin formuliert. Praxisbezogen sind auch Hennings Überlegungen „Bemerkungen zur medizinischen Fachsprache" (1972) und der Beitrag von Riha Ortrun „Die Sprache der Medizin. Polysemie und Metonymie als Kommunikationsproblem" (2001).

Bei der Übersicht der dazugehörenden Literatur ist festzustellen, dass das Schriftgut zum Thema med. Fachsprache spärlich ist. Den Mittelpunkt der meisten Veröffentlichungen bildet die Kommunikationsfrage. Für die linguistische Analyse des Wortschatzes wird nur selten Interesse gezeigt. Für die eingehende Erforschung des Fachwortschatzes aus dem Bereich der Chirurgie wurden dagegen keine Abhandlungen gefunden.

Allerdings werden die aus der o.a. Literatur gewonnenen Einblicke bei dem vorliegenden Versuch sprachwissenschaftlicher Untersuchung des chir. Fachwortschatzes einbezogen.

I.5 Korpusauswahl und Untersuchungsmethoden

Die Auswahl einer Quellensammlung zur Entwicklung des dt. med. Fachwortschatzes aus dem Bereich der Chirurgie im 19. und 20. Jh. stellt eine schwierige Frage dar, die sich aus der Verzweigung des Fachs und Entstehung neuer selbstständiger Fachdisziplinen in dem angegebenen Zeitrahmen ergibt. Diese Trennung macht die Beobachtung bestimmter Ausdrücke schwer, weil sie in den früheren Lehrwerken der Chirurgie belegt wurden, dann aber vorwiegend in den Lehrbüchern der hoch spezialisierten Teilgebiete zu finden sind.

Als die Quellensammlung wurden die zur Verfügung stehenden 200 zwischen 1800 und 2000 herausgegebenen Handbücher der Chirurgie zusammengestellt.

Bei der Wahl bestimmter Bücher wurde ihr Erscheinungsjahr zum entscheidenden Kriterium, d.h. es wurden die Handbücher zu Zwecken der Analyse in Erscheinungsabständen von zirka 10 Jahren gewählt. Dieses zeitliche Kriterium ermöglicht die systematische Untersuchung des Wortschatzwandels.

Daraufhin wurde das Basiskorpus der zu Beginn des 19. Jh. in den Lehrwerken belegten Fachwörter erstellt. Dabei wurde es unumgänglich, die anatomische Terminologie, die Bezeichnungen aus dem Bereich der Pharmazie, Bakteriologie, Infektionslehre und Chemie wegen des Umfanges auszuschließen. Die gefundenen Bezeichnungen wurden in 13 Gruppen eingeteilt. Es muss aber bemerkt werden, dass das analysierte Wortgut bezüglich des Zeitrahmens und Umfangs notwendigerweise reduziert werden musste.

Die die bestimmten Wortschatzbereiche erörternden Unterkapitel werden jeweils mit einführenden bzw. kommentierenden Bemerkungen eingeleitet. Die einzelnen Lexeme, deren dt. Bezeichnungen durch ihre lat. Äquivalente ergänzt werden, werden in Bezug auf ihre Etymologie analysiert. Oft war die genaue zeitliche Einordnung unmöglich, denn die Angaben zur Erscheinungszeit im Dt. weder in etymologischen noch in Fachwörterbüchern zu finden sind. Die Bedeutung bzw. Bedeutungswandel jedes Fachworts wird anhand der vergleichenden Analyse in erforschten Quellen und weiterführender Fachliteratur angegebenen Definitionen festgestellt. Zugleich wird erstrebt, die Bedeutung eines Worts in anderen Fachsprachen sowie in der Gemeinsprache darzulegen. Jeder Einzeluntersuchung werden zeitlich nach ihrem Aufkommen geordnete Belege für Verwendungsweise von erörterten Lexemen beigefügt. Das Verzeichnis aller in alphabetischer Reihenfolge geordneten Bezeichnungen wird als Anlage hinzugefügt. Dabei werden die aufgelisteten Stichwörter in ihrer aktuell gültigen Schreibung angegeben.

II Begriff der Fachsprache

II.1 Definition und historische Entwicklung der Fachsprache

Der als ‚**Fachsprache**' oder ‚**Technolekt**' (engl. *technical language*, frz. *langue de spécialité*) bezeichnete Kommunikationssystem wird oft in der dt. Sprache mit den Benennungen: Arbeitssprache, Berufssprache, Gruppensprache, Handwerkersprache, Sekundärsprache, Sondersprache, Standessprache oder Teilsprache gleichgesetzt. „Allen diesen Bezeichnungen eignet die Vorstellung, daß die bezeichnete Sache auf bestimmte Sprachgruppen beschränkt, von der Gemeinsprache isoliert oder einfach ausgesondert sei und ein eigenes Sprachsystem bilde" (Fluck, 1996, 11). Aus der soziolinguistischen Sicht stellt sie eine Sonder- oder Gruppensprache (ein Soziolekt) dar, weil sie „durch Sprachgewohnheiten bestimmter Berufsgruppen, und damit auch sozialer Schichten geprägt" wird (Hoffmann, 1988, 117). Das Fach ist dabei als eine Mikrokultur zu verstehen.

Die Schwierigkeit, den Terminus ‚Fachsprache' genau zu definieren, ergibt sich daraus, dass der Begriffsinhalt bisher nicht gültig und eindeutig festgelegt wurde. Laut Beneš war früher unter Fachsprache zumeist nur der Fachwortschatz zu verstehen (vgl. Bungarten, 1993, 1, 29).

Hoffmann erklärt den Begriff ‚Fachsprache' als „die Gesamtheit aller sprachlicher Mittel, die in einem fachlich begrenzbaren Kommunikationsbereich verwendet werden, um die Verständigung zwischen den in diesem Bereich tätigen Menschen zu gewährleisten" (Hoffmann, 1987, 53). Die von Hoffmann angeführte nachstehende Definition nach engl. Fachsprachenforschern Sager, Dungworth und Mc Donald berücksichtigt Funktionen der Fachsprache in bestimmten Kommunikationsprozessen im bestimmten Benutzerkreis im Zusammenhang mit Sprachgebrauchsformen sowie Sprecherintentionen: „**Fachsprachen** sind halbautonome, komplexe semiotische Systeme, die auf der Gemeinsprache basieren und von ihr hergeleitet sind; ihr Gebrauch setzt eine fachliche Ausbildung voraus und ist beschränkt auf die Kommunikation zwischen Fachleuten, die auf ein und demselben oder auf verwandten Gebieten arbeiten" (Hoffmann, 1987, 37).

Möhn definiert sie als innerhalb einer Gemeinsprache in sich differenzierte, auf einzelne Gebiete bezogene Subsysteme (vgl. Bungarten, 1993, 1, 29).

Braunert (2000, 155) unterscheidet dagegen zwischen der Fach- und Berufssprache, indem er schreibt: „Unter **Fachsprache** verstehen wir alle Sprachmittel, die zur Aneignung und dem Austausch von Wissen und Können dienen. (...) Unter **Berufssprache** verstehen wir alle Sprachmittel, die zur persönlichen und sachlichen Integration in den Betrieb und damit zur Sicherung der betrieblichen Funktionsübernahme dienen."

Die Fachsprachen entwickelten sich innerhalb einer natürlichen Sprache wohl infolge der Arbeitsteilung sowie teilweise auch der Trennung von Wohnung und

Arbeitsstätte, als in einfach strukturierten Gesellschaften aufgrund der natürlichen Begabung ihrer Mitglieder zahlreiche Spezialisierungen herausgebildet wurden. Die Entstehung der ältesten dt. Fachsprachen wird auf 9–11. Jh. datiert (vgl. Fluck, 1996, 27). Da der historische Aspekt nicht im Mittelpunkt des Interesses der Fachsprachenforschung steht und genaue sprachwissenschaftliche Befunde fehlen, werden lediglich Vermutungen bezüglich der fachlichen und fachspr. Zusammenhänge der vergangenen Zeiten angestellt. Der Grund für diese Sachlage ist die Überlieferungsquantität und -qualität, die keine Vollständigkeit der Untersuchungsergebnisse sichern. Trotzdem plädiert Patocka für die wissenschaftliche Beschäftigung mit den ehemaligen Fachsprachen: „Historische Fachsprache' ist nicht notwendigerweise ‚tote Sprache', da die Sachverhalte der Vergangenheit und die damit verbundenen sprachlichen Erscheinungen in der Regel auf verschiedenen Ebenen eine wie auch immer geartete Kontinuität der sach- und sprachgeschichtlichen Verhältnisse, ihrer Hintergründe und ihrer Dynamik sehr wohl zur ‚Bewältigung der Gegenwart' beitragen. Auch die gewonnenen historischen Befunde sind in mancherlei Hinsicht ‚verwertbar'. Sie sind Teilrekonstrukte von Kommunikationssystemen, und als solche dürfen sie durchaus Modellcharakter für sich beanspruchen [...]" (Patocka, 1987, 53).

Für die ersten Fachsprachen werden die Bauern- und die Fischersprache gehalten. Kennzeichnend sind für sie ihr regionaler oder lokaler Gebrauch und die dialektale Färbung. Das sich im Mittelalter rasch entwickelnde Handwerk verursachte die Herausbildung zahlreichen Subsprachen, die als ein bei Weitem individuelles Kommunikationsmittel in differenzierten Berufsbereichen dienten. Die Lexik dieser Fachsprachen umfasste mundartliche, affektische und metaphorische Elemente. Zum Untergang der einzelnen Fachsprachen brachte die Reduktion der traditionellen Arbeitswelt nach der globalen Industrialisierung und dem Einsatz neuer technischer Errungenschaften bei.

Gleichfalls aus dem Mittelalter wurden relativ viele Fachtexte aus den theoretischen Wissenschaftsgebieten wie z.B. Chemie, Medizin, Philosophie und Rechtskunde überliefert. Die ehemalige Wissenschaftssprache war bis zum 18. Jh. stark von dem Lateinischen geprägt. Zugleich fand der Kampf um die Nationalsprache und die nationale Fachsprache sowie die Schaffung und die Vereinheitlichung der neuen Fachterminologie statt. Darüber hinaus waren die Fachleute bestrebt, die dt. Sprache in der Neuzeit zu einer Weltwissenschaftssprache zu erheben.

Die Herausbildung zahlreicher neuer Wissenschaftsdisziplinen und Fächer im 18. und 19. Jh., technische Neuerungen, dynamische Entwicklung der Naturwissenschaften und Industrie und daraus resultierende Berufsspezialisierungen hatten zur Folge die Entfaltung angemessener Anzahl von neuen Fachsprachen.

Aufgrund fortwährender, explosionsartiger Entwicklung brachte das 20. Jh. ihre weitere Erweiterung. „Auf ausgesprochen rasche Weise vollzieht sich diese Entwicklung in den Fachsprachen, weil hier die Interaktion Sprache-Welt besonders intensiv ist und darüber hinaus bewußt verfolgt wird" (Albrecht, 1992, 28). Alle Fortschritte und Errungenschaften „werden in entsprechenden Fachsprachen repräsentiert, dokumentiert und kommuniziert" (Bungarten, 1993, 19).

Es gibt keine genauen Angaben über die Zahl der gegenwärtigen Fachsprachen. Patocka[1] und Fluck (1996, 16) schätzten sie auf ungefähr 300. Es wird allgemein die Meinung geäußert, dass es so viele Fachsprachen wie Fächer gibt.
Jede Fachsprache muss bestimmten Erfordernissen nachkommen. Aus der funktionallinguistischen Sicht zeichnet sie sich durch einen spezifischen Fachwortschatz und spezielle Regeln für die Auswahl, Gebrauch und Häufigkeit der lexikalischen und grammatischen Mittel. Nach sprachtheoretischen Kriterien „existiert [Fachsprache] nicht als selbständige Erscheinungsform der Sprache, sondern wird in Fachtexten aktualisiert, die außer der fachsprachlichen Schicht immer gemeinsprachliche Elemente enthalten" (Schmidt, in: Gnutzmann, 1980, 149).
Zu den **funktionalen Eigenschaften** einer Fachsprache gehören: Darstellungs-, Symbol-, Symptom- und Appellfunktion. Die Hauptfunktion ist die Benennungsfunktion. Die Wissenschaftssprache erfüllt nicht nur erkenntnistheoretische Funktion, sondern soll auch Erkenntnisse übermitteln (vgl. Silke, 1993, 24). Im Einzelnen können diese Funktionen folgendermaßen dargelegt werden: Deutlichkeit, Verständlichkeit, Sprachökonomie, Anonymität, Identitätsstiftung, (vgl. Roelcke, 2005, 28ff).
Falls diese Bedingungen nicht erfüllt werden, spricht man von einem **Fachjargon** (vgl. Gnutzmann, 1980, 52f) – einer nicht standardisierten Sprachvarietät, die der Kommunikation innerhalb einer abgegrenzten Berufsgruppe dient. Im Unterschied zur Fachsprache weist er aber häufig affektive und pointierte Züge auf.
In der Fachkommunikation existieren viele Fachsprachen nebeneinander. Ihre Gliederung erfolgt nach unterschiedlichen Kriterien. Trotz mehrerer Versuche der Sprachforscher bleibt die Gliederung der Fachsprachen uneinheitlich.
Die **horizontale Schichtung** der Fachsprachen nach Fächergliederungen und Fachbereichseinteilungen schlägt Fluck vor. Er zieht in Zweifel, ob es eine „technische" oder „wissenschaftliche" Fachsprache gibt, indem er als ein entscheidendes Kriterium Nachweisen der Stilzüge oder anderer Merkmale ansieht, „die jeweils *eine* gemeinsame signifikante fachsprachliche Basis in den Bereichen der Technik oder Wissenschaft hinweisen" (Fluck, 1996, 16). Roelcke (2005, 34) schätzt solche außersprachliche Gliederung skeptisch ein. Er schlägt vor, den linguistischen Einteilungskriterien zu folgen.
Seinen Standpunkt veranschaulicht die nachstehende Tabelle.
Auch die **vertikale Schichtung** der Fachsprachen, die Abstraktionsebenen innerhalb eines Faches einbezieht, ist uneinheitlich und änderte sich ebenso wie Zahl der Fachsprachen infolge der wissenschaftlichen und technologischen Entwicklung, besonders im vorigen Jahrhundert. Hoffmann (1987, 65) nimmt als Klassifikationskriterium fünf Abstraktionsstufen an und unterscheidet nach diesen Kriterien fünf Hauptschichten: künstliche Symbole für Elemente und Relationen, künstliche Symbole für Elemente, natürliche Sprachen für Relationen (Syntax),

---

1 http://www.univie.ac.at/iggerm/files/mitschriften/ws12/Fachsprachen,Fachkommunikation,Sondersprachen_2-WS12-Patocka.pdf. Zugriff am 12.03.2014.

Fachsprachen					
Theoriesprache		Praxissprache			
Wissenschafts-sprache	Techniksprache	Institutionen-sprache		Wirtschafts-sprache	Konsumptions-sprache
Spr. der Naturwiss.	Spr. der Geisteswiss.	Spr. der Produktion	Spr. der Fertigung	Sprache des Dienstleistungssektors	[...]

Dar. 1: *Horizontale Gliederung von Fachsprachen in Wissenschafts-, Technik- und Institutionensprache. Quelle: Roelcke, Thorsten, 2005, Fachsprachen, Erich Schmidt Verlag, Berlin, S. 35.*

natürliche Sprache mit einem hohen Anteil an einer Fachterminologie und einer streng determinierten Syntax, natürliche Sprache mit einem hohen Anteil an einer Fachterminologie und einer relativ ungebundenen Syntax, natürliche Sprache mit einigen Fachtermini und ungebundener Syntax. Albrecht u.a. (1992, 29) halten dagegen für sinnvoll, die Fachsprachen in „weltabbildende Sprachen" (z.B. die Fachsprachen der Naturwissenschaften), „weltinterpretierende Sprachen" (die Sprache der Philosophie und Theologie) und „weltveränderte Sprachen" (wie etwa die Fachsprache des Handwerks und der Technik) einzuteilen.

Die wichtigsten lexikalischen Einheiten einer Fachsprache, die der Benennung spezieller Begriffe und Einzelobjekte eines Fachbereichs dienen, sind Termini und Nomenklaturzeichen. Benennungen fachlicher Begriffe werden gewöhnlich als Fachwörter bzw. Termini bezeichnet (vgl. Hohnhold, 1993, 117). Unter ‚**Begriff**' versteht Bausch (1976, 43) ein gedankliches Konstrukt, unter ‚**Bezeichnung**' – einen sprachlichen Ausdruck des gedanklichen Konstrukts.

Allgemeine Definition des Fachwortes nach Roelcke (2005, 50) lautet: „Ein **Fachwort** ist die kleinste bedeutungstragende und zugleich frei verwendbare sprachliche Einheit, die innerhalb der Kommunikation eines bestimmten menschlichen Tätigkeitsbereiches gebraucht wird. (...) Ein **Fachwortschatz** ist eine Menge solcher kleinsten bedeutungstragenden und zugleich frei verwendbarer sprachlichen Einheiten, die innerhalb der Kommunikation eines bestimmten menschlichen Tätigkeitsbereiches gebraucht werden."

Fachwörter sind durch eine bündige Definition beschrieben. Sie zeichnen sich durch größere Klarheit, Deutlichkeit und Sprachökonomie aus als die Wörter der Gemeinsprache, die zumeist mehrdeutig, unbestimmt und unklar sind. Silke (1993, 10) konkludiert: „Der Gewinn jedoch, den die Fachsprachen durch Exaktheit, Präzision und Ökonomie ziehen, ist mit einem erheblichen Verlust an allgemeiner Verständlichkeit verbunden". Ein Fachwort bezeichnet Gegenstände und fachliche Sachverhalte. Im Satz wird es zum Hauptinformationsträger. Ein Fachwort kennzeichnen: Fachbezogenheit, Tendenz nach Exaktheit, Eindeutigkeit,

Eineindeutigkeit, Kontextunabhängigkeit, Begrifflichkeit und Systematizität. Exaktheit bedeutet, dass die Wortbedeutung möglichst genau angeordnet wird, dadurch wird es von anderen Wörtern abgegrenzt. Mit Eindeutigkeit wird die Zuordnung dem Fachwort nur einer Bedeutung (Monosemierung) gemeint. Unter Begrifflichkeit ist zu verstehen, dass ein Wort als ein sprachliches Zeichen einen Begriff bezeichnet. Systematizität bestimmt dagegen die systematische Integration des Worts in dem fachlichen Kontext (vgl. ebd.).

Fachwort, dessen Begriffsinhalt anhand einer Definition festgelegt wird, nennt man **Terminus**, seltener auch **Terminus technicus**. Es stellt die sprachliche Repräsentationsform eines Fachbegriffes dar (vgl. Hoffmann, 1987, 670). Manchmal wird der Begriff „Terminus" auch für alle Fachausdrücke und spezialisierte Bezeichnungen verwendet, die in einem Fachbereich eindeutig bestimmbare Gegenstände bzw. Sachverhalte nennen.

Die Abgrenzung Fachwort/Terminus ist schwer. Schmidt unterscheidet Termini, Halbtermini und Fachjargonismen. Termini sind durch eine Definition festgelegt, als Halbtermini werden nicht definierte Fachwörter bezeichnet, die jedoch Fachbegriffe relativ eindeutig bezeichnen. Fachjargonismen, die häufig emotionell gefärbt und bildhaft sind, weisen geringe Genauigkeit und Eindeutigkeit auf. Wiegeland gliedert Fachausdrücke nach dem Grad ihrer pragmatisch-semantischer Fixierung auf (s. Dar. 2).

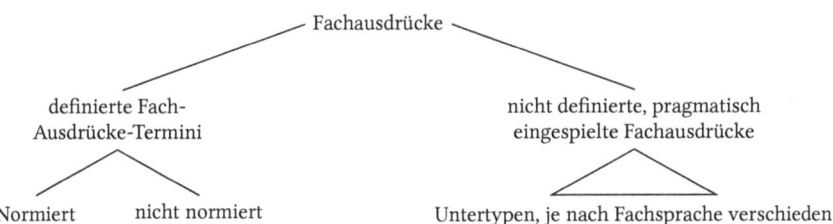

Dar. 2: *Einteilung der Fachausdrücke nach dem Grad ihrer pragmatisch-semantischer Fixierung nach Wiegand (1979,44). Quelle: Jahr, Silke, 1993, Das Fachwort in der kognitiven und sprachlichen Repräsentation, Verlag Die Blaue Eule, Essen, S. 19.*

Termini werden von Fachleuten bewusst geschaffen und in einem hierarchisch aufgebauten Terminologiesystem geordnet. Unter einer **Terminologie** versteht Wüster (1991, Vf) „das Begriffs- und Benennungssystem eines Fachgebietes, das alle Fachausdrücke umfaßt, die ‚allgemein üblich sind'; die letzteren zeichnen sich ‚durch ihre feste, in einer Definition zusammengefaßte Geltung' aus". Nach Hoffmanns Auffassung (1987, 221) bildet eine Terminologie ein System von Benennungen für ein System von Fachbegriffen.

Da die Terminologie keine künstliche Sprache ist, wird manchmal die Festlegung von Begriffen nicht erhalten und es kann zu Bedeutungsänderungen kommen (vgl. Bausch, 1976, 47f). Albrecht u.a. (1992, 62) vertreten die Meinung, dass die Mehrdeutigkeit bei echten Terminologien ausgeschlossen sei. Die Wiederherstellung der richtigen Beziehungen Begriff-Benennung ist die Aufgabe der **Terminologienormung** (Standardisierung). Diese Normung wird anhand verbindlicher Definitionen vollgezogen. „Sinn der Definition ist es, Begriffe und Benennungen in eine eindeutige Relation zueinander zu setzen. Die Terminologienormung bemüht sich auf diese Weise, Erscheinungen der Homonymie, Synonymie, Quasi-Synonymie und Polysemie auszumerzen" (Hoffmann, 1987, 26).

Das wichtige Merkmal der Terminologien ist „ihre inhaltliche Zwischensprachlichkeit, die durch die Internationalität der betreffenden Wissenschaften begründet ist. Sie können daher ohne Schwierigkeiten übersetzt werden, sofern terminologische Konventionen der betreffenden Sprachen übereinstimmen..." (Albrecht, 1992, 62).

„Fachsprachen bauen auf Terminologien auf, d.h. sie setzen sich aus terminologischen Elementen zusammen. Deshalb wurde anfänglich die Fachsprache mit der Terminologie gleichgesetzt. Vereinfacht dargestellt: Fachsprache ist Terminologie plus beschränkter Wortschatz der Gemeinsprache mit einfacher Syntax" (Bungarten, 1993, 1, 57). Die Terminologie eines Fachgebietes umfasst die Summe seiner fachlichen Benennungen/Begriffe.

Bei dem systematischen Aufbau und bei der Ergänzung terminologischer Systeme spielt die **Terminologisierung** eine große Rolle, d.h. die Verwendung der Benennungen aus dem gemeinsprachlichen Wortschatz zwecks der Bezeichnung neuer fachlicher Begriffe. Die Umwandlung der Wörter in Termini heißt: „Sie sollen alleinstehend für das Verständnis so viel leisten wie die in einem Kontext eingebetteten Wörter der Gemeinsprache. Dabei müssen sie auf die Unterstützung durch syntaktische Mittel und die Sprachsituation verzichten. Statt der sprachlichen ‚Inhalte' gibt es nun Begriffe" (Beier, in: Hoffmann, 1987, 25f). Bei der Terminologisierung von gemeinsprachlichen Wörtern kommt häufig zur Änderung ihrer ursprünglichen Bedeutung. Auf diese Weise entstehen neue Begriffe (vgl. Hohnhold, 1993, 133). Die Fachwörter entstehen infolge: des Bedeutungs- oder Funktionswandels (Terminologisierung) des vorhandenen nationalsprachlichen Wortbestandes, des Wiederaufgreifens zu internationalen Termini und Elementen der Termini lat. und griech. Abkunft, Prozesse der Entlehnung und Lehnübersetzung von Wörtern aus anderen (lebenden) Sprachen (vgl. Hoffmann, 1987, 22f). Bezüglich der Wortbildung werden neue lexikalische Einheiten einer Terminologie anhand der Methoden „wie der Derivation, der Komposition, der Konversion, der Kürzung oder der Bildung von terminologischen Wortverbindungen (Mehrworttermini)" (ebd., 22) gebildet.

Nomenklaturzeichen unterscheiden sich von den Termini dadurch, dass sie nur einen materiellen Einzelbegriff oder Einzelobjekt (Denotat) eines Fachgebietes bezeichnen, „ohne daß für diese Entitäten eine begriffliche Verallgemeinerung (Designat) oder eine Definition vorliegt. Damit etikettiert und individualisiert das Nomenklaturzeichen den Einzelbegriff bzw. Einzelobjekt" (Morgenroth, 1996, 68). Sie können durch Nomina, Eigennamen, Ziffern bzw. mit einem sprachlichen Zeichen verbundene Symbole repräsentiert werden. Die Nomenklaturzeichen bilden hierarchisch geordnete Inventare oder wenigstens lineare Verzeichnisse von Bezeichnungen mit gemeinsamen einheitlichen Merkmalen, deshalb haben sie eine klassifikatorische Funktion. Die Gesamtheit der Nomenklaturzeichen eines Inventars bildet ein wissenschaftliches Bezeichnungssystem, die **Nomenklatur** (vgl. ebd.).

Für die **Fachlexik** sind die Verwendung der zahlreichen Fachtermini, Fremdwörter, Abkürzungen, Akronyme, Eponyme sowie die besonders sorgfältige Wortzusammenstellung charakteristisch. In Bezug auf **Syntax** wird jede logische Äußerung anhand Funktionswörter gebildet, die als Bindemittel fungieren. Der Stil der Fachsprache kennzeichnet sich durch grammatische Korrektheit, unpersönliche Formulierungsweise, Gebrauch überwiegend substantivischer Ausdrucksformen sowie Infinitiv- und Passivkonstruktionen. Die Substantivierung anderer Wortarten erlaubt eine unpersönliche und täterfreie Ausdrucksform. Die Anhäufung von Substantiven und Nominalgruppen ermöglicht eine Informationsfülle in einem Einfachsatz zu übermitteln, bedeutungsarme Verben zu verwenden. Die Attribuierung dient der Äußerungsverdichtung (vgl. Fluck, 1996, 204). Stroh ([In:] Hofmann, 1998, 159) konkludiert: „Fachsprachen erfassen sachlich Neues. Sie erschließen bestimmte Sachgebiete, Weltabschnitte. In ihnen liegt die Sprache vor Ort. In ihnen vor allem vollzieht sich der sprachliche Fortschritt. [...] Ihr Wortschatz verdoppelt den gemeinsprachlichen nicht, er erweitert ihn vielmehr in einem Teilgebiet".

II.2 Dt. Fachsprache der Medizin

II.2.1 Merkmale und Spezifik der medizinischen Fachsprache

Die medizinische Fachsprache ist beinahe 3000 Jahre alt. Sie entwickelte sich aus der Notwendigkeit, das Fachwissen zu übermitteln und zu verbreiten sowie den Gegenstand der Medizin und ihre Verfahrensweise klar und eindeutig zu erfassen (vgl. Willmanns, 2002, 15). Wolf (1982, 5) definiert sie als „Medium der verschiedenartigen Kommunikations- und interpersonalen Aktionsbereiche im gesamten Ausübungsfeld des Heilberufs, d.h. als die lebendige Sprache des Fachs."

Zuerst war der Wortschatz der Alltagssprache ausreichend, um die med. Gegebenheiten zum Ausdruck zu bringen. Die Umgangssprache der Patienten war aber zu ungenau, um den Verlauf einer Krankheit oder ihre Symptome eindeutig zu bezeichnen.

Auf die fachspezifisch relevante **Lexik** der med. Sprache setzten sich nach Wiese (1984, 26) Benennungen von Gegenständen, Zuständen und Prozessen sowie die Bezeichnungen ihrer Qualität und Quantität hinsichtlich allgemein angenommener Normen zusammen. Zu Hauptkategorien der Fachlexik gehören Bezeichnungen von: menschlichen Körperteilen und -organen, Krankheiten und ihren Stadien, Dauer und Varietäten, Syndromen, Symptomen, Befunden, Untersuchungsmethoden, Behandlungsverfahren, OP-Methoden, -techniken und -instrumente. Darüber hinaus zählen dazu Medikamentennamen, Bezeichnungen von

Verbandstoffen, Vorbeugungsmaßnahmen und -mitteln. „Zum spezifischen Wortschatz der Medizin gehören auch die Benennungen der wissenschaftlichen Disziplinen, der medizinischen Einrichtungen, und des medizinischen Personals und des Patienten" (Wiese, 1984, 26).

Den Ursprung anderer im Fachwortschatz auftretender Fachausdrücke thematisiert Karenberg (2007, 19). Als weitere Bestandteile des med. Wortgutes nennt er:

„– Dt. Wörter wie ‚Herd', ‚Flimmern' oder ‚Umstimmung', die in der med. Sondersprache etwas anderes bedeuten als in der Umgangssprache;
– Fremdwörter wie ‚Inspiration', ‚Kultur' oder ‚Medium', die in der Alltagssprache häufig gebraucht werden, im med. Kontext jedoch eine spezifische Bedeutung erhalten;
– Formen wie ‚Lavage', ‚Shunt' oder ‚Influenza', die in einem bestimmten Zeitpunkt in die med. Fachsprache eingewandert sind und dort eine Bedeutungseinschränkung erfahren haben;
– Abkürzungen wie ‚EKG', ‚i.v.' oder ‚Prion' sowie Slang- und Jargon-Ausdrücke, die teilweise aus Fachbegriffen hervorgegangen sind."

Der med. Wortschatz kann aber nicht nur auf wissenschaftliche bzw. bildungssprachliche Fachausdrücke beschränkt werden. Der Arzt muss mit seinem Patienten in der Alltagssprache kommunizieren. Dabei werden im Volk übliche Benennungen für Körperteile und Krankheiten gebraucht, denn die verbale Fachsprache des Arztes – seine Ausdrucksweise und med. Fachausdrücke sind häufig für den Patienten kaum verständlich. Ein dadurch bewirktes Kommunikationsdefizit kann sogar den Heilungserfolg beeinträchtigen (vgl. Fluck, 1996, 97). „Die medizinische Fachsprache einer Epoche umfaßt daher immer sowohl die volkstümlichen Wörter wie auch jene Ausdrücke, die nur von einer begrenzten Anzahl von Berufsständen verwendet werden" (Sournia, 1992, 8, 3094).

Im Hinblick auf die **Wortbildung** stützt sich die med. Fachsprache vorwiegend auf wiederkehrende Wörter und Wortbestandteile, „die wie in einem Baukastensystem zu Fachbegriffen zusammengesetzt sind und bei Bedarf zu neuen Fachbegriffen erneut kombiniert werden" (Willmanns, 2002, 18).

Die med. Termini bestehen entweder aus einem einzigen Wort oder aus einer Wortfolge. „Im Prinzip kann man jede Bezeichnung als eine gedachte Feststellung in der Form eines Satzes auffassen, wobei die Verbindung von Subjekt und Kopula bzw. Prädikat (...) stillschweigend weggelassen werden kann und nur ein nominales Prädikat ausgedrückt wird" (Wolf, 1982, 53).

Auf den Vorrat der terminologisch selbstständig verwendeten Fachwörter setzten sich verschiedene Wortarten zusammen: Substantive, Adjektive und Pronominaladjektive, Verbalnomina (Partizipien, Gerundium, Gerundivum, Zahlwörter und Präpositionen (vgl. ebd., 35)).

Bezüglich der Begriffsmorphologie unterscheidet Wolf (1982, 35) folgende Typen:

- einfacher oder einstämmiger Begriff;
- zusammengesetzter oder mehrstämmiger Begriff;

- konstruierte Bezeichnung (mehrgliedriger Terminus, der aus einer Aneinanderreihung mehrerer selbstständiger Wörter gebildet wird; seine Inhalt und Funktion sind deskriptiv).

Karenberg (2007, 9) nennt 4 wichtige Bestandteile eines Fachworts: Wortstamm, Bindevokal, Suffix und Präfix. Der Wortstamm, der den Kern eines Worts bildet, ist ein Grundbedeutungsträger, der mithilfe von standardisierten Prä- und Suffixen modifiziert wird. Affixe werden dem griech. bzw. lat. Wortstamm beigefügt. In dem med. Sprachgebrauch „dienen Suffixe vor allem dazu, Kategorien (wie ‚Entzündung') zu schaffen, passende Eigenschaftswörter zu Hauptwörtern zu bilden (wie ‚kardinal') oder Hauptwörter aus Tätigkeitswörtern abzuleiten" (Karenberg, 2007, 9). Darüber hinaus hilft die Kenntnis der wichtigsten Suffixe dem Benutzer, die Bedeutung unbekannter Fachausdrücke schnell und sicher zu erfassen (vgl. ebd.). Typische Nachsilben sind:

- *alis* – ‚zu etwas gehörend': cranialis, kranial ‚zum Kopf gehörend';
- *itis* – ‚Entzündung': Hepatitis ‚Entzündung der Leber';
- *oma* – ‚Geschwulst': Carcinoma, eingedeutscht Karzinom, Myoma/Myom;
- *osis* – für chronische Erkrankungen: Osteoporosis/Osteoporose.

Ein oder seltener mehrere Präfixe werden einem Wortstamm vorangestellt. Ihre Rolle ist, den Sinn des nachstehenden Worts oder Wortstamms durch die Bedeutungseinschränkung bzw. -spezifizierung zu modifizieren. Nachfolgend einige Beispiele:

Häm- ‚Blut': Hämorrhoiden, Hämatom;
Kardio- ‚Herz': Kardiochirurgie, Kardioplegie;
Poly- ‚viele': Polyarthritis ‚an mehreren Gelenken gleichzeitig auftretende Gelenkentzündung';
pyo- ‚Vereiterung': Pyämie ‚herdbildende Form einer Allgemeininfektion'; pyogen ‚Eiterung verursachend'.

Der Bindevokal, meist -o-, „wird häufig bei der Aneinanderreihung der Wortelemente dazugelegt. Er trägt zur Bedeutung des gesamten Fachausdrucks nicht bei, sondern dient der Erleichterung der Aussprache. Mit dem Wortstamm bildet es eine sog. Bindeform. Die Wortbildung wird am Beispiel des in Elemente zerlegten Fachworts ‚Gastroenterologie' dargestellt:

Wortstamm	Bindevokal	Wortstamm	Bindevokal	Suffix
Gastr-	-o-	Enter-	-o-	-logie
Magen	ohne Bedeutung	Darm	ohne Bedeutung	Lehre von etwas

Kommunikation geschieht in der Medizin auf verschiedenen Ebenen, denn ihre Teilnehmer verfügen über unterschiedlichen Grad vom Fachwissen und fachspr. Kompetenzen. In diesem Zusammenhang schlägt Schipperges (1976, 23) eine dreifache

Aufgliederung in Fachsprache, Umgangssprache und ärztliche Gebrauchssprache vor, die er für besser als die veraltete Trennung in eine Kunstsprache und eine sog. natürliche Sprache hält.

In der **vertikalen Schichtung** lassen sich nach Patocka drei Kommunikationsebenen unterscheiden, und zwar: Wissenschaftsebene, Praxisebene und Behandlungsebene. Die Wissenschaftsebene dient dem Informationsaustausch zwischen Forschern bzw. unter Forschern und behandelnden Ärzten (z.B. Publikationen, Konsultationen). Auf der Praxisebene findet der sprachliche Verkehr zwischen Ärzten und med. Personal statt (ärztliche Ordination, Dienstberichte, wechselseitige Übermittlung von beruflichen Beobachtungen und Informationen). Arzt und Patient kommunizieren dagegen auf der Behandlungsebene. Im engsten Zusammenhang mit den Kommunikationsebenen stehen 3 Ebenen der med. Fachsprache, die Lippert (1979, 84ff) folgendermaßen charakterisiert:

1. Wissenschaftssprache mit eingehend international genormten Termini, die aus lat. oder griech. Stämmen durch Prä- und Suffigieren von wiederum genormte Bedeutung zu neuen Begriffen modifiziert werden;
2. Ärztliche Umgangssprache im Krankenhaus oder in der Praxis, die sich auf verkürzte und eingedeutschte Termini gründet, die jedoch für den Patienten häufig kaum verständlich sind;
3. Die eher von Massenmedien als von der Schulmedizin popularisierte laienbezogene Fachsprache, die die Kommunikation zwischen Arzt und Patienten überaus erleichtert. Sie ist auch als Sprache des Sprechzimmers bezeichnet.

Patocka stellt ferner fest, dass wegen der wachsenden Internationalität der med. Forschung in der dt. Wissenschaftssprache der Publikationen eine deutliche Hinwendung zum Gebrauch des Englischen zu beobachten ist (vgl. ebd., 11). Im Unterschied zur laienbezogenen Gebrauchssprache der Praxis, die erst mit vieler Mühe geschaffen werden muss, gründet sich die ärztliche Umgangssprache auf der gemeinsamen Lehr- und Lernsituation (vgl. Schipperges, 1976, 24).

Bei der breiten **horizontalen Auffächerung** der Fachsprache der in zahlreiche Fachgebiete (insbesondere im Laufe der letzten Jahrhunderte) gegliederten Medizin hält Lippert für zweckmäßig, von der Systematik dieser amtlich anerkannten 30 Fachrichtungen auszugehen. Er unterscheidet „praktische" und „theoretische" Fächer, die ihre eigene Subsprachen herausgebildet haben. Zu den wichtigsten theoretischen Grundlagenfächern zählen: Anatomie, Biologie, Mikrobiologie, Pharmazie, Physiologie, Psychologie, Pathologie und Soziologie. Ihre in hohem Maße unabhängigen Subsprachen unterscheiden sich fundamental voneinander. Die Fachsprachen der praktischen Fächer (klinischer Disziplinen) gebrauchen denselben durch gemeinsames Studium angeeigneten med. Basiswortvorrat, der größtenteils den theoretischen Fächern entstammt. Auf dieser Grundlage entfalteten sie ihre eigenen Fachwortschätze. Die nachstehende Graphik macht die vielfache Verzweigung der med. Fachbereiche im 19. und 20. Jh. überaus anschaulich.

Die med. Fachwörter werden in drei Kategorien gegliedert: Termini technici gräkolateinischer Herkunft, eingedeutschte Lehnbezeichnungen und

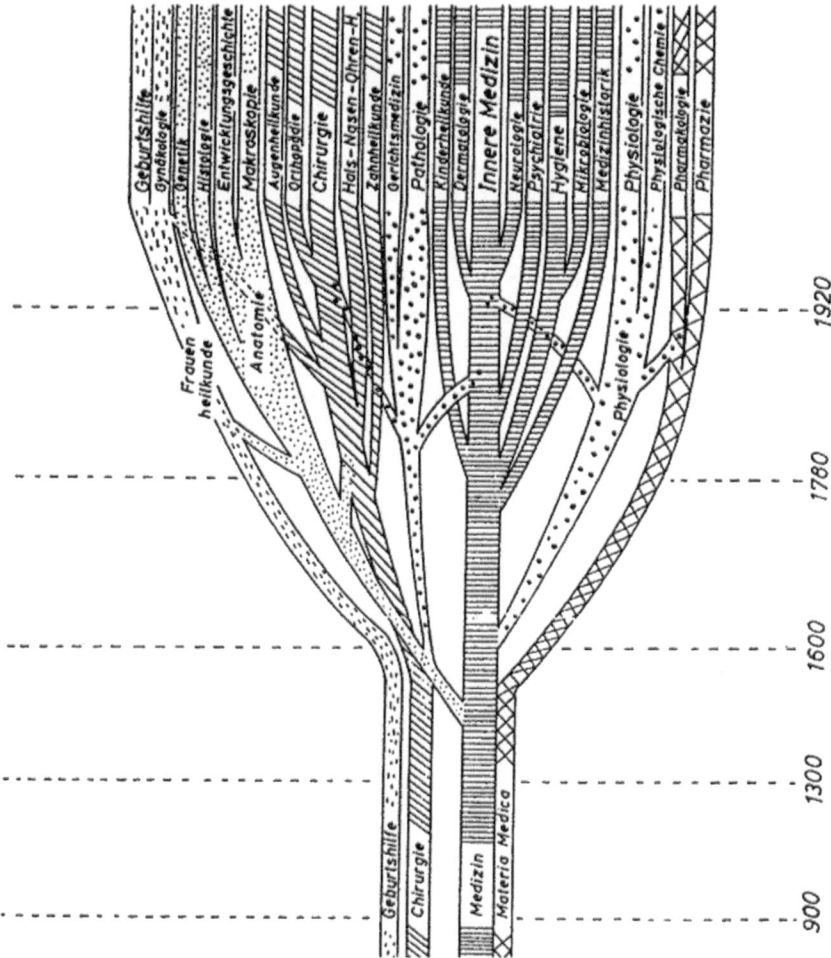

Dar. 3: *Die Entwicklung der Medizin im 19. und 20. Jh. Quelle: Anschütz, Felix, 1987, Ärztliches Handeln. Grundlagen, Möglichkeiten, Grenzen, Widersprüche, S. 54.*

gemeinsprachliche Ausdrücke. Die Abgrenzung der genannten Kategorien ist nicht möglich. Die Termini technici haben größtenteils ein eingedeutschtes oder ein lateinisches bzw. latinisiertes Äquivalent. In manchen Fällen können jedoch eingedeutschte Formen fehlen, dagegen lateinische oder latinisierte Fachwörter nicht im Gebrauch sein (vgl. Wiese, 1984, 39f). Die formalsprachlichen Merkmale und Funktionen der Termini, Halbtermini und Nicht-Termini werden anhand unten stehender dreidimensionaler Graphik veranschaulicht. In der zweiten Graphik werden Beispiele der Fachausdrücke angeführt, die auf verschiedenen Kommunikationsebenen als Synonymbegriffe verwendet werden.

Die genaue **Bestimmung des Umfangs des med. Wortschatzes** ist nicht möglich. „Die Medizin ist in einer stürmischen Entwicklung begriffen. Täglich werden neue Begriffe kreiert, andere werden durch neue Erkenntnisse überholt und geraten allmählich in Vergessenheit" (Lippert, 1979, 85). Porep und Steudel (1983, 9) schätzten 1983, dass der Wortvorrat ca. 170 000 Namen umfasste, darin 80 000 Medikamentennamen, ca. 60 000 Bezeichnungen von bekannten Krankheitsbildern und Syndromen, Untersuchungsverfahren und OP-Methoden, ca. 10 000 Namen von Körperteilen und Organen. Den Rest bilden Benennungen von Organfunktionen (ebd.). Lippert und Wiese halten diese Zahl für viel zu niedrig. Insgesamt wird der med. Fachwortschatz einschließlich der Grenzgebiete auf 500 000 Termini geschätzt" (Wiese, 1984, 15). Porep und Steudel (1983, 9) zufolge liegt das aktive Wortinventar eines Medizinstudenten bei 6000 bis 8000 fachspr. Einheiten. Karenberg (2007, 3) äußert dagegen die Meinung, dass sich die sehr große Anzahl der Fachwörter auf eine relativ kleinere Zahl 300 bis 500 der sich wiederholenden Elemente reduzieren lässt.

Die Kommunikation in der med. Terminologie findet auf verschiedenen Ebenen statt, die in der nachstehenden Grafik veranschaulicht werden:

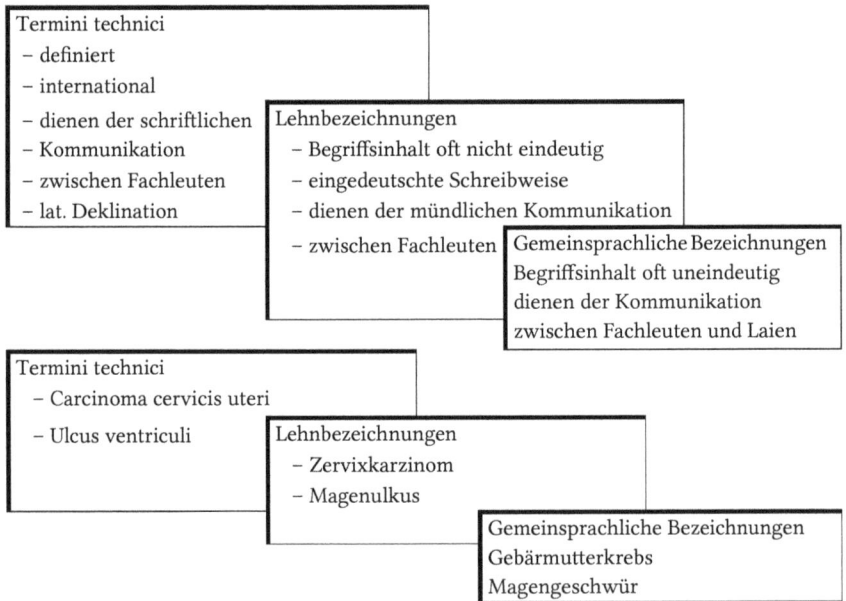

Dar. 4: *Verschiedene Ebenen der Kommunikation in der med. Terminologie.*
Quelle: Murke, 1999, Medizinische Terminologie. Geschichte, Theorie, Grammatik, Übungen, S. 9.

Die historische Entwicklung des med. Fachwortschatzes hatte eine Unzahl von Synonymen und unklaren Fachwörtern zur Folge. Aus diesem Grund wurden internationale Bestrebungen nach Vereinheitlichung und expliziter Normierung insbes. anatomischer Nomenklatur unternommen, und zwar:

1880 – Basler Nomina Anatomica eliminierten ca. 10 000 Eponyme, die „entweder als Synonyma irreführend oder als Homonyma (...) mit der Benennung anderer anatomischer Gebilde identisch waren" (Michler/Benedum, 1981, 11).

1935 – Jenenser Nomina Anatomica legten den Hauptgesichtspunkt auf die etymologische Exaktheit gelegt.

1955 – Pariser Nomina Anatomica legten den Hauptwert auf die gegenwärtig gültige Nomenklatur der makroskopischen Anatomie, ihre „Einfachheit, Kürze und leichte Memorierbarkeit der Begriffe" (ebd.).

Johannes Steudel (1951, 157) formulierte Anforderungen an die med. Terminologie:

„1. Die Termini sollen sachlich richtig sein, das heißt das Erkannte in einem kurzen Wort umreißen.
2. Sie sollen eindeutig sein, das heißt nicht für verschiedene Dinge gebraucht werden.
3. Für ein und dieselbe Sache soll es nicht zwei oder mehr verschiedene Ausdrücke geben.
4. Diese sollen sprachlich richtig sein.
5. Sie sollen in einem möglichst großen Gebiet in einheitlichem Gebrauch sein."

Allen diesen Voraussetzungen entspricht wohl nur die anatomische Nomenklatur. Der gesamte Wortschatz bedarf noch mühsamer internationaler Bearbeitung, Vereinheitlichung und Normierung.

Wiese (1984, 17) bemerkt, dass die Fachsprache der Medizin im 20. Jh. abänderungsbedürftig ist. Der Einsatz der elektronischen Datenverarbeitung im Medizinwesen erfordert Standardisierung der Ausdrucksweise sowie Präzisierung und Quantifizierung der Sachverhalte, infolgedessen Veränderungen im Benennungssystem stattfinden müssen. „Die Medizin der Zukunft wird eine Standardsprache benötigen, die man den Computer anvertrauen kann" (Schipperges, 1976, 9). Es handelt sich hauptsächlich um den klinischen Sprachgebrauch, der aus Lexemen bestehen soll, die das Computersystem als elektronische Daten leicht speichern und abrufen könnte und die dann die sinnvolle Führung der Therapie möglich macht.

II.2.2 Etymologie der deutschen medizinischen Fachsprache

II.2.2.1 Die Rolle des Griechischen und des Lateinischen

Die erste med. Terminologie, die die gegenwärtige immer sehr stark beeinflusst, entwickelte sich in der Antike in Griechenland (vgl. Wiese, 1984, 13).

In Anerkennung der Verdienste der Griechen für die Entwicklung der Medizin und ihrer Sprache äußert Steudel (1951, 154) seine Ansicht: „Griechen haben aus der Erfahrung am Krankenbett Regeln ärztlichen Handelns geformt und in der Verbindung von Beobachtungen und Denken dem Abendland das fruchtbarste Verfahren ärztlicher Wissensvermehrung gegeben, (...) Griechen haben auch das Fundament der medizinischen Fachsprache geschaffen; sie haben erkannt, daß klare und eindeutige Bezeichnungen unentbehrlich sind, wenn Ärzte ihre Erfahrungen miteinander austauschen oder ihr Wissen an folgende Generationen weitergeben wollen."

Bei der Bildung neuer Fachbegriffe, die neue med. Erkenntnisse zusammenfassen, wird nach wie vor auf Griechisch und Latein zurückgegriffen. Diese beiden Sprachen haben eine lange Tradition in der wissenschaftlichen Medizin. Sie bieten zahlreiche Vorteile für die wissenschaftliche Ausdrucksweise. Laut Karenberg (2007, 7) sichern sie eine erreichbare Präzision und Kürze der Benennung, eine gewisse internationale Einheitlichkeit der Bezeichnungen, was für das Festhalten an gräkolat. Termini in der Fachsprache spricht, die zumeist „auf eine rasche und exakte Verständigung über komplizierte Sachverhalte angewiesen ist".

Das **Griechische** kennzeichnet sich durch die Fähigkeit, „mehrere beliebige Wörter zu mehrgliedrigen Komposita als gewissermaßen zu ‚Kunstwörtern' zusammenzufügen, wodurch sich eine pragmatische Kürze und Exaktheit im Ausdruck der med. Sachverhalte erreichen lässt. Diese unersetzbare Eigenschaft kam und kommt bei der Bildung vor allem klinischer Begriffe zugute" (Willmanns, 2002, 20). Wörter wie *Laryngotracheobronchoskopie* oder *Pneumoperikard* bedürfen für die Klarstellung des Sachverhalts in jeder Sprache eines zeilenlangen Absatzes. Vorteile des **Lateins** sind für die Sprache der Medizin noch größer als des Griechischen. Michler/Benedum (1981, 4) nennen dabei: Kürze, Präzision, Einfachheit und Ausdruckskraft, die den Wissenschaftler instand setzen, seine Äußerung genau zu formulieren, wie es in keiner anderen Sprache möglich wäre. Pera (2007, 1) hebt hervor: „Präzision in der Wahl der Fachbegriffe kann in der Medizin manchmal lebensentscheidend sein..."

Gegenüber allen modernen Sprachen weist das Latein noch eine weitere Superiorität auf: „[...] es ist unterdessen eine nämlich sogenannte tote Sprache geworden, in der sich der Sinn der einzelnen Wörter nicht mehr verändern kann. Gerade diese Konstanz in der Bedeutung eines Wortes aber gibt dem Wissenschaftler erst die Garantie, daß seine Aussage unverfälscht und weitergegeben wird; denn dies läßt sich nur von den Wörtern erreichen, die nicht mehr dem Bedeutungswandel der Alltagssprache unterliegen" (Michler/Benedum, 1981, 4f).

Die lat.-griech. Terminologie ist nach Fluck (1996, 92) weitgehend international und bietet „die Möglichkeit zur Bildung nahezu beliebig vieler Wörter, das heißt, sie gleicht in vielem einer Kunstsprache".

Das Griechische blieb im Altertum die Wissenschaftssprache der Medizin. Der bekannteste Arzt dieser Epoche Hippokrates von Kos (ca. 460–377 v.Chr.) und seine Nachfolger schrieben auf Griechisch eine Reihe von med. im „Corpus Hippocraticum" gesammelten Schriften, die zum Standardwerk der griechisch-römischen Heilkunde wurde. Hippokratiker trugen zu einer breiten Fundierung der Fachsprache bei, indem sie bereits im 5. Jh. v.Chr. zahlreiche Krankheiten (z.B Nephritis,

Pneumonie), ihre Ätiologie, Symptomatologie und Therapie erstmals beschrieben. Viele moderne med. Fachwörter und Termini (z.B. Anamnese, Diagnose und Prognose) sind von ihrer Begriffsbildung abzuleiten. Einen weiteren Meilenstein in der Geschichte der Mediziner-Sprache bildet ihre erste große Systematisierung unter den Alexandrinern. Die arabischen Ärzte Herophilos (ca. 320–260 v.Ch.) und Erasistratos (ca. 330–250 v.Ch.) betrieben 3./2. Jh. v.Chr. anatomische Forschungen an Leichen sowie Vivisektionen. Sie machten sich um die Prägung der Nomenklatur zum Bau des menschlichen Körpers besonders verdient. Sie schöpften eine Anzahl neuer Namen wie Prostata – Vorsteherdrüse (griech. *prostates*) und Zwölffingerdarm (griech. *dodekadaktylos < dodeka* – zwölf, *daktylos* – Finger). Neue Erkenntnisse der hellenistischen Medizin im 3–1 Jh. v. Chr. verursachten einen beträchtlichen Zuwachs des Wortvorrates im Bereich der Medizin.

Die lat. Sprache tauchte zum ersten Mal im Werk des Römers Cornelius Celsius (ca. 25 v.Ch.– ca. 50 n.Ch.) „De medicina" auf. Dabei wurden viele griech. med. Termini beibehalten, z.B. *Pleuritis* – Rippenfellentzündung (griech. *pleura* ‚Rippen' → ‚Rippenfell'), *Haemorrhoides* – Hämorrhoiden. Andere wurden latinisiert, z.B. griech. *genos* ‚genus' oder in die lat. Sprache übersetzt (vgl. Willmanns, 2002, 17). Die im alten Rom tätigen Ärzte stammen größtenteils aus Griechenland und verfassten ihre Werke kontinuierlich in der griech. Sprache, wie Galen aus Pergamon (129 – ca. 216 n.Ch.), der schon damals die Eindeutigkeit der med. Begriffe postulierte.

Die Blüte der naturwissenschaftlichen Medizin im 19. Jh. erbrachte viele neue aufgrund Forschungsergebnisse formulierte Begriffe. Dies erweiterte beträchtlich das med. Vokabular. Auch damals wurden Bezeichnungen zumeist mithilfe von dem griech. und lat. Wortmaterial gebildet, z.B. *Allergie, Bakterien, Bazillus, Embolie, Prophylaxe, Synapse*. An der Jahrhundertwende wurde das Wortinventar um weitere Vokabeln bereichert: *Antibiotikum, Chromosom, Vitamin*. Die Einführung der antiseptischen OP- und Verbandsmethoden sowie neuen Narkosetechniken verursachte um die Jahrhundertwende einen großen Zustrom von Fachbenennungen griech. und lat. Herkunft (*Desinfektion, Inkubation, Intubation, Sterilisation* usw.).

II.2.2.2 Arabische Spuren

Nach dem Niedergang des Römischen Reichs und der Gründung des arabisch-islamischen Großreiches im 7. Jh. wurde die griech. Heilkunde im arabischen Kulturraum weiterentwickelt und bewahrt. Die arabischen, christlichen und jüdischen Gelehrten übersetzten klassische med. Fachliteratur, zunächst ins Arabische, dann abermalig ins Lateinische. Darüber hinaus wurde die Medizin durch Erkenntnisresultate der arabischen Forscher erweitert. Auf diese Weise erfolgte die Bereicherung des med. Wortgutes um Wörter arabischer Herkunft, z.B. *al-kimija* (Chemie), *Alkohol, Elixier, Kampfer, Nucha* (Nacken), *Sirup, Wismuth, Zucker*.

Im Mittelalter trat das Latein als Wissenschaftssprache an die Stelle des Griechischen. Die ganze Epoche hindurch erfolgten der Unterricht und Forschungen europaweit an den Universitäten und die Kommunikation unter gelehrten Medizinern in der lat. Sprache. Wissenschaftliche Texte wurden ebenfalls auf Latein geschrieben. Zur Verbreitung der lat. Sprache trug die Erfindung der Buchdrucktechnik durch Johannes Gutenberg wesentlich bei. Aus diesem Grund wurde es zum Schlüssel zum Verständnis der wissenschaftlichen Medizin. „Die Traditionsbewußten vertraten die Ansicht, daß sich die ernsthafte Medizin nur in der lat. Sprache ausdrücken könne" (Sournia, 1992, 8, 3095). Ähnliche Meinung betreffend der Kenntnisse der klassischen Sprachen vertritt Pera (2007, 1) am Anfang des 3. Millenniums: „Korrektheit im Gebrauch der lat. und womöglich auch der griech. Sprachregeln gilt immer noch als Gütezeichen einer umfassenden ärztlichen Ausbildung und eines guten Allgemeinwissens".

Dem flämischen Anatomen und Chirurgen der Renaissance Andreas Vesal (1514–1564) gelang der Durchbruch, durch die Leichenzergliederung und Autopsie (griech. *auto-* ‚selbst', *ops*, *opos* ‚sehen'), das anatomische Wissen voranzubringen. Er analysierte die tradierte anatomische Nomenklatur, beseitigte arabische und mlat. Termini, die er mit Fachwörtern im klassischen Latein ersetzte, und prägte auf diese Weise die neuzeitliche Nomenklatur. In seinem 1543 veröffentlichten Werk „De humani corporis fabrica libri septem" („Sieben Bücher über den Bau des menschlichen Körpers") tritt die Abbildung gleichberechtigt neben der verbalen Ausdrucksweise. Heutiges med. Wissen ist die Erbe der Entdeckungen und Erfahrungen der nacheinander folgenden med. Schulen (Dar. 5).

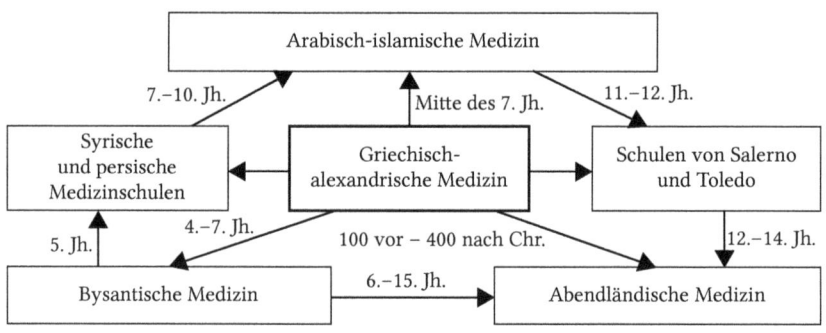

Dar. 5: *Überlieferungswege antiken med. Wissens bis in die frühe Neuzeit.*
Quelle: Michler, M, Benedum, J., Medizinische Fachsprache, 1981, 9.

II.2.2.3 Einwirkung des Französischen und des Italienischen

Französische Spuren sind im med. Wortschatz seit der Entstehung der Pariser Schule, einer klinisch orientierten med. Richtung, am Übergang des 18. zu 19. Jh. zu beobachten. Paris wurde damals zum Weltzentrum der Medizin und Mekka der internationalen Medizinstudenten. Dadurch lässt sich die Anhäufung der Entlehnungen aus dem Frz. erklären.

Das Frz. wurde zur Vermittlungssprache bei der Übernahme der Termini *Autopsie, Biopsie, Diagnose, Fontanelle, Lanze, Lanzette, Lumen, Manöver, Narkotiseur, Operateur, Passage*. Besonders bereichert wurde das Repertoire der Bezeichnungen von chir. Instrumenten. Hier sind u.a. *Bistouri, Bougie, Bourdonet, Gorgoret, Kanüle, Kürette, Lardoir, Pinzette, Sonde, Tirefond, Trepan, Trokar* als direkte Übernahmen zu nennen. Mit Therapieverfahren wurden auch ihre Namen wie *Débridement, Drainage, Tamponade* entlehnt. Auf das Frz. gehen Fachausdrücke *Bandage, Longuette, Scharpie, Petit Mal* ‚kleines Übel' (eine besondere Form der Epilepsie Absence ‚kurze anfallartige Bewusstseinstrübung mit Amnesie'), *Blockade* und *Ortomorfia* (statt Orthopädie) zurück. Mit den Namen der Erstbeschreiber frz. Herkunft wurden Fachtermini *Desault-Verband, Morbus Dupuytren* gebildet.

Das Italienische übte nur einen geringen Einfluss auf den dt. med. Fachwortschatz. Es wurden Entlehnungen *Belladonna* ‚schöne Frau' (Tollkirsche), *Malaria* ‚schlechte Luft' belegt. Dagegen frz. *Fontanelle* ist Diminutiv von it. *Fontana*.

II.2.2.4 Indigenes Wortreservoir

Bis zum Anfang des 19. Jh. blieb das Lateinische offiziell die weltliche Sprache der Gelehrten und galt als alleiniges Verständigungsmittel der Mediziner. Mit dem Erstarken der Nationalstaaten in Europa im 17. und 18. Jh. erhielt es aber eine starke Konkurrenz seitens Nationalsprachen und wurde von ihr allmählich verdrängt. Obwohl med. Handbücher in Deutschland bereits im späten Mittelalter auf Deutsch geschrieben wurden, hielten die dt. Mediziner besonders lange am Latein fest und noch bis Mitte des 19. Jh. wurden die meisten Dissertationen an den dt. Universitäten in der lat. Sprache verfasst. Doch änderte dieser Trend kaum die Gestaltung der med. Fachsprache, weil der lat.-griech. Wortschatz nicht einfach durch nationalsprachliche Termini ersetzt werden konnte (vgl. Fluck, 1996, 91). Lippert (1979, 89) meint: „Diese Umstellung der Schulmedizin auf das Dt. wirkte sich auf die Terminologie kaum aus. Die vorhandene lateinische Terminologie wurde weiter benutzt, lediglich die Wortendungen z.T. eingedeutscht. So entstand *Arterie* aus *Arteria*, *Tuberkulose* aus *Tuberculosis* usw. Soweit durch Neuentdeckungen neue Termini nötig waren, wurden sie in der Regel nach wie vor in lateinischer Sprache oder zumindest auf griechischer oder lateinischer Grundlage gebildet."

Der einheimische med. Wortschatz besteht also meistenteils aus alten Bezeichnungen, die vormals im Sprachgebrauch der Wundärzte sowie der Volksmedizin als auch in der Gemeinsprache üblich waren.

II.2.2.5 Zunehmender Einfluss des Englischen

Bis zum Zweiten Weltkrieg hatte das Dt. die Weltgeltung Lingua franca der Wissenschaft, auch der Medizin (vgl. Glück, 1980, 5). Die Wissenschaftssprache Deutsch verlor ihren Rang, weil es in diesem Krieg außerhalb Mitteleuropas beinahe allerorten zur „Feindsprache" erklärt wurde. In manchen Ländern wie Russland wurde der Gebrauch der dt. Sprache untersagt, in anderen, z.B. in Nordamerika, wurde der Deutschunterricht in Schulen unterlassen, in Großbritannien und Frankreich wurde das Dt. als die Sprache der Barbaren angeprangert.

Seit dem Zweiten Weltkrieg wird das Gewicht der angloamerikanischen Einflüsse im Medizindeutsch immer stärker. Für die jüngere med. Terminologie wird der große Anteil an engl. Anleihen charakteristisch. Häufig sind sie nicht zu ersetzten, bezeichnen einen gegebenen Sachverhalt prägnanter als es in der dt. Sprache möglich ist, wie *Scanner* ‚Messgerät zur Registrierung und Messung von Daten', *Grading* ‚vierstufige Einteilung der Malignität eines Tumors anhand zytologischer Kriterien' oder *Staging* ‚Bestimmung der Ausdehnung eines bösartigen Tumors' (vgl. Karenberg, 2007, 100). Andere Lehnwörter haben ihre dt. Entsprechungen, z.B. *Screening* ‚Siebtest, Vortest', *Unit* ‚Einheit' oder *Pacemaker* ‚Schrittmacher, Herzschrittmacher', trotzdem werden sie als Modewörter verwendet. Der Großteil der wissenschaftlichen Literatur im Bereich der Medizin erscheint in der engl. Sprache. „Das Englische scheint die neue Wissenschaftssprache der Medizin zu werden und damit die Rolle zu übernehmen, die das Lateinische bis in das 19. Jahrhundert hinein hatte. Damit kann es nicht ausbleiben, daß immer mehr englischsprachige Begriffe in die dt. medizinische Fachsprache eindringen. Manche finden dann sogar Eingang in die Alltagssprache, wie z.B. *Streß*" (Lippert, 1979, 90).

Seit der Nachkriegszeit trat das Englische immer stärker in den Vordergrund. „Die Verlagerung des Schwerpunktes der med. Forschung in die USA ging mit einer Zunahme der Bedeutung der englischen Sprache als Lingua franca der medizinischen Wissenschaftskommunikation einher" (Wiese, 2006, 275). Die Wissenschaften in Deutschland und zugleich die Wissenschaftssprache Deutsch wurden dagegen entscheidend geschwächt (vgl. Glück, 2008, 2). Die globale Verbreitung des Englischen und die Internationalisierung der Wissenschaften haben zur Folge ihre Anglisierung sowie Beschränkung der Fachkommunikation auf eine einzige Sprache. „Der Vorzug einer weltumspannenden Wissenschaftssprache liegt darin, daß die Sprachbarriere zwischen den Wissenschaftskulturen der einzelnen Nationen wegfällt" (Glück, 2008, 1).

Laut Schmitt (1985, 53) werden dadurch internationale Zusammenarbeit, Wissens- und Technologietransfer gefördert. Es wirkt sich aber nachteilig auf andere Sprachen aus, die keine neuen eigenen Terminologien weiterentwickeln und im betreffenden Fachgebiet dahinsiechen, demnach keine Chance mehr haben, Wissenschaftssprachen zu werden.

In der dt. Fachsprache der Medizin lässt sich derzeit ein Wandlungsprozess beobachten, der sich durch eine Flut von Anglizismen kennzeichnet.

Ärzte gehören zu Berufsgruppen, die Anglizismen in großem Umfang gebrauchen. Den Grund dafür bilden u.a. Anforderungen der wissensfördernden Einrichtungen und Redaktionen der med. Fachzeitschriften, die im dt. Sprachraum erscheinen, an Mediziner, ihre Aufsätze über Forschungsergebnisse und Beobachtungen auf Englisch abzufassen. Andernfalls werden sie nicht beachtet. Der Vorteil des Englischen als Publikationssprache beruht nach Lippert (1978, 495) darauf, dass es „in besonderem Maße geeignet ist, naturwissenschaftliche Probleme schlicht und klar auszudrücken".

Einen bedeutsamen Anlass für den Zuwachs von Entlehnungen aus dem Englischen bildet die Aneignung der zahllosen Bezeichnungen der von englischsprachigen Forschern neu entwickelten Erkenntnisse, Entdeckungen, Verfahren, med. Geräte und Instrumente, die keine Äquivalente bzw. keine guten Entsprechungen im Dt. haben oder kürzer sind als ihre dt. Namen, z.B. *Balooning, Clip, Lifting, Management, Monitoring, Shunt, Staging*. Diese Bezeichnungen stellen „festumrissene und inhaltlich genau definierte Fachtermini dar und werden deshalb oft unübersetzt in andere Sprachen übernommen" (Röhrenbeck, 1988, 10). Wiese (1984, 22f) verweist auf die Rolle der bestehenden automatisierten Informationssysteme, indem sie schreibt: „Der Einfluß des Englischen wird auch dadurch gestützt, daß die durch die Weltgesundheitsorganisation erarbeiteten international verbindlichen Klassifikationen aus dem Englischen in das Dt. übersetzt werden". Ferner stellt sie aber fest, dass der Anteil der dabei auftauchenden direkten Übernahmen aus dem Englischen gering ist.

Das Englische wurde inzwischen zur dominanten Gebersprache. Manche entlehnte Fachausdrücke wie *Fluid lung* ‚eine besondere Form der Flüssigkeitsansammlung in der Lunge' oder *Rooming in* ‚die gemeinsame Unterbringung von Neugeborenem und Mutter' werden aufgrund der Faszination der Ärzte für das Englische gebraucht. Einen solchen Aspekt des sprachlichen Verhaltens eines Sprechers, der engl. Ausdrücke (wie *assessment* ‚Einstufung, Einschätzung') benutzt, um einen hohen gesellschaftlichen Stellenwert zu gewinnen, nennt Schmitt (1985, 57) „Imponiergehabe". Kirkness (2001, 106) hält einen gemischten Wortschatz „grundsätzlich für ein Positivum, zumal dann, wenn Übernommenes angeeignet und integriert ist". Seiner Meinung nach wird das Dt. als Sprachsystem bei allem lexikalischen Wandel weder überfremdet, d.h. anglisiert noch gefährdet bzw. beeinträchtigt. Er betont die Multifunktionalität engl. Elemente und meint, dass sie „erkennbar auffällig Modernität und Internationalität signalisieren" (ebd., 267). Auch Hahn beurteilt die verstärkt auftretende Transferenz nicht als die Muttersprache zerstörende Erscheinung, weil die Sprache im ständigen Wandel ist. Er kritisiert jedoch „die plötzliche und unreflektierte Übernahme von nicht völlig nachvollziehbaren Wörtern, Wortverbindungen, Akronymen und Eponymen, die in einer Fachmuttersprache oder in der Umgangsmuttersprache zu unscharfer Verständigung führen muss."[2] Seiner Ansicht nach verfügen die Mediziner häufig über ungenügende Englischkenntnisse, infolgedessen irreversible Kunstfehler erfolgen können. Hahn bewertet das Niveau der Englischkenntnisse der Ärzteschaft wie folgt: „Kaum jemand kommt in Deutschland unter den Medizinern über das Basale Globale Englisch hinaus; oft ist es eher Basales Einfaches Englisch (Basic Simple English) (...) gerade über dem Niveau der Lingua franca im Sinne der Pidgin-Sprache" (Hahn, online).

---

[2] https://www.egms.de/static/pdf/journals/zma/2008-25/zma000569.pdf. Zugriff am 23.09.2015.

Die Bereitschaft zum vermehrten Gebrauch der neuen engl. Fachbegriffe führt zur Herausbildung eines Sprachgemisches, das Sprachpuristen *Denglisch, Deutschlish, Engleutsch, Germeng, Neuanglodeutsch* nennen (vgl. Elsen, 2011, 173). Diese abwertenden Bezeichnungen sind „wohl dem frz. Schlagwort *franglais* nachgebildet" (Kirkness, 2001, 106). Hahn stellt die Hypothese auf, dass die Häufigkeit des Gebrauchs von Anglizismen und denglischen Konstrukten im gegenteiligen Verhältnis zur Beherrschung des Englischen steht.

Karenberg (2007, 24) zufolge tendieren Wortneuschöpfungen aus dem britischen und amerikanischen Sprachraum im Medizindeutsch in letzten Jahrzehnten nach oben.

Er hält für zweckmäßig und zeitgemäß, dass die Medizinstudenten vom ersten Anbeginn sowohl die dt. und als auch die angloamerikanischen Fachtermini lernen, deshalb gibt er sie in seinem Lehrwerk in beiden Sprachen nebeneinander wie im nachgestellten Beispiel an (ebd., 84):

Dt. Form	Definition	Amerikanische Form
Herzschrittmacher	Impulsgeber zur Elektrostimulation der Herztätigkeit	cardial pacemaker

Die Anglizismen gelangen in die dt. med. Fachsprache auf verschiedenen Wegen. Der häufigste ist die Direktentlehnung von Simplizia, d.h. „Übernahme der fremden Wörter oder Wortverbindungen in ihrer ursprünglichen Schreibweise und in der (meist nur angenäherten) englischen Aussprache" (Kirkness, 2001, 135). Diese Angloamerikanismen sind wegen ihres Lautstandes und Schreibung leicht erkennbar, z.B.: Reflux m ‚Rückfluss, Rücklauf m' – engl. *reflux* (zu lat. *refluere, refluxum* ‚zurückfließen'); Stent m – engl. *Stent* ‚Prothese bzw. Instrument zur Wiedereröffnung von Gefäßstenosen'; Graft n – engl. *graft* ‚Pfropfreis, Transplantat' – neuere Bezeichnung für Transplantat, Plastik; Grading n – engl. *grading* ‚vierstufige Einteilung der Malignität eines Tumors anhand zytologischer Kriterien'; Staging n – engl. *staging* ‚Bestimmung der Ausdehnung eines bösartigen Tumors'; Stripping n – zu engl. *to strip* ‚ablösen, abziehen' – instrumentelle Entfernung eines Blutpfropfs aus einem Blutgefäß bzw. einer krankhaft veränderten Vene; Flush m/n engl. *flush* ‚Erröten; Aufwallung' – anfallsweise auftretende Gesichts- und Hautrötung; Clip oder Klipp m – engl. *clip* zu: *to clip* ‚festhalten, befestigen, (an)klammern' – Klemme z.B. Hämoclip; Patch n – engl. *patsch* ‚Fleck, Flicken'- Hautstück, das als Implantat oder Transplantat zur Abdeckung von Weichteil- oder Blutgefäßdefekten dient; Screening zu engl. *to screen* ‚etwas auf den Bildschirm bringen', im übertragenen Sinne ‚die Aufmerksamkeit auf etw. lenken'. Im Dt. ist für die med. Screeninguntersuchung die Bezeichnung Filteruntersuchung vorhanden. Zugleich werden Komposita entlehnt, z.B. *Biofilm* m engl. *biological film* – biologischer Rasen (Film, Aufwuchs, Bewuchs), Mikroorganismenfilm, Bakterienrasen. Darüber hinaus gibt es eine Reihe von

Mehrworttermini: *composite Graft* ‚das aus verschiedenen Geweben oder Materialien zusammengesetzte Transplantat'; *risk disease* ‚Krebsrisikokrankheit'; *non-self* ‚nicht-selbst, fremd'; *real-time* ‚die Echtzeit'. Die Mehrheit von oben angeführten Angloamerikanismen wurde wegen ihrer Kürze und Treffsicherheit angeeignet.

Die Anwendung von mehrdeutigen Anglizismen führt jedoch oft zu Ungenauigkeiten und Unschärfen, weil es selten der Fall ist, dass alle Wortbedeutungen gleichzeitig entlehnt werden. „Ein Vergleich der Wortbedeutungen eines Anglizismus mit seinem englischsprachigen Vorbild dokumentiert, dass im Zuge der Entlehnung nie der gesamte Bedeutungsumfang eines englischen Sprachzeichens übernommen wird, sondern meist aus einem bestimmten Anlass eine Bedeutung" (Kirkness, 2001, 138). Z.B. das Lexem ‚Bypass' m, engl. *bypass* ‚Umleitung; Nebenleitung' wird meist als Kurzbezeichnung einer Bypassoperation, bei der ein krankhaft veränderter Blutgefäßabschnitt durch die Implantation eines körpereigenen Venen- bzw. Arterienstückes oder eines Kunststoffschlauchs überbrückt wird. Das Wort ‚**Compliance**' wird in der Pathophysiologie für ‚Dehnbarkeit der Lunge bzw. des Myokards' verwendet, in der Therapie drückt es die Bereitschaft des Patienten zur Kooperation mit dem behandelnden Arzt, (*patient compliance* ‚Einnahmedisziplin bei einer medikamentösen Therapie'). Das Lexem ist Mehrfachentlehnung, deren einzelne Bedeutungen zu verschiedenen Zeiten übernommen wurden. Der engl. Fachausdruck *patency rate* stellt das Beispiel des engl. Mehrwortterminus dar, der oft falsch gebraucht wird. Es bedeutet eigentlich ‚das prozentuelle Verhältnis der offenen zu den insgesamt angelegten Gefäßbrücken' und könnte nach Röhrenbeck (1988, 14) mit ‚Durchgängigkeitsrate' bzw. ‚Durchgängigkeitsquote' wiedergegeben werden. Das engl. Lexem *rate* kann ins Dt. als ‚Rate' übersetzt werden, falls es sich um ein prozentuelles Verhältnis zwischen zwei Größen handelt. Wenn mit *rate* die Bedeutung ‚Zahl der Herzschläge pro Minute' gemeint ist, soll es als *heartrate*, d.h. ‚Herzfrequenz', und nicht ‚Herzrate' ausgedrückt werden (vgl. Karenberg, 2007, 24; Röhrenbeck, 1988, 55ff).

Darüber hinaus wurde eine Reihe von engl.-dt. Mischbildungen gebildet: *Feed-Back-Mechanismus, Hight-speed-Fräser, Clutch-Kupplungspedal, Second look-Operation, Slow-Virus-Infektion, Venenstripping, Venenpatch* usw. Die Frage der Ersetzbarkeit der engl. Wörter kann am Beispiel der Wortschöpfung ‚**Wundmanagement**' analysiert werden. Ein Modewort ersetzt allmählich die heimischen, zweifelsohne verständlichen und trefflichen Bezeichnungen: ‚**Wundversorgung**', ‚**Wundbehandlung**' bzw. ‚**Wundheilung**'.

Im zunehmenden Maße werden von Medizinern Akronyme, die auf engl. Bezeichnungen beruhen, gebraucht. Ihre Deschiffrierung und faktische Bedeutung ist oft nur wenigen Fachleuten verständlich. Weltweit verbreitete Initialwörter sind:

AIDS (Acquired Immune Deficiency Syndrome ‚erworbenes Immun-Schwäche-Syndrom, Immundefektsyndrom'); im Frz. wird es aber als *SIDA* (*Syndrome Immuno-Deficitaire Acquis*) bezeichnet, was von der mangelnden internationalen Einheitlichkeit bei Benennung zeugt;

ARDS (*Acute Respiratory Distress Syndrome*) ‚Atemnot-Syndrom des Erwachsenen'; **ECHO-**Viren (*Enteritic Cyclopathogenic Human Orphan viruses*) – Sammelbegriff einiger Viren der Gattung Enteroviren;
HIV (*human immunodeficiency virus*) ‚Menschliches Immundefekt-Virus';
LASER (*Light Amplification by Stimulated Emission of Radiation*),Licht-Verstärkung durch stimulierte Emission von Strahlung';
SIDS (*Sudden Infant Dead Syndrome*) ‚Syndrom des plötzlichen Kindtodes'.

Die engl. Akronyme konkurrieren bisweilen mit ihren dt. Varianten, so z.B. *FHR* ‚foetal heart rate' und *FHF* ‚foetale Herzfrequenz' (vgl. Orthun, 2001, 150).

Wiese (1984, 78) weist dagegen auf die Verschiebung vom Lat. zum Engl. in der anatomischen Nomenklatur hin, z.B. *external oblige muscle of abdomen* statt *M. obliguus externus abdominis*. Es soll jedoch darauf hingewiesen werden, dass „auch die angloamerikanische Medizin noch zu 90% griechische oder lateinische Wurzeln hat" (Schipperges, 1988, 13).

II.2.2.6 Nichtverbale Ausdrucksweise

Der Entwicklungsprozess der med. Fachsprache verursachte zwar, dass sie sich von der Gemeinsprache weit entfernte, jedoch blieb die verbale Ausdrucksweise vorherrschend. Eine einzige Ausnahme stellt Anatomie mit Vesals Werk, in dem zum ersten Mal die Abbildung neben das geschriebene Wort gleichberechtigt tritt. Die Darstellungsweise in der Fachsprache der Medizin problematisiert Winau (1980, 98). Er weist darauf hin, dass sie sich erst im 19. Jh. ändert. Zunächst wurden Grafik und Tabelle bei der Beschreibung der pharmakologischen Versuchsergebnisse eingeführt, mit dem Eindringen der physikalischen Registrierungsmethoden folgte die graphische Registrierung von Muskelkontraktionen, Puls, Herztönen und Herzgeräuschen in Diagramform. „Nun konnte man kurze Aktionen sichtbar machen, man konnte sie auch mitteilen, ohne daß man auf sehr ungenaue verbale Beschreibung angewiesen war" (ebd., 99). Das Auftauchen mannigfaltiger Kurven spiegelte sich in der Sprache wider. Seitdem wird häufig die gewonnene mechanische, elektrische (z.B. EKG, EEG) oder akustische Kurve, und nicht mehr die direkte Beobachtung und eigentliche Phänomene beschrieben. Beispielsweise wird ein verzögerter Anstieg des Pulses als ein hahnenkammartiger Anstieg bezeichnet. Das Lexem Kurve wurde zum festen Bestandteil der Fachsprache. Die Subsprache der Radiologie ist auch an einer Reihe von spezifischen Ausdrücken reich, z.B. Verschattungen der Lunge, die in den klinischen Sprachgebrauch des Internisten übernommen werden, und dann die Beschreibung der photographischen Platte als Diagnose gilt. Die Beschreibungen der Registrierungen, Diagramme, Grafiken verselbstständigten sich mit der Zeit und bereicherten den med. Sprachschatz. Winau zufolge besteht aber die immer deutliche Gefahr, dass „die verbale Ausdrucksmöglichkeit der Mediziner mehr und mehr verkümmert" (ebd., 101).

III Begriff der Chirurgie

> „Chirurgie: Schnelle Aktion der unerschrockenen Hand gepaart mit Erfahrung"[3]

In dem nachstehenden Kapitel werden Kernfragen in Betreff des Gegenstandes der vorliegenden Abhandlung, d.h. der Chirurgie, erörtert. Kenntnisse der sich im Laufe des erforschten Zeitraums ändernden Begriffsinhalts der Chirurgie, ihrer Geschichte und Entwicklungsphasen sowie Darstellung neulich entstandener hoch spezialisierter Teilbereiche erleichtern die Verständigung der lexikalischen Phänomene, die in dem Fachwortschatz der Chirurgie stattfinden.

III.1 Definition und Name der Chirurgie

Bis zur 2. Hälfte des 19. Jh. war die Chirurgie im Dt. als **Wundarznei** (alte Schreibung Wundarzenay) bzw. Wundarzneikunst bezeichnet. Adelung erklärt die Hauptbedeutung des Worts als „die Kunst, Wunden und äußere Gebrechen des menschlichen Körpers zu heilen, ohne Plural; bestimmter, die Wundarzeneykunst, mit einem griech. Kunstworte, die Chirurgie" (Adelung, 4, 1620). Darüber hinaus bezeichnete das Lexem „eine Arzeney gegen Wunden, besonders, wenn sie bey Wunden innerlich gebraucht wird" (ebd.). In dieser Bedeutung war die Pluralform (-en) vorhanden. Bei Portal wird der Begriff folgendermaßen ausgelegt: „Die **Wundarzneykunst** ist derjenige Theil der Arzneygelehrheit, welcher die Krankheiten abhandelt, welche zu ihrer Heilung entweder der Operation mit der Hand oder der Anwendung topischer Mittel und anderer äußern Hülfe bedürfen. Sie wird in die theoretische oder speculative, und in die practische oder Manualchirurgie abgetheilt" (Portal, 1792, 1, 1). Zu Beginn des. 20. Jh. wird die Chirurgie im „Meyers Großes Konversations-Lexikon" als ein Teil der Medizin erläutert, der sich mit der Behandlung der sog. äußeren Krankheiten beschäftigt und auch als Wundarzneikunst bezeichnet wird, weil sie sich mit äußerlich sichtbaren Schäden zunächst mit Wunden beschäftigt. Alle oben angeführten Definitionen betonen die Behandlung der äußeren gesundheitlichen Schäden des menschlichen Organismus im Rahmen der chir. Therapie. Im „Wörterbuch der Medizin" von 1987 heißt Chirurgie „med. Fachgebiet, dessen Hauptaufgabe die operative Behandlung von Krankheiten ist" (David, 1987, 361). Im Folgenden wird darauf hingewiesen, dass sich der Chirurg ursprünglich mit der Durchführung aller oper. Handlungen befasste. Die

---

3   Definition zitiert aus Ambroise Paré, 1582. [In:] Wind, 1989, 69.

notwendige Spezialisierung zog jedoch nach sich die Entwicklung der selbstständigen Fachgebiete, die auf ein Organ ausgerichtet sind wie Herz-, Kinder-, Neurochirurgie, Gynäkologie, Orthopädie, Urologie u.a. In der erwähnten Definition wird die Rolle des Einsatzes neuer Anästhesieverfahren, technischer Apparatur und neuer Arzneimittel bei der Unterstützung der oper. Leistungsfähigkeiten des Chirurgen hervorgehoben (ebd.).

Nachdem die Chirurgie als wissenschaftliches Fachgebiet der Medizin anerkannt wurde, kam der Name ‚**Wundarzneikunst**' gegen Mitte des 19. Jh. außer Gebrauch.

Auf die Chirurgie setzen sich die eigentliche **Operationslehre**, einst als **Akiurgie** bezeichnet, die Durchführung der oper. Eingriffe (der blutigen Operationen) umfasst, bei denen in aller Regel Blut fließt, und **Manualchirurgie**, die auf Manipulationen mit Hand beruht, z.B. Einrichtung von Verrenkungen, Reponierung von Brüchen, Massage. Ferner wird sie in höhere und niedere geteilt. Im Bereich der niederen (kleinen) Chirurgie, die einst in die Kompetenz der medizinisch ungebildeten Bader bzw. Barbiere fiel, im Gegensatz zur höheren Chirurgie, lagen einfache Behandlungsmethoden (Aderlass, Therapie mit Schröpfköpfen und Blutegeln, Zahnausziehen). Besondere Teilgebiete der Chirurgie bilden die **Instrumenten-** und **Verbandlehre**[4].

Die Bezeichnung ‚**Chirurgie**' ist eine Entlehnung aus griech. *chirurgïa*. Das Wort stellt das Kompositum griech. Substantive: *Chir* und *Ergon* dar. **Chir, cheir** bedeutet im Griechischen ‚Hand anlegen, in Hand nehmen' (Kraus, 1826, 296). Davon wurde Nomen Agentis ‚**Chiriatros**' abgeleitet mit der Bedeutung ‚Handarzt', also entweder Chirurg oder ein Arzt, der durch Berührung mit den Händen heilt, wie z.B. ein Magnetiseur. Das Zweitglied **Ergon** steht im Griechischen für das Werk.

Sagen der alten Griechen zufolge sollte der angebliche Kentaur **Chiron**, mischgestaltiges Wesen: der halb Mensch und halb Pferd der erste Wundarzt gewesen sein. „Als die phantasiereichen, alle allgemeinen Inbegriffe anthropomorphisierenden Griechen, die schon etwas ausgebildete Chirurgie kennen lernten, brauchten sie einen phantastischen Erfinder derselben, für welchen der engherzige Nationalstolz einen griech. Namen verlangte. So entstand Chiriatros – ein Handmann, Handfürst, Handgott." (Kraus, 1826, 2007). Im übertragen Sinne bedeutet Chirurgie ‚mit Händen wirkende ärztliche Kunst'.

III.2 Kurz gefasste Geschichte der Chirurgie

Die historische Entwicklung der Chirurgie kann in der vorliegenden Abhandlung lediglich in groben Zügen dargestellt werden. Sicherlich werden auch nicht alle großen Männer erwähnt, die sich für diese Entwicklung besonders verdient

---

4 Vgl. http://woerterbuchnetz.de/Meyers/?sigle=Meyers&mode=Vernetzung&lemid= IC03251#XIC03251. Zugriff am 17.10.2014.

machten. Trotzdem wird versucht, zumindest wichtigste wissenschaftliche Entdeckungen und bahnbrechende Leistungen der operierenden Ärzte kurz zu schildern.

Obwohl der Uranfang der Chirurgie im sagenhaften Dunkel gehüllt ist, sind die ersten chir. Heilmethoden schon aus sehr früher Zeit bekannt. Dazu gehören rohe Hilfsleistungen bei der Entbindung sowie einfachste chir. Manipulationen, wie die Entfernung des eingedrungenen Geschosses, Blutstillung unter Anwendung von mechanischen Mitteln, Einrenkung der verrenkten und gebrochenen Glieder und die Befestigung derselben mit einfachen Verbänden. Bis tief in das Mittelalter hinein wurden ärztliche Tätigkeiten bei den Ägyptern, Indern, Griechen, Römern sowie Germanen oft mit religiösen Gebeten, Gebräuchen, Besprechungen, Opfern und Zaubermitteln verbunden. Trotz der weitverbreiteten Sitte des Einbalsamierens von Leichen erwarben die Ägypter keine genaueren Kenntnisse über Anatomie. Sie betrieben Amputation, Kastration, Trepanation, wohl auch Staroperation. Die sehr schlecht geheilten Knochenbrüche bei Mumien zeugen von der Unvollkommenheit der Heilkunst der ägyptischen Ärzte. Die indische Medizin wurde für Laparotomien beim Darmverschluss und die Darmnaht berühmt. Ihren Glanzpunkt bilden der Steinschnitt, der genau nach der von Celsius beschriebenen Methode ausgeführt wurde, Operation der Katarakt sowie plastische Operationen: Rhino- (operative Bildung einer künstlichen Nase), Cheilo- (Beseitigung der Lippenspalte) und Otoplastik. Im antiken Griechenland bildete die Chirurgie nicht nur den integrierten, sondern sogar wichtigsten Bestandteil der Medizin. „Eine Trennung von Ärzten und Wundärzten im späteren Sinne bestand bei den Griechen, und im Grunde auch in den letzten Jahrhunderten des Alterthums, in keiner Weise" (Haeser, 1879, 7). Zu dieser Zeit begannen sich ärztliche Spezialisierungen abzusondern: Einige Ärzte behandelten Frakturen und Luxationen, andere betrieben Steinschnitt oder waren Bruchschneider bzw. Okulisten. Es ist bemerkenswert, dass es in Griechenland neben den „Stadtärzten", die den ärmeren Bürgern insbes. in Epidemien Hilfe leisteten, Feldschere gab, die Heere begleiteten. Die Hippokratiker, deren unzureichende anatomische Kenntnisse, vor allem aber ihre Ratlosigkeit den großen Blutungen gegenüber, die Ausführung der größeren chir. Operationen unmöglich machten, überlieferten die Abhandlungen über die Trepanation, die Operation des Empyems, die Parazentese des Unterleibs, die Symptomatologie der Steinkrankheit, die Behandlung der Mastdarmfisteln u.a. (vgl. Willmanns, 2002, 17). Die Leistungen der römischen Chirurgen werden dagegen von Haeser (1879, 13) folgendermaßen beurteilt: „Die Lehre von den Wunden, Fracturen und Luxationen bietet in der römischen und byzantinischen Periode im Vergleich zu den Hippokratischen und Alexandrinischen, abgesehen von der Vermehrung der Apparate, Verbände u.s.w. nicht eben beträchtliche Fortschritte dar. Unter den operativen Eingriffen treten hauptsächlich die sehr häufig geübte Trepanationen, die von Asklepiades eingeführte und von Paulos am sorgfältigsten beschriebene Laryngotomie, welche indess aus nahe liegenden Gründen wenig Eingang fand."

Den altertümlichen Chirurgen standen je nach Land und Epoche 60 bis 130 Arten von Operationswerkzeugen aus Eisen und Bronze zur Verfügung, darunter Katheter, Haken- und Schieberpinzetten. Sie führten Blutentziehungen durch

Öffnung der Venen oder Arterien vermittels Schröpfköpfe oder Blutegel aus. Blutungen wurden unter Applikation von Hämostyptika, Glüheisen oder Ligatur zum Stehen gebracht (ebd., 12).

Im Unterschied zu Griechenland spielte die Chirurgie in der mittelalterlichen arabischen Heilkunst die geringste Rolle von allen Zweigen der Medizin. Der Grund dafür waren die totale Vernachlässigung der Anatomie, die Abneigung des Orientalen gegen chir. Operationen sowie sein Fatalismus. Demzufolge beschränkte sich die damalige Chirurgie auf die Behandlung von Frakturen, Luxationen und einige elementare Eingriffe. Häufig wurden dagegen Glühhitze und medikamentöse Ätzmittel (später als arabische Kauterien bekannt) gebraucht. Bei den Germanen gab es den Stand der aus niederen Schichten der Gesellschaft stammenden „Ärzte", die ihre berufliche Ausbildung wie ein Handwerk erwarben. Sie sind den späteren Wundärzten und Badern gleichzusetzen.

In der scholastischen Periode des Mittelalters herrschte die Stagnation in der Chirurgie im Abendland unter Salernitanern. In der Geburtshilfe war der tiefste Rückgang zu beobachten. Dieser Medizinzweig wurde nahezu auf abergläubische Mittel und innere Arzneien beschränkt. Erst im 14. und 15. Jh. kam es zur Wiederherstellung der Medizin. Die Blütezeit erlebte sie im 16. Jh. in Italien und Frankreich, dann auch in Spanien.

Im Mittelalter übten nur wenige umherziehende Zahnbrecher, Stein- und Bruchschneider die Chirurgie aus. Wunden und Ähnliches wurden von ortsständigen Badern und Barbieren entweder in ihrem Geschäft oder in Patientenstuben behandelt. Seit dem 16. Jh., als die anatomischen Forschungen zur Grundlage der praktischen Medizin wurden, erfuhr sie einen mächtigen Aufschwung. Der Einführung der Feuerwaffe, die eine neue Art von Wunden, nämlich Schussverletzungen verursachte, folgte die Gründung der Kriegschirurgie – der Lehre von der Anwendung allgemeiner chir. Grundsätze bei der Behandlung der insbes. während der Kriege vorkommenden chir. Krankheiten.

Im gleichen Zeitalter kam es auch zu einer merklichen Verbesserung der sozialen Stellung der Wundärzte, als sie sich in zünftigen Verbindungen Barbier-Chirurgen vereinigten, um ihre Interesse zu fördern. Bald erlangten sie den Großteil der chir. Praxis.

Die Meilensteine in der Fortentwicklung der Medizin bilden die Entdeckung 1628 des Blutkreislaufes von William Harvey (1578–1657), die Begründung der mikroskopischen Anatomie von Marcello Malpignhi (1628–1694) sowie die Herstellung 1677 des ersten Mikroskops und die Entdeckung des Kapillarkreislaufs von Antonio van Leewenhoek (1632–1723). Diese Errungenschaften trugen zum wesentlichen Anstieg der anatomischen Kenntnisse und demnach zur Verbesserung der chir. Leistungen bei. Trotzdem war der Zustand der Chirurgie in vielen Ländern nicht befriedigend, denn die chir. Praxis blieb in den Händen der medizinisch ungebildeten Barbiere. Die Lage verbesserte sich, als die Chirurgie um die Mitte des. 18. Jh. in Lehrgegenstände der Universitäten aufgenommen und chir. Lehranstalten für den Bedarf des Militärs eingerichtet wurden. Dadurch ist es der Chirurgie gelungen, den Anschluss an die allgemeine Medizin wiederzugewinnen.

Von großer Bedeutung war überdies die Gründung 1831 der Académie de chirurgie in Paris, nachdem der Chirurgie der Rang der med. Fakultät gewährt wurde. „Die Kernfrage der Chirurgie – niedere und theorielose Handarbeit und ‚Magd der Medizin' oder operativ geprägtes, medizinisch-wissenschaftliches Fachgebiet – trat erneut und mit Brisanz, als medizinische Wissenschaft und ärztliche Ausbildung ihren Platz an den früheren Universitäten fanden" (Rüster, 1993, 85).

Im Laufe des 18. Jh. wurde die Blüte der Chirurgie durch ihre immer engere Verbindung mit der Physiologie bewirkt. 1718 wurde das erste mehr als 1000 Seiten umfassende und mit zahlreichen Abbildungen versehne Lehrbuch der Chirurgie „Chirurgie in welcher alles was zur Wundarznei gehöret, nach der neusten und besten Art gründlich abgehandelt" in der dt. Sprache von dem dt. Botaniker, Anatomen und Chirurgen Lorenz Heister (1683–1758) veröffentlicht. Sein Verfasser war vermutlich der erste akademische Arzt und Lehrer in ganz Europa, der die Chirurgie praktisch ausübte und lehrte (vgl. Schwabe, 1986, 122). Er gilt als Vater der dt. Chirurgie (vgl. Hach, 2007, 67).

Die Fortentwicklung der Anatomie brachte die Vervollkommnung der OP-Techniken der Herniotomie, Lithotomie und Aneurysmen. In den Kriegshospitälern wurden bisher weitverbreitete Amputationen auf unerlässliche Fälle eingeschränkt. Ridder (1993, 45) fasst das im 18. Jh. angewandte OP-Spektrum zusammen: „Einen chirurgishen Eingriff im modernen Sinne hat es mit wenigen Ausnahmen, bspw. Amputation und Steinschneiden, bis zur 2. Hälfte des 19. Jahrhunderts nicht gegeben. Die Chirurgen taten gut daran, sich, zum eigenen Wohle wie zu dem des Patienten, sehr vorsichtig zu verhalten. Je nach der Lage der Arztpraxis wurde zwar gelegentlich die Amputation ausgeführt, sehr selten jedoch die Tracheotomie, Hämorrhoidaloperation, die operative Behandlung der Hasenscharte u. ä. [...] Echte chirurgische und orthopädische Maßnahmen waren eher selten, die meisten ärztlicher Verrichtungen bestanden in Wundversorgungen."

Das 19. Jh. brachte die neue Umgestaltung der sozialen Stellung der Wundärzte. Infolge der Verschmelzung der Chirurgie mit anderen Zweigen der Medizin wurden diese wegen ihrer Unbildung zur untergeordneten ersten und zweiten Klasse des Heilpersonals herabgesetzt. Die 1852 aufgrund der Medizinalordnung aus 1849 in Preußen eingeführte einheitliche Prüfung für alle Ärzte, die demzufolge berechtigt waren, die Praxis in der Gesamtmedizin auszuüben, schuf einen einheitlichen Ärztestand und führte zur endgültigen Beseitigung der Wundärzte. Somit verschwand allmählich auch die Bezeichnung ‚Wundarzt' (vgl. Lob, 1950, 37).

Die Neugestaltung des Medizinalwesens lag in der Unentbehrlichkeit der Ausbildung und Weiterbildung der Ärzte begründet, die von der stürmischen Entwicklung der Medizin im 19. Jh. erfordert wurde. Die enorme Beschleunigung dieser Entwicklung machten Ergebnisse der theoretischen Forschungen möglich. Der dt. Physiker und Physiologe Hermann von Helmholtz (1821–1894), der Erfinder des Augenspiegels, führte die exakten physikalischen Messmethoden ein. Die von Rudolf Virchow (1821–1902) formulierte Theorie der Zellularpathologie, die Körperzelle als letzte Elementareinheit des Lebens auffasste und den Krankheitsvorgang in die aufeinander angewiesene Zelle verlegte, änderte den Begriff der

Krankheit, die bisher als selbstständiges Wesen angesehen wurde. Nach bei Lob (1950, 42) angeführter von Virchow 1895 verfasster Definition ist die Krankheit „als ein veränderter Körperteil oder (...) als eine veränderte Zelle oder als ein verändertes Aggregat von Zellen (Gewebe oder Organ)" zu verstehen. Dies wurde zur Grundlage Schievelbeins Lokalisationstheorie der Krankheiten. Für die Chirurgie bedeutete es die Möglichkeit, durch die operative Entfernung der kranken (veränderten Organe), die keine lebenswichtige physiologische Funktion erfüllen, zu heilen. Die beiden obigen Theorien schufen wissenschaftliche Voraussetzungen für die kausal-mechanistische Organchirurgie (vgl. Lob, 1950, 43).

Als Hindernis auf dem Wege zur Durchführung der erfolgreichen Eingriffe stand jedoch das uralte Problem des Operationsschmerzes. Erst nach der Erfindung der Betäubungsmethoden und dem allgemeinen Einsatz der **Anästhesie** wurde es beseitigt. Zum ersten Mal wurde die Äthernarkose 1846 vom Zahnarzt William Morton, und bereits 1847 Chloroformnarkose vom Geburtshelfer James Yong Simpson angewandt, 1884 gebrauchte der Augenarzt Karl Koller die Kokainnarkose für die oberflächliche Betäubung, 1892 folgte die Einführung der örtlichen Betäubung durch den Chirurgen Karl Ludwig Schleich. Kurz danach wurden intravenöse Betäubung sowie Kälteanästhesie eingeführt. Der Operationsschmerz wurde demnach beherrscht. Trotzdem wagte sich der Chirurg nach wie vor aber nicht, die geplante Eröffnung der Bauch-, Brust- oder Schädelhöhle sowie die operative Behandlung von geschlossenen Knochenbrüchen wegen der lebensbedrohenden Gefahr fast immer auftretender postoperativer Wundinfektionen vorzunehmen. Aus diesem Grund wurde seine Operationspraxis zwangsmäßig auf Notfalleingriffe beschränkt (vgl. Weißer, 2005, 255). Diese Lage änderte sich erst gegen 1867 nach der Einführung des Prinzips der antiseptischen Wundbehandlung, deren Begründer der Frauenarzt Ignaz Philipp Semmelweis (1818–1865) war. Als der Erste nahm er wahr, dass die hohe Sterblichkeit der Wöchnerinnen an Kindbettfieber die Folge der fehlenden hygienischen Maßnahmen sei. Er ordnete peinlichste Sauberkeit in seiner Abteilung an, dann führte er die Händedesinfektion mit chemischen Mitteln, z.B. Chlorkalklösung, ein (vgl. Karger-Decker, 1962, 124ff). Von großer Bedeutung war die Keimtheorie von Ludwig Pasteur (1822–1895), der den Gärungsprozess, und ferner Krankheitserreger: Bakterien, Hefe und Viren (z.B. der Tollwut) erforschte sowie vier Impfstoffe herstellte. Er prägte den neuen Fachbegriff ‚**Bakteriologie**', der dann durch ‚**Mikrobiologie**' ersetzt wurde. Pasteurs Untersuchungen bewiesen, dass die in Wunden ablaufenden Fäulnis- und Eiterprozesse auch von den Luftkeimen hervorgerufen werden können. Seine Ergebnisse wurden zur Anregung zur Keimbekämpfung für Josef Lister (1827–1912), der als Pionier der Antisepsis gilt. Er experimentierte mit Karbolsäuren (Phenol) in der Chirurgie und Wundheilung, indem er dieses Desinfiziens in OP-Räumen zerstäubte, um die Lebewesen in Luft zu töten, und die Wunden mit einem luftdichten Karbolverband zudeckte (vgl. Lob, 1950, 46). Dieses in der chemischen Bekämpfung der Krankheitserreger bestehende Verfahren wurde **Antisepsis** genannt. Die neue, bessere Methode der Keimabtötung vermittels physikalischer Mittel außerhalb des Wundbereichs, die als ‚**Asepsis**' oder ‚**Sterilisation**' bezeichnet wurde, setzte sich in 1870er-Jahren durch. Die Sterilisierung von Instrumenten, Verbänden und Operationskleidung erfolgte in Form von Friedrich Trendelenburg 1882 aufgestellter Dampfsterilisation (Autoklav). 1890 setzte William Halsted sterilisierbare Gummihandschuhe für OP-Team ein. Seit 1897 verlangte Johann von Mikulicz-Radecki Gesichtsmaske und Kopfhaube sowie Stillschweigen beim Operieren, um Tropfinfektionen zu vermeiden. „Schließlich rundete die 1908 inaugurierte Desinfektion der Haut im Operationsgebiet die der Asepsis noch heute zugrunde liegenden hygienischen Maßnahmen ab" (Weißer, 2005, 256). Die strenge Beachtung von Geboten der Antisepsis und Asepsis machte die Chirurgie der inneren Organen und elektive, langdauernde und risikoärmere Operationen möglich, indem es zur wesentlichen Herabsetzung der OP-Infektionen, und infolgedessen zum Verringern der Operationsmortalität beitrug. Die genannten Errungenschaften zogen zugleich die zunehmende Durchsetzung der modernen speziell eingerichteten OP-Räume nach sich.

> Hervorragende Leistungen gab es in der Geschichte der Chirurgie hin und wieder auch mit primitiven Mitteln: 1928 urteilte W. v. Brunn ‚Überschaut man das Gesamtergebnis dieser Leistungen der Chirurgie vor Einführung der Anästhesie und vor... der Bekämpfung und Verhütung der Wundinfektionen, so muß man immer aufs Neue staunen über die hervorragende Technik und den heutzutage schier unbegreiflichen Heldenmut...'. Andererseits blieben dem Chirurgen ohne Anästhesie viele Eingriffe verwehrt: ‚Der Bauch, der Brustkorb und das Gehirn werden für immer dem Eindringen des erfahrenen und humanen Chirurgen verschlossen bleiben.' Bauchchirurgische Operationen waren extrem selten, außer bei Frauenoperationen (Kaiserschnitt, Eierstockexstirpation). Der Chirurg fürchtete, den Bauch nicht mehr verschließen zu können, weil der sich wehrende und schreiende Patient den Darm herausdrängen würde (Ridder, 1993, 77).

Erst nach dem Siege über den Schmerz und Infektionsursachen begann der Aufschwung der Chirurgie in seiner ganzen Breite. Zum Fundament des modernen Medizinzweigs wurden wissenschaftliche Methodik, Differenzierung und Terminologie. 1869 führte Gustav Simson die erste operative Nierenentfernung (Nephrektomie) durch. Die Magen-Darm-Chirurgie wurde 1881 von Theodor Billroth mit der ersten erfolgreichen Entfernung des Magenpförtners (Pylorusresektion) eingeführt. 1882 exstirpierte Carl Langenbuch zum ersten Mal eine Gallenblase (Cholezystektomie) und gründete damit die Leber- und Gallenchirurgie. Mit der endokrinen Chirurgie beschäftigte sich Theodor Kocher, der nach seinen anfänglichen Misserfolgen im Gefolge totaler Exstirpationen der Schilddrüsen (Thyreoidektomie) den Anstoß zur Erforschung der Drüsen, ihrer Funktionen und inneren Sekretionen sowie von Drüsen gelieferten Hormonen gab. Mit der ersten erfolgreichen Herznaht eröffnete Ludwig Rehn 1892 die Epoche der Herzchirurgie. Neue OP-Methoden führte Ernst von Bergmann in die Gehirnchirurgie ein. Das Verdienst der Schöpfung der Lungenchirurgie gebührt Ferdinand Sauerbruch, der das Druckdifferenzverfahren einführte, das das Operieren im Brustkorbinneren ermöglichte (vgl. Lob, 1950, 47). Außerdem wurde im 19. Jh. die Technik des Kaiserschnitts vervollkommnet.

Zur Blutersparnis trug wesentlich die von Albrecht Middeldorph erfundene Galvanokaustik. Demselben Zweck diente die Einschnürung der Stumpfe nach der Amputation der Extremitäten (vgl. Haeser, 1879, 51). Wegen der noch nicht bekannten immunologischen Bedingtheiten war die ungefährliche Bluttransfusion im 19. Jh. nicht möglich. Um einen großen Blutverlust bei einer Operation zu vermeiden, entwickelte Friedrich von Esmarch 1873 die Methode der künstlichen Blutleere. Zur Bereicherung der konservativen Chirurgie trug die Erfindung der unbeweglichen Verbände der erkrankten oder verletzten Extremitäten bei. Der Kleisterverband, der später vom Gipsverband abgelöst wurde, wurde von Luis Seutin 1834 eingeführt.

Das 20. Jahrhundert brachte einen weiteren ungeheuren Fortschritt der chir. Technik. Der durch den großen Blutverlust verursachte Operationsschock (das intra- und postoperative Kreislaufversagen) wurde um die Jahrhundertwende gründlich erforscht und durch perkutane (durch die Haut hindurch) mittels Einführung einer Glaskanüle bzw. als Einlauf verabreichte physiologische Kochsalzlösung beherrscht. Die bislang meist mit schlechtem Ergebnis konservativ behandelte Entzündung des Wurmfortsatzes wird ab Anfang des 20. Jh. operativ geheilt (Appendektomie).

In der Anästhesie wird das Verfahren der künstlichen Beatmung allgemein angewandt. Zur Routine wurde der 1869 von Julius Conheim als Infusion von 0,9% Kochsalzlösung eingeführte intraoperative Flüssigkeitsersatz, der die Beherrschung der akuten Kreislaufstörungen weitgehend unterstützt. Die Entdeckung der Blutgruppen (1901) und Rhesusfaktoren (1922) von Karl Landsteiner machte die Bluttransfusionen möglich. Zugleich wurden Konzepte der Krebsbewältigung entfaltet sowie die Krebsforschung institutionalisiert (vgl. Weißer, 2005, 265).

Die große Bedeutung kommt den neuen verfeinerten diagn. Methoden zu: Labordiagnostik, Röntgendiagnostik (insbes. die Einführung der Kontrastmittel), später auch Computertomographie sowie zahlreiche Endoskopieverfahren, die Möglichkeiten der richtigen Diagnosestellung, Absicherung der Indikationsstellung, Therapieplanung und -kontrolle überaus erhöhen. Weitere Meilensteine in der Erweiterung der chir. Leistungen bilden neu entwickelte OP-Techniken: Laser-, Mikro-, minimalinvasive Chirurgie, Transplantation sowie lebensrettende und unterstützende Verfahren, wie Reanimation und Intensivtherapie, Unterkühlung, die Einführung der Herz-Lungen-Maschine, die Entdeckung der Antibiotika und der Sulfonamide, Schockprophylaxe (vgl. BE). In der ersten Hälfte des 20. Jh. etablierten sich die Gefäß-, Mund-Kiefer-Gesichts-, Neurochirurgie sowie die Anästhesiologie als stark verselbstständigte Spezialfächer. Die 2. Hälfte des 20. Jh. brachte den riesigen Fortgang des Organersatzes (Transplantationschirurgie). Die erkrankten Organe bzw. Teile des Bewegungsapparats werden durch künstliche Gebilde oder Spenderorgane ersetzt. Darüber hinaus werden neue hoch spezialisierte Teilbereiche der Chirurgie entwickelt: Viszeral-, Unfall-, Thorax-, Herz-, Kinder- und plastische Chirurgie (einschließlich kosmetischer Chirurgie), Gebiete wie Urologie,

Gynäkologie und Orthopädie. Als überflüssig erschien dagegen mit der Entwicklung nach dem Zweiten Weltkrieg wirksamer Antibiotika die Chirurgie der Tuberkulose. Auch die elektive Chirurgie des Magens-Duodenalulkus wurde nach dem Einsatz von Magensäureblocker und der Feststellung des bakteriellen Ursprungs in den 1980er-Jahren entbehrlich.

An der Schwelle des 21. Jh. steht die Chirurgie vor der weiteren Wende. Der direkte manuelle Zugriff wird durch die Zwischenschaltung der Technik und Hochtechnologie immer mehr instrumentalisiert und elektronisiert und demnach dem Chirurgen allmählich entrückt. Für Nachteil hält Weißer, dass die zunehmende Spezialisierung in allen Bereichen der Chirurgie die Ausbildung „des für die chirurgische Basisversorgung erforderlichen Generalisten" (Weißer, 2005, 257) erschwert.

Im Laufe der letzten zwei Jahrhunderte hat die Chirurgie große Fortschritte gemacht, die sowohl ihre frühere Gestalt, als auch ihren Wortschatz wesentlich veränderten. Diese Weiterentwicklung schuf die Voraussetzungen für die Chirurgie der Gegenwart (vgl. Der Brockhaus in Text und Bild, 2004, CD).

III.3 Entwicklung der hoch spezialisierten Teilgebiete der Chirurgie und ihrer Fachwortschätze

Der rasche Fortschritt der Chirurgie im 19. und 20. Jh. hatte die Herausbildung neuer hoch spezialisierter Teildisziplinen zur Folge, die auf die Behandlung von einzelnen Körperorganen oder Systemen bzw. Patientengruppen gerichtet werden. Der Prozess der Spezialisierung und Subspezialisierung der Chirurgie vollzog sich in ihrer Auffächerung, infolgedessen 16 neue selbstständige Fächer entstanden. Ihr Geltungsbereich steht im engen Zusammenhang mit den wissenschaftlichen Erkenntnissen und ihrer Umsetzung in die Praxis. Neu entdeckte Phänomene, Verfahren und Gerätschaft müssen dann benannt werden. Daraus ergibt sich, dass die Sprache die gedankliche Arbeit und Erfahrung der Wissenschaftler und Ärzte verkörpert. „Denn erst die Verknüpfung von fachlichen und fachspr. Wissensstrukturen die in (festgelegten) wissenschaftlichen Begriffen und Benennungen (Termini) kondensiert und repräsentiert sind, ermöglicht eine umfassende und optimale ‚Wissensorganisation', Verwaltung von Wissen und Wissenstransfer" (Fluck, 1996, 245). Nachstehend werden einzelne hoch spezialisierte Teildisziplinen der Chirurgie und neue damit verbundene Fachbegriffe dargestellt. Ihre Benennungen richten sich nach: Organen und Organsystemen (Thoraxchirurgie, Kardiochirurgie), Körperflüssigkeiten (Urologie), Krankheitsarten (Onkologie, Tumorchirurgie), Art der Patienten (Gynäkologie, Kinderchirurgie), Art der Therapie (Transplantationschirurgie, Elektrochirurgie, Radiologie).

Jede neue in den Fachsprachen dieser Teilgebiete geprägte Bezeichnung bereichert den med. Sprachschatz und ist zugleich ein Symbol des wissenschaftlichen Fortganges (vgl. Steudel, 1951, 160). Da die Erklärung jedes einzelnen Lexems über den Rahmen dieser Arbeit hinausgeht, werden sie in nachstehenden Artikeln mit Fettdruck markiert.

III.3.1 Thoraxchirurgie

Die Thoraxchirurgie, auch Lungenchirurgie genannt, ist die Lehre von tiefen chir. Eingriffen am Brustkorb (griech. *Thorax*) und von der oper. Behandlung der im Brustkorb gelegenen lebenswichtigen Organe. Die Chirurgie des Thorax gehört zu jüngsten, eigentlich erst im 20. Jh. entwickelten Zweigen der Chirurgie (vgl. Allgöwer, 1992, 437f). Anfangs war die Thoraxchirurgie mit der Chirurgie der Lungentuberkulose identisch, deren Schwerpunkt Kollapsverfahren und Kavernenchirurgie[5] bildeten. „Nahezu alle Versuche, im Thorax zu operieren, mussten scheitern, bis es schließlich mit technischen Mitteln gelang, den Lungenkollaps während und nach einer offenen Brustkorboperation zu verhüten. Bahnbrechend waren die Entwicklung des **Druckdifferenzverfahrens** durch Sauerbruch und die Einführung der **Überdruck-Intubationsnarkose** durch Brauer zu Beginn des 20. Jh., die 1909 mit der Nutzung der intermittierenden positiven **Druckbeatmung** nach Meltzer und Auer eine stürmische Entwicklung auslösten. Sie machte auch nicht vor dem Herzen Halt" (Engelmann, 2008, 182f). Nach der Einführung der **Tuberkulostatika** verschob sich das Hauptgewicht auf das immer häufiger auftretende Bronchialkarzinom. Im Kompetenzbereich der modernen Thoraxchirurgie liegen außer oper. Eingriffen die Prophylaxe und Diagnostik bis auf instrumentelle Untersuchungsverfahren bei unklaren Veränderungen und Lungengerüsterkrankungen sowie postoper. Behandlung von Erkrankungen, Verletzungen und Fehlbildungen der Lunge, der Pleura (Brustfell), des Bronchialsystems, des Mediastinums (Mittelteil des Thoraxinnenraumes), des Mittelfellraums, der Luftröhre und der knöchernen Thoraxwand, besonders im Rahmen der Behandlung von fortschreitenden Tumoren bei entzündlichen oder gutartigen Erkrankungen, z.B. Empyem oder Pneumothorax (vgl. DM). Heute stellen Thoraxchirurgie und Herzchirurgie getrennte unabhängige Spezialisierungen der Chirurgie dar.

Ein verwandtes Fachgebiet der Medizin, das sich mit der konservativen Behandlung oben genannter Krankheiten befasst, heißt **Pulmonologie** (früher war es als **Phthisiologie** bezeichnet).

In das Spektrum thoraxchir. Operationen fallen: **Lobektomie, Thorakotomie** bzw. **Probethorakotomie, Lungenresektion, Bilobektomie, Diskektomie, Hydatidektomie, Jalousieplastik, Mediastomie, Ösophagotomie, Pleurektomie, Pneumektomie, Pneumonektomie, Thoraxdrainage.** Immer mehr werden minimal-invasive Techniken bei Untersuchungs- und Therapieverfahren in die Praxis umgesetzt, darunter: **Bronchoskopie, Bronchographie,**

---

5   **Kaverne** [aus lat. *caverna* ‚Höhle, Höhlung'] – durch Gewebseinschmelzung (z.B. infolge eines Abszesses) entstandener Hohlraum im Körpergewebe (bes. in der Lunge bei schwerer Lungentuberkulose) (DM).

Teilgebiete der Chirurgie und ihre Fachwortschätze 55

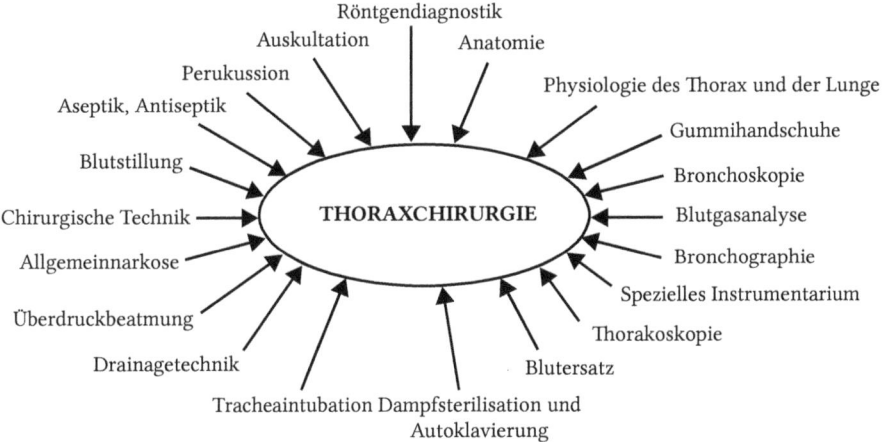

Dar. 6: *Die wesentlichen Voraussetzungen für die erfolgreiche Chirurgie am Thorax.*
Quelle: Engelmann, Claus, 2008, Der lange Weg zur Thoraxchirurgie, 7.

Spirometrie, Bronchospirometrie, Mediastinoskopie, Thorakoskopie, Videothorakoskopie. Die hergebrachte chir. Naht wird heutzutage im hohen Grade durch **Gefäß-, Ligaturclips** und **Venen-Stripper** ersetzt. Dem Thoraxchirurgen steht ein spezielles präzises Instrumentarium zur Verfügung: Atriumhaken, Bulldog-, Bronchusklemmen, Knochensplitterzangen, Lungenfasszangen, -sperrer, Rippenraspatorien, -scheren, -sperrer, Ronguere u.a.

Die obige Graphik illustriert die Vielfalt von Errungenschaften der Medizin, die bei einer erfolgreichen Behandlung, und zwar nicht nur thoraxchir. Patienten, mitbeteiligt sind.

III.3.2 Herzchirurgie

Sehr lange wagte sich der Chirurg nicht, das Herz zu anzurühren. Die Herzchirurgie (seltener **Kardiochirurgie** genannt) etablierte sich in letzten 60 Jahren. Die frühesten Herzoperationen beruhten auf dem Vernähen von Verletzungen. Erstmals gelang die Herznaht einer Stichwunde 1896 dem dt. Chirurgen Ludwig Rehn. Er bewies damit die Ausführbarkeit der Eingriffe am lebenden Herzen. In 1950er-Jahren begann die Epoche der offenen Herzchirurgie. Zuerst wurden Korrekturen der angeborenen Herzfehler durchgeführt, dann folgte der Ersatz von Herzklappen durch Prothesen, die sog. **partielle Herzprothetik.** Die erste **Koronararterien-Bypass-Operation** erfolgte 1967 in Cleveland-Klinik, kurz danach wurde die erste **Herztransplantation** durchgeführt. Diese OP-Art wurde auf die Herz-Lungen-, dann auch auf allein Lungen-Transplantation ausgedehnt. Bei Bedarf wird der Kreislauf unterbrochen, und der **extrakorporale Kreislauf** durch eine künstliche Lunge und eine mechanische Pumpe (**Herz-Lungen-Maschine**) übernommen (vgl. Allgöwer, 1992, 467). Forscher bemühen sich, ein komplettes **Kunstherz** zu konstruieren (vgl. Eckhart, 2009, 304).

Im Rahmen der Herzchirurgie werden Eingriffe am Herzen bzw. an großen, herznahen Gefäßen durchgeführt, z.b. **endokardiale Ablation, Angioplastik, Herzbeuteltamponade, Herztamponade, Kardiomyotomie, Perikardektomie, Perikardiostomie, Valvuloplastik** (Herzklappenersatz), **Implantation eines Herzschrittmachers** (vgl. BE). Häufig kommt die Technik der **Hypothermie** in Einsatz. Für die Diagnostik des Herzkreislaufes wird die **Herzkatheterisierung (Koronarographie)** vorgenommen.

Die Herzchirurgie stellte zunächst ein Spezialgebiet der Thorax- und **Kardiovaskularchirurgie** dar, das angeborene und erworbene Herzfehler behandelte, und teilweise als eine besondere Subdisziplin betrieben wurde. Seit 1993 ist es ein selbstständiges Fachgebiet.

III.3.3 Gefäßchirurgie

Die Gefäßchirurgie ist ein Teilgebiet der Chirurgie, das sich mit der oper. Behandlung von Gefäßkrankheiten und -verletzungen befasst. In seinen Aufgabebereich fallen u.a. die Naht der verletzten Gefäße, **Gefäßtransplantation** und **Implantation von Gefäßprothesen** (rekonstruktive Gefäßchirurgie) sowie die Wiederherstellung der Durchgängigkeit (z.B. durch **Embolektomie**) oder die Umgehung verschlossener oder verengter Gefäße (**Bypassoperation, Stentimplantation, Herzprothese**).

Die Chirurgie der Blutgefäße begann um die Wende des 19. zum 20. Jh. Als ihr Urheber gilt Alexis Carrel, dem für die von ihm und seinem Team entwickelte experimentelle OP-Technik zur Rekonstruktion von Gefäßen 1912 der Nobelpreis für Medizin verliehen wurde. In beiden Weltkriegen wurden Arterienverletzungen durch **freie Venentransplantate** ersetzt (vgl. Allgöwer, 1992, 507f). Da die biologischen Gefäßersatzmaterialien aneurysmatisch wurden, wurden sie von synthetischen Gefäßprothesen erfolgreich ersetzt. „Die Thrombenarteriektomie in ihrer halbgeschlossenen Form (...) und die technische Verfeinerung der diagn. Methoden, v.a. die Einführung des **Ultraschalls** (**Doppler**) in die angiologische Diagnostik Anfang bis Mitte der 70er-Jahre gingen dem deutschsprachigen Boden aus" (ebd., 508). In den 1960er-Jahren wurde der **Dilatationskatheter (Ballonkatheter)** entwickelt, der unter Einsatz von **Angiographie** bzw. **Arteriographie** (radiologische Darstellung der Blutgefäße nach der Injektion von **Kontrastmittel**) die **Rekanalisation** der geschlossenen bzw. verengten Stellen ohne chir. Schnitt ermöglicht. Dies gab den Antrieb zur Entwicklung der interventionellen Radiologie. Durch intraluminalen Zugang gelang es den Interventionsradiologen, „ihre Katheter mühelos in die für den Chirurgen schwer zu erreichenden peripheren Verzweigungen einzuführen, um dort Dilatationen vorzunehmen, Embolisationsmaterial einzubringen, thromboembolisches Material zu lysieren, abzusaugen usw." (Holzgrewe, 1996, 77). Den weiteren Fortgang bildet die perkutane Einführung des **Stents** und der intraluminalen **Gefäßprothese**.

Die Fortentwicklung richtet sich nach der Optimierung von Techniken der Rekonstruktionseingriffe wie **Katheter-** und **Laserangioplastie** oder neue bildgebende Verfahren wie **digitaleSubstraktionsangiographie** (DSA) und **Magnetoresonanz-Angiographie**. Zu den konventionellen gefäßchir. Eingriffen zählen: **Chemoembolisation, Embolektomie, Embolisation, Thrombektomie** (genauer: Thrombembolektomie), **Thrombenarteriektomie**.

III.3.4 Viszeralchirurgie

Der Begriff Viszeralchirurgie geht auf lat. *Viscerum* ‚Eingeweide' zurück. Dieses Teilgebiet der Chirurgie, auch als **Abdominalchirurgie** (lat. *abdomen* ‚Bauch') und **Bauchchirurgie** bezeichnet wird, befasst sich sowohl mit der Diagnostik und oper. Behandlung von Erkrankungen der Bauchhöhlenorganen, d.h. gastroenterologischer Organe (der Verdauungstrakt mit der Speiseröhre), als auch mit endokrinen Organen (die Schilddrüse und Nebenschilddrüsen). Das OP-Spektrum umfasst die Behandlung der akuten Verletzungen, Fehlbildungen, Tumoren, Brüchen, Entzündungen des Darms (z.B. Appendizitis) und der Gallenwege sowie Transplantationen der nicht mehr funktionsfähigen Bauchorganen, z.B. der Niere, Leber bzw. Pankreas. Während im 19. Jh. nur einzelne lebensrettende Bauchoperationen (Kaiserschnitt, Ovariektomie) unternommen wurden, werden heutzutage als konventionelle chir. Operationen, bei denen (meist) die Bauchhöhle eröffnet wird, ausgeführt: **Anastomose, Choledochjejunostomie, Cholezystektomie, Drainageoperation, Duodenopankreatektomie, Durchzugsresektion, En-bloc-Resektion, Enterotomie, Fundoplastik, Gallensteinoperation, Gastrektomie, Gastrostomie, Hemikolektomie, Hepatikoduodenostomie, Hepatikojejunostomie, Herniotomie, Ileokolostomie, Ileostomie, Ileotransversotomie, Ileozäkalresektion, Katheterjejunostomie, Keilexzision, Koloskopie, Kolostomie, Kommisurotomie, Laparotomie, Laparoskopie, Laparostoma, Leberresektion, Lebertransplantation, Lobektomie, Lymphknotenresektion, Lymphgefäßtransplantation, Magenresektion, Mikroembolisation, Milzexstirpation, Myotomie, Myomektomie, Muskelersatzoperation, Nekrosektomie, Neurektomie, Pankreaslinksresektion, Palliativoperation, Palliativresektion, Papillotomie, Plombierung, Polypektomie, Proktolektomie, Proktomukosektomie, Proktorektoskopie, Prostatektomie, Pyloroplastik, Prothesenimplantation, Rektostomia, Rektumexstirpation, Relaparotomie, Second-Look-Operation, Segmentresektion, Shunt-Operation, Sklerosierung, Sphinkterotomie, Splenektomie, Staging-Laparotomie, Stoma, Suturektomie, Sympathektomie, Synovektomie, Thyreoidektomie, Ulkusoperation, Urostoma, Umgehungsoperation, Ureterostomie.** Manche Bezeichnungen der OP-Arten sind mit Namen ihrer Erstbeschreiber gebildet (Billroth I, Billroth II, Billroth-Resektion, Gaetano-Operation). Oft finden gewebeschonende laparoskopische Techniken (die sog. **Schlüssellochchirurgie, LESS-Technik** ‚Ein-Loch-Chirurgie') Anwendung.

Für die Sicherung der Diagnose und Operationsindikation werden neu entwickelte diagnostische Untersuchungsmethoden gebraucht: **Laservaporisierung, Computertomographie, Gastroskopie, Histologie, Magnetresonanztomographie, Biopsie, Inzisionsbiopsie, Stanzenbiopsie, Probeentnahme, Röntgendiagnostik, Szintigraphie, Ultraschalldiagnostik, Ureteroskopie, Zytologie** u.a.

III.3.5 Neurochirurgie

„Schädeltrepanationen wurden bereits in der Jungsteinzeit ausgeführt" (Hellner, 1962, 165). Im Altertum wurden durch die Eröffnung der Schädelhöhle Impressionsfrakturen gehoben, Hämatome und Abszesse entleert. Das Problem stellten aber die Krankheitslokalisation, Blutstillung sowie die Infektionsgefahr. Neue Epoche der Neurochirurgie (Hirnchirurgie, Gehirnchirurgie) begann mit der Entwicklung von Untersuchungen des menschlichen Hirns im 20. Jh. Es war eine „Revolution" sowohl in der Hirndiagnostik (**Hirnarteriographie, Enzephalographie, Röntgenologie, Computertomographie**), Technologie und Herstellung von Instrumenten und Apparatur als auch in der Einstellung der Ärzte notwendig. Eine wichtige Rolle spielte die Einführung der Asepsis und der Anästhesie. Um 1900 wurden **Nervenblockade** sowie **Lymphdrainage** beim Hydrozephalus eingeleitet. Die hirnchir. OP-Technik wurde von Harvey Cushing (1869–1939) systematisiert, der „ein blutspendendes und gewebeschonendes Vorgehen, **Silberclips** zur Versorgung feinster Gefäße, die Nutzung der **Elektrochirurgie** zum Schneiden von Hirngewebe und das Verkochen kleinster Gefäßlumina" (Groß, 2008, 31) forderte. In den 1930er-Jahren wurde dank der röntgenologischen Hirndiagnostik **Hirnangiographie** eingeführt, die gezieltes Operieren ermöglichte. Dann folgten erste Versuche, krankhafte Hirnregionen mit der Zielnadel punktuell zu beseitigen oder stillzulegen (vgl. Eckhart, 2009, 302). Zur Routine wurden Eingriffe wie: **Chordotomie, Diskushernienoperation, Neurotransplantation, Neurotisation, Kraniektomie, Kraniotomie, Laminektomie, Thalamotomie, Neurolyse**. Das moderne in Schweden 1957 entwickelte Verfahren, unzugängliche Hirntumoren **strahlenchirurgisch** zu behandeln, hat „mit dem klassischen Instrument des Chirurgen, dem Messer, nichts mehr gemein" (ebd.).

III.3.6 Die Hals-Nasen-Ohren-Heilkunde

Das Spezialfach Hals-Nasen-Ohren-Heilkunde (kurz **HNO-Heilkunde**) wurde in der 2. Hälfte des 19. Jh. gegründet. Es entstand durch die Verschmelzung Subspezialitäten, die sich mit einzelnen Organen beschäftigten: Laryngologie (Schwerpunkt: Kehlkopf, Rachen, Speiseröhre), Otologie (Ohr) und Rhinologie (Nase), daher der zusammengesetzte Name. Im internationalen Sprachgebrauch wird diese Disziplin als **Oto-Rhino-Laryngologie**, ORL (zu griech. *os*, G. *otos* ‚Ohr', *rhino* ‚Nase', *laryngo* ‚Kehle') bezeichnet. Nach der Facharztweiterbildung erlangt der Arzt seit 2010 den Titel Facharzt für Hals-Nasen-Ohren-Krankheiten und Facharzt für Sprach-, Stimm- und kindliche Hörstörungen (vorher hieß der letzte Facharzt für Phoniatrie und Pädaudiologie). Klassische Eingriffe der ORL sind: **Hemiglosektomie, Laryngotomie, Otoplastik, Parotidektomie, Tracheotomie.** Insbes. in der Innen- und Mittelohrchirurgie werden immer mehr mikrochir. Methoden eingesetzt. Die verschluckten bzw. inhalierten Fremdkörper werden dagegen derzeit endoskopisch entfernt.

III.3.7 Kinderchirurgie

Das nächste eigenständige Fachgebiet, das sich aus der Allgemeinchirurgie herausgebildet und verselbstständigt hat, ist die Kinderchirurgie, die den Patienten einer bestimmten Altersgruppe, also Neugeborene, Kleinkinder und Jugendliche bis zum 16. Lebensjahr Hilfe leistet. Ihre Besonderheit beruht darauf, dass sie sich mit der Therapie am wachsenden Organismus befasst. Die Aufgabe der Kinderchirurgie ist, die Diagnostik, schonende konservative und operative Behandlung, Nachsorge und Rehabilitation von chir. und urologischen Erkrankungen des Kinderalters, Unfallverletzungen und -folgen, Fehl- und Neubildungen zu sichern. Die bestimmten Krankheitsfälle werden von kompetenten Fachärzten für **pränatale** und **Neugeborenenchirurgie, allgemeine Kinderchirurgie, Kinderurologie** bzw. **Kindertraumatologie** behandelt. Im Rahmen dieses Fachs werden alle lebensrettenden chir. Eingriffe ausgeführt sowie angeborene Fehlbildungen z.B. Hydrozephalus, Lippen-Kiefer-Gaumenspalte, Nabelbruch, Unfallfolgen (Bissverletzungen, Aspiration von Fremdkörpern), Ursachen der Refluxkrankheit operativ geheilt.

Die erste Abteilung der Kinderchirurgie wurde 1882 in Stuttgart eingerichtet[6].

III.3.8 Tumorchirurgie

Für die Tumorchirurgie werden mehrere Bezeichnungen gebraucht: **Krebschirurgie chirurgische Onkologie, Karzinologie** (griech. *karkinos* ‚Krebs'), **Kanzerologie,** seltener **Kankrologie** (lat. *cancer* ‚Krebs'). Karzinologie bzw. Kanzerologie stellt ein Teilgebiet der Medizin dar, das sich mit der wissenschaftlichen Erforschung der Krebserkrankungen und Möglichkeiten ihrer kurativen Therapie befasst.

Die Bezeichnung **Onkologie** stammt von griech. *onko* ‚Geschwulst'. „Onkologie bedeutet zwar wörtlich die Lehre von den Geschwülsten, im klinischen Gebrauch freilich konzentriert sich Onkologie in erster Linie auf bösartige Geschwülste. In diesem Sinne wäre die bisweilen verwendete Bezeichnung *Kanzerologie* treffender" (Gall, 1986, 43). Schmitt (1977, 490) zufolge entstand eine theoretische und klinische Onkologie erst vor etwa 200 Jahren. Als ihre Begründer gelten Chirurgen,

---

[6] Vgl. http://www.dgkch.de/index.php/menu_kinderchirurgie_in_deutschland. Zugriff am 31.09.2014.

weil eine erfolgreiche Behandlung der Geschwülste nur operativ erreicht werden konnte. Die Therapiemöglichkeiten wurden nach der Einführung der nichtchir. interdisziplinaren Behandlungsverfahren von malignen Geschwülsten um **Radio-**, **Hormon-** und **Chemotherapie** erweitert. Somit ist es zwischen der chir., radiologischen und internistischen Onkologie zu unterscheiden (vgl. ebd., 1). Die onkologische Chirurgie heißt die operative Heilung maligner Erkrankungen von einem Chirurgen. „Der Begriff der chir. Onkologie beschreibt in diesem Zusammenhang die von einem erfahrenen Chirurgen verantwortete und in die interdisziplinäre Diskussion einzubringende Abwägung der möglichen OP-Verfahren sowie deren zeitliche Einordnung innerhalb des multimodalen Behandlungskonzepts."[7]

Im Rahmen der onkologischen Chirurgie wird die Therapie von Tumoren und/ oder Rezidivs betrieben. Die Aufgabe einer therapeutischen Krebsoperation ist die Genesung des Patienten, d.h. Tumor zu entfernen sowie eine Metastase zu vermeiden. Im Falle nicht heilbarer Tumoren wird die palliative Tumorchirurgie einbezogen, die bezweckt, Symptome zu beseitigen oder zu lindern. Die Therapiemöglichkeiten erweitert die Entwicklung der Tumorpathologie sowie der zytologischen und histologischen Untersuchungen, die sowohl die Beschaffenheit der Geschwülste als auch ihre Malignität, **Staging** (Stadieneinleitung) genau bestimmen. In gegenwärtigen Fachbüchern werden 75 Tumorarten erwähnt:

Adamantinom, Adenom-Karzinom, Angioblastom, Angiom, Akustikusneurinom, Angiosarkom, Astrozytom, Atherom, Atheromzyste, Basaliom, Blastom, Botriomykom, Chlorom, Cholesteatom, Chondrosarkom, Chordom, Dermoid, Embriom, Ewing-Sarkom, Fibroid, Fibrom, Fibrosarkom, Gastrinom, Germinom, Gliom, Glukagonom, Granulom, Hämangiom, Hamartom, Hepatom, Histiozytom, Hygrom, Hypernephron, Insulinom, Karzinoid, Knochensarkom, Kolonkarzinom, Kondylom, Kraniopharyngeom, Lebermalignom, Leiomyosarkom, Liposarkom, Lymphangioendotheliom, Lymphangiosarkom, Lymphom, Malignom, Melanom, Meningeom, Myelom, Myom, Myxom, Myzetom, Nephroblastom, Neuroblastom, Neurom, Odontom, Osteoblastom, Osteoklastom, Osteosarkom, Papillom, Peritheliom, Prolaktinom, Psammom, Retinoblastom, Seminom, Serom, Silikonom, Strahlensarkom, Teratom, Thymom, Tuberkulom, Wilms-Tumor, Xanthom, Zylindrom, Zystadenom.

Die sog. Revolution der Tumorchirurgie brachte die Möglichkeit, die Tumoren endoskopisch mit dem Laser ohne einen Schnitt durch die Haut und ohne Trennung von gesundem Gewebe zu entfernen.

---

7 http://www.aerzteblatt.de/archiv/153782/Operative-Behandlungsmethoden-Chirurgische-Onkologie-in-der-Aera-zielgerichteter-Behandlungen. Zugriff am 31.09.2014.

III.3.9 Orthopädie

Die Orthopädie bildet eine Disziplin der Chirurgie, die sich mit der Orthologie (Normalzustand), Funktion und der Krankheiten des Bewegungsapparates (d.h. Knochen, Gelenken, Muskulatur und z.T. Bindegewebe) befasst. Ihre Aufgabe beruht auf der Vorbeugung und dem konservativen bzw. oper. Korrigieren von Deformitäten, Erhaltung sowie Verbesserung der Funktion des Skelettsystems, das durch einen angeborenen Defekt, eine Krankheit oder Verletzung gefährdet oder beschädigt ist (vgl. David, 1987, 2, 1535). Den Namen prägte Nicolas Andry im 17. Jh., indem er zwei *griech*. Wörter orthos ‚gerade, aufrecht' und pais ‚Kind' bzw. paideuein ‚erziehen' (im Sinne der Aufklärung von Eltern) zusammenlegte (vgl. Allgöwer, 1992, 943). Die Orthopädie stützt sich auf die Biomechanik.

Außer klassischen orthopädischen Eingriffen wie z.B. **Kniegelenkpunktion, Osteosynthese, Osteotomie, Schraubenosteosynthese** wird heutzutage **Endoprothetik** betrieben, d.h. die Implantation der künstlichen Hüft- und Kniegelenke. Dabei werden durch operative Eingriffe zerstörte Gelenke ersetzt.

Seitdem die Orthopädie in Deutschland mit dem chir. Teilgebiet Unfallchirurgie im Jahre 2005 zusammengelegt wurde, erwirbt ein Arzt nach 6-jähriger Weiterbildung die Bezeichnung Facharzt für Orthopädie und Unfallchirurgie.

III.3.10 Mund-Kiefer- und Gesichtschirurgie

Die Mund-Kiefer- und Gesichtschirurgie (MKG), anders **Kranio-Maxillo-Faziale Chirurgie**, bildet „ein spezialchir. Fach, das aufgrund der besonderen anatomischen und funktionellen Gegebenheiten eine Mittlerrolle zwischen Chirurgie und Zahnheilkunde übernehmen muß" (Allgöwer, 1992, 541). Sie befasst sich mit der Ursache, Diagnostik, Behandlung, Prophylaxe und Wiederherstellung von Erkrankungen, Weichteilverletzungen, Frakturen und ihrer Folgeschäden, Fehlbildungen im Bereich des Gesichts, Mundhöhle, Zähne und der Kiefer. Bis zum Ende des 18. Jh. wurden Lippen-Gaumen-Spalten und Kieferbrüche von Wundärzten behandelt. Mitte des 19. Jh. wurde Kautschuk eingeführt, aus dem Zahnärzte T. B. Gunning in Amerika und J. H. Weber in Paris die ersten Kautschukschienen verrichteten, kurz danach wurde der **Drahtschienenverband** von Zahnarzt Karl Sauer eingeführt, der ein Vorläufer der jetzigen **Schienungstechnik** war. Die Mund-Kiefer- und Gesichtschirurgie setzte sich in Deutschland 1927 (in der Schweiz erst 1985) durch. Der Kiefer- und Gesichtschirurg benötigt die Doppelapprobation in Humanmedizin und Zahnmedizin (vgl. Allgöwer, 1992, 542). Die Schwerpunkte der Disziplin sind: **Lippen-, Segel-, Gaumenplastik, Kieferosteoplastik (Spaltchirurgie), Korrektur von Kieferfehlstellungen (Dysgnathiechirurgie), Parotidektomie, Zahnentzug** und **Zahnwurzelimplantation**. In MKG kommen auch neuartige Techniken in Einsatz. Bei der Implantatplanung und -setzung werden moderne **computerassistierte Navigationsverfahren**, bei der Behandlung von Hämangiomen kryo- oder laserchir. Techniken, bei venösen Malformationen die Methode der perkutanen **Sklerosierung** angewandt. In manchen Kliniken werden vor einem oper. Eingriff **computergestützte Planungs- und Simulationsverfahren** durchgeführt. Die **Oral- und Dentalchirurgie (Zahnchirurgie)** bilden dagegen Teilgebiete der Zahn- Mund- und Kieferheilkunde. Die Vertreter der Gesichtschirurgen sind der Meinung, dass „die zahnärztliche Chirurgie nur eine Chirurgie des Alveolarfortsatzes ist und die weiterführende Chirurgie innerhalb der ZMK den Ärzten vorbehalten sei."[8]

III.3.11 Transplantationschirurgie

Die Transplantationschirurgie befasst sich mit **Organtransplantationen**. Bereits in alten Zeiten wurden von Wundärzten und Feldscheren Bemühungen unternommen, amputierte Körperteile prothetisch zu ersetzen (Holzbein, Glasauge). Der technische Fortschritt des 20. Jh. öffnete die Bahnen für den apparativen und prothetischen Teilersatz. Es wurden künstliche Gelenke, Gefäßprothesen, Herzklappen, künstliches Herz, Schrittmacher erfunden. Allgöwer (1992, 821) zufolge „Allein die Organtransplantation ermöglicht den biologischen, annähernd vollwertigen Ersatz irreversibel geschädigter Organe". Dabei handelt es sich um die Verpflanzung eines Organs oder Organgewebe in den menschlichen Körper, wo es weiterlebt und funktioniert (vgl. Schlich, 1998, 7). Die erste erfolgreiche experimentelle **Nierentransplantation** erfolgte 1892, die ersten menschlichen Nierentransplantationen wurden 1951 in Paris, 1953 in Boston ausgeführt. Die von Alexis Carrel (1873–1944) aus Lyon entwickelte Nahttechnik ermöglichte, **End-zu-End-** und **End-zu-Seit-Anastomose** auszuführen, die keine Komplikationen bewirkte (vgl. Groß, 2008, 49). Eine wissenschaftliche Basis wurde durch die Entdeckung der für die **Gewebeverträglichkeit** verantwortlichen Antigene (1958) und des **Transfusionseffekts**, d.h. der immunsuppressiven Wirkung von präoper. Bluttransfusionen (1973) geschaffen. 1963 wurde die erste **Lebertransplantation**, 1967 die **Herztransplantation** vorgenommen. Diese OP-Arten stellen heute etablierte Behandlungsmethoden dar.

Die Begriffsbenennungen der Transplantationschirurgie bildeten einen umfangreichen Wortschatz. Eine Transplantation erfolgt als **Autotransplantation** bzw. **Autoplastik** oder als **Allotransplantation**, bei der ein (körperfremdes) **Spenderorgan** von einem lebenden bzw. gestorbenen **Spender**, bei dem Hirntod festgestellt wurde, auf den **Empfänger** verpflanzt wird. Zu befürchten ist die **Abstoßungsreaktion**, falls die Verträglichkeit von Blutgruppen und **immunologische Kompatibilität** fehlen oder **Immunsuppression** vorliegt (vgl. Groß, 2008, 50f). Andere Transplantationsverfahren heißen: **Explantation, Implantation, Homoplastik, Homotransplantation, Homöotransplantation, Homöoplastik, Homoiotransplantation, Homoioplastik, Isotransplantation, Isoplastik**. Die sog. klassische Nomenklatur, z.B. Adjektive autolog, isolog,

---

8 http://www.oralchirurgie.org/zahnarzt/berufsverband/aufgaben_ziele. Zugriff am 10.11.2014.

heterolog, homolog, wird neben neuen Formen allogen, autogen, isogen, heterogen gebraucht. Die Arbeitsgemeinschaft deutschsprachiger Transplantationschirurgen und Immunologen bestrebt die Vereinheitlichung der Terminologie (vgl. Schweizerische Medizinische Wochenschrift, 1969, 5, 159).

III.3.12 Unfallchirurgie

Die Unfallchirurgie nahm einen festen Platz als chir. Sonderfach ein. Ihren Inhalt bilden: die Erste Hilfe am Unfallort nach der Einschätzung von Schäden, die klinische Schockbehandlung und die operative Versorgung von Unfallverletzungen im Krankenhaus. Sie ist der Orthopädie praxisnah. Die beiden Fächer sind mit dem Bewegungssystem eng verbunden, deshalb erlangen darauf spezialisierte Ärzte seit 1992 den Titel Facharzt für Orthopädie und Unfallchirurgie. Das erste Unfallkrankenhaus wurde 1890 in Bochum gegründet, die ersten Unfallstationen der Welt 1909 in Wien errichtet, (vgl. BE).

Die Wissenschaft, die sich mit den körperlichen Unfallverletzungen und Wunden sowie deren Ursprung, Verhütung und Therapie einschließlich der Rehabilitation beschäftigt, heißt **Traumatologie** (griech. *trawmatolojía* ‚die Wundenkunde' von *trauma* ‚Wunde, Verletzung'). Ihre dt. Entsprechung ist die **Unfallheilkunde**. Damit sind sowohl die Behandlung von leichteren und schwereren Unfallfolgen als auch die Behandlung des sog. Polytraumas gemeint. Das **Polytrauma** wird als die gleichzeitige Mehrfachverletzung an mindestens zwei Körperregionen oder Organsystemen definiert, wobei „jede einzelne Verletzung für sich eine Lebensbedrohung darstellt" (DM).

III.3.13 Urologie

Die Urologie ist die nächste anerkannte eigenständige Tochterdisziplin der Chirurgie. Sie befasst sich mit der Funktion und Krankheiten des Harngeschlechtsapparats. Die Bezeichnung geht auf griech. *ouron* ‚Urin' zurück. Aus der etymologischen Sicht ist es die Lehre vom Urin. Zum ersten Mal wurde das Wort ‚Urologie' im Jahre 1736 von D. J. Junker erwähnt, wahrscheinlich eben im Zusammenhang mit einem Bericht über Urin. Erst zu Beginn des 19. Jh. führten frz. Ärzte den Terminus ‚maladies des voies urinaires', der dem heutigen Sinne des Worts ‚Urologie', also der Lehre von dem Urogenitalsystem, entspricht. Die operative Urologie bezeichnet Groß (2008, 40) als ‚**Urochirurgie**'.

Bereits im Altertum versuchten die Ärzte Krankheiten der Harnwege zu diagnostizieren und zu heilen, Nierensteine durch Steinschnitt zu entfernen. Die moderne Urologie entwickelte sich aber in der 2. Hälfte des 19. Jh., als der Zugang ins Innere der Harnwege durch die Harnröhre mithilfe von einem Zystoskop ermöglicht wurde. Seitdem erlebt dieser Fachbereich eine rasche Vorwärtsentwicklung. Das 20. Jh. bringt die Erweiterung und Perfektionierung der urodiagn. Methoden (**Bildgebung, Ultraschalltechnik, physikalische, nuklearmedizinische** und **biochemische Funktionsteste, Urethrozystoskopie**) und

Techniken der offenen Chirurgie (**Nephrektomie, Lithotripsie, Penektomie, Prostatektomie, Pyeloplastik, Zirkumzision**). Die praktisch anästhesiefreien Verfahren der Endourologie ersetzten allmählich operative Steinzertrümmerung (vgl. Allgöwer, 1992, 1067). Die Vervollkommnung des Blasenkatheters (**Ballon-, Dauerkatheter**) erleichtert den Katheterismus bei Blasenentleerungsstörungen.

III.3.14 Ophthalmologie

Stechen des grauen Stars war bereits von dem Codex Hammurapi (Babylonien) vor ca. 3600 Jahren erlaubt. Diese OP-Art wurde von sog. Starstechern oder seltener Barbieren betrieben.

Zunächst war die Augenheilkunde ein Teil der Chirurgie. Erst als die Anatomie und Funktionsweise des menschlichen Sehorgans klargestellt wurden, bildete sie sich im 19. Jh. zum selbstständigen Fach heraus. Dies wurde durch die Erfindung des Mikroskops begünstigt. Einen ungeahnten Antrieb erfuhr das Fach 1851 nach der Erfindung des **Augenspiegels** durch H. von Helmholtz (1921–1894) und der Entwicklung des **Perimeters** durch Richard Förster (1825–1902). Den weiteren Fortschritt bildete die erste durch Albrecht von Graefe (1828–1870) 1856 durchgeführte **Glaukom-Iridektomie**. Von großer Bedeutung war auch der Erfolg Eduards Zirm (1863–1944), dessen erste **Keratoplastik** (Verpflanzung der Hornhaut) mit Erfolg endete (vgl. Eckhart, 2009, 223). 1949 führte Gerhard Meyer-Schwickerath die **Sonnenkoagulation** ein. Gegenwärtige diagnostische und therapeutische Verfahren setzten die innovative hoch entwickelte Apparatur voraus: das **Stereomikroskop**, die **Spaltlampe**. Das moderne ophthalmologische Instrumentarium enthält: **Augenbrause, Bipolarpinzette, Endodiathermie, Everteur, Gradmesser, Hornhautmarker, Kapselpolierer, Klingerhalter, Linsenschlinge, Luftlanze, Messlehre, Keratometer, Okulopressor, Schielhaken, Sklerotomiehilfe, Starschlinge, Staubsauger, Tonometer, Tränenwegsonde**.

Den Namen ‚**Ophthalmologie**' (zu griech. *ophthalmós* ‚Auge') prägte 1800 der dt. Chirurg und Augenarzt Carl Gustav Himly (1772–1837).

III.3.15 Gynäkologie

Bis zur Mitte des 19. Jh. stellten die Gynäkologie (zu griech. *gyne* ‚Frau'), anders **Frauenheilkunde**, und die Geburtshilfe Teilgebiete der Chirurgie dar. Ihre Verselbstständigung war durch den Wissenszuwachs, der die Spezialisierungen in der Medizin erzwang, bedingt. Als der Urbeginn der oper. Gynäkologie gilt das Jahr 1809, als die erste **Eierstockzystenoperation** von Ephraim McDowell in den USA durchgeführt wurde. 1878 erfolgte durch den dt. Frauenarzt Wilhelm A. Freund (1833–1917) ausgeführte erste Gebärmutteramputation. Kurz danach führten Wiener Gynäkologen Ernst Wertheim (1864–1920) und Friedrich Schauta (1849–1919) **radikale Hysterektomie** bei der Patientin mit dem Gebärmutterhalskrebs durch. Die Meilensteine in der stürmischen Entwicklung der Gynäkologie bilden: die 1925 von Hans Hinselmann (1884–1959) entwickelte **Kolposkopie** vermittels einer

Vaginallupe, die die Krebsfrüherkennung ermöglicht; die 1943 von Georg N. Papanicolaou (1883–1962) eingeführte **vaginale Zytodiagnostik**, die inzwischen weitgehend verfeinert wurde; **Mammographie** zur Früherkennung von Brustkrebs, die seit den 1970er-Jahren als **Screening**-Maßnahme in vielen Ländern Europa eingesetzt wurde. Seit ca. 100 Jahren wird die Kaiserschnittentbindung bei der Lebensbedrohung bzw. Gesundheitsgefährdung der Mutter oder des Kinds (in letzten Jahren sogar ohne jegliche Indikation – „auf Wunsch" der Patientin) durchgeführt. Außer den gynäkologischen Operationen über einen Bauchschnitt findet die Endoskopie, insbes. Laparoskopie, einen breiten Einsatz.

Die gegenwärtige Gynäkologie ist durch die Entdeckung der **Hormone** und ihre therapeutische Anwendung gekennzeichnet. Darüber hinaus wurden neue Behandlungsmethoden der weiblichen Fertilitätsstörungen entwickelt (vgl. Eckart, 2009, 310f). In den 1970er-Jahren wurde die Methode der künstlichen Befruchtung **(In-vitro-Fertilisation – IVF)** ‚Befruchtung im Glas' von Robert Edwards und Patrick Steptoe entwickelt. Das erste Retortenbaby ist 1978 in England geboren.

III.3.16 Plastische Chirurgie

Der Ausdruck „plastische" Chirurgie ist von griech. *plattein* ‚bilden, gestalten' abgeleitet. Die Wurzeln der Disziplin greifen in antikes Indien, wo bereits um 1200 v. Chr. Rhinoplastik (Nasenersatz) durchgeführt worden ist.

Den Begriff ‚Plastische Chirurgie' führte Eduard Zeis 1838 in seinem Lehrwerk „Handbuch der plastischen Chirurgie" ein. „Offensichtlich besteht ein etymologischer Bezug zur plastischen Kunst, wobei schon deutlich wird, daß ein Operateur hier nicht nur Kenntnisse und Fertigkeiten eines Chirurgen besitzen muß, sondern auch eine genaue Vorstellung von Gestalten und Formen, mit anderen Worten: eine künstlerische Ader" (Wünsch, 1990, 1).

Dieser Zweig der Chirurgie ist ein eigenständiges Fachgebiet, dessen Ziel die operative Rekonstruktion von angeborenen und erworbenen Gewebedefekten sowie die Nachbildung und optische Verbesserung der äußeren Form und Funktion verloren gegangener, irreversibel geschädigter bzw. unterentwickelter Körperteile, hat, wie Nasenersatz, sprachverbessernde Operationen, darstellen. Behandelt wird vorwiegend die Körperoberfläche, aber auch darunter liegendes Skelettgerüst sowie tief gelegene Gewebe oder Organteile.

Die plastische Chirurgie wird weiterhin in **Wiederherstellungschirurgie** (rekonstruktive) und in die **korrektive** und **ästhetische (kosmetische) Chirurgie**, in die **Verbrennungs-, Hand-, Replantations-, mikrolymphatische Chirurgie, Chirurgie peripherer Nerven,** unterteilt.

Die Handchirurgie ist ein der US-amerikanischen Kriegschirurgie aufgrund der notwendigen interdisziplinären Behandlung von an den oberen Extremitäten verletzten Soldaten entstammender Fachbereich, der im letzten Jahrhundert zu einer separaten Spezialdisziplin wurde. Als ihr Begründer gilt amerikanischer Chirurg Sterling Bunnel.

Eine wesentliche Voraussetzung für die Erfolge der plastischen Chirurgie war die Entwicklung der **Mikrochirurgie** und die Einführung gewebefreundlicher Materialien (z.B. Silikongummi 1960, Silastik, Kollagen) und Instrumente (**Dermatom, Mikroclip, Ballondissektor, faseroptischer Retraktor**). Das Operieren unter Zuhilfenahme zarter Instrumente, Nahtmaterialien und **Klebestreifen**, der **Vergrößerungslupe** und schließlich des **Operationsmikroskops** sowie die Einführung der atraumatischen OP-Techniken (**CO$_2$-Laser, „composite Graft", Expandertechnik, Inzisionstechniken, Verdampfen**) verbesserten in hohem Maß die Ergebnisse (vgl. BE). Diese Errungenschaften machten es möglich, die erste Gesichtstransplantation 2005 durchzuführen.

III.3.17 Schönheitschirurgie und kosmetische Chirurgie

Schönheitschirurgie und kosmetische Chirurgie sind als amtlich anerkannte Fachgebiete nicht definiert, weil kosmetische Eingriffe ästhetische Operationen (**Schönheitsoperationen**) darstellen, bei denen keine med. Indikation vorliegt. Sie werden zwecks einer häufig lediglich subjektiv wahrgenommenen äußerlichen Verschönerung des menschlichen Körpers vorgenommen, z.B. die chir. Korrektur des alternden Gesichts (Meloplastik, Mioplastik, Rhitidektomie). Diesem Ziel dienen auch folgende OP-Arten: **Lifting, Lipoinjektion, Mammareduktion, Nasereduktion Mammarekonstruktion, Mamma-Augmentation, Hängewangenplastik, Faszienplastik, Schnürplastik, Mammaplastik, Muskelplastik, Ohrplastik, Fettabsaugung (Liposuktion), Peeling (Schälkur), Glätten von Falten durch Facelift-, Nackenlift-, Stirnliftoperation, Erweiterungsplastik**. Die Ausrüstung des Schönheitschirurgen bilden u.a.: Lupenbrille, Operationsmikroskop, Mikropinzette, Mikrofederschere.

III.4 Ausgewählte neu entwickelte chirurgische Techniken und Konzepte

III.4.1 Computer- und roboterassistierte Chirurgie

Die computer- und roboterassistierte Chirurgie, auch telemanipulierte und autonome robotergestützte Chirurgie genannt, hat sich bisher besonders in der Neurochirurgie, Notfallmedizin und Orthopädie etabliert. Sie erlaubt auch komplexe Operationen am schlagenden Herzen durchzuführen (vgl. Groß, 2008, 45). Diese Form der Chirurgie sichert hohe Präzision, senkt Komplikationsrate, verkürzt OP-Dauer, ermöglicht intraoperative Registrierung zwischen Bilddaten und Patienten, unter Einsatz von speziellen Kamerasystemen bildet Koordinationssystem, setzt neue Techniken im Bereich der Visualisierung und Manipulation ein. Die Telemedizin im Bereich der bildgebenden Diagnostik bringt eine deutliche Vereinfachung und Komplexität des Entscheidungsprozesses. Im OP-Ablauf werden Zeitverluste bei der Informationsübermittlung vermieden, da die Telekommunikation, die Telekonsultation und Telepräsenz (aktives Eingreifen des angerufenen Teleexperten in den vor Ort ablaufenden Operationssitus). Bestimmte Befunde werden mithilfe von einem Zeigeinstrument **Telestrator** direkt am Objekt demonstriert. Die Telechirurgie bedeutet „die aktive Durchführung von oper. Eingriffen oder Operationsabschnitten durch einen räumlich von Patienten getrennten Operateur. Die einzelnen OP-Schritte werden von ferngesteuerten Robotern, den sog. ‚**Telemanipulatoren**' ausgeführt" (Schlag, 1999, 30). Telechirurgie gehört aber nach Schlag in den Bereich der Futurologie. Mit der Entwicklung dieser Technik wurde der med. Wortgut um neue Lexeme mit der Initialsilbe ‚Tele-', z.B. **Telemanipulation, Telekonsilium, Teleradiologie** sowie medizintechnische Fachwörter wie **Ferndiagnose, Operationsroboter, Videobild, Videoskop, Bildtransfer, Digitalisierung** der Medizin erweitert.

III.4.2 Minimal-invasive Chirurgie (MIC)

Minimal-invasive Chirurgie (MIC), die sog. **Videoassistierte Telechirurgie**, ist ein Oberbegriff für operative Eingriffe mit kleinstem Trauma, d.h. mit kleinster Verletzung von Haut und Weichteilen. Sie begann in den 1980er-Jahren in Deutschland und wurde in den USA weiterentwickelt (vgl. Pschyrembel, 2012, 367). Bahnbrechend waren das Konstruieren des Operationsmikroskops und die Herstellung des ultrafeinen Nahtmaterials. „Der Begriff ‚Minimal Invasive Surgery' wurde von dem engl. Urologen Wickham (London) 1988 in einem Editorial des British Medical Journal geprägt" (Müller, 2009, 17), der anhand dieser Methode Gallensteine durch das Endoskop zertrümmerte und absaugte. Da inzwischen große chir. Eingriffe endoskopisch vorgenommen wurden, hält Müller für zutreffender, diese Methode als „**Minimal Access Surgery**" (**Chirurgie der kleinen Zugänge**) zu bezeichnen (vgl. ebd.). Die mikrochir. Ausrüstung umfasst Vergrößerungsgeräte (**Lupenbrille, Operationsmikroskop** mit zwei **Binokularen**), präzise Instrumente mit dreipunktförmig gefassten Griffen sowie feine Nadel und Nahtmaterial (vgl. Wind, 1989, 125ff). MIC macht Eingriffe durch körpereigene Öffnungen bzw. kleine Einschnitte für die Einführung der Sicht- und Arbeitsendoskope möglich (daher die Bezeichnungen **Knopflochchirurgie, Schlüssellochtechnik** und **maximal schonende Chirurgie**), die starke Blutverluste, hohes Patientenrisiko und starke Patientenbelastung vermieden, Liegezeit sowie med. und ökonomische Kosten vermindern lassen und sogar ambulant unter lokaler Anästhesie durchgeführt werden können. Im Jahre 2000 wurden mehr als 50% chir. Eingriffe mit minimalinvasiven Techniken ausgeführt (vgl. Meier, 1993, 7f).

III.4.3 Endoskopische Chirurgie

Die Endoskopie bzw. Spiegelung ist ein diagnostisches Verfahren, das in der Ausleuchtung und der unmittelbaren Betrachtung von Körperhöhlen, -kanälen oder Hohlorganen unter Einsatz von einem Endoskop besteht (vgl. DM).

Das Wort ‚**Endoskopie**' stellt die Zusammensetzung, deren beide Bestandteile griech. Herkunft sind. Das Grundwort ‚Skopie', zu griech. Verb *skopein*

‚beobachten' bedeutet ‚optische Beleuchtung/Betrachtung'. Das Bestimmungswort endo-, griech. *éndon* ‚innen, drinnen, inwendig, innerhalb' präzisiert die Art dieser Betrachtung.

Die ersten Versuche der direkten inneren Inspektion des Gebärmutterhalses mithilfe von einem Bleitrichter wurden bereits im babylonischen Talmud erwähnt. Die moderne Endoskopie begann 1806 mit der Erfindung des **Lichtleiters** von Philipp Bozzini. 1879 wurden erste **Urethro-** und **Zystoskope**, in 1920er ein elektronisches Endoskop eingeführt. Die Verfeinerung der Lichtquelle und Spiegelvorrichtung, die Einführung der starren und flexiblen Endoskope sowie der Linsensysteme trugen zur Erweiterung des Anwendungsbereichs bei. Die mit einem **CCD-Bildwandlerchip** (aus engl. *charge-coupled device* ‚ladungsgekoppeltes Bauteil') und Spül- sowie Absaugungsvorrichtungen ausgestatteten elektronischen Geräte ermöglichen nicht nur diagnostische Verfahren wie **Arthroskopie, Gastroskopie, Koloskopie, Laparoskopie, Laryngoskopie, Neuroendoskopie, Urethroskopie, Zystoskopie**, sondern auch chir. Operationen durchzuführen. Infolge der Verbreitung von endoskopischen Untersuchungen und therapeutischen Eingriffen entstanden neue darauf spezialisierte Unterdisziplinen wie **Endogastrologie, Endourologie** usw.

Zu endoskopischen Verfahren im Bereich der Abdominalchirurgie gehört die **laparoskopische Chirurgie**.

Das Wort ‚Laparoskopie' (von altgriech. *lapare* ‚die Weichen', *skopein* ‚betrachten'), auf Dt. ‚**Bauchspiegelung**', bezeichnet die diagnostische und therapeutische Methode, bei der die Bauchhöhle und die darin liegenden Organe mithilfe von einem optischen Instrument und speziellen Stablinsen-Optiken (starren Endoskopen) durch kleine Öffnungen (‚**Schlüssellochtechnik**') in der Bauchdecke dreidimensional sichtbar gemacht und unter Zuhilfenahme der Telemanipulation chirurgisch behandelt werden. Der auf die Laparoskopie spezialisierte Chirurg heißt **Laparoskopeur**. Die Etablierung dieser OP-Methode zu Beginn der 1990er-Jahre, die zunächst bei der oper. Entfernung der Gallenblase, dann bei der Durchführung von komplexeren Eingriffen in der Bauchhöhle angewandt wurde, war mit der Einführung einer großen Anzahl von speziellen OP-Instrumenten und -Geräten verbunden. Zugleich entstand eine ausgebaute laparoskopische Terminologie, die inzwischen vereinheitlicht wurde.

Bei der Laparoskopie werden einmal oder wiederverwendbare Instrumente, Mini-Instrumente sowie spezielle Ausrüstung, technische Anlagen und ihre Bestandteile benutzt: (dreidimensionale) **Optik, Fernsehkette, Bildübertragungskette** von der Kamera bis zum Monitor, **Kamerachip, Bildwandler**, „Hight-speed-Fräse", **Hochfrequenzgenerator**, mono- und bipolare Elektrode, **Ultraschallskalpell, Laser, Insufflationsgerät, Laparoflator, Surgiflator, Spülgerät, Rollerpumpe**, das lineare **Klammernahtgerät, Klips** zum Organ- und Wundverschluss, **Lichtleitkabel, Clutch-Kupplungspedal**. Zur Optimierung der Arbeit des Laparoskopeurs wurde ein **Kombinationsinstrument** entwickelt, das die chir. benötigten Funktionen vereinigt: Saugen, Spülen, Greifen, Verschweißen mit bipolarem Frequenzstrom (vgl. Holler, 1995, 61). Eine OP-Art ist die gaslose Laparoskopie. Darüber hinaus wurden moderne OP-Konzepte in die Praxis umgesetzt: **ViewSite-System, DaVinci Robotisch unterstützte Laparoskopie**, das **ultraschallbasierte Navigationssystem**.

III.4.4 Laserchirurgie

Der Laser, der erstmalig 1960 von Theodor Maiman (1927–2007) benutzt wurde, eroberte inzwischen beinahe alle Bereiche der Naturwissenschaften und Technik.

Das Wort ‚Laser' ist ein Akronym für: *light amplification by stimulated emission of radiation* (Licht-Verstärkung durch stimulierte Emission von Strahlung). Im Sprachgebrauch der Physik und Technik wird der Begriff als „ein auf Verstärkung durch induzierte Emission beruhender Lichtgenerator, der in einem schmalen Frequenzbereich ein kohärentes, kaum divergierendes energiereiches Strahlungsbündel erzeugt" (Dinstl, 1981, 21f) definiert. Das Wirkungsprinzip von Lichtkoagulation mit Laserstrahlen in der chir. Praxis besteht „in der Absorption und Transformation optischer Strahlungsenergie in Wärmeenergie mit konsekutiver Temperaturerhöhung und Koagulation des bestrahlten Gewebes" (Küenzel, Christoph, 1986, 25). Auf dieser Basis entwickelte sich die **Laserchirurgie**, die die in Körperinnere geleitete Energie der hochkonzentrierten Lichtstrahlen zum bluttrocknen und gewebeschonenden Schneiden bei der Durchführung von chir. Eingriffen verwertet. Anhand der flexiblen faseroptischen Strahlführungssysteme und speziellen **Fokusoptiken** werden Wellenlängen im ultravioletten und sichtbaren Spektralbereich erzeugt. Die Laserenergie wird mit der optimalen Intensität genau auf Punkt gebracht, was blutungsarmes Operieren sichert. Die Schnitttiefe hängt von der Laserleistung, Art und Spanne des Gewebes, Schnittgeschwindigkeit und Größe des Brennfleckes ab. Die **Lasertherapie** erspart dem Patienten große Operationen und somit sichtbare Narben. Weitere Vorteile bilden: kaum auftretende postoperative Wundinfektionen, geringer postoperativer Schmerz sowie Versiegelung kleiner Blutgefäße und Lymphgefäße (vgl. Waidelich, 1988, 3). Es werden jedoch Einwände gegen die Laserchirurgie bezüglich der thermischen Schäden und Strahlungsabsorption erhoben (vgl. Groß, 2008, 45).

Zurzeit werden roboterunterstützte Scannersysteme, spezielle Elektrowärmegeräte, Laserskalpell, Laser-Mikrotom, Freie-Elektronen-Laser, Laseroptik und -linse, Mikromanipulator, Lichtleitkabel entwickelt. Zum Strahlenschutz werden sog. Laserfenster hergestellt.

Laserinduzierte Thermotherapie findet einen breiten Einsatz in allen chir. und vielen internistischen Fächern.

III.4.5 Kryochirurgie

Unter Kryochirurgie ist die in der 2. Hälfte des 20. Jh. eingeführte lokale chir. Anwendung extrem tiefer Temperaturen (**Gefriertechniken**) zu verstehen. Der Name geht auf griech. Substantiv *kryos* ‚Kälte, Frost' zurück. Heimische Bezeichnungen sind: **Gefrierchirurgie, Kältechirurgie**. Das Ziel der Kryochirurgie ist, die Gewebedestruktion (Gewebedurchtrennung bzw. -zerstörung) durch eine Mindesttemperatur von -30°C zu bewirken.

Bei der Durchführung dieses Verfahrens wird heute **Kryogen** indirekt durch eine **Kryosonde** (vakuumisolierte Kanüle) bzw. ein **Kryoskalpell** (ein skalpellförmiges Instrument) oder direkt durch Aufsprühen (offenes Sprayverfahren) appliziert. Das Verdampfen der verflüssigten Gase (Lachgas, Kohlensäure, Stickstoff) an diesen Geräten erzeugt Temperaturen bis -196°C. Infolge der Eiskristallbildung werden Zellmembranen zerrissen und Eiweiß denaturiert, die das Absterben des gefrorenen Gewebes nach sich ziehen. In der Chirurgie wird es als ‚aseptische Nekrose' bezeichnet. Mit dieser Methode werden Kataraktoperationen, Entfernung von Prostataadenom, Hautveränderungen, kleinere gynäkologische Eingriffe sowie Hämorrhoidenverödung durchgeführt. Der kryochirurgische Eingriff bedarf keiner zusätzlichen Anästhesie, weil es kaum Schmerzen verursacht (vgl. BE).

III.4.6 Wasserstrahlchirurgie

Die nächste moderne Technik der **Elektromedizin** stellt die **Wasserstrahlchirurgie** dar. Unter dem Einsatz des dünnen Wasserstrahls von hohem der unterschiedlichen Gewebefestigkeit angepassten Druck (bis zu 2700 Bar) erfolgt die selektive chirurgische Gewebetrennung. Z.B. die Knochensubstanz wird mit Wasserstrahldruck von 300 Bar geschnitten. Diese Methode ermöglicht Blutverluste zu minimieren, Nachbargewebe, Blutgefäße und Nervenbahnen zu schonen, Schmerzen zu vermeiden, OP-Dauer und Liegezeiten zu reduzieren. Durch integrierte intraoperative Spülung und Absaugung wird die Sicht des OP-Feldes verbessert. Demnach kann die Wasserstrahlchirurgie in fast allen Zweigen der Chirurgie und Endoskopie angewandt werden, weitere Anwendungsmöglichkeiten sind in Testphase. Im Unterschied zur Lasertherapie verursacht die Behandlung mit dem Wasserstrahl weder Verbrennungen noch Nekrosen. Seit den 1980er-Jahren wird die Schneidfähigkeit bei den Leber- und Hirnoperationen zunutze gemacht. Die Entwicklung der Hybrid-Instrumente schuf die Möglichkeit der Kombination mit anderen chir. OP-Techniken.

III.4.7 Radiofrequenzchirurgie

In der **Radiofrequenzchirurgie** wird mit Radiowellen von der Frequenz 4.0–5.0 Mhz gearbeitet, die über eine feine Elektrode (Sonde) ins Gewebe geleitet werden. Mit dem radiofrequenten Strom wird das Gewebe präzis geschnitten bzw. zerstört. Das Koagulationsverfahren sichert gleichzeitig die Blutstillung.

Die mono- bzw. bipolaren Elektroden bleiben während der Tätigkeit immer kalt. Deswegen brauchen sie keine zusätzliche Temperaturkontrolle. Der Schnitt wird mit einer Wolfram-Skalpellnadel ausgeführt. Auf die zu behandelnde Gewebestelle werden kein Druck und kein Zug ausgeübt. Als Empfänger der gesendeten Radiofrequenzwelle dient eine Plattenantenne, die die Radiowellen in das System zurückleitet. Die Radiofrequenzchirurgie ist ein risikofreier Gegenvorschlag für konventionelle OP-Methoden. Ein neuartiges Verfahren stellt die **Koblation** (engl. *cold ablation*) dar, bei der im Gewebe Temperaturen bis 40–70°C erzeugt werden, die kaum Beeinträchtigung der umgebenden Gewebe (Schwellung, Wundheilungsstörung) verursachen. Die Radiofrequenzchirurgie wird in HNO-Heilkunde bei der Behandlung des Schnarchproblems, der Verkleinerung von Nasenmuscheln bei Atemstörungen und Allergien und Gaumenmandeln bei Kindern, in der ästhetischen Medizin bei der Entfernung von Hautveränderungen angewandt. Die Eingriffe werden oft ambulant durchgeführt.

III.4.8 Tageschirurgie

Brug (1985, 25) definiert die Tageschirurgie als „die operative Behandlung der bisher überwiegend für die klinische Chirurgie reservierten Fälle, die bereits am Operationstag wieder entlassen werden". Der Patient verbringt die Nächte vor und nach dem geplanten Eingriff zu Hause oder wird kurzfristig hospitalisiert (1–2 Tage), davon die Bezeichnung die Chirurgie der kurzen Wege. Nach diesem Konzept wird nicht die volle Bandbreite von Operationen ausgeführt, meist sind das kleinere, chir. Eingriffe wie Krampfadern-, Leistenbruch-, Hämorrhoidenoperationen, Hammerzehen-Korrekturen u.ä., die in **Tageskliniken**, Praxiskliniken, ambulanten OP-Zentren bzw. Ärztepraxen, aber auch in Krankenhäusern stattfinden, unter der Voraussetzung, dass diese Einrichtungen über ein nötiges Rüstzeug und Fachpersonal verfügen und die hohe Qualität sichern können (vgl. BE, 2002).

Die Tageschirurgie wird auch als: **nichtstationäre Operationsdurchschleusung**, **parahospitale ambulant-operative Versorgung** (mit Bezug auf Arztpraxen), **ambulante Chirurgie** bezeichnet (vgl. ebd.). Der letzte Begriff trifft den Sachverhalt nicht so gut, weil in diese Behandlungsform sowohl geplante als auch ungeplante Eingriffe, z.B. Versorgung von Unfallverletzungen, eingeordnet sind.

III.4.9 Fast-Track-Chirurgie

Ein neues therapeutisches Konzept – die Fast-Track-Chirurgie (dt. Bezeichnungen: **Schnelle Schiene**, „**Schnellspur**"-Chirurgie, „**Überholspur**"-Chirurgie), anders **Fast-Track-Rehabilitation** genannt, wurde Ende der 1990er-Jahren von H. Kehlet in Dänemark entwickelt. Sein Hauptziel ist, allgemeine Komplikationen (Pneumonie, Herzinfarkt, Thrombose, Wundinfekte) nach größeren chir. Operationen und perioperatives Trauma zu minimieren, Selbstregulation des Organismus möglichst schnell wiederherzustellen und dadurch die Genesung des Patienten zu beschleunigen und zu verbessern. Die Eingriffe werden vorwiegend laparoskopisch durchgeführt. Optimierte Anästhesie (Rückenmarksnarkose) sowie effektive Schmerztherapie in den ersten 48 Stunden durch einen übergelassenen Peridruralkatheter senkt den Schmerzstress. Postoperative Drainagen werden nur für 2 Tage (früher für ca. 7 Tage) eingelegt. Die postoperative Mobilisation erfolgt bereits am Operationstag. Dank der intensiven Betreuung von Pflegekräften, Physiotherapeuten (Krankengymnastik) wird die Autonomie des Patienten wiederhergestellt und seine Rekonvaleszenz beschleunigt. Der stationäre Aufenthalt wird dadurch erheblich verkürzt, was wiederum die Behandlungskosten reduziert.[9]

---

9 https://www.thieme.de/medias/sys_master/8804632231966/9783131308429_musterseite_110_111.pdf?mime=application%2Fpdf&realname=9783131308429_musterseite_110_111.pdf. Zugriff am 10.01.2015.

IV Empirische Untersuchung des Fachwortschatzes der Chirurgie

IV.1 Vorgehensweise

In dem nachstehenden Kapitel werden Ergebnisse der empirischen Untersuchung von 287 Stichwörtern dargelegt. Die analysierten Fachwörter wurden in 12 Sachgruppen sortiert. Zusätzlich wurde die dreizehnte besondere Gruppe Adjektive gebildet, deren Analyse unerlässlich war, denn sie med. Begriffe präzisieren und oft keine substantivische Form bilden.

Jedem Fachausdruck, dessen lat. Bezeichnung (wenn diese vorhanden ist) seinem dt. Namen in der Überschrift beigefügt wird, wird ein gesonderter Artikel gewidmet, dem in den meisten Fällen zahlreiche den erforschten Handbüchern der Chirurgie entnommene Fallbeispiele des praktischen Wortgebrauchs in Form von Zitaten nachgestellt werden. Die betreffenden Lexeme, ihre Synonyme, für jeweilige Begriffe relevanten Bezeichnungen sowie Neuschöpfungen werden fett markiert.

IV.2 Oberbegriffe

Bevor eingehende Analyse einzelner Fachbegriffe und deren Bezeichnungen in Angriff genommen wird, sollen relevante für die gesamte Medizin, somit zugleich für ihren Tochterbereich Chirurgie übergeordnete Begriffe (hier ‚**Oberbegriffe**' genannt) erklärt werden, darunter diese einzelne subsumiert sind. Dieser Anknüpfungspunkt lässt dann die Unterbegriffe leicht zuordnen und ihre Grundbedeutung erschließen.

(1) Krankheit und (2) Gesundheit

Gesundheit und Krankheit stellen Attribute des menschlichen Lebens dar, die dessen Qualität bestimmen.

Die Schwierigkeit, eine eindeutige Definition dieses zusammengehörigen Begriffspaars zu fassen, ergibt sich aus dem Problem, Krankheit und Gesundheit in ihren Übergängen zu fassen (Seidler, 1979, 154f), weil sie offene, dynamische, komplexe sowie entwicklungsfähige Systeme darstellen.

Aufschlussreich bei der Begriffsbestimmung der behandelnden Phänomene kann ihre Etymologie sein. Krankheit und Gesundheit stellen Ableitungen von Adjektiven ‚**krank**' und ‚**gesund**' dar, die auf die Umgangssprache zurückgehen. Mehrere Bedeutungsebenen haben die Wörter in anderen indogerm. Sprachen. Im somatischen Sinne bedeutet ahd. *gesund* ‚stark' und ist mit *geschwind* verwandt. Die Lexeme ‚**Krankheit**', ‚**kränkeln**', das Zusammenkrümmen eines im Kampf niederstürzenden Verwundeten' sind dagegen auf einen westgerm. Wortstamm zurückzuführen. ‚**Krank**' steht im Zusammenhang zu engl. *to crancle* ‚sich winden' mit der Bedeutung ‚schwach sein'. Das lat. *sanus* ‚leiblich unversehrt' ist mit gleichbedeutendem griech. *soon* verwandt. Sensorische Wurzel weist rus. Adjektiv *bolnoj* ‚krank', das zum Abstraktum *bol* ‚der Scherz' gebildet wurde. Die geistige Ebene deckt engl. *ill* ‚krank', das von *evil* ‚böse' stammt. Griech. *noséo* bedeutet sowohl ‚krank' als auch ‚irre sein', *nosos* dagegen ‚Krankheit; Laster' (vgl. Grimm, 5, 4292f; Hartmann, 1959, 170f).

Die Gesundheit wird als Gegenteil der Krankheit im Sinne der biologischen Dysfunktionalität bezeichnen. Von Menschen wird sie häufig als Fehlen der Krankheit, als ein Normalzustand empfunden. Die Freiheit von Krankheitssymptomen bedeutet aber nicht selbstständig Gesundsein, denn auch latente Krankheiten vorkommen können. Der Begriff ‚normal' ist erst dann brauchbar, wenn er sich auf bestimmte konstante Messwerte bezieht (vgl. Hartmann, 1959, 172), nicht aber im Kontext ‚gesund', weil dieser selbst nicht fassbar sei (vgl. Sachtleben, 1992, 61). Dt. Bundesministerium für Bildung, Wissenschaft, Forschung und Technik fasste 1996 den Begriff wie folgt auf: „Gesundheit wird als mehrdimensionales Phänomen verstanden und reicht über den ‚Zustand der Abwesenheit von Krankheit' hinaus." Einen klaren Trennungsstrich zwischen beiden diesen Begriffen zu ziehen, ist es schwierig.

Nach der Definition der Weltgesundheitsorganisation ist die Gesundheit „ein Zustand vollkommenen körperlichen und sozialen Wohlbefindens, und nicht allein das Fehlen von Krankheit und Gebrechen" ist. Solche Begriffsdeutung wird von Albrecht (1993, 13), und Seidler (1979, 154) als offensichtlich umstritten kritisiert, weil das Wohlbefinden nach subjektiven Kriterien empfunden wird.

Die Ur- und Frühkulturen prägten nur den Krankheits- und nicht den Gesundheitsbegriff auf. In der Phase der sog. theurgischen Medizin in altorientalischen Hochkulturen wurde Krankheit als „die Strafe für eine Tabuübertretung oder eine Sünde oder Prüfung der Gottheit" (Schadenwaldt, 1993, 17) wahrgenommen. Die Hippokratiker hielten Krankheit für einen Vorgang, und nicht für einen Zustand. Für Paracelsus (1493–1541) war eine Krankheit ein Mensch im Menschen (sog. *ens morbi*). Ähnlich einem Parasit hatte sie eigenes Leben und eigene Gesetzte. Noch im frühen 19. Jh. wurde die Krankheit als ein eigenständiges Lebewesen gesehen. Virchows Zellularpathologie lehnte diese Auffassung ab und führte die Krankheit auf die Störung der Akkommodationsfähigkeit eines lebendigen Körper an abnorme Verhältnisse sowie die Störung seiner Zellgefüge zurück (vgl. Lanzerath, 2000, 92ff). Demgemäß hat sie ihren lokalen Sitz, stellt jedoch einen Teil des Menschen dar. Die zusammenfassende Definition nach Rösle, der dem Virchows Krankheitskonzept beistimmt, erläutert 1919 den Begriff wie folgt: „Die Gesamtheit aufeinanderfolgender abnormer Reaktionen eines Organismus und seiner Teile auf einen krankmachenden Reiz" (Zitat nach Sachtleben, 1992, 40). Lanzerath (2000, 103) fasst die obigen Definitionsversuche zusammen: „Krankheiten sind keine distinktiven Lebewesen, sondern empirisch schwer abgrenzbare akzidentelle Eigenschaften des Menschen, die in verschiedenen Formen auftreten".

Schaefers Begriffsbestimmung berücksichtigt sowohl med. als auch sozialrechtliche Aspekte einer Krankheit: „[Krankheit selbst] ist Schwäche, Schmerz,

Leiden, Bedrohung. Sie unterliegt daher auch religiöser und philosophischer Wertung. Sie tangiert aber auch die Mitwelt, die Gesellschaft. Was als krank gilt, das hat Konsequenzen für die öffentliche Gesundheitspflege, Rechtsprechung und Versicherungswesen" (zitiert nach Sachtleben, 1992, 63). Denselben Standpunkt spiegelt die Definition der dt. Gesundheitsgesetzgebung wider: „Krankheit ist ein regelwidriger körperlicher, geistiger oder seelischer Zustand, der Arbeitsunfähigkeit oder Behandlung oder beides nötig macht" (Urteil des Bundessozialgerichts vom 16.05.1972, 9RV 556/71[10]).

(3) Notfall, der (-s, ÷e)

‚Notfall' ist nach Schwenzer (2000, 317): „Plötzlich auftretendes Ereignis, das zu einer unmittelbaren Gefährdung des Lebens oder der Gesundheit des Patienten führt und sofortiges, zielgerichtetes Eingreifen erfordert". Zetkin (1992, 1498) präzisiert diese Begriffsbestimmung, indem er Symptome und Ursachen eines Notfalls angibt: „Akuter Zustand, der (...) mit starken Schmerzen einhergeht bzw. mit Verhaltensstörungen verbunden ist, die zu für den Kranken oder andere Personen schwerwiegende Folgen führen können. Der Notfall kann durch äußerliche Einwirkungen (Verletzung, exogenes Gift) oder Krankheit bzw. deren Komplikationen bedingt sein".

Als Uranfang der **Notfallmedizin** gilt ein 1740 von König Ludwig XV. erlassenes Dekret über der Hilfsverpflichtung bei Ertrinkenden, das die Notwendigkeit der Wiederbelebung und Zuständigkeit für diese sowie die Ausstattung mit Rettungsgeräten anwies. Die Entwicklung eines organisierten **Rettungswesens** datiert sich seit Ende des 19. Jh. 1960 wurde der erste **Notfallrettungswagen** im Magdeburg eingesetzt, der der präklinischen Versorgung der Notfallpatienten diente,

Den Schwerpunkt der Betreuung bilden die Kontrolle der Hauptvitalfunktionen, d.h. des Bewusstseins, des Blutdrucks und des Pulses, Freilegen der Atemwege, die Erste Hilfe, Reanimation (vgl. Sournia, 1992, 5, 2021). Die Fälle, die keine Hospitalisierung bedürfen, werden von **Notfallambulanz** behandelt.

Demnächst setzten sich in Deutschland Begriffe ‚**Intensivstation**' und ‚**Notarztwesen**'. An dem Notarztdienst wurden zumal Chirurgen beteiligt. Die **Notfallchirurgie** soll unverzügliche Diagnose und Notoperationen leisten.

Der Fachausdruck ‚Notfall' tritt erst 1888 in den Lehrwerken in Erscheinung, zunächst in Schreibung mit *h*, danach wird kontinuierlich belegt.

Belege:
1. *Langenbeck, 1888, 325*
   „Ist das Neugeborene ärmlich, zu früh geboren, wird durch die Missbildung die Ernährung wesentlich erschwert, so warte man doch nur im **Nothfalle** bis zum 3. – 6. Monat."

---

10 http://www.med.uni-magdeburg.de/jkmg/wp-content/uploads/2013/03/JKM_Band18_Kapitel3_Hofmann_Schwartz.pdf. Zugriff am 10.10.2014.

2. *Sunder-Plassmann, 1968, 372*
„Zur Verhütung einer Allgemeininfektion des Organismus ist bei Gangrän rasches Handeln (**notfalls** Amputation!) erforderlich."
3. *Durst, 1998, 357*
„[...] bei geschlossenen Bruchpforten spätestens intraoperativ, da die **Notfall-Laparotomie** indiziert ist."

(4) **Asepsis**, die (-, -); nlat. *asepsis* ← griech. *a-* + *sēpsis*

‚Asepsis' ist ein Fremdwort, das im 19. Jh. aus nlat. *asepsis* übernommen wurde, das seinerseits auf griech. verneinendes Präfix *a-* und Substantiv *sēpsis* (wörtlich: ‚ohne Fäulnis') zurückzuführen ist.

Der Fachausdruck bezeichnet einen durch die Gesamtheit von antiseptischen Maßnahmen herbeigeführten Zustand der Keimfreiheit (vgl. Reuter, 2004, 128). „Asepsis bedeutet letztlich eine Fernhaltung möglichst aller pathogenen Keime von einer Wunde" (Kitzerow, 1956, 2).

Durch das Sterilisationsverfahren, mittels Einwirkung von Hitze, geeigneten Gasen oder Strahlen wird Keimabtötung außerhalb des Wundbereichs erstrebt. „Der Ausbau der Asepsis beanspruchte eine viel breitere Grundlage als sie die Antisepsis besaß. Denn neuere Arbeiten hatten gezeigt, daß die für den Menschen pathogenen Mikroorganismen sich in seiner Umgebung jederzeit finden und daher bei Operationen und jeder Behandlung der Wunde fortwährend in diese zu geraten drohen. Sie haften an den Händen des Operateurs, den Instrumenten, den Verbandstoffen, an dem Kranken selbst und an seiner Umgebung" (Bockenheimer, 1914, 2).

Die aseptischen Kautelen (Raumsterilisation und -desinfektion, Keimfreimachung von allen Gegenständen, die bei der Operation mit einer Wunde in Berührung kommen, z.B. Instrumente, Verbandsstoffe und Arzthandschuhe) wurden in der 2. Hälfte des 19. Jh. in die Chirurgie eingeführt. Die strenge Anhaltung der genannten Kautelen dient der Infektionsverhütung und trägt zum Herabsetzen der postoper. Komplikationen bzw. Mortalität bei. Laut Brunner offenbarte sich eine instinktive Neigung zu antiseptischen oder aseptischen Anschauungen zweifellos bereits in chir. Schriften des Hippokrates. „Subjektive und objektive Sauberkeit wird dem Arzt und Chirurgen zur Pflicht gemacht" (Brunner, 1916, 6).

Belege:
1. *Schmieden, 1915, 210*
„[...] wenn die **Operationsasepsis** schließlich durchgebrochen werden muß, so wird die Wund auf das sorgfältigste durch eingelegte Kompressen vorher geschützt [...]"
2. *Kleinschmidt, 1948, 7*
„Die Möglichkeit der unbedingten **Asepsis** besteht überall da, wo es gelingt, völlige Keimfreiheit zu erzielen."
3. *Schreiber, 1993, 207*
„Wenn auch durch die Weiterentwicklung der **Asepsis** und Antiseptis, des Nahtmaterials, aber vor allem der Narkosetechnik, Grundlagen für eine optimale

Heilung der bauchdeckenschnitte auch bei zunehmend älteren Patienten geschaffen wurden, so ist die Art der Schnittführung nach wie vorbei jedem Eingriff diskussionswürdig."

(5) Instrumentarium, das (-s, ...rien); mlat. *instrumententarium*

Das Wort ‚**Instrumentarium**' ist aus mlat. *instrumententarium* entlehnt. Es tauchte in der dt. Sprache erst im 19. Jh. auf. Früher war die gleichbedeutende Bezeichnung ‚Armamentarium' weitverbreitet.

‚Instrumentarium' stellt eine Kollektivbildung zu lat. *instrument* ‚Werkzeug' zur Bezeichnung einer Gruppe von Instrumenten dar mit dem lat. Suffix *-arium*, das zur Bildung von Ortsbezeichnungen, insbes. zur Charakterisierung von künstlich geschaffenen Anlagen dient (vgl. Kluge), z.B. ‚Planetarium', ‚Rosarium'. Im med. Sprachgebrauch wird unter ‚Instrumentarium' die Gesamtheit der zur Ausführung eines diagnostischen oder therapeutischen Handelns nötigen ärztlichen Instrumente, Instrumentensammlung gemeint, die meistens die Ausstattung einer med. Einrichtung bildet (vgl. DM). Derzeit werden häufiger Synonyme: **Besteck, Zubehör, Instrumentensatz** verwendet.

‚**Instrumentārĭum chirurgĭcum**' hieß ursprünglich eine Beschreibung der wundärztlichen Werkzeuge (vgl. Heyse, 1853, 441). Bei Krause, der es unter lat. Namen ‚**Chirapotheca**' angibt, wird das Wort sowohl als eine chir. Instrumentensammlung, ein Armamentarium chirurgicum, als auch dessen Beschreibung erklärt.

In der Gemeinsprache beinhaltet der Begriff alle Einrichtungen, Handlungsalternativen, Mittel, die zur Ausführung einer bestimmten Aufgabe bzw. Aktivität gebraucht werden, z.B. Instrumentarium eines Observatoriums, eines Labors usw. Pfeifer (1992, 2, 745) definiert es als: „Gesamtheit der für eine Arbeit notwendigen Unterlagen, Hilfsmittel, Geräte". Das Instrumentarium des Gesetzgebers bilden z.B. alle Maßnahmen und Mittel zur Grundgesetzgestaltung und -änderungen, zur Bestimmung der Rechte, Vorschriften, Normenprogramme und Regelungssysteme.

In der Sprache der Musik bezeichnet das Lexem ‚Instrumentarium' die Gesamtzahl der in Musikwerken einer Epoche oder eines Komponisten, oder auch zur bestimmten Aufführung einer Komposition vorgesehenen und von einem Orchester verwendeten Musikinstrumente (vgl. DgWddS).

<u>Belege:</u>
1. *Leo, 1824, III*
   „Recht gerne genüge ich dem Wunsche des Herrn Verlegers, das vorliegende **Instrumentarium** mit einem Vorworte zu begleiten."
2. *Krüche, 1900, 386*
   „Das **Instrumentarium** besteht aus: Skalpell oder Bistouri (bauchig), Hohlsonde, anatomischer Pinzette, Wundhaken, Nadel und Faden."
3. *Brug, 1985, 190*
   „Je nach Bedarf im konkreten Falle wird das **Standardinstrumentarium** ergänzt durch weitere Instrumente, Einmal-Gebrauchsmittel und -Verbrauchsmittel."

(6) Instrument, das, -(e)s/-e; lat. *instrumentum*

„Unter chir. Instrumenten und Bandagen versteht man alle jene Gerätschaften, welcher sich die Wundärzte bedienen, um durch ihre kunstgemäße Anwendung krankhafte Zustände entweder zu beseitigen oder zu verbessern. Daraus erhellet, daß die chir. Instrumente nichts anders sind, als die Heilmittel der Wundärzte, welche man zum Unterschiede von den pharmazeutischen äußern oder chir. Heilmitteln die mechanischen nennen könnte" (Ott, 1829, 8).

Im med. Sprachgebrauch stellt das Wort ‚**Instrument**' den Oberbegriff zu allen bei den chir. Eingriffen angewandten, oft kompliziert gebauten, meist fein gearbeiteten kleinen Werkzeugen dar. In grober Einteilung werden schneidende, stechende, festhaltende, durch Druck wirkende Instrumente unterschieden.

In der Gemeinsprache wird damit Ausrüstung, Gerätschaft, Arbeitsmittel, Werkzeug jeder Art oder Gerät, die zur Ausführung bestimmter technischer bzw. wissenschaftlicher Arbeiten benutzt werden, bezeichnet: optische, mathematische, geometrische, medizinische, musikalische Instrumente. Bildungssprachlich wird das Wort für die Bezeichnung einer Person oder Sache, die als ein Mittel im Sinne eines Werkzeugs zur Verwirklichung eines Ziels benutzt werden, verwendet (vgl. BE, 2002). In der Musik ist unter Instrument ein musikalisches oder Tonwerkzeug, Klanggerät zu verstehen. Daher die Instrumentalmusik, d.h. die Musik, die mittels solcher Werkzeuge ohne Gesang realisiert wird, gesangloses Klangspiel.

Das Substantiv wurde im 16. Jh. aus gleichbedeutendem lat. *instrumentum* entlehnt. Es ist ein Konkretum zu lat. Verb *instruĕre* ‚herrichten, ausrüsten', mit übertragener Bedeutung ‚unterrichten' (instruieren) (vgl. Kluge). Zuerst wurde es im Spätmhd. in der notariellen Sprache für ‚Urkunde, Schriftstück, Zeugnisbrief, Beweismittel', verwendet (vgl. Pfeifer, 1992, 2, 745). Bald entwickelte sich seine Bedeutung zu dem Ausdruck ‚Werkzeug, Hilfsmittel, Musikgerät'. In eingeschränkter Bedeutung war der Flügel unter dem Namen des Instrumentes an einigen Orten bekannt (vgl. Adelung, 2, 1389).

Dazu stellt sich das grammatische Kasus ‚**Instrumental**', verkürzt aus älterem ‚**Instrumentalis**', das Mittel oder Werkzeug angibt, mit dem eine Tätigkeit verrichtet wird, das im Dt. von dem Präpositionalfall ersetzt wurde. Die Verbableitung ‚**instrumentieren**' wurde in der ehemaligen Rechtssprache in der Bedeutung ‚eine Urkunde abfassen' (vgl. Heyse, 1853, 441) üblich. Seit dem 19. Jh. bezeichnet es in der Musikersprache die Errichtung einer Komposition für Orchesterinstrumente, in der Medizin dagegen das Einreichen einem operierenden Arzt der erforderten chir. Instrumente von einer Instrumentenschwester.

Heyse (1853, 411) gibt noch eine weitere Ableitung ‚**Instrumentalität**' an, die er als „Verhältnis der Vermittelung oder der Wirkung einer Sache als Mittel zum Zweck" (ebd.) erklärt.

Belege:
  1. *Sprengel, 1805, 252*
      „Dieses **Instrument** zog auch Welsch vor, und berief sich aus seine eigene Erfahrung, dass man damit am glücklichsten sey."

2. *Zuckerkandl, 1905, 20*
„Zur Punktion dienen gerade oder gekrümmte röhrenförmige **Instrumente** (Troikars), welche mit einem Stilette versehen sind."
3. *Wind, 1989, 59*
„**Instrumente** verlängern die Fähigkeiten der Hände des Chirurgen."

(7) Operation, die (-, -en); franz. *opération* ← lat. *operatio*

Den Schwerpunkt der oper. Chirurgie bildet ein instrumentaler, meist mit Durchtrennung von Körpergewebe verbundener Eingriff, der als ‚**Operation**' bezeichnet wird. Diese Methode der chir. Intervention gehört zu invasiven med. Verfahren (vgl. BE, 2002).

Nach Großheim (1835, 126) ist die Operation „ein bestimmtes, kunstmässig vorschreitendes Handwirken, welches den Zweck hat, durch Anwendung mechanisch oder chemisch in den Organismus eindringender Agentien Abnormitäten desselben zu beseitigen". Sie wird am lebenden Körper von einem Arzt für diagnostische (Abklärung von Krankheitsprozessen, Gewinnung von Gewebeproben) bzw. therapeutische Zwecke (Entfernung von geschädigten Geweben oder Organen, Wiederherstellung von Lebensfunktionen, Beseitigung von Blutungen usw.) vorgenommen (vgl. BE, 2002). Die Operation wird im speziellen aseptischen OP-Saal im Krankenhaus durchgeführt. Dabei ist ein OP-Team beteiligt, der aus einem Operateur, Assistenten, Operationsschwester, einem „Springer" für zusätzliche Handreichungen, einem Anästhesisten und Anästhesieschwester, die für die Betäubung verantwortlich sind, besteht. Dem Operateur stehen heute ein breites Spektrum von Instrumenten sowie moderne apparative Ausrüstung zur Verfügung.

Die Operationen werden in kurative und palliative Eingriffe eingeteilt, wobei die ersten die Prognose des Patienten durch die Beseitigung des Grundleidens oder Eliminierung potenziellen Krankheitsherds verbessern, die letzten dagegen lediglich den Allgemeinzustand des Patienten verbessern bzw. akute Symptome mildern, Grundleiden bleiben jedoch nicht entfernt (vgl. Reuter, 2004, 552).

Jeder Operation gehen die Indikationsstellung, geistige und körperliche Vorbereitung, Bestimmung der OP-Methode voran. Ihre Ausführung verläuft nach Schritten: Schnitt, Blutstillung, Beseitigung des Grundleidens, Vereinigung, Hautnaht.

Die Bezeichnungen von OP-Arten werden mit bestimmten Suffixen gebildet:

- *ektomie* (griech. *ektomé* ‚Herausschneiden') – operative Entfernung eines Organs (Lobektomie, Gastrektomie)
- *lyse* – medikamentöse operative Loslösung (Neurolyse)
- *opsie* – Sehen (Biopsie, Lithotripsie)
- *pexie* – operative Befestigung, Anheftung
- *plastik* – operative Wiederherstellung (Angioplastik, Hernioplastik)
- *skopie* – Betrachtung durch ein Instrument, Spiegelung (Laparoskopie, Endoskopie)
- *stomie* – operative Verbindung von Hohlorganen, Herstellung einer Mündung nach außen (Rektostomie, Zystostomie)

- **synthese** – operative Verbindung von Knochen (Osteosynthese)
- **tion** – (Amputation, Resektion)
- **tomie** – operative Eröffnung, Schnitt (Laparotomie, Hysterotomie)
- **zentese** – operativer Einstich (Parazentese) (vgl. Karenberg, 2007, 244).

Die Lehnwortbildung ‚Operation' wurde in der 1. Hälfte des 16. Jh. aus lat. *operatio* ‚das Arbeiten, Arbeit, Verrichtung, Gewerbe' durch franz. Vermittlung (*opération*) übernommen. Es ist das mit dem Suffix *-ation* gebildete Verbalabstraktum, dem das Verb ‚operieren' zugrunde liegt.

Im allgemeinen Sprachgebrauch bezeichnet das Wort eine bestimmte Verrichtung, Unternehmung, Verfahrungsart (vgl. Grimm, 13, 1290), Vorgang, Einfluss, Wirkung von Heilverfahren. In der Bedeutung ‚chirurgischer Eingriff' wird das Wort erst seit der 2. Hälfte des 16. Jh., im Sinne ‚zielgerichteter Bewegung eines militärischen Verbandes' seit dem Ende 17. Jh. verwendet (vgl. Pfeifer, 1989, 2, 1203).

Belege:
1. *Schreger, 1806, 121*
   „Die **Operation** der Balggeschwülste."
2. *Krüche, 1900, 132*
   „Bauchdeckenschnitte bei **Magenoperationen**."
3. *Knapp, 1981, 64*
   „Eine gewebeschonende **Operationstechnik** mit einem handlichen, nicht quetschenden Instrumentarium ist selbstverständlich."

(8) Prophylaxe, die (-, -n); griech. *prophýlaxis*

Nach allgemein bekanntem Sprichwort ist Vorbeugen besser als Heilen. Den Begriff ‚**Prophylaxis**' erklärt Brandeis (1820, 544) als „das Vorbauen einer Krankheit vermittels diesem Zwecke entsprechender Mittel". Moderne Definition ist im Wörterbuch DM zu finden. Hier heißt ‚**Prophylaxe**': zusammenfassende Bezeichnung für die medizinischen und sozialhygienischen Maßnahmen, die der Vorbeugung von Krankheiten dienen". Synonymisch werden Bezeichnungen ‚**Krankheitsprävention**' und ‚**Vorsorge**' verwendet. Die Prophylaxe fällt in den Aufgabebereich des Öffentlichen Gesundheitsschutzes und der Hygiene, die sein Leitmotiv „Gesundheit für alle" durch die Verbesserung der Lebensqualität und der Gesundheit der Gesellschaft in Tat umsetzen.

Die Art der Vorbeugungsmaßnahme richtet sich nach ihrem Zwecke. Gegen Infektionskrankheiten werden Schutzimpfungen durchgeführt, die das Erkrankungsrisiko minimieren. Die Prophylaxe der postoper. Lungenentzündung setzt die Oberkörperhochlagerung und Atemgymnastik voraus, bei Thromboseprophylaxe werden dagegen: Hochlagerung der Beine, Frühmobilisation, Bewegungsübungen sowie medikamentöse Antikoagulationstherapie verordnet. Prophylaktisch wirken auch Verfahren wie: Reinigung, Desinfektion, Pasteurisierung, Sterilisation. Darüber hinaus spielen Aufklärung, Hygieneschulung sowie die persönliche Hygiene eine große Rolle.

Als Sekundärprävention ist die Einführung des Vorsorgesystems zu verstehen, dessen Ziel die Früherkennung von Krankheiten und Aufhalten ihrer Progredienz ist

Das zu Beginn des 18. Jh. entlehnte Fremdwort ‚**Prophylaxis**' entstammt dem griech. Substantiv *prophýlaxis* ‚Vorsicht, Behutsamkeit', das auf griech. Verb *prophylássein* ‚vor etwas Wache halten' (prophylasso ‚von vornherein ausschließen') zurückgeht (vgl. DH), die durch Beifügen des Präfixes *pro-*‚vor; vorher, im Voraus, zuvor' zu griech. *phylássein* ‚wachen, behüten' gebildet wurde. Erst in der 2. Hälfte des 19. Jh. erscheint die Form ‚**Prophylaxe**'. Zu gleicher Zeit wurde das Adjektiv ‚**prophylaktisch**' ‚vorbeugend, verhütend' aus griech. *pro-phylaktikós* ‚verwahrend, schützend' in die allgemeine und med. Sprache übernommen (vgl. Pfeifer, 1989, 2, 1328).

Belege:

1. *Rust, 1830, 2, 182*
„Bei der Kur muss man zuerst die Ursachen der Aphthen beseitigen, und darauf beruht auch die **Prophylaxis** des Uebels."

2. *Mair, 1867, 42*
„[...] **Prophylaxis** gegen allzurasche Veränderungen in Druckverhältnissen durch Gegendruck, Binden."

3. *Brunner, 1916, 231*
„**Keimprophylaxis** ist die erste Aufgabe der Wundbehandlung."

4. *Sunder-Plassmann, 1968, 349*
„Zusätzliche Nierenbeckenplastik oder Polresektion dienen als **Rezidivprophylaxe**."

(9) Symptom, das (-s, -e); spätlat. *symptoma* ← griech. *sýmptoma*

Das aus griech. *sýmptoma* ‚vorübergehende Eigentümlichkeit, zufallsbedingter Umstand' (vgl. DFw), ‚Zufall, Unfall, Unglück' (vgl. Schulz, S. 1978, 666) über spätlat. *symptoma* ‚krankhafte Störung' entlehnte Fremdwort tauchte im Dt. vereinzelt seit dem Ende des. 16. Jh. auf, seit dem 18. Jh. wurde es zum festen Bestandteil der dt. Sprache. Das Lexem stellt eine Substantivbildung zu griech. Verb *sympíptein* ‚zusammenfallen, -treffen, -stoßen' dar. Zunächst wurde es in der griech. Lautform Symptoma (Pl. Symptomata) gebraucht, dann eingedeutscht (vgl. Pfeifer, 1989, 3, 1768). Im med. Sprachgebrauch bedeutete ‚**Symptom**' zunächst ‚krankhafte Störung', dann wurde die Bedeutung auf ‚erkennbare krankhafte Veränderung des menschlichen Organismus als Folge einer unsichtbaren Ursache', später auch im heutigen Sinne ‚warnendes Anzeichen einer Krankheit', ‚für eine bestimmte Krankheit charakteristische, zu einem bestimmten Krankheitsbild gehörende krankhafte Veränderung' verschieben (vgl. Schulz, 1978, 666f; DFw).

Das Zusammentreffen mehrerer charakteristischer Symptome wird als ‚**Symptomenkomplex**' m oder ‚**Syndrom**' n bezeichnet (vgl. DgWddS). ‚**Symptomverschiebung**' heißt in der Verhaltenstherapie, dass die zuerst aufgetretenen Symptome durch andere ersetzt werden (vgl. Brockhaus in Text und Bild, CD).

Als ‚**Symptomatik**' f wird die Gesamtheit von Symptomen bezeichnet (vgl. DFw).
‚**Symptomatologie**' f ist die Lehre von den Krankheitszeichen (vgl. DM).
‚Symptom' kommt als Grundwort in mehreren Komposita auf: Hauptsymptom, Leitsymptom, Erst-, Früh-, Spätsymptom, Übergangssymptom, Kardinalsymptom, Ersatzsymptom, Peritonealsymptom, Symptomenbild, Klebesymptom, Drucksymptom. Von diesem Abstraktum wurden Adjektive ‚**symptomatisch**', die Symptome betreffend; nur auf die Symptome, nicht auf die Ursache einer Krankheit einwirkend', ‚**asymptomatisch**' ‚ohne erkennbare Symptome' und ‚**symptomlos**' ‚ohne Symptome hervorzurufen', ‚**symptomatologisch**' ‚die Symptomatologie betreffend' abgeleitet (vgl. DH).

Bildungssprachlich wird das Wort für ‚Anzeichen einer (negativen) Entwicklung; Kennzeichen; Zeichen, aus dem etwas [Negatives] erkennbar wird', z.B. Symptom einer spätzeitlichen Auflösung, verwendet (vgl. DB).

Belege:
1. *Bell, 1807, 4, 291*
   „Wenn dann auch jedes andre **Symptom** der Krankheit schon gehoben ist, so bleibt doch die Geschwulst im Knochen unverändert, und eben so groß als Anfangs."
2. *Krüche, 1900, 226*
   „Die **Symptome** eines einfachen Knochenbruches sind meist deutlich ausgeprägt, mitunter aber auch nicht."
3. *Brug, 1985, 339*
   „Die **Symptome** sind abhängig von der Größe des Ganglions und der Nähe von Sehnen, Nerven und Gelenken."

(10) Syndrom, das (-s, -e); griech. *syndrome*

Fachausdruck ‚**Syndrom**' drückt ein Symptomenkomplex, Gesamtbild mehrerer, eine bestimmte Krankheit charakteristische Symptome aus. Bereits bei Brandeis (1820, 616) wird der Begriff als die Gesamtheit der Zufälle einer Krankheit erklärt. Für gemeinsames Auftreten von drei typischen Symptomen wurde die Bezeichnung ‚Trias' geprägt, analogisch von vier – ‚Tetralogie', von fünf – ‚Pentalogie'. Die Bezeichnungen von med. Syndromen bilden meist Komposita oder Mehrworttermini, z.B.: Kompressions-, Ikterussyndrom, adrenogenitales, Courvoisier-, Zollinger-Ellison-, Orientierungs-Syndrom.

Leiber (1973, 492f) führt den Begriff der „klassischen" Krankheit ein, deren Ursachen einheitlich und bekannt sind, die eine charakteristische Symptomatik und einen typischen Krankheitsablauf bewirkt. Einen Krankheitszustand, dessen Auslösungs- und Gestaltungsfaktoren unbekannt, vieldeutig oder plurikausal sind, nennt er ‚Syndrom'. Ferner unterscheidet er: ätiologische Syndrome, deren ätiologische Faktoren weitgehend geklärt sind, pathogenetische Syndrome, deren Pathogenese geklärt ist, Ätiologie aber nicht, und morphologische Syndrome (‚**Syndromenkomplexe**'), bei denen nur klinisch-morphologische Fakten bekannt sind. Er hält den Syndrombegriff für einen wertvollen Ordnungsbegriff.

Der Gebrauch dieses Begriffs im klinischen Alltag für die Bezeichnung des Krankheitsbilds zeugt von bestehenden Unklarheiten, die noch Nachdenken erfordern.

In der Soziologie wird mit Symptom eine Gruppe von Merkmalen oder Faktoren, deren gemeinsames Auftreten einen bestimmten Zusammenhang bzw. Zustand anzeigt, gemeint (vgl. DFw).

Im Laufe des 20. Jh. gelangte dieses Fachwort über die von den Massenmedien genutzte Bildungssprache in die Gemeinsprache. Hier wird es aber meist im gesellschaftlich-politischen Kontext bzw. wirtschaftspolitischen Bereich, häufig im übertragenen, spöttischen Sinne gebraucht (vgl. Wiese, 1984, 163), z.B.: ‚20-40-60-Syndrom', ‚Rabenmütter-Syndrom', ‚Zehn-kleine-Negerlein-Syndrom' ", ‚Sofa-Syndrom' usw.

Das Fremdwort ‚Syndrom' wurde im frühen 18. Jh. aus griech. *syn-drome* ‚das Zusammenlaufen, das Zusammenkommen', einer Bildung aus griech. *sýn* ‚zusammen mit, gemeinsam; gleichzeitig; gleichartig' und griech. *drome* ‚Lauf', entlehnt (vgl. DH). Heute bildet das Lexem die bedeutendste mit Konfix *drom* gebildete Grundform. Der altgriech. Stamm *dromos* ‚Lauf' tauchte im dt. Wortschatz bereits im Mittelalter auf. *Dromas* ‚laufend' ist das von griech. Verb *dramein* ‚laufen' abgeleitete Partizip. Konfix *drom* trat zuerst als Erstglied der Fremdwortbildungen, z.B.: Dromomanie, Dromeder, dann auch als Zweitglied: Autodrom, Technodrom in Erscheinung (vgl. Fließ, 2009, 367). Dazu stellen sich weitere Ableitungen im med. Wortschatz: ‚**Syndromie**' und ‚**Syndromatologie**'.

Obwohl das Wort bereits zu Beginn des 19. Jh. den Medizinern bekannt war (1. Beleg), wurden dafür keine Belege in Lehrwerken im 19. Jh. gefunden. In der 2. Hälfte des 20. Jh. wird es häufig gebraucht.

<u>Belege:</u>
1. *Brandeis, 1820, 616*
   „**Syndrome**, die Gesamtheit der Zufälle einer Krankheit, von gr. Zusammenlaufen, Zusammenkommen von verschiedenen Sachen."
2. *Schmitt, 1977, 422*
   „Eine spezielle Behandlung des klinisch manifesten **Fettemboliesyndroms** gibt es bisher nicht."
3. *Durst, 1998, 109*
   „Die bekanntesten sind das **Hypoglykämiesyndrom**, das **Zollinger-Ellison-Syndrom**, das **Glukagonomsyndrom** und das **Verner-Morrison-Syndrom**."

(11) Wundmanagement, das (-s); engl. *wound management*

In der 2. Hälfte des 20. Jh. wurde ein neuer Fachbegriff ‚**Wundmanagement**' eingeführt, der bisher gebräuchliche med. sich auf die Wunde beziehende Begriffe zusammenfasst. Die Bezeichnung ‚**Wundmanagement**' wird häufig mit ‚**Wundheilung**', ‚**Wundversorgung**' bzw. ‚**Wundbehandlung**' gleichgestellt, der Begriffsinhalt geht jedoch weit über den Rahmen der genannten Prozesse und Handlungen hinaus. David (1987, 2, 2296) erklärt die Wundheilung als „Gesamtumfang der biologischen Prozesse, die zur Heilung einer Wunde führen und durch die Wundbehandlung unterstützt werden." Bei Knapp (1981, 11) heißt es „Defektverschluß durch vernarbendes Stützgewebe in Verbindung mit Epithalisierung". Die Wundbehandlung ist dagegen die Gesamtheit aller Maßnahmen, die der schnellen Wiederherstellung der Form und Funktion nach der Verwundung dienen (vgl. David, 1987, 2, 2296). ‚Wundmanagement' im weiteren Sinne fasst das Problem der Wundheilung und -behandlung vielschichtig. Laut Pschyrembel (2012, 2267) beinhaltet es eine kombinierte, interdisziplinär durchgeführte, schnelle und effektive Wundbehandlung, die Wunddiagnostik, -reinigung, -exzision und -verband umfasst. Dieses Verfahren wird entweder stationär oder ambulant ausgeführt. In dem interdisziplinären Zusammenhang verlangt es die Beteiligung von mehreren Fachleuten: Arzt, Pflegekräfte, Orthopädietechniker, Apotheker usw.

Obwohl das Wort im modernen med. Sprachgebrauch sehr geläufig wurde und mehrmals in der Sekundärliteratur auftritt, wurden in den untersuchten Handbüchern keine Belege dafür gefunden.

IV.3 Bezeichnungen von sog. chirurgischen Krankheiten

(12) Begriff der sog. „chirurgischen Krankheit"

Der heute nicht mehr gebrauchte Ausdruck ‚**chirurgische Krankheiten**' trat in Handbüchern der Chirurgie bis zur Mitte des 19. Jh. häufig auf, es wurde mehrmals ausführlich definiert. Dabei wurden verschiedene Kriterien in Betracht bezogen.

Tittmanns und Grossheims Ausführungen gehen von pathologischen Körperveränderungen aus. So fasst Tittmann (1810, 3) chir. Krankheiten als diejenigen auf, „welchen eine Veränderung der Organisation als Hauptsache zum Grunde liegt." Andere legen das Hauptgewicht auf die Behandlungsmethode. Laut Walther (1837, 2, 328) sind mit dieser Bezeichnung diejenige Krankheiten zu verstehen, „bei denen die Handanlegung den grössten oder vorzüglichsten Theil der Behandlung ausmacht." Ähnliche Meinung äußert Prosch (1852, 1), indem er in diesem Zusammenhang von solchen Krankheitsformen spricht, „bei welchen man zur Operation schreiten, auf dieselbe Verzicht leisten, oder sie längere oder kürzere Zeit aufschieben muss."

Grossheim (1835, 3, 2) fasst beide Vorgehensweisen zusammen: „Sogenannte chirurgische Krankheiten, d.h. solche, deren Wesen in einer krankhaft veränderten Structur von Körpertheilen besteht, und welche dabei zugleich für die Einwirkung mechanisch oder chemisch wirkender Agentien zugängig sind." Bei Mair (1867, 17f) heißt es: „Die sogenannten chir. Krankheiten sind es, welche sowohl in pathologischer als therapeutischer Beziehung eine Menge von Verschiedenheiten und Verhältnissen darbieten, in denen das gewöhnliche Heilverfahren nicht mehr ausreicht, sondern wo ein manuelles Wirken erforderlich wird." Jedoch scheint diese Bezeichnung „zu eng und zu weit" für alle Krankheiten zu sein, die durch eine chir. Intervention behandelt werden, „da viele sogenannte medicinische Krankheiten nur durch die Anwendung chirurgischer Mittel gehoben werden, und viele

Krankheiten offenbar in das Gebiet der Chirurgie gehören, die sehr oft nur durch innere oder äußere pharmaceutische Mittel geheilt werden" (Chelius, 1827, 1, 9f).

Gemäß dem derzeitigen Wissenszustand und der OP-Möglichkeiten wurden als „chirurgische Krankheitsarten solche Arten gewisser (gleich zu bestimmender) Krankheitszustände, welche ihren Sitz in absolut oder relativ äußern Theilen haben" (Emmert, 1852, 1, 5f) gehalten.

Die antiken Ärzte, die der symptomatischen Einteilung von Krankheiten folgten, handelten in diesem Zusammenhang bloß von Wunden, Frakturen, Geschwüren, Geschwülsten etc. Danach wurde von den arabischen Medizinern die anatomische und topographische Einteilung eingeführt, die allgemeine und lokale Krankheiten annahm. Es wurden verschiedene Versuche von Krankheitsklassifikationen unternommen, natürliche und künstliche Systeme gebildet. Zugleich erfolgte die Trennung zwischen inneren und äußeren Krankheiten. Chelius (1827, 1, 9f) meint, dass sie für die Chirurgie und Medizin als Einteilungsgrund völlig bedeutungslos ist. Er folgt der Einteilung in funktionelle, die in der Funktionsstörung eines Organs bestehen, und organische Krankheiten, die auf Strukturveränderungen in Organen bzw. Geweben bestehen. Für die zweckmäßigste Einteilung, deren Prinzip das Wesen, die Art der Struktur- und Formveränderung ist, hält Walther (1837, 2, 332f) diese, bei der eher Krankheitsformen als sich zu den chir. Krankheiten mehr als Ursachen verhaltende Krankheitsprozesse, berücksichtigt werden. Die letzten, z.B. Entzündungen einzelner Organe, Geschwülste werden als ein streitiges Grenzgebiet betrachtet. Ein durchaus unbestrittenes Feld in der chir. Kompetenz liegenden Krankheiten bilden dagegen „alle Verletzungen, (Störungen der Continuität und Contiguität) und alle Formfehler (Dysmorphosen), so wie die von Aussen eingedrungenen fremden Körper, (...) auch bei jenen fremden Körpern, welche im Körper selbst sich gebildet haben, Blasensteinen, Darmsteinen, Wasseransammlungen im Hodensacke, Brust- und Bauchhöhle der Fall sein dürfte" (Mair, 1867, 17f).

Die bahnbrechenden Fortschritte der pathologischen Anatomie, der Medizin und Chirurgie, auch die Einführung der schmerzlindernden Verfahren erweiterten bedeutsam die Zahl der ‚chirurgische Krankheiten', denn es wurden Möglichkeiten geschaffen, u.a. Erkrankungen des Nervensystems, des Herzens, der endokrinen Drüsen, des Bauch- und Thoraxraumes, der Blutgefäße, des hämatopoetischen und Lymphgefäßsystems, des Verdauungstraktes operativ zu behandeln. Darüber hinaus werden von dem Chirurgen die Krankheiten behandelt, die mit nichtoper. therapeutischen Maßnahmen wie therapeutische Injektion, Katheterisierung, Aspiration, Punktion, Spülung, Tamponade von Blutungen, Elektrostimulation, Elektrotherapie, Strahlentherapie geheilt bzw. diagnostiziert werden.

In den gegenwärtigen med. Fachbüchern wurde die einst gewöhnliche Bezeichnung nicht mehr nachgewiesen. Es kann angenommen werden, dass alle Krankheiten, die in Handbüchern der Chirurgie erörtert werden, könnten übertragen als ‚chirurgische Krankheiten' bezeichnet werden. Zugleich ist es zu vermuten, dass selbst bis zum 19. Jh. war es kein Fachterminus, weil der Ausdruck häufig mit der Anmerkung „sogenannt" versehen wurde. Die Zeit seines Verschwindens aus der ärztlichen Sprache deckt sich mit der der riesigen Weiterentwicklung der Medizin, und insbes. der oper. Fächern, deshalb erforderte der Begriff eine neue Inhaltsbestimmung.

Es gibt heutzutage kein amtliches Register von Krankheiten, die von Chirurgen routinemäßig behandelt werden. Davon, ob eine Krankheit operativ oder konservativ geheilt wird, entscheiden: die Art der Erkrankung, der Allgemeinzustand des Patienten, Anamnese, Diagnose- und Indikationsstellung.

Zu Zwecken der Statistik wurde dagegen die im Jahre 1993 von der Weltgesundheitsorganisation (WHO) herausgegebene und weltweitgültige Internationale Krankheitsklassifikation und verwandter Gesundheitsprobleme angefertigt. Sie umfasst den gesamten Medizinbereich, gliedert die mit alphanumerischem Code verschlossenen Krankheiten in 21 Hauptgruppen, ohne sie einem bestimmten Fachgebiet einzuordnen.[11]

IV.4 Bezeichnungen von chir. Krankheiten und Krankheitszuständen

(13) **Abszess**, der (-esses, -esse); lat. *abscessus*

Das Substantiv ‚**Abszess**' wurde in der 2. Hälfte des 16. Jh. aus dem gleichbedeutenden lat. *abscessus* entlehnt, das eigentlich einen Weg-, Fortgang, Rück-, Abzug (z.B. von Truppen) bedeutete. Es stellt „Partizip Perfekt vom lat. Verb *abscedere* (dt. abszedieren ‚eitern') ‚weggehen, sich entfernen, sich absondern, sich ablagern' (von Körpersäften), aus *ab-* ‚weg von ...' und *cedere* ‚sich zurückziehen, weichen'" (Schulz, 1995, 78) dar.

Krüche (1900, 73) erklärt den Begriff ‚Abszess' folgendermaßen: „Unter dem Namen Abszess oder Apostema verstand man in der älteren Chirurgie alle Ablagerungen krankhafter Stoffe, bis im Anfang dieses Jahrhunderts der Begriff dahin klärte, dass nur umschriebene, deutlich abgegrenzte Eiteransammlungen als Abszesse angesprochen wurden. Einige besondere Arten von ihnen bezeichnet man überdies noch mit spezifischen Namen, so die beulenförmigen Vereiterungen von Lymphdrüsen als Bulbonen, etc." Im untersuchten Zeitraum änderte sich die Bedeutung dieses Fachausdrucks eigentlich nicht, die nacheinander folgenden Definitionen legen aber den Begriffsinhalt immer präziser fest. In dem „Encyclopädischen Wörterbuch der medicinischen Wissenschaften" wird es wie folgt definiert: „Jede Geschwulst in irgend einem Theile des Organismus, die ein flüssiges Contentum enthält, welches ein pathologisches Secret darstellt, und die Tendenz hat, Excret zu werden" (Gräfe, 1828, 1, 89). Bei Bernstein (1783, 1, 1) werden Entstehungsursachen sowie Symptome eines Abszesses angegeben: „Wenn eine äusserliche echte Entzündung mit zertheilenden Mitteln sich nicht heben läßt, die

---

11 Vgl. http://www.imbi.uni-freiburg.de/medinf/gmds-ag-mdk/pub/ICIDH2b.pdf. Zugriff am 31.10.2015.

Entzündung zunimmt, der Schmerz klopfend, die Geschwulst hart und in der Mitte spitzig wird, so entsteht ein Eitergeschwür." Rust (1830, 1, 54f) nennt es „ein für einige Zeit bestehendes Absonderungs-Organ, in welchem ein Fluidum, thierischer, zum Rücktritt in das Blut nicht geeigneter Bildungsstoff bereitet wird, den der Organismus seinerseits (...) als fremden Körper behandelt und auszustossen strebt."

Reuter (2004, 7) ergänzt diese Definition, indem er als pathogenetische, an der Entstehung eines Abszesses beteiligte Faktoren, typische Erreger: Staphylokokken, Streptokokken und Escherichia coli angibt. Die operative Eröffnung eines Abszesses wurde als ‚Onkotomie' bezeichnet (vgl. Krüche, 1900, 97).

Lat. Synonyme von *abscessus* bilden: *apostema, apostasis, abscessio, apostematosus, stasis, exitura, vomica*. Dt. sinnverwandte Wörter: Eiterbeule, Eitergeschwulst, Eiterhöhle, Eitergeschwür kann man laut Gräfe (1828, 1, 89) „nicht mehr allein als synonyme Bedeutungen gelten lassen, indem man sonst eine Reihe von Krankheitsformen, die in ihrem Wesen mit den Geschwülsten, welche Eiter enthalten, übereinkommen, als besondere Gattungen aufstellen müsste."

Das Wort bildet zahlreiche Komposita, in denen es entweder als Determinatum (Gehirnabszess, Kehlkopfabszess, Nierenabszess, Wurmabszess) oder als Determinans (Abszesshöhle, -membran, -pinzette, -eröffnung, -bildung) auftritt. Es gibt auch die ganze Reihe von Begriffen, die onymische Konstituenten in verschiedener Schreibweise enthalten, z.B. Brodiescher, Bartholin-Abszess, Douglasabszess.

Das Wort tritt oft auch in den fachspr. Syntagmen auf, „die Verlauf oder Ursache der Erkrankung nennen, z.B. hepatitischer Abszeß ‚Leberabszess' und in der aus Latein *abscessus frigidus* übersetzten Wendung kalter Abszeß ‚nicht mit Fieber verbundener Abszeß', im Unterschied zu akuter, heißer Abszeß." (Schulz, 1995, 1, 89). Die Ableitung ‚**Abszedierung**' bezeichnet den Übergang in Eiter, Eiterung (vgl. DM).

Belege:
1. *Cooper, 1821, 3, 159*
    „Zuweilen bildet ein skrophuloser **Absceß** nach seinem Bersten einen Eitergang, dessen Mündung schwärt, und das specifische skrophulose Ansehen zeigt..."
2. *Garre-Borhard, 1942, 388*
    „In der Regel liegen die appendicitischen **Abszesse** an der rechten Beckenschaufel."
3. *Schwenzer, 2000, 123*
    „Palpatorisch lässt sich ein oberflächlicher **Abszess** gegenüber seiner Umgebung auch bei begleitender Schwellung gut abgrenzen."

(14) Adhäsion, die (-, -en); lat. *adhaesio*

Der chir. Fachausdruck ‚**Adhäsion**' bezeichnet eine pathologische, meist postoperativ oder infolge Entzündungen vorkommende bindegewebige Verklebung/ Verwachsung von Organen oder Geweben, die sonst nicht miteinander verbunden sind, z.B. die Lunge und das Rippenfell. Intraabdominale Adhäsionen, d.h.

Narbenstränge im Bereich der Bauchhöhle werden ‚Bride' f nach frz. *brider* ‚zusammenbinden' genannt. Sie können beträchtliche Beschwerden und Komplikationen verursachen. Darüber hinaus bezeichnet das Wort das Anhaften der Blutzellen an Innenwänden von Gefäßen, das zu Thrombosen führen kann (1. Beleg).

Bakteriologen verstehen darunter die Anhaftung von Bakterien an der Oberfläche der Schleimhaut in der Anfangsphase einer Infektion gebraucht (vgl. DM).

In der Sprache der Physik wird der Begriff als „das Aneinanderhaften der Moleküle im Bereich der Grenzfläche zweier verschiedener Stoffe" (DgWddS) erklärt, bei dem die molekulare Anziehungskraft (Adhäsionskraft) an Berührungsflächen von unterschiedlichen Stoffen wirkt, wie Kreide an der Wandtafel, Reifengummi an den Straßenbelag, Wassertropfen an der Glasscheibe usw. (vgl. ML). In der Botanik bedeutet Adhäsion die Verwachsung in der Blüte einer Pflanze, z.B. des Fruchtblatts mit dem Staubblatt (vgl. DFw).

Das Fremdwort wurde aus lat. *adhaesio* ‚Aneinanderhaften, Haftfähigkeit, Verkleben' übernommen, das eine Substantivierung zu lat. *adhaerere, adhaesum* ‚anhaften, anhängen' darstellt (vgl. DM). Dazu das Adjektiv ‚**adhäsiv**' ‚anhaftend, auf Adhäsion beruhend'.

Belege:
1. *Krüche, 1900, 11*
   „Es genügt also die Entfernung der **Adhäsion**, um Blutgerinnung zu verhindern."
2. *Rostock, 1957, 344*
   „Das Auftreten der **Adhäsionen** ist häufig, aber nur in etwa 10% Fälle machen sie Beschwerden."
3. *Durst, 1998, 243*
   „Für die erneute **Adhäsion** und Extravasation im Zielorgan sind weitere differenzierte Zell-Leistungen notwendig..."

(15) Aneurysma, das (-s, -en od. -ta); griech. *aneúrysma*

Das griech. Substantiv *aneúrysma* ‚Erweiterung, Aufweitung' stellt die Ableitung vom griech. Verb aneurynein ‚erweitern' dar zu griech. *ana-*‚aufwärts, mehr', *eurys* ‚breit, weit'. Das griech. Adjektiv *aneuros* bedeutet nach Kraus (1831, 62) „ohne Sehne, ohne Band (ohne Nerv!)".

Ältere Schriftsteller bezeichneten mit diesem Namen die Erweiterung ganzer Arterien, jede Geschwulst, „welche durch ausgetretenes arterielles Blut entsteht, (...) bis im 16ten Jahrhundert Fernel dem Worte *Aneurysma* eine neue, seinem ursprünglichen Sinne ganz fremde Bedeutung beilegte" (Hope, 1833, 326). Schreger (1806, 433) stellt in diesem Zusammenhang fest, dass im Altertum „die Venengeschwulst von dem Aneurysma nicht unterschieden werden konnte, weil man erst nach Aristoteles Zeiten die Arterien von den Venen unterscheiden lernte."

Die neue Definition beschränkt den Begriff ‚**Aneurysma**' auf eine örtlich umschriebene Erweiterung einer Schlagader, und zwar: „Eine, innerhalb oder auf der Oberfläche des Körpers befindliche Geschwulst, die bald durch krankhafte Erweiterung der Wandungen eines Theils einer Arterie entsteht, bald dadurch erfolgt, dass nach Trennung der Kontinuität der Gefässhäute, arterielles Blut sowohl unter die Zellhaut der Arterie, als in das, dieselbe umgebende Zellgewebe austritt" (Gräfe, 1828, 2, 421). Laut Zetkin (1992, 103) ist es das Ergebnis einer Wandveränderung. Dies erfolgt auf verschiedenen Boden. Aneurysmen das sog. echte Aneurysma entsteht wegen einer angeborenen oder erworbenen Wandschwäche, das falsche ist die Folge eines direkten oder indirekten Traumas (vgl. Durst/Rohen, 1991, 897). Bei jedem Aneurysma besteht Gefahr der Ruptur der Gefäßwand, infolgedessen eine massive lebensbedrohende Blutung auftritt. Die Behandlung besteht meist in einer chir. Intervention, die die Stabilisierung der Gefäßwand abzielt, z.B. Gefäßbypass bzw. -prothese (vgl. BE).

Belege:
  1. *Großheim, 1835, 28*
  „Mit Umsicht empfiehlt er das Glüheisen [...], unterscheidet das wahre **Aneurysma** von dem falschen und operiert durch Unterbindung der Arterie über und unten dem Sack [...]"
  2. *Payr, 1922, 438*
  „[...] da ein **Aneurysma** arteriovenosum der vasa femoralia vermutet wurde [...]"
  3. *Durst, 1998, 357*
  „Viel häufiger tritt der chronische Verschluß dieses Gefäßes ein und sehr oft in Verbindung mit einem abdominalen **Aortenaneurysma**, ohne daß es deshalb häufig zu nachteiligen Auswirkungen kommt."

(16) Appendizitis, die (-, -tiden); lat. *appendicitis*

‚**Appendizitis**' ist die fachspr. Bezeichnung für die Entzündung des Wurmfortsatzes des Blinddarms (lat. *caecus*, eingedeutscht *Zäkum* oder *Zökum* ‚nicht sehend, blind'), die ugs. meist unkorrekt als ‚**Blinddarmentzündung**' genannt wird, da der Wurmfortsatz ein rudimentäres, blindsackartiges Anhängsel am Blinddarm darstellt, das relativ oft zur Entzündung neigt. Falls tatsächlich die Blinddarmentzündung vorkommt, wird sie von Medizinern als ‚**Typhilitis**' (von griech. *typhlon* ‚blind') bezeichnet (vgl. DM; ML). Im Mittelalter wurde die Appendizitis wegen der charakteristischen an der rechten Unterbauchseite auftretenden Schmerzen als ‚**Seitenkrankheit**' bezeichnet.

Der Ausdruck wurde aus dem zu Beginn des 16. Jh. aus lat. übernommenen Substantiv *Appendix* m ‚Anhang, Anhängsel, Beilage, Zugabe' durch Zufügung des griech. Suffixes *–itis* ‚entzündliche, akute Krankheit' gebildet. Dazu stellen sich: die adjektivische Ableitung ‚**appendizitisch**' ‚bei Appendizitis vorkommend' und die latinisierte Bezeichnung ‚**Appendektomie**' ‚operative Entfernung des entzündeten Wurmfortsatzes', die eine fachspr. Kombination von lat. *appendix* und griech. *tomos* ‚Schnitt, Hieb' darstellt. Das aus engl. *appendicular* übernommene Adjektiv ‚**appendikulär**' ‚appendizitisch, als Anhängsel vorhanden, anhängend' wurde in der Medizin und Biologie im 19. Jh. gebraucht (vgl. Schulz, 1996, 2, 109f).

Die Treffsicherheit dieser Krankheitsbenennung bewertet Wullstein (1909, 122) wie folgt: „‚Appendizitis': [...] dem klassisch geschulten Mediziner wird dieser graeco-romanische Mischling ja stets ein Greuel bleiben; da der Name aber das Wesen der Sache trifft, dem Ausgangspunkt der Krankheit entspricht und sich allgemein eingebürgert hat, wird er sich trotz aller sprachreinigenden Versuche nicht mehr verdrängen lassen. Wenn ich an die vagen Vorstellungen zurückdenke, die sich noch zu meiner Studienzeit an die denkbaren Namen Typhilitis, Peri- und Paratyphilitis, Ileocökalperitonitis etc. knüpfen, so glaube ich, haben wir allen Grund, dem praktischen Amerikaner dankbar zu sein, der 1883 den Namen Appendizitis schuf und damit zugleich jeder lokalen Unsicherheit das Ende bereitete."

Die Zusammensetzung ‚**Wurmfortsatz**' ‚wurmförmiger Fortsatz am Blinddarm' tauchte im Dt. am Anfang des 19. Jh. als die Lehnübersetzung von gleichbed. lat. *processusvermiformis* auf (vgl. DH).

Die akute Appendizitis ist ein schweres Krankheitsbild, das auf einer bakteriellfermentativen Wandschädigung beruht (vgl. Capelle, 1929, 576). „Die gangränösen Prozesse im Inneren des Wurmes schimmern als gelb-grünliche bis schwarz-grüne Verfärbungen durch die Serosa durch, bis schließlich auch sie einreißt und es somit zur Perforation kommt" (Rostock, 1957, 338f), der die Vereiterung der Bauchhöhle und Bauchfellentzündung (‚Peritonitis') folgt.

Bis zum Ende des 19. Jh. wurde die Krankheit konservativ behandelt, was häufig mit Todesfall endete. Eine der ersten Operation führte 1888 der dt. Chirurg Bernhard aus. Außer der in Kürze verbreiteten Appendektomie wird seit 1989 die Schlüssellochtechnik bei der oper. Behandlung der Wurmfortsatzentzündung angewandt. Die Diagnose der akuten Appendizitis besteht in Sonographie und laborchemischen Entzündungsparameter, entscheidend sind aber klinische Symptome (vgl. Schumpelick, 2006, 293).

Belege:
1. *Lejars, 1909, 507*
   „Leider kommen jedoch die wenigsten Fälle von akuter **Appendicitis** gleich im Anfang zu einer solchen dringend notwendigen Behandlung, die weder nur eine rein expektative noch auch eine abortive ist."
2. *Kleinschmidt, 1948, 1154*
   „Es kann keinem Zweifel unterliegen, daß viele Fälle akuter **Appendicitis** auch auf abwartendem Wege ausheilen können."
3. *Chassin, 1983, 175*
   „Nach einer Beobachtung von 24 Stunden sind im Allgemeinen die Symptome für die Diagnose einer **Appendizitis** sicher zu erkennen und zu verwerten."

(17) **Atonie**, die (-, -ien); griech. *átonos*

Der Fachausdruck ‚**Atonie**' ist eine Bildung zu *griech.* átonos ‚abgespannt, schlaff'.

Es bezeichnet Schlaffheit, Erschlaffung, einen hochgradig herabgesetzten Spannungszustand (Tonus) von Muskeln bzw. von inneren Organen, z.B. Magen und Gebärmutter, der durch muskuläre Erschöpfung, Überdehnung oder

Durchblutungsstörungen bewirkt ist. Klinisch sind die postoperative Magenatonie mit Erbrechen und Gebärmutteratonie gefürchtet (vgl. Zetkin, 1992, 192;BE).

Belege:
1. *Rust, 1834, 14, 423*
   „**Atonie** der Hautfunction"
2. *Garré, 1929, 135*
   „[...] postoperative **Atonie** des Darms [...]"
3. *Durst, 1998, 510*
   „Weitere Frühkomplikationen sind die **Atonie** des Magens, besonders nach Vagotomie [...]

(18) Bäckerbein, das (-s, -); lat. *genu valgum*

‚Bäckerbein' (auch als ‚Knickbein', ‚Kniebohrbein' bezeichnet) sind ehemalige Bezeichnungen für das X-Bein (lat. *genu valgum*), eine berufsbedingte Belastungsdeformität, die sich bei Leuten von 14.-18. Lebensjahr entwickelt, und zwar häufig bei Lehrlingen des Bäckergewerbes auftritt, daher der Name (vgl. Rostock, 1957, 459).

Bäckerbein stellt „diejenige seitliche Abweichung des Kniegelenks dar, in welcher der Unterschenkel zum Oberschenkel in einem nach aussen offenen, nach innen vorspringenden Winkel gestellt ist, oder mit anderen Worten, in welcher der Unterschenkel gegen den Oberschenkel abducirt ist" (Busch, 1864, 2, 304f). Die Ursache besteht meist in der anhaltenden einseitigen Belastung des inneren Knieseitenbandes und der entsprechenden Kapselwand. Agatz (1868, 4, 286f) ergänzt die Beschreibung: „Die Abductionsstellung des Unterschenkels bringt natürlich auch eine schiefe Stellung des Fusses zum Boden mit sich, so dass der Kranke den Boden nur mit dem inneren Fussrande berühren kann. Da er jedoch gerade bei der schweren Arbeit, die sein Bein verunstaltet, einer festen Stütze auf der ganzen Fussohle bedarf, so dreht er diese gewaltsam gegen den Boden, auf Kosten des unteren Theiles des Unterschenkels, der dadurch eine bogenförmige Krümmung (mit medialer Concavität) erleidet, während der gewaltsam angepresste Fuss unförmlich breit und geballt wird."

Infolgedessen kreuzen sich die beiden Beine x-förmig (**X-Füße**), mitunter so stark, dass zwischen den sich überkreuzenden Kniewinkeln ein rhombischer Leerraum entsteht. Die Behandlung erfolgt durch Einsatz eines orthopädischen Apparats, Heilgymnastik und Massagen.

Belege:
1. *Troschel, 1839, 2, 180*
   „Häufig biegt sich das Schienbein dicht unter dem Knie auswärts, so dass der ganze Schenkel eine hässliche Schweifung mit der Convexität nach innen (**Bäckerbein**) bekommt."
2. *Busch, 1864, 2, 304*
   „Genu valgum. Knickbein. **Bäckerbein**."

3. *Rostock, 1957, 459*
„Wir finden es dementsprechend bei Lehrlingen des Bäckergewerbes (daher auch der Name ‚**Bäckerbein**')."

(19) Balg, der (-es, ÷e); lat. *corium*

Das bis zum Anfang des 20. Jh. übliche Fachwort ‚**Balg**', das im Sinne eines zumeist mit Flüssigkeit oder Brei angefüllten Sacks, einer Zyste (vgl. Billroth, 1869, 688) bzw. eines Tumors (vgl. Grimm, 1, 1084) in den Lehrwerken häufig gebraucht wurde, blieb heute nur noch in Komposita ‚Haarbalg' (3. Beleg), ‚Balggeschwulst', ‚Balgabszeß',alter Abszeß mit Abszeßmembran', ‚Balgspirometer' und ‚Balgdrüse' erhalten (vgl. David, 1987, 1, 224).

Das seit dem 9. Jh. belegte gemeingerm. Wort ‚Balg', ahd. *balg*, mhd. *balc*, aengl. *bielg* ‚Ledersack' ist im germ. Sprachbereich mit Wörtern Kissen, Polster eng verwandt (vgl. DH). Eigentlich brachte es die Bedeutung ‚Schlauch, Sack, abgezogene Haut kleinerer Säugetiere', die als Lederbeutel, Luftsack diente (vgl. Kluge). ‚Balg' stellt auch die abwertende Bezeichnung für ein unartiges, schlecht erzogenes Kind oder die menschliche Haut dar (vgl. Grimm, 1, 1084).

Belege:
1. *Schreger, 1806, 125*
„Die Geschwulst werde durch aufgelegten Aetzstein geöffnet, entleert, und der **Balg** durch Auspinseln mit Spiesglasbutter und dergl. in Entzündung versetzt."

2. *Szymanowski, 1867, 1, 458*
„Der Schnitt durch die Haut wird, wenn der **Balg** rein und nackt entfernt werden soll, über den grössten Durchmesser der Geschwulst geführt."

3. *Bockenheimer, 1914, 151*
„...die Narbe, die vom normalen Kutisgewebe noch insofern abweicht, als sie keine elastischen Fasern, keine Nerven und keine **Haarbälge** aufweist."

(20) Balggeschwulst, das (-s, -e); lat. a*theroma, steatoma, sebacea*

Walther/Jäger (1837, 2, 42) legen den Begriff ‚**Balggeschwulst**' wie folgt fest: „Balggeschwulst, *Tumor cysticus* ist eine im Zellgewebe aller Organe, besonders in dem unter der Haut, sich langsam und ohne Spur von Entzündung entwickelnde kugelige und häutige Geschwulst mit flüssigem oder halbfestem Inhalte, welche als eine krankhafte Nachahmung der serösen Häute mit krankhafter Absonderung zu betrachten ist." Bernstein (1798, 1, 498) zählt dazu das Hygrom, Richter (1792, 1, 366) den Szirrus ‚Drüsenepithelkrebs'.

Gegenwärtige Definition engt den Begriff ein, indem darin unter ‚Balggeschwulst' nur das **Atherom**, auf Dt. ‚**Grützbeutel**' m, d.h. gutartige Talgdrüsen- und Haarbalggeschwulst, die eine infolge der Verstopfung der Abflussgänge der Talgdrüsen entstandene Ansammlung von Talg bilden, genannt wird (vgl. DM). Das Atherom wird von Burger (1858, 207) als ‚**Breigeschwulst**' als eine Art der Balggeschwülste angegeben. Ihren Inhalt beschreibt er als „breiartig und mit einem festeren Körper untermischt" und daher leitet den Namen ‚Grüzgeschwulst'.

Die Bezeichnung ‚Balggeschwulst' tritt in den untersuchten Lehrbüchern bis 1866. Danach wurde es nicht belegt.

Belege:
1. *Bell, 1807, 4, 241*
   „Hängt eine **Balggeschwulst** mit den benachbarten Theilen so fest zusammen, daß man viel Zeit dazu braucht, um sie herauszuschälen, so muß man dieses niemals versuchen."
2. *Blasius, 1844, 82*
   „Zahnpincette, besonders bei der Exstirpatjon grösserer **Balggeschwülste** zu gebrauchen."
3. *Bardeleben, 1865, 121*
   „Eine etwas weiche, bewegliche, schmerzlose Geschwulst, auf schmaler Basis sitzend, deren Compression keine Cerebral-Erscheinungen erregt, kurz mit allen Symptomen einer **Balggeschwulst**."

(21) **Beinfraß**, der (-es); lat. *caries*

‚Beinfraß' ist die veraltete Bezeichnung des Knochenfraßes. Sie stellt die Zusammensetzung von Substantiven ‚Bein' n und ‚Fraß' m dar. Das Erstglied wurde im dt. Sprachgebiet seit dem 8. Jh. (mhd. *bein* ‚Knochen, Bein; Ober-, Unterschenkel') bezeugt und bedeutete ursprünglich ‚Knochen'. Die Herkunft ist dunkel. Allmählich wurde ‚Bein' in dieser Bedeutung von ‚Knochen' (14. Jh.) und Kollektiv ‚Gebein' (16. Jh.) ersetzt, blieb jedoch in Komposita wie: Eis-, Elfen-, Überbein sowie in der anatomischen Terminologie, z.B. Brust-, Hüft-, Joch-, Schlüsselbein, erhalten (vgl. Pfeifer DWDS; DH). Die heutige Bedeutung ‚untere Extremität, Fuß' setzte sich erst im Nhdt. durch. Das Zweitglied bildet ein Abstraktum vom Verb ‚fressen, ahd. *freʒʒan* (8. Jh.), mhd. *v(e)reʒʒen*, asächs. *fretan* ‚aufessen, verzehren', das etymologisch auf ‚essen' ‚Nahrung zu sich nehmen' zurückgeht. Die Differenzierung der Bedeutung ‚essen' bei Menschen und ‚fressen' bei Tieren erfolgte erst in der mhd. Zeitperiode (vgl. Kluge). Darüber hinaus wird das Wort heute für ‚unmäßig, unkultiviert essen, schlechtes Essen; Schlemmerei' derb verwendet.

Der Beinfraß wird bei Brandeis (1820, 238) als ein Geschwür des Knochens erklärt, dessen Krankheitsbild ist durch „rothbraune, bläulichte, aufgedunsene Haut über dem Knochen, tiefsitzende Schmerzen im Gliede, Abfluss einer einen eigenen Geruch verbreitenden Jauche, von der die silberne Sonde und die Leinwand schwarz gefärbt werden" gekennzeichnet. Die Ursache bildet meist ein einfacher Entzündungsprozess im Knochengewebe. Der Beinfraß kann aber auch bei Knochenkrebs und Knochentuberkel (vgl. Stromeyer, 1844, 1, 426) bzw. „nach Erkrankung eines benachbarten Gewebes, z.B. nach Verjauchung der überliegenden Weichtheile" (Busch, 1857, 1, 197) sekundär auftreten. Die Ursachen sind nach Frank (1858, 115f) entweder äußerlich (Verletzung, Stoß, Wunde, Zerreißung des Periosts, Knochenbruch, Druck, Eiterung der Weichteile in der Nähe der Knochen) oder innerlich („Scropheln, Syphilis, Scorbut, Rhachitis, Gicht, Rheuma, Unterdrückung gewohnter Ausleerungen").

Der ältere Ausdruck ‚Beinfraß' wurde um 1800 von ‚**Knochenfraß**' verdrängt. Trotzdem tritt er in der Literatur bis zu den 1870er-Jahren auf. Lat. Bezeichnungen sind: *caries, humus* und *euros* (vgl. Brandeis, 1820, 238).

<u>Belege:</u>
1. *Schreger, 1806, 500*
   „Jetzt aber will ich nur bemerken, daß Schußwunden, (...) Winddorn und **Beinfraß** am Schenkelkopf die gewöhnlichsten Ursachen sind, welche uns zur Ablösung im Schenkelgelenke veranlassen können."
2. *Bernstein, 1820, 4, 279*
   „Die venerischen Nasenpolypen entstehen zuweilen nach einem venerischen **Beinfraß** der Nasenbeine."
3. *Mair, 1867, 214*
   „Das Knochengeschwür (**Beinfrass**, Caries)."

(22) Blutschwär, der (-s, -e); lat. *furunculus*

‚**Blutschwär**' ist eine veraltete Konkurrenzbezeichnung eines ‚**Furunkels**'.

Bei Adelung (1, 1095) wird der Blutschwär als ein mit dem noch nicht vereiterten Blut gefülltes Geschwür erklärt. Diese phlegmonöse Entzündung hat seinen Sitz in oder unter der Lederhaut einer Hautdrüse und deren Umgebung. Klinisch zeigt sich es als „eine konisch erhabene, harte, umschriebene, dunkelrothe und sehr schmerzhafte Geschwulst" (Burger, 1853, 197), die das Ergebnis einer fibrinösen Exsudation ist. Wegen ihrer Spannung und Schmerzhaftigkeit „sind die Blutschwäre mehr beschwerlich als gefährlich" (Bernstein, 1783, 1, 14). Busch (1857, 1, 149) stellt fest, dass sie vorwiegend im jugendlichen und mittleren Alter, und zwar bei unterernährten, marantischen Personen auftreten.

Der Fachausdruck wurde bis zu den 1870er-Jahren mehrmals belegt. In späteren Lehrwerken wird er nicht mehr gebraucht.

‚**Blutschwär**' ‚eiternde Beule, eitrige Wunde, Geschwulst; Geschwür' stellt die Zusammensetzung von *dt.* Substantiven ‚Blut' und ‚Schwär' dar. Die Etymologie des Erstgliedes wurde bereits früher erläutert.

Das Grundwort ‚**Schwär**' m, das in mannigfaltigen Formen und Schreibweisen vorkam: Schwären (der, mundartlich auch das), Schwäre f, Schwar m, Schwier m, Schwur m, Schwer m, Geschwer n (vgl. Grimm, 15, 2281) wurde im 8. Jh. belegt. Ahd. *swero, gaswer* mhd. *[ge]swer, swere* ‚Krankheit, leiblicher Schmerz; Geschwür' zeugen von dem frühen Bezug auf die eiternde Wunde (vgl. DH).

Das früher starke Verb ‚**schwären**' ‚schmerzen, schwellen, eitern', ahd. *sweran* ‚schmerzen', mhd. *swern* ‚schmerzen, schwellen, eitern', wurde im Dt. seit 10. Jh. nachgewiesen. In anderen germ. Sprachen kommt das Wort nicht vor (vgl. Duden Herkunft). Außergerm. lässt sich dieses Wort mit awest. *xvara-* ‚Wunde, Verwundung', russ. *chvóryj* ‚kränklich', atschech. *chvorý, chorý*, tschech. *chorý* vergleichen. Den Ausgangspunkt bildet die Wurzel ie. *$\underset{\cdot}{s}\underset{\cdot}{u}er-$ ‚schwären, eitern' (Pfeifer DWDS).

Heute wird nur noch die Form ‚Schwäre', und zwar in der gehobenen Rede, für ‚Geschwür' verwendet. Alle anderen gleichbedeutenden Varianten des Worts sind veraltet (vgl. Duden, Richtiges und gutes Deutsch, CD).

<u>Belege:</u>
1. *Ebermaier, 1818, 1, 235*
   „Die **Blutschwäre** bricht nun entweder von selbst auf oder sie wird, wie ein Abscess geöffnet."
2. *Rust, 1842, 19*
   „Dem Eiter findet man häufig auch Flocken von geronnenem Faserstoffe beigemischt, und im **Blutschwär** ist der Eiterpfropf ein solches Gerinnsel, welches zum Theil in Eiter übergeht."
3. *Bardeleben, 1865, 22*
   „So lange die Geschwulst noch klein ist, hat sie Aehnlichkeit mit einem Furunkel, namentlich ist der höchste Punkt weich und öffnet sich zuweilen wie beim **Blutschwär**."

(23) **Brand**, der (-es, ÷e), lat. *gangraena, necrosis, inflammatio*

‚**Brand**' stellt eine veraltete Bezeichnung von den unter ‚**Gangrän**' und ‚**Nekrose**' erörterten Krankheitszuständen. Der Name ist auf die Krankheitssymptome in übertragenem Sinne zurückzuführen, weil die Krankheit „wie ein Feuer schnell um sich greift, weil die innern Theile in eine tödliche Entzündung gerathen" (Adelung, 1, 1150).

Krüche (1900, 105) nennt es ‚**Mortifikation**' f und definiert den Begriff wie folgt: „Das völlige Abgeschiedensein eines Theils aus dem lebendigen Stoffwechsel durch Aufhebung der Ernährungsbedingungen, wobei indessen vorausgesetzt wird, dass der brandige Theil in seiner Form noch mehr oder weniger erhalten ist." Der Letztere wird als ‚**Sequester**' m bezeichnet. Die Verfasser aus dem 19. Jh. unterschieden den heißen Brand (*Gangraena, Inflammatio,* Fieberhitze, wohl von goth. *brinnô* ‚Fieber' – vgl. Grimm, 2, 294f), der heute als der feuchte Brand bezeichnet wird, und den kalten Brand (Sphacelus), gegenwärtig als der trockene Brand bekannt. In beiden Fällen sieht das Gewebe schwarz und verbrannt. Adelung (1, 1149) erwähnt auch den weißen Brand, der innere Organe, insbes. die Leber angreift, die hierauf braun und dick wird. Diese Form wird als der **Leberbrand** bezeichnet. Der ‚**Rauschbrand**' oder ‚**Gasbrand**' (Gasgangrän, Gasphlegmone) entsteht infolge der Infizierung im Bereich der erdbeschmutzten, schlecht versorgten tiefen Wunden mit Clostridien bzw. anaeroben Bakterien. Es zeichnet sich durch die Ödembildung uns Gasentwicklung in der Muskulatur (vgl. DM). Laut Garré-Borchardt (1942, 587) kommt der Gasbrand im Frieden selten, meist nach Verkehrsunfällen, zutage. Am häufigsten betrifft es die Kriegsverletzungen.

Das Wort bildet zahlreiche Zusammensetzungen: Brandherd, -jauche, Alters-, Druck-, Faulbrand. Dazu das Adjektiv ‚**brandig**' ‚von Gewebebrand befallen'.

Belege:
1. *Rust, 1842, 49*
„In der Regel werden aber allerdings vom **Hospitalbrande** nur Kranke ergriffen, die an Wunden und Geschwüren leiden."
2. *Graser, 1929, 681*
„Verfahren bei **brandigem** Darme."
3. *Sunder-Plassmann, 1968, 372*
„Man unterscheidet den trockenen **Brand** (Mumifikation) vom feuchten Brand (Gangrän)."

(24) Dehiszenz, die (-, ohne Pl.); lat. *dehiscentio*

Mit dem Fachbegriff ‚**Dehiszenz**' ist in der Chirurgie Kontaktverlust, pathologisches Auseinanderweichen der benachbarten Gewebspartien (Binde- oder Stützgewebe) von Teilen der Bauchwand oder von Wundflächen nach ihrer primären Wiedervereinigung, Zerreißung oder Aufplatzen von Wundnähten („Aufgehen der Naht"), Aufklaffen, zu verstehen. Diese postoperative Komplikation wird zumeist durch starke Krafteinwirkung ggf. vorzeitigen Halteverlust des Nahtstoffes verursacht (vgl. DM).

In der Botanik wird eine „besondere Art des Aufspringens kapselartiger Organe bei Pflanzen (z.B. von Staubblättern u. Früchten)" ‚Dehiszenz' genannt (DgWddS).

Das Wort ist eine Substantivierung des lat. Verbs *dehiscere* ‚auf-, auseinanderklaffen, aufklaffen, auseinander platzen' ab. Ähnliche Bedeutung schreibt Heyse (1853, 234) dem eingedeutschten Verb ‚dehisciren' ‚aufklaffen, sich spalten, aufspringen' hinzu.

In der untersuchten Literatur taucht es erst in der 2. Hälfte des 20. Jh. auf.

Belege:
1. *Wind, 1989, 57*
„Übersteigen die Anforderungen an die Fadenstärke die Fadenkapazität, kommt es zu einer **Nahtdehiszenz**."
2. *Durst, 1998, 375*
„Die operative Versorgung der **Dehiszenz**, denn um eine eigentliche Hernie handelt es sich bei fehlendem Bruchring und Bruchsack, kann auf verschiedene Weise erfolgen."
3. *Schumpelick, 2006, 267*
„Die breite **Dehiszenz** der Faszeinränder hat gesetzmäßig einen späteren Narbenbruch zur Folge [...]"

(25) Eiter, der (-s,); lat. *pus*

‚**Eiter**' ist ein agerm. Substantiv, das ‚die aus Geschwüren austretende Flüssigkeit, gelbliche Flüssigkeitsabsonderung bei Entzündungen' bezeichnet. Es wurde seit 8. Jh. im ahd. *eitar* n ‚Eiter, Gift' belegt. ‚Eiter' ist mit ahd., mhd. *eiz* ‚Eitergeschwulst' verwandt (vgl. DH). Adelung (1, 1781) gibt an: „Ohne Zweifel stammt dieses Wort von dem alten Eit, Feuer, und eiten, brennen, ab, welches (...) sich zu der brennenden Empfindung, welche so wohl ein Geschwür, als auch das Gift verursacht, ganz wohl schicket". Das Genus wurde erst im Nhd. vom Neutrum zum Maskulinum gewechselt. Dazu stellen sich das Verb: ‚**eitern**' ‚schwären' (mhd. *eitern* ‚vergiften') und das Adjektiv: ‚**eitrig**' ‚Eiter absondernd' (ahd. *eiterīg* ‚giftig, verwesend'). In den untersuchten Lehrwerken wird dieses Wort zu Beginn des 19. Jh. mit *y* (1. Beleg), dann immer mit *i* geschrieben.

Der Eiter oder eitrige Exsudat stellt ein Produkt des organischen Abbaus dar, die entzündliche Flüssigkeitsabsonderung, die sich in den durch Bakterien besiedelten Geweben in allen Körperteilen entwickeln kann. Seine Beschaffenheit und Eigenschaften beschreibt Rust (1842, 10) wie folgt: „Gleichartig, undurchsichtig, dick, von der Consistenz des Milchrahms, weissgelblich von Farbe, mild und süsslich von Geschmack, von einem eigenthümlichen faden Geruche, erkaltet aber ganz geruchlos, ohne Spur einer freien Säure oder eines Laugensalzes und specifisch schwerer als Wasser ist". Der Eiter besteht aus weißen Blutkörperchen, dem zerfallenen Gewebe und Serum (Gewebeflüssigkeit), in dem sie suspendiert sind (vgl. Burger, 1858, 232; DM). Der Prozess der Eiterbildung, der anders ‚Eiterung' f bezeichnet wird, ist eine Abwehrreaktion des Organismus (vgl. Brockhaus in einem Band 2003, CD). Bereits im 19. Jh. wurde der Eiter für „eine äusserst wohlthätige, und zu den bestimmten Zwecken unentbehrliche Flüssigkeit" (Tittmann, 1810, 34f) gehalten. Er sollte die eiternde Fläche von der schädlichen Wirkung der äußeren Faktoren schützen, die abgestorbenen von den lebenden Teilen abtrennen, die Wiederherstellung der verlorenen Substanz sowie die Bildung von Granulationsgewebe fördern. Falls der Eiter wässerig, rötlich-blutig und übel riechend ist und die Korrosion der betreffenden Gewebe verursacht, spricht man von der **Jauche** (Sanies) (vgl. ebd.).

Belege:
1. *Richter, 1804, 7, 280*
   „Nach einem Stiche sammelt sich das **Eyter** gern von neuem an, und die Operation muß wiederholt werden."
2. *Capelle, 1929, 598*
   „Postoperative Diarrhöen sind besonders verdächtig auf solche mesozöliakalen **Eiteransammlungen**, die oft leider multipel sind."
3. *Durst, 1998*
   „**Eiter**, Blut oder Flüssigkeit im Douglasschen Raum."

(26) Eiterung, die (-, -en); lat. *suppuratio, pyosis*

Unter ‚**Eiterung**' ist die Umsetzung des im Verlauf eines Entzündungsprozesses aus den Gefäßen ausgetretenen Exsudats in den Eiter (vgl. Burger, 1858, 292) zu verstehen. Paracelsus und ihm zeitgenössische Wundärzte hielten die Eiterung für einen natürlichen, günstigen, sogar erwünschten Heilungsvorgang. Es wurden bestimmte Eingriffe wie Haarseil vorgenommen, um die Eiterbildung herbeizuführen. Dank dem Fortschritt der Medizin wurde die Ätiologie der Eiterbildung erläutert. „Die Vereiterung ist nicht, wie man früher annahm, eine einfache

Steigerung der entzündlichen Hyperämie, sondern eine durch ganz bestimmte Formen von Mikroorganismen (Staphylokokkus und Streptokokkus pyogenes) hervorgebrachte Entzündung" (Krüche, 1900, 72). Infolge der Eiterung entstehen Eiteransammlungen (Abszesse, Phlegmonen, Empyeme), deren Symptome lokale Temperatursteigerung, Kompression und Schmerzen sind. Die Einschmelzung eines entzündlichen, eitrigen Herdes kann zur prognostisch ungünstigen Sepsis führen. Die chirurgische Intervention besteht in Einschnitt und Entleerung von Eiteransammlungen, ggf. Anbringung der Drainage. Dieses aktive Vorgehen wird durch die systemische Antibiotikatherapie ergänzt (vgl. Durst, 1998, 338).

Belege:
1. *Sprengel, 1805, 162*
„Den peruanischen Balsam hielt er für sehr zuträglich, um die **Eiterung** und Vernarbung zu befördern."
2. *Payr, 1922, 180*
„Besonders aber kommt es in diesen Fällen leicht zu einer sekundären Wundinfektion, die dann zur **Vereiterung** des Hämatoms und schwersten Entzündungsprozessen sowie septischen Nachblutungen geführt hat."
3. *Durst, 1998, 761*
„Bei der Crohn-Krankheit ist die perianale **Eiterung** oft erstes vom Patienten ernst genommenes Symptom."

(27) Embolie, die (-, ...ien); griech. *em-bolē*

Wernher (1846, 1, 214) versteht unter ‚**Embolie**' „eine Verstopfung des Gefässlumens durch fest anhängende Blutpfröpfe", d.h. die Verschließung der Venen, ein Blutgerinnsel. Auch bei Burger (1858, 743) heißt es die Verstopfung der Vene, die nach Krüche (1900, 16) nicht an Ort und Stelle gebildet wird, sondern durch Massen bewirkt, „die von der Cirkulation mit fortgerissen wurden". Der Verschluss erfolgt plötzlich durch einen in die Blutbahn eingedrungenen und sich mit dem Blutstrom fortbewegenden Gefäßpfropf ‚**Embolus**' m, den nicht nur ein Blutpfropf ‚**Thrombus**' m, sondern (zwar seltener) auch andere körpereigene Substanzen, z.B. Gewebe, Geschwulstzellen, Fetttröpfchen bei Knochenverletzungen (‚**Fettembolie**'), Fruchtwasser (vgl. David, 1987, 574) oder körperfremde Stoffe wie Luft- bzw. Gasblasen bei Verletzung der Blutgefäße (‚**Luftembolie**'), Krankheitserreger (septische bzw. ‚**Bakterienembolie**') oder Fremdkörper, Parasiten, bilden können (DM). Die klinischen Emboliesymptome hängen von Kaliber, Sitz, Akuität sowie Ausmaß der Krankheit ab (vgl. Reuter, 2004, 583). Meist treten plötzliche, durch Gefäßkrampf verursachte, starke Scherzen, Atemnot und blutiger Auswurf (bei Lungenembolie), oft auch Schock in Erscheinung. Risikofaktoren bilden: Durchblutungsstörungen, Übergewicht, Gravidität sowie Bettlagerung der postoper. Patienten (vgl. David, 1987, 574). Die Behandlung des akuten Falles besteht in der sofortigen oper. Entfernung des Embolus (‚**Embolektomie**') und Verabreichung der den Embolus auflösenden Enzympräparate (vgl. BE).

Der im 19. Jh. entlehnte Fachausdruck ‚Embolie' stellt eine gelehrte neoklassische Bildung zu Embolus ‚Blutpfropf' dar. Es geht auf griech. *em-bolē* ‚Hineinwerfen' (im med. Sprachgebrauch im Sinne ‚Eindringen eines Pfropfes') zurück, dem das griech. Verb *emballein* ‚hineinwerfen' zugrunde liegt, eine Präfixbildung von *en-* ‚hinein, innerhalb' und *bállein* ‚werfen' (vgl. Kluge; DH). Fuchs (1965, 47) will das Fremdwort mit ‚Hineinwerfer' übersetzten.

In dem Fachschrifttum taucht der Ausdruck um die Mitte des 19. Jh. auf. Vorher wurden Bezeichnungen wie Blutgerinnsel bzw. Gefäßverstopfung gebraucht.

Belege:
1. *Busch, 1857, 1, 381*
„**Embolie** in der Ophthalmica führt zu jäher Erblindung und zwar gewöhnlich unter heftigen Schmerzen im Auge [...]"
2. *Lexer, 1947, 167*
„... die operativ gesetzte Kreislaufstörung entzieht sich unserer äußeren Wahrnehmung und tritt erst in verhängnisvollen Folgezuständen von Thrombose und **Embolie** in Erscheinung."
3. *Allgöwer, 1992, 110*
„50% der Patienten, die einer **Lungenembolie** erliegen, sterben innerhalb von 15 min, weitere 10% innerhalb 1. Stunde nach dem Ereignis."

(28) Empyem, das (-s, -e); griech. *empyēma*

Der Inhalt des Begriffs ‚**Empyem**' erfuhr im Laufe der Zeit eine beträchtliche Veränderung. Die Alten gebrauchten diesen Ausdruck zur Bezeichnung jeder Eiterung der inneren Höhlen des Körpers, bis *Actius* ihn zuerst auf die Ansammlung des Eiters innerhalb der Pleura beschränkte" (Gräfe, 1828, 1, 189). Schmidt (1842, 36, 128) erläutert die antike Auffassung des Begriffs: „Der griechischen Schule war Empyem jede Eiteransammlung nicht blos in der Brust, sondern auch in anderen Höhlen des menschlichen Körpers. Seit dem letzten Jahrhundert nennt man jeden pleurit. Erguss, gleich viel, ob er Eiter, Serum, Blut oder Luft ist, Empyem." Zugleich wurde als ‚Empyem' die Operation des Empyems, die Brusteröffnung bezeichnet, was Gräfe (1828, 1, 189) für sprach- und sachwidrig hält, indem er die Etymologie des griech. Fachworts *empyēma* von Wortbildungselementen *en* ‚in, innerhalb' und *pyon* ‚Eiter' herleitet.

Im heutigen Sinne bezeichnet das Wort eine Eiteransammlung in der präformierten (natürlichen) Körperhöhle, die infolge einer Infektion entsteht, z.B. Gelenk-, Gallenblasen-, Nasennebenhöhlenempyem. Der Eitererguss in der Pleurahöhle wird als ‚**Eiterbrust**', ‚**Pyothorax**' bezeichnet. Es stellt heute also ein Empyem im engeren Sinne dar (vgl. Bardeleben, 1865, 642). Im untersuchten Zeitraum wird das Wort bis zur Hälfte des 19. Jh. in dieser von Adelung (1, 1781), Gräfe (1828, 1, 664) und Emmert (1862, 3, 107) angegebenen Bedeutung, dann gemäß der neuen Auffassung verwendet.

Im Gegensatz dazu wird eine abgegrenzte Eiteransammlung ohne vorgebildete Körperhöhle als ‚Abszess' ‚Eiterherd' bezeichnet. Für die eitrige Entzündung der Weichteile unter der Haut wird dagegen die Bezeichnung ‚Phlegmone' gebraucht (vgl. DM). Von Schwierigkeit, diese Begriffe abzugrenzen, zeugt die nachfolgende Äußerung von Bardeleben (1865, 645): „Celsius scheint das Empyem mit den Abscessen der Thoraxwand verwechselt zu haben."

Belege:
1. *Ebermaier, 1819, 2, 621*
   „Eiterung in der Brusthöhle selbst. (Eiterbrust. **Empyema**.)"
2. *Leser, 1902, 74*
   „Behandlung des **Empyems** der Highmorshöhle."
3. *Allgöwer, 1992, 193*
   „Diffuse Ausbreitung der eitrigen Entzündung (meist Streptokokkeninfekt) führt zum Bild einer Phlegmone, (...) eitrige Infektion präformierter Hohlräume zum **Empyem** (z.B. Sehnenscheiden, Gelenke, Gallenblase, Pleura usw.)."

(29) Exsudat, das (-s, -e); lat. *exsudatum*

Der Fachausdruck ‚**Exsudat**' ist ein aus lat. *exsudatum* zu lat. *exsudare*, ‚ausschwitzen, abfließen' übernommenes Fremdwort. Der Vorgang der nicht entzündlichen Absonderung von Blutbestandteilen (wie Serum und Korpuskeln, insbes. Leukozyten) in Gewebslücken bzw. frei in serösen Körperhöhlen, z.B. Pleura, Bauchhöhle, wird ‚**Transsudation**' f, und die dabei abgesonderte Flüssigkeit ‚**Transsudat**' n genannt. Von der ‚**Exsudation**' ist die Rede, wenn dieser Prozess mit der infolge einer Infektion auftretenden Entzündung einhergeht (vgl. DM). Langenbeck (1822, 250) erklärt die Exsudation als ein gesteigerter krankhafter Ernährungs- und Sekretionsakt. Infolge einer Verletzung, der meist ein Entzündungsprozess folgt, wird aus den verletzten Blut- und Lymphgefäßen die eiweißhaltige Flüssigkeit, d.h. das Exsudat, in faseriger, gelatinöser Form üppig ergossen, die dann die quantitative Veränderung erfährt (vgl. Gräfe, 1834, 34, 655). Das Exsudat, das Albumin, Globulinen, Fibrinogen, Zellen und Leukozyten, und bei einer Entzündung auch Mikroorganismen und Abwehrzellen enthält, gelangt durch Kapillarsystem an Entzündungsstelle. Die umschriebene Ansammlung des nicht eitrigen Exsudats in Körperhöhlen wird als ‚**Erguss**' m bezeichnet, in Körperinnern als ‚**Serom**' n bezeichnet, falls es eitrig ist, wird von einem ‚**Empyem**' bzw. ‚**Abszess**' m gesprochen (vgl. DM). Während der Heilung der oberflächlichen Wunden erfolgt die Gerinnung und Austrocknung des ausgetretenen Exsudats, infolgedessen eine Kruste entsteht. Eine besondere Art der Exsudate bilden Ausdünstungsstoffe der Haut, Schleimhaut und der Lunge, die dem Organismus fremd wurden und als Auswurfsstoffe zu betrachten sind (vgl. Gräfe, 1834, 34, 661).

Daraus ergibt sich, dass die Exsudation als Heilstreben des Immunsystems anzusehen ist. Der Körper strengt sich an, Krankheitserreger sowie nekrotische Gewebsbezirke auf diesem Wege fortzubekommen.

Belege:
1. *Ebermaier, 1818, 270*
   „Man muss von einer stattfindenden **Exsudation** die Erzeugung der lymphatischen Gewebe befürchten…"

2. *Bardeleben, 1865, 2, 288*
„Ist nun aus einem Nerven irgendwo ein Stück ausgeschnitten, so wird die Lücke zunächst mit indifferentem **Exsudat** (Bindesubstanz) ausgefüllt."
3. *Durst, 1998, 74*
„Hier läßt sich frühzeitig **Exsudat** bei entzündlichen Erkrankungen des Unterbauchs oder ein Douglas-Abszeß nachweisen."

(30) **Extravasat**, das (-es, -e); lat. *extra + vas*

Aus lat. *extra* ‚außer von etw., außerhalb' und *vas* ‚Gefäß' wurde das Fachwort ‚Extravasat' gebildet. Das lat. Substantiv *vasa* bezeichnet „alle röhrenförmigen, Körpersäfte führenden Gefäße" (vgl. DFw).

Demgemäß bezeichnet das Wort ‚**Extravasat**' nach Krüche (1900, 28) den im Innern des Körpers befindlichen Bluterguss. Bei Gräfe (1834, 11, 679) heißt es: „Ein durch Verletzung von Blut- und andern Gefässen entstandene Ergiessung thierischer Flüssigkeiten aus den ihnen von der Natur angewiesenen Behältern in die benachbarten Theile". Der Vorgang wird ‚**Extravasation**' genannt. Im Unterschied zu dem oben erwähnten Exsudat, entsteht ein Extravasat auf mechanische Weise, und die ergossene Flüssigkeit keine quantitative Umwandlung erfährt. Es kann nach Burger (1858, 272) aus organischen Flüssigkeiten und halbflüssigen Substanzen wie Blut, Lymphe, Synovia, Chylus, Galle, Fäkalmaterie, Harn, die nach Verletzung ihrer natürlichen Behältern in andere Höhlen, Zellgewebslücken bzw. ins Parenchym umliegender Organe austreten, gebildet werden. Diese Bezeichnung wird aber am häufigsten für den Austritt des Bluts oder der Lymphe verwendet. Falls handelt es sich um eine andere Flüssigkeit, wird diesem Wort ihr Name beigesetzt, z.B. Harnextravasat (vgl. ebd.). Die häufigsten Ursachen bestehen in traumatischen Einflüssen wie Läsion, Quetschung, Verletzung, jedoch, zwar seltener, wird der Erguss auch von Ausdehnung oder Eiterung verursacht.

Belege:
1. *Reisinger, 1814, 1, 88*
„...es entsteht daher öfters ein **Extravasat**, ein Blutberg unter ihr, den man öffnen muss, oder der durch Druck den Kranken beunruhigt."
2. *Wullstein, 1909, 22*
„Auch Abszesse des Pankreas und der Milz können durch Perforation eine subphrenisch gelegene Eiteransammlung bedingen, ebenso vereiterte Echinokokken und **Blutextravasate**."
3. *Durst, 1998, 243*
„Für die erneute Adhäsion und **Extravasation** im Zielorgan sind weitere differenzierte Zell-Leistungen notwendig, bevor schließlich disseminierte Tumorzellen im Zielorgan (...) zu einer Metastase heranwachsen."

(31) **Fäulnis**, die (-, ohne Pl.); lat. *putredo, putrefactio*

‚**Fäulnis**' ist die Bezeichnung des Zustands eines Körpers, „dessen Säfte in die dritte oder auflösende Gährung gerathen" (Adelung, 2, 60). Der Begriff umfasst sowohl den Vorgang als auch das Ergebnis einer Reihe von chemischen Prozessen, infolgedessen teilweise bakterielle Zersetzung und Verwesung der stickstoffhaltiger organischen Substanzen, insbes. des Eiweißes wegen Sauerstoffmangels, unter der Einwirkung von Luft und Wärme stattfindet. Gleichzeitig entwickeln sich übel riechende, z.T. giftig wirkende Verbindungen wie Ammoniak, Kohlenmonoxid, Schwefel-, Phosphorwasserstoff, Stickstoff (vgl. Brockhaus in Text und Bild, 2004).

In der Gemeinsprache werden als ‚Fäulnis' gewöhnlich alle mit dem üblen Geruch verbundenen Zersetzungsprozesse bezeichnet, z.B. Fleischfäulnis. Die Fäulnis geschieht im Darm der Fleischfresser und im Dickdarm des Menschen (vgl. Brockhaus im Text und Bild 2004, CD).

Im med. Sprachgebrauch wird mit ‚Fäulnis' ein Krankheitszustand bezeichnet, dessen anfängliche Anzeichen: die Entwicklung von Gasen, die Bildung der sog. Totenflecke, blaurot gefärbter Hautstellen sowie die grüne gefärbte Haut des Unterleibs (vgl. Gräfe, 1834, 11, 721). Das Krankheitsbild ergänzen Anzeichen der Schwäche, Schlaffheit und leichte Trennbarkeit Trennung des Zusammenhangs der Gewebe, Wunden und Geschwüre. Die Fäulnis der einzelnen Teile führt wie bei dem Brand zum ihren partiellen Absterben, sie wirken dann als Fremdkörper und werden von dem Organismus mechanisch abgesondert. Die fortgeschrittene Fäulnis kann zur Todesursache werden.

Abstraktum ‚Fäulnis' ‚Zersetzung, Verwesung', ahd. *fūlnussī* (10. Jh.; im 11. Jh. auch *fūlnissida*), mhd. *vūlnis*; im 15. Jh. auch *Walnuß* (vgl. Adelung, 2, 60), ist die substantivische Ableitung vom Adjektiv **‚faul'** ‚verdorben, verwesend, unredlich, anrüchig, trägeseit'. Ahd. *ful*, mhd. *vul*, got. *fuls*, engl. *foul* ‚stinkend, modrig' hat seinen Ursprung im idg. Verbalstamm **pu* ‚faulen, stinken', der wohl auf Laut des Abscheus **pu* ‚pfui!' beruht (vgl. DH). Lat. *pūs* ‚Eiter' und *pūtēre* ‚nach Fäulnis riechen'. Bis zum 18. Jh. waren Formen *Faulung, Fäulung*, mhd. *vūlunge* häufiger (vgl. Pfeifer DWDS).

Belege:
1. Bell, 1807, 4, 201
   „Dieses ist [...] nothwendig, weil die Galle in jenen Ländern einen so großen Hang zur **Fäulniß** hat."

2. Hueter, 1884, 1, 157
   „Der Resorbtion des Blutextravasates, dem günstigen Ausgange, stellt sich die **Fäulniss** des ergossenen Blutes als ungünstiger Ausgang gegenüber."

3. Franz, 1942, 23
   „Die von Bruns für typisch gehaltenen großen Längsspalten sah er nie und erklärte sie für **Fäulnisfolgen** bei Leichenpräparaten."

(32) Fieber, das (-s, -); lat. *febris*

‚Fieber' ist die Bezeichnung für eine Krankheit bzw. ein Krankheitsanzeichen, an dem sich der Vorstellungswandel über diesem Phänomen lässt. Die antiken Termini für das Wort ‚Fieber': griech. *pyretos* ‚Fieber, Feuer' und lat. *febris* bezeichneten häufig andere Sachverhalte, z.B. die akute Erkrankung. „Wärme und Hitze waren nicht nur graduell, sondern in verschiedenen Qualitäten geschieden, die ein Thermometer nicht kennt" (Hess, 2000, 20).

Um das Ende des 18. Jh. definierte Tode (1786, 29) den Begriff wie folgt: „Ein Fieber (Febricitatio, Pyrexia), das diesen Namen mit Recht verdient, ist eine Verbindung eines geschwinden Pulses, mit vermehrter Wärme des Körpers, oder gewisser Theile desselben, einer Mattigkeit und dieser oder jener Abweichung in den übrigen Eigenschaften des Pulses, auch in den Funktionen, in den natürlichen Beschaffenheiten und in den Auswürfen des Körpers."

Reichs (1801, 9) naturphilosophische Fiebertheorie, die heute nur noch historischen Wert hat, fußte auf animalisch – chemischen Prozessen und nahm an, dass die Ursache des Fiebers der Mangel des Sauerstoffs und die übermäßige Anhäufung des Stick-, Wasser- und Kohlenstoffs bilden. Obwohl die ersten geschlossenen Thermometer in der 2. Hälfte des 17. Jh. hergestellt worden sind, wurde der Grad der sog. Fieberhitze noch zu Beginn des 19. Jh. nach objektiven und subjektiven Krankheitsanzeichen (Hautwärme, Gesichtsrötung, Pulsfrequenz, befinden des Kranken) festgestellt. Eulenburgs (1907, 1) Auffassung ist den modernen angenähert: „Unter Fieber versteht man einen Symptomenkomplex, der vor allem durch eine Erhöhung der Eigenwärme des Körpers gekennzeichnet ist. (...) Es ist nur dem ursprünglichen Begriffe gemäß die Erhitzung des Körpers in den Hintergrund gebracht, gegenüber den Cirkulations-, Verdauungs-, Respirations-, Sekretions- und nervösen Störungen, die sich sonst noch finden."

Die Einführung der instrumentellen Messung änderte den Fieberbegriff. Jetzt heiß es: „Erhöhung der Körpertemperatur über den Normalwert (beim Menschen über 37,5°C, rektal gemessen), meist als Abwehrreaktion des Organismus gegen Krankheitserreger ausgelöst" (BE). In DM ist der Grenzwert auf 38°C erhöht. Bei Zetkin (1992, 695) ist nur die kurze Begriffserklärung zu finden: „eine echte Sollwertverstellung der Temperaturregulation". Meist wird es durch die von den Krankheitserregern erzeugten Giftstoffe Zerfallsprodukte ausgelöst. Allmählicher Fieberabfall wird als ‚**Lysis**', plötzlich eintretender schneller als ‚**Krise**' bezeichnet (vgl. DM).

Das Fieber ist mit der Hyperthermie nicht gleichzusetzen, weil das Fieber eine aktive Leistung des Organismus darstellt, die nach der Erhöhung des Sollwerts des Thermoregulationszentrums im Zwischenhirn eintritt. Die Hyperthermie ist dagegen entweder die Wärmestauung im Körper, die infolge der ungenügenden Abfuhr der Körperwärme bei hoher Außentemperatur auftritt oder künstlich herbeigeführte Überwärmung des Körpers zwecks Steigerung der Durchblutung.

In der modernen Medizin werden folgende Fiebergrade unterschieden: leichte Temperatur (37,4° bis 38°), erhöhte/subfebrile Temperatur · starkes -mäßiges Fieber (über 38°), ab 40,5° extremes Fieber (Hyperpyrexie) (vgl. DM). Die Hauttemperaturmessung (‚**Thermometrie**') erfolgt mithilfe von einem **Fieberthermometer** mit einem Messbereich von 35 bis 42°C. Das im 19. Jh. übliche **Luftthermometer** wird heutzutage von **Quecksilberthermometer** und elektronische Instrumente ersetzt. Die Messergebnisse des Fieberverlaufs werden in Form einer **Fieberkurve** graphisch veranschaulicht. Zum Herabsetzen von Fieber werden **Fiebermitteln** (**Antipyretika**) verabreicht.

Umgangssprachlich ist als ‚Fieber' ein Zustand starker seelischer Erregung bezeichnet (vgl. DgWddS).

Belege:
1. *Richter, 1804, 279*
   „Ist der Schmerz sehr heftig und mit einem lebhaften **Fieber** verbunden, so ist zuweilen ein Aderlaß am Arme nöthig."
2. *Zeis, 1838, 95*
   „Am 3ten Tage war das **Fieber** verschwunden [...]"
3. *Franz, 1942, 89*
   „Wenn keine Zirkulationsstörungen, kein **Fieber**, keine Schmerzen auftreten, wurde der Verband 3–6 Wochen liegenlassen."
4. *Fuchs, 1965, 137*
   „Eine allmähliche, ohne **Fieber** sich entwickelnde derbe Anschwellung der Ohrspeicheldrüse wird meist durch den Parotis-Mischtumor hervorgerufen."

(33) Fistel, die (-, n); lat. *fistula*

Der Krankheitsname ‚**Fistel**', ahd. *fistul*, mhd. *fistel* ‚röhrenförmiges, tief gehendes Geschwür, eiterndes Geschwür', die einen abnormen röhrenförmigen Gang zwischen Hohlorganen bzw. Körperhöhlen und der Körperoberfläche bezeichnet, wurde im 13. Jh. aus lat. *fistula* ‚röhrenförmiges Geschwür, Fistel' entlehnt, das eigentlich ‚Röhre' bedeutet (vgl. Kluge). Im übertragenen Sinne werden mit diesem Wort verschiedene röhrenförmige Gegenstände genannt, z.B. ‚Rohr-, Hirtenpfeife', auch ‚Flöte' (vgl. DH). In dieser Bedeutung kommt ‚Fistel' als das Bestimmungswort in der im 18. Jh. gebildeten Zusammensetzung ‚**Fistelstimme**' f, die für die erzwungene hohe Stimme des Mannes, helle Eunuchenstimme, auch das Falsett genannt, steht. Dies beruht darauf, dass solche Stimme dem Klang der Rohrpfeife ähnelt (vgl. Adelung, 2, 174).

Im med. Sprachgebrauch bedeutet eine Fistel „jede abnorme Oeffnung am Organismus, durch welche sich Se- oder Excreta aus irgend einem Behälter oder dessen Ausführungsgange nach aussen, oder in eine andere Höhle entleeren" (Gräfe, 1835, 12, 206f). Sie kann angeboren, durch Gewebszerfall, z.B. infolge einer Eitergeschwulst, Verletzungen erworben oder operativ zur Umgehung von Abfluss- oder Entleerungshindernissen angelegt (‚künstliche Fistel') werden (vgl. BE, 2002). Zu Ursachen gehören: Mechanische oder chemische Verlagerung der für die Ansammlung von Sekreten bestimmten Körperhöhlen, die Störungen bei der Ausführung von Flüssigkeiten, infolgedessen die große Menge der angesammelten Flüssigkeiten Riss, Entzündung bzw. Nekrose der Wandungen der Behälter nach sich zieht. Der Inhalt wird in das umliegende Zellgewebe ergossen, wovon durch Fistel (die neu gebildete naturwidrige Abflussöffnung) entleert wird. In manchen Fällen entstehen mehrere vielfach verzweigte Gangsysteme wie **Fuchsbaufistel**

mit mehreren miteinander verbundenen Eitergängen ohne jede Neigung zur Heilung (vgl. Garré-Borchardt, 1942, 403).
Die Fisteln werden entweder nach dem geführten Sekret bzw. Exkret benannt, z.b. Fistula stercoralis ‚Kotfistel', Fistula urinaria ‚Urinfistel' oder nach Körperteilen, in denen sie entstehen: Fistula ani ‚Mastdarmfistel, Afterfistel', Fistula lacrimalis ‚Fistel der Tränenorgane' (vgl. DM). Die Bezeichnungen von operativ angelegten Fisteln werden oft mit Anthroponymen gebildet: Kader-, Thiry-Fistel u.ä.

Belege:
1. *Richter, 1804, 7, 163*
„Immer ist zu fürchten, daß die Wunde eine **Fistel**, oder eine Narbe hinterläßt [...]"
2. *Bardeleben, 1865, 2, 374*
„In der Regel ist eine **Mastdarmfistel** keine gefährliche Krankheit."
„...die Entwickelung einer sogenannten **Thränenfistel** [...]"
3. *Garré-Borchardt, 1942, 71*
„Ziel der Behandlung ist die Freilegung und der plastische Verschluß der **Fistelöffnung**."

(34) **Furunkel**, der (-s, -); lat. *furunculus*

Der Furunkel, bis ins 19. Jh. als ‚**Blutschwär**' bezeichnet, ist nach Bernstein (1783, 1, 13f) eine entzündliche, umschriebene, sehr schmerzhafte Vorwölbung zumeist so groß wie Taubeneier, die „von stockenden und verdickten Feuchtigkeiten, und auch wohl zum Theil von ausgetretenem und geronnenem Blute" (ebd.) entsteht. Diese harte, dunkelrot gefärbte Geschwulst hat ihren Sitz in Talg- und Schweißdrüsen der Haut sowie in Haarbälgen und läuft meist auf Eiterung hinaus (vgl. Chelius, 1827, 1, 75). Sie kann jede Hautstelle befallen, „bevorzugt sind Nacken und Rücken, Achsenhöhle, Handrücken, Unterarm, Oberschenkel" (Rostock, 1957, 568). Diese tiefreichende akut-eitrige Entzündung ist meist die Folge einer von *Staphylococcus pyogenes aureus* und *albus* hervorgerufen Infektion (vgl. Tillmanns, 1899, 18). Falls aber der Entzündungsprozess in die umgebenden Gewebe eindringt, kann sich eine Phlegmone entwickeln.

Die ausgedehnte Furunkelbildung, bei dem multiplen Furunkel entstehen, wird ‚**Furunkulose**' f genannt. Viele gleichartige an einer Körperstelle vereinigte Herde werden als ‚**Karbunkel**' m bezeichnet (vgl. Rostock, 1957, 568).

Das Wort ‚Furunkel' ‚Eitergeschwür, eitrige Talgdrüsenentzündung', ebenso wie engl. *furuncle*, frz. *furoncle*, schw. *furunkel* (vgl. Kluge) beruhen auf der Entlehnung (16. Jh.) aus lat. *furunculus*, ‚Blutgeschwür', einem Diminutivum zu *lat.* fur ‚Dieb'. Eigentlich bringt lat. *furunculus* die Bedeutung ‚kleiner Dieb, Spitzbube' sowie übertragen ‚Nebenschößling eines Rebstocks' (vgl. Kluge). Die letzte lässt dadurch erklären, dass kleinere Nebentriebe den Haupttrieb des Rebstocks des Saftes berauben, also bei ihm schmarotzen. Das Blutgeschwür wurde ‚Furunkel' genannt wohl „einmal wegen der äußeren Ähnlichkeit eines Geschwürs mit dem Auge am Rebstock, zum anderen auch wegen der Tatsache, daß Geschwüre eine

Blutkonzentration um den Eiterherd bewirken und somit die Körpersäfte gleichsam ‚stehlen'" (DH) übertragen werden.

Der Fachausdruck ‚**Furunkulose**' wurde im 19. Jh. für ‚schubweise auftretender Furunkelbefall' aus nlat. *furunculosis* übernommen (vgl. Pfeifer DWDS).

<u>Belege:</u>
1. *Stromeyer, 1844,, 126*
   „Das Blut der an **Furunkeln** Leidenden enthält mehr als gewöhnlich Faserstoff."
2. *Rahm, 1927, 386*
   „Nach kaum 1 ½ Tagen war vom **Furunkel** nichts mehr zu sehen."
3. *Durst/Rohen, 1991*
   „**Gesichtsfurunkel** werden konservativ durch Sprech- und Kauverbot und antibiotisch [...] therapiert."

(35) **Gangrän**, das (-s, -e); lat. *gangraena* ← griech. *gángraina*

Aus griech. *gángraina* ‚fressendes Geschwür, Brand', das eigentlich ‚das Wegfressende' bedeutet, wurde die Krankheitsbezeichnung ‚**Gangrän**' gebildet.

Ursprünglich wurde das Wort nur für „die aus acuter Entzündung hervorgegangene Brandform, bei der die abgestorbenen Teile noch heiss und schmerzhaft sind (,heisser Brand')" (Guttmann, 1902, 347), dann auch für andere Brandformen gebraucht. Gräfe (1835, 13, 224) versteht unter Gangrän (Brand) vollendetes oder unvollendetes Absterben und chemischen Abbau eines mit dem lebendigen Gesamtorganismus zusammenhängenden Körperteils, die Erlöschen dessen Sensibilität und Irritabilität nach sich ziehen. Heutige Definitionen fassen es als eine Sonderform der Koagulationsnekrose auf. In Bezug auf Entstehungsfaktoren werden nach Pschyrembel (2012, 562) Formen unterschieden: das durch Durchblutungs- und Ernährungsstörungen bedingte ‚trockene Gangrän' (‚**Mumifikation**' – infolge Wasserverdunstung kommt zur Austrocknung und Schrumpfung des nekrotischen Gewebes und Entstehung der lederartigen Verhärtung), durch bakterielle Fäulnis verursachte ‚feuchtes Gangrän' (‚**Faulbrand**' – Bakterien verursachen den jauchigen Zerfall der nekrotischen Gewebe in übel riechende zerfließende Masse) und der ‚**Gasbrand**' (‚**Gasgangrän**', ‚**Gasödemerkrankung**'), bei dem sich infolge der Wirkung der anaeroben Bakterien Gasblasen entwickeln. In der BE2002 ist die letzte Form getrennt behandelt. Die Prädilektionsstelle bilden Extremitäten, häufiger aber befällt das Gangrän die Füße. Klinisch imponieren die Krankheit als Nekrose, Gewebeschrumpfung und die braun-schwarze Verfärbung des betroffenen Gewebeabschnittes, die halber des Zerfalls vom Hämoglobin, das in Verdiglobin umgesetzt wird, erfolgt (vgl. David, 1987, 1, 756). Eine **spontane jugendliche Gangrän**, d.h. brandige Entzündung der Geschlechtsteile, besteht in einer verschließenden Intimawucherung (vgl. Rostock, 1957, 291).

Die gangränöse Infektion breitet sich sehr schnell aus. Falls die Bakterien in Blutbahn gelangen, besteht eine Sepsisgefahr (Blutvergiftung), der oft mit tödlichem Ausgang endet. Die Therapie beruht auf Resektion der nekrotischen Gewebe, wenn erforderlich – Notamputation des befallenen Gliedes und geeigneter Antibiotikamedikation.

Die seltene Bezeichnung für Gangrän ist ‚**Sphacelus**'; aus griech. *sphakelos* ‚kalter Brand, Gangrän' (vgl. DM).

Im klinischen Sprachgebrauch sind Adjektive ‚**gangränös**' ‚mit Gangränbildung einhergehend' und ‚**gangränverdächtig**' ‚unter Gangränverdacht stehend' vorhanden.

Belege:
1. *Rust, 1842, 467*
   „[...] aus Ulceration, **Gangrän** oder sonstiger Degeneration der Knochen hervorgegangenen Geschwürbildungen [...]"
2. *Payr, 1922, 291*
   „Zu **Gangrän** als Vorläufer der Sepsis führten dies Verletzungen großer Gefäße in 42,4%."
3. *Durst, 1998, 759*
   „Nekrosektomie bei der **Fournier-Gangrän**."

(36) Gärung, die (-, ohne Pl.); lat. *fermentatio putrida*

‚Gärung' ist die Bezeichnung den anaeroben, d.h. unter Ausschluss von Sauerstoff bei einem gewissen Wärmegrade verlaufenden Abbaus von organischen Substanzen durch von Mikroorganismen (Hefezelle, Bakterien, Schimmelpilze) erzeugte Enzyme (vgl. DM). Bei diesem Prozess sind Wasser und Luft beteiligt. Es kommt zur Gasentwicklung und Erzeugung neuer Produkten (vgl. Gräfe, 1835, 16, 87).

Im med. Sprachgebrauch bezeichnete das Wort „den eigentümlichen, von der Bildung mannigfaltiger neuer Producten, namentlich mehr oder weniger übelriechender Gase, begleiteten Zersetzungsprocess, welchem alle Organismen und alle Theile derselben, sobald sie dem Einflusse der Lebenskraft entzogen sind, unter der Einwirkung bestimmter äusserer Einflusse unterworfen sind" (Rust, 1830, 10, 97). Das Wort war bis zum ersten Drittel des 20. Jh. der geläufige Fachausdruck. Zunächst tritt es mit *h*, dann ohne *h* geschrieben. Nach 1929 wurde die Bezeichnung ‚Gärung' nicht mehr belegt. Sie wurde von dem Fachausdruck ‚**Sepsis**' ersetzt. Das Wort ‚Gärung' blieb in der Zusammensetzung ‚**Milchsäuregärung**' erhalten. Damit wird eine Art des Energiestoffwechsels bei Lebewesen gemeint, die für die Energiegewinnung aus Glucose bei der Muskelarbeit von Bedeutung ist (vgl. BE, 2002).

Belege:
1. *Rust, 1842, 15*
   „[...] eine Art von fauliger **Gährung** des ergossenen Blutwassers und der gerinnbaren Lymphe [...]"
2. *Krüche, 1900, 165f*
   „...Fäulnis und **Gährung** erregende Organismen zu tödten."
3. *Garré, 1929, 337*
   „**Kohlenhydratgärung** liegt vor, wenn nach 24stündigem Aufenthalt des wasserverriebenen Stuhls im Brutschrank die Reaktion deutlich sauer ist [...]"

(37) Geschwulst, die (-, Geschwülste); lat. *tumor*

Andral (1846, 13, 620) erklärt den Fachausdruck ‚**Geschwulst**' als „jede in die Augen fallende widernatürliche Erhabenheit auf der Oberfläche des Körpers [...], herbeigeführt durch eine Erfüllung oder Ausdehnung in Folge einer Anhäufung flüssiger oder festen Theile." Ferner gibt Andral an, dass die Alten physiologische Anschwellungen (der Brust wegen des Milcheinschusses, des Bauchs nach dem Essen als nicht natürliche, und vorspringende Körperteile (Nase, Lippen) als natürliche Geschwulst bezeichneten. Da die Pathogenese dieser Neubildungen war ihnen nicht klar, wurden die Geschwulstarten lediglich nach äußerlichen Anzeichen benannt, z.B. Krebs, Kanzer, Polyp, Fungus (vgl. ebd.). Ihre Nachfolger verstanden als Geschwulst „ein bleibendes und selbständig wachsendes Gebilde, welches als gesonderte Masse aus dem übrigen Gewebe hervortrat. Erfahrungen über die Folgeerscheinungen bei den verschiedenen Tumoren (die man durch anatomische Merkmale von einander schied), führten dann zu einer Eintheilung in gutartige und bösartige Geschwülste. Beide Arten derselben imponirten aber den älteren Chirurgen als fremdartige, gleichsam parasitäre Gebilde, die nichts mit den übrigen Geweben zu thun hatten" (Krüche, 1900, 256f). Einen wesentlichen Durchbruch in diesen Anschauungen zogen nach sich Virchows Untersuchungen zur pathologischen Anatomie, die den histologischen Bau der Geschwülste erklärten. Zu Ende des 19. Jh. fasst Luecke (1896, 3) die Geschwulst als „das Product einer vom Baue des Mutterbodens mehr oder weniger abweichenden (atypischen) Gewebsneubildung, die das Bestreben hat, als solche fortzubestehen oder sich noch stätig weiter zu entwickeln und die die Fähigkeit hat, sich gegenüber Falls innerhalb desselben Gewebetypus theilweise oder ganz metatypisch umzuwandeln und dadurch einen zusammengesetzteren Bau oder auch einen anderen bösartigen Charakter anzunehmen." Gemäß dieser Definition unterscheidet sich die Geschwulst von der Hypertrophie durch ihren atypischen Bau, von der Entzündung durch das fortdauernde Wachstum und von der infektiösen Neubildung durch letzteres und die metatypische Umwandlungsfähigkeit.

Das **Neoplasma** (Gewebsproliferation, bösartige Geschwulst) ist laut Gall (1986, 43) irreversibel (nicht umkehrbar) und autonom. Autonom bedeutet in diesem Zusammenhang „Störung oder Verlust der physiologischen Regulationsmechanismen, die unter normalen Bedingungen für Zellteilung und Wachstum verantwortlich sind." Mit ‚**Fußgeschwulst der Soldaten**' ist eine schmerzhafte Schwellung am Fußrücken bei Spontanfraktur (**Ermündungsbruch**) der Mittelfußknochen gemeint, die infolge chronischer Überbelastung nach langem Marschieren auftritt, (vgl. Rostock, 1957, 566).

‚**Tochtergeschwulst**' ist mit Metastase gleichzusetzen (vgl. DM).

Das Substantiv ‚Geschwulst', ahd. *giswulst, livor,* mhd. *geswulst* stellt Verbalabstraktum zu *(ge)schwellen* dar. Geschlecht zumeist Femininum, in manchen Gegenden auch Maskulinum. Heute auch Neutrum möglich (vgl. Grimm, 5, 4012).

Belege:
1. *Burger, 1853, 232*
„Die Erscheinungen, welche im Gefolge der **Knochengeschwülste** auftreten, sind verschieden nach ihrer Ursache, ihrem Sitze und ihrer Größe."
2. *Rostock, 1957, 566*
„**Fußgeschwulst** der Soldaten"
3. *Durst, 1998, 226*
„Unter Tumorvolumen versteht man das klinisch festzulegende makroskopische Volumen der **Geschwulst**."

(38) Geschwür, das (-es, -e); lat. *ulcus*

Abstraktum ‚**Geschwür**', das eigentlich ‚das, was eitert' bedeutet, ist die Nebenform zu älterem ‚Geschwär' (von ahd. *swero, giswer, gaswer* mhd. *[ge]swer* ‚leiblicher Schmerz, Geschwür'), einer Ableitung vom Verb schwären ‚eitern, schmerzen' zu ahd. *sweran* ‚schmerzen', mhd. *swern*, ‚schwellen, eitern'. Das Substantiv ist im Dt. seit 16. Jh. belegt. Im 17/18 Jh. war auch die Variante ‚Geschwier' im Gebrauch (vgl. Grimm, 5, 4013).

Über die Bestimmung des Begriffs sind die Autoren nicht einig. Manche verleihen den Nachdruck der sich langsam vollziehenden Trennung der Kontinuität der Weichteile als einem Hauptmerkmal dieser Krankheitsform, ihre Widerparte lehnen die allmähliche Entwicklung als ein charakteristisches Zeichen des Geschwürs ab, indem sie kachektische[12] oder skorbutische Geschwüre in Betracht ziehen, die sich innerhalb 24 Stunden entfalten (vgl. Rust, 1842, 4f). Rust, (ebd.) äußert die Meinung: „In der That ist es auch leichter, ein Geschwür von einer Wunde, einem Abscesse, oder irgend einer andern, ihm ähnlichen Krankheitsform durch blosse empirische Anschauung, als nach den von der Schule festgesetzten Charakteren, zu unterscheiden." Das Entstehungsstadium von Geschwüren nennt Burger (1853, 96) ‚**Verschwärung**' (‚**Ulzeration**'), d.h. durch eine eitrige Infektion ausgelöster Eiterungsprozess, dem meist die Trennung des organischen Zusammenhanges folgt. Unter ‚Geschwür' (Ulcus) versteht er „die aus dieser Zerstörung sich ergebende wunde Fläche, welche keine Neigung zur Heilung, sondern häufig zur weitern Zerstörung zeigt und mit Absonderung von Jauche verbunden ist." Eine eingehende Begriffserklärung gibt Winiwarter in der „Deutschen Chirurgie" an. Hier heißt es: „Ein offener Substanzverlust der allgemeinen Decke (Haut, Schleimhaut) innerhalb eines zellig infiltrierten Gewebsbezirkes, welches durch molekularen Zerfall entsteht und durch denselben unterhalten wird, wobei zugleich ein wenigstens temporäres Überwiegen der Zerstörung über die Gewebsneubildung vorausgesetzt wird" (zitiert nach Brunner, 1916, 653).

Moderne Quellen legen den Begriffsinhalt nur kurzgefasst dar. Das Geschwür wird heute als ein umschriebener, lokaler, schlecht heilender Oberflächendefekt in

---

12 Kachexie f ‚Abzehrung'

der Haut (‚**Erosion**') oder Schleimhaut mit tief greifendem Substanzverlust erklärt (vgl. Reuter, 2004, 594), sodass ein Geschwürskrater entstehen kann.

Die Prädilektionsstelle oberflächlicher Defekte sind untere Extremitäten. „Außerdem können Geschwüre im Mund, in der Nase, an der Zunge und im Darm auftreten" (Schwenzer, 2000, 188). Jedem lang bestehenden Geschwür droht die Gefahr der phlegmonösen bzw. karzinomatösen Umwandlung (vgl. Rostock, 1957, 578).

Ein sich ausbreitendes Geschwür, das sich aus der Konfluenz (Zusammenfluss) mehrerer Bildungen ergibt, wird bei Höfler (1970, 53) als ‚**Blatsche**' f bezeichnet. Lat. *Ulkus* ist zugleich die Bezeichnung für Furunkel, Karbunkel, (bösartigen) zerfallenden Tumor (vgl. Bogensberger, 2004, 266). Bei Metzke (1995, 66) gelten die Bezeichnungen ‚**Eiterbeule**', ‚**Pestbeule**', ‚**vomica**' (lat.) als Synonyma von Geschwür.

Das Wort ist bei der Bildung von Komposita sehr produktiv, z.B. Dekubital-, Dehnungs-, Reiz-, Druck-, Ruhrgeschwür, Geschwürskrater.

<u>Belege:</u>
1. *Tittmann, 1810, 49*
 „Nach einigen Tagen löst sich an dieser Stelle die Cuticula ab, manchmal zeigen sich mehr dergleichen Flecke, und nun entsteht ein brandiges **Geschwür**."
2. *Paul, 1861, 26/2, 498*
 „Deshalb darf man putride **Geschwüre** nicht sofort derartig behandeln und thut sogar gut, bei Erneuerung des Druckverbandes, das **Geschwür** mit Chlor-Wasser abzuspulen."
3. *Durst, 1998, 310*
 „Perforiertes Magen-Duodenal-**Geschwür**."

(39) **Granulation,** die (-, -en); lat. *granulatio*

‚**Granulation**' ist ein Fachwort, das sowohl die Körnelung – den Bildungsprozess von Granulationsgewebe, d.h. jungem gefäß- und zellreichem Bindegewebe, als auch (meist Mehrzahl) Fleischwärzchen, Körnchen des Granulationsgewebes, die während der Wundheilung an ihrer Oberfläche entstehen sowie Granula der Leukozyten, bezeichnet (vgl. Zetkin, 1992, 826). Die übermäßige Herausbildung des Granulationsgewebes wird als Wucherung bezeichnet. Der heute nur noch selten auftretende Name ‚wildes Fleisch' steht für das Granulationsgewebe, z.B. „Wucherungen von ‚**wildem Fleisch**' (*caro mollis*) an der Stelle der Vereinigungen" (Zeis, 1838, 64). ‚**Granulationsgeschwulst**' bildet abgegrenzte, tumorartige Wucherung des Granulationsgewebes.

In der Fachliteratur sind zahlreiche Komposita mit diesem Lexem vorhanden: Granulationsgewebe, Granulationsmembran, -verklebung, Hyper-, Haut-, Hypergranulation, Weitergranulieren.

Das Fremdwort stellt ein Verbalsubstantiv von ‚**granulieren**' ‚in körnige Form bringen, Körnchen bilden', das im 16. Jh. von Paracelsus zu spätlat. *grānulum*

‚Körnchen' (Verkleinerungsform zu lat. *grānum* ‚Korn, Kern') gebildet wurde (vgl. Pfeifer, 1989, 1, 595).

Belege:
1. *Bockenheimer, 1914, 155*
   „Auch die bei der Sekundärheilung aus dem **Granulationsgewebe** sich bildende Narbe erreicht erst später die Zusammensetzung der normalen Haut."
2. *Ertl, 1939, 27*
   „So konnte ich feststellen, daß die regenerative **Granulation** der Gewebselemente stets aus demselben Gewebe, also aus beschädigtem Mutterboden beginnt."
3. *Rostock, 1957, 51*
   „Werden die Borken entfernt, so kommt man auf schlaffe **Granulationen**, welche sich unter der gesunden haut fortsetzen."

(40) Hämatom, das (-s, -e); griech. *haîma + tomé*

Unter ‚**Hämatom**' (dt. Bezeichnungen: Bluterguss, Blutbeule) ist der Blutaustritt aus den Blutgefäßen zu verstehen. Infolge einer Läsion der Gefäße tritt das Blut aus der Blutbahn in die umgebenden extravasalen (außerhalb der Blutgefäße gelegenen) Weichteilen bzw. in eine präformierte Körperhöhle aus und wird dort gesammelt. Es wird ein hämorrhagischer Herd gebildet, der sich klinisch als ein deutlicher Tumor manifestiert. In der Abbauphase des Blutes ist es durch charakteristische blaurote, gelbgrüne, dann gelbe Verfärbung gekennzeichnet (vgl. Zetkin, 1992, 857). Bildet sich eine derartige Ansammlung von Blut unter der Haut, wird sie als ‚**blauer Fleck**', im Gelenk als ‚**Hämarthros**', in der Pleurahöhle als ‚**Hämatothorax**'. Blutergüsse im Umkreis der Augen, die eine Blauverfärbung bewirken, werden als ‚**Brillenhämatom**' (vgl. Fuchs, 1965,132) bzw. ‚**Weilchen**' bezeichnet (vgl. Krüche, 1900, 198). Falls es in der offenen Verbindung mit einer Arterie steht, wird vom ‚**falschem (traumatischen) Aneurysma**' gesprochen. Die Entwicklung eines pulsierenden Hämatoms erfolgt nach teilweiser Wandverletzung der Arterie. ‚**Othämatom**', auch ‚**Ohrblutgeschwulst**' genannt, heißt ein Bluterguss im Bereich der Ohrmuschel (vgl. DM). Für kleine, punktförmige kapilläre Blutungen wird die Bezeichnung ‚**Petechen**' (aus gleichbed. it. petecchie), für flächenhaftere ‚**Ekchymosen**' (zu griech. *ek-* ‚ex-' und *hymos* ‚Saft, Flüssigkeit') gebraucht. Termini ‚**Blutunterlaufung**' bzw. ‚**Suffusion**' (lat. suffusio) stehen für einen mehr ausgedehnten, unscharf begrenzten Bluterguss (vgl. Krüche, 1900, 21; DM).

Das Wort ‚Hämatom' ist eine Bildung aus griech. *haîma* ‚Blut' und griech. *tomé* ‚Schnitt'.

Belege:
1. *Langenbeck, 1888, 62*
   „Das Blut tritt aus der verwundeten Arterie, die Weichtheile verschieben sich, so entsteht ein **Haematom** [...]"
2. *Rostock, 1957, 1*
   „Verwechselungen sind möglich mit einem **Geburtshämatom** [...]"

3. *Sunder-Plassmann, 1968, 18*
„'**Brillenhämatom**' bei Schädelbasisfraktur."

(41) Hämorrhagie, die (-, -en); lat. *haemorrhagia* ← griech. *haimorragía*

Von der ‚**Hämorrhagie**' ist die Rede, wenn eine starke Blutung infolge der Zerreißung eines Blutgefäßes stattfindet. Der massive Blutstrom tritt dabei in das umgebende Gewebe (interne Hämorrhagie) oder an die Körperoberfläche (externe Hämorrhagie) (vgl. DM) aus. Der dadurch verursachte Blutvolumenmangel ‚**Hypovolämie**' f führt oft zu einem Blutungsschock (vgl. Lochmann, 1966, 152; Allgöwer, 1992, 219). Das Fremdwort gelangte ins Dt. aus lat. *haemorrhagia*. Seinen Ursprung bildet aber griech. *haimorragía* ‚Blutfluss, Blutsturz' zu *haima* ‚Blut' und *rhein* ‚fließen'. Die adj. Ableitung stellt ‚**hämorrhagisch**' dar (vgl. DgWddS).

Belege:
1. *Schreger, 1806, 315*
„Vorrichtungen gegen **Hämorrhagie**."
2. *Prosch, 1852, 48*
„Dringt das Blut aus einer fungösen oder erectilen Geschwulst, so kann man oft nur durch Abtragung die **Hämorrhagie** hemmen."
3. *Lochmann, 1966, 156*
„[...] **hämorrhagische** Diatese (Verbrauchskoagulopathie)."

(42) Hasenscharte, die (-, -n); lat. *labium leporinum*

Das Wort bezeichnet entweder eine in der Embryonalentwicklung entstandene oder durch eine Verletzung verursachte „ein- oder beidseitige Spaltbildung der Oberlippe, meist zusammen mit Kieferspalte" (Reuter, 2004, 879). Diese Fehlbildung behindert grundlegende Lebensfunktionen, wie: Saugen, Verschlucken, Kauen, Sprechen, und deswegen macht meistens eine operative Korrektur erforderlich. Statistiken zufolge kommt eins auf 24 000 Kinder mit Hasenscharte zur Welt, dabei sind Knaben häufiger befallen (vgl. Rostock, 1957, 42).

Am Beispiel dieser Bezeichnung lässt sich die Bedeutungsverengung beobachten. In ersten Jahrzehnten des 19. Jahrhunderts schlossen die Definitionen von Hasenscharte sowohl „eine Trennung des natürlichen Zusammenhangs einer Lippe"(ebd., 120) als auch die Spalte der Kinnbacken- und Gaumenknochen ein (vgl. Ebermaier, 1819, 486). Für Rust stellt die Hasenscharte einen getrennten Defekt. Er schreibt: „[Hasenscharte] kommt häufig für sich allein vor, oft in Begleitung des Wolfsrachens oder der Gaumenspalte (*palatum fissum*)..." (Rust, 1830, 10, 397). Auch bei Troschel (1839, 2, 290) folgt die Abgrenzung des Begriffs, „die Spalte des harten und des weichen Gaumens, *palatum fissum*" nennt er **Wolfsrachen**.

‚**Hasenscharte**' ist die Lehnübersetzung von griech. *lagos* ‚der Hase', und *stoma*, ‚der Mund', daher die Bezeichnung ‚**Lagostoma**', stellt ein Nominalkompositum von Substantiven „Scharte" und „Hase" dar. Ursprünglich war das Wort ‚Scharte' mehrdeutig. „In einem von dem Frisch angeführten alten Vocabulario von 1482 ist Schart eine jede Pfanne" (Adelung, GWB, 1367). Adelung erklärt es dagegen als „ein Einschnitt, eine durch Schneiden, Reißen, Brechen u.s.f. verursachte Öffnung". Laut Grimm (14, 2222) ist diese Bezeichnung „*etymologisch mit dem verb. scheren verwandt*". Sie stellt eine Substantivierung des im Nhd. untergegangenen Adjektivs (mhd. *schart*, ahd. *scart*) mit der Bedeutung ‚verstümmelt, zerhauen' dar (vgl. DH). Das Erstglied bezieht sich auf die Assoziation mit dem Hasen: „ein Spalt, welchen der Hase in der Oberlippe von Natur hat" (Adelung, GWB, 995). In der Fachsprache werden synonymisch Bezeichnungen: **Hasenlippe, Cheiloschisis, Lagostoma** gebraucht.

Die Bezeichnung wurde in der zeitgenössischen Fachliteratur durch ‚**Lippenspalte**' ersetzt. Sie tritt heute nur noch im Ausdruck ‚**Hasenscharte-Operation**' auf.

Der Ausdruck ‚Hasenscharte' ist weiterhin in der Umgangssprache für die Lippenspalte, verwendet. Er wird von Betroffenen als beleidigend empfunden.

Belege:
1. *Troschel, 1839, 2, 284*
 „Die Spalte behauptet bei der einfachen und für sich bestehenden **Hasenscharte** gewöhnlich die Mitte der Lippe: seltner liegt sie ein wenig zur Seite [...]"
2. *Emmert, 1852, 1, 874*
 „Auf diese Weise wird häufig bei Operationen der **Hasenscharte** mit Defect, bei Excisionen von Lippenkrebs u.s.w. der Substanzverlust ersetzt."
3. *Hellner, 1962, 351*
 „Die Entwicklung der sog. **Hasenscharte** ist aufs engste mit der Entwicklung der Nase verbunden."

(43) Hyperämie, die (-, -ein); griech. *hyper + haîma*

Das Erstglied des Worts ‚**Hyperämie**' bildet das griech. Präfix *hyper*- ‚über, über das Maß hinaus'. -*ämie* (-*hämie*) ist ein Wortbildungselement, das zur Bildung von Bezeichnungen der Blutkrankheiten dient, z.B. Anämie, Leukämie. Es geht auf griech. *haima* ‚Blut' zurück.

Mit ‚Hyperämie' ist Blutüberfüllung, d.h. lokale Vermehrung des Blutgehaltes in Organen bzw. begrenzten Körperabschnitten zu verstehen, die durch den verstärkten Blutzufluss oder verminderten Blutabfluss verursacht wird (vgl. DM; Krüche, 1900, 3). Es werden aktive und passive Hyperämie unterschieden. Die aktive (arterielle Hyperämie), die infolge Gefäßerweiterung entsteht, wird als ‚**Blutdrang**' bezeichnet. Ihre Symptome sind: Röte, Turgeszenz (Volumenzunahme der Gewebe) und Schmerzhaftigkeit der Körperregionen, in denen vermehrte Organaktivität vorliegt. Die passive (venöse Hyperämie) wird ‚**Blutstauung**' bzw. ‚**Stauungsblutfülle**' genannt, weil sie in einem verlangsamten Blutdurchfluss oder einem gehinderten Blutrückstrom infolge rein mechanischer Ursachen besteht (vgl. ML). Zu therapeutischen Zwecken wird dagegen die reaktive Hyperämie erzielt. Durch Wärmeanwendung wird die Mehrdurchblutung bei der Verengung der Gefäßlichtung in Extremitäten erreicht. Die Kaltwasseranwendung bei der Kneippkur regt die Kreislauftätigkeit an und bewirkt die stärkere Hautdurchblutung (vgl. BE, 2002).

Belege:
1. *Tillmanns, 1899, 415*
"Die anatomischen Veränderungen bei acuten eitrigen Paukenhöhlenentzündung bestehen in **Hyperämie** und Schwellung mit Eitersammlung in der Paukenhöhle."
2. *Franz, 1942, 87*
"Denn sie bewirken wie ein Kataplasma oder die Stauungshyperämie eine **Hyperämisierung** der Gewebe."
3. *Durst, 1998, 829*
"Außerdem können als Folge einer reaktiven **Hyperämie** primär harmlos erscheinende venöse Blutungen rasch bedrohliche Ausmaße annehmen [...]"

(44) **Ileus**, der (-, Ileen); lat. *ileus* ← griech. *ileós*

Mit dem Begriff ‚**Ileus**' (dt. ‚**Darmverschluss**') wird ein lebensbedrohliches Krankheitsbild beschrieben, für den die vollständige Passagenunterbrechung des Magen-Darm-Inhaltes kennzeichnend ist. Einen Teilverschluss, der die Fortbewegung von Nahrungsbrei teilweise ermöglicht, nennt man ‚**Subileus**'. Es gibt verschiedene Ileusformen: der vasculäre Ileus, der mechanische Ileus, der durch Verstopfung oder Einengung des Darmlumens von äußeren Faktoren hervorgerufen wird und der dynamische (paralytische) Ileus, den die Störungen der Darminnervation (sowohl Spasmus als auch Atonie) verursachen (vgl. Rostock, 1957, 349). Die Bezeichnung ‚**paralytischer Ileus**' soll zweckmäßigerweise durch „peritonitische Darmlähmung" ersetzt werden" (Garré, 1929, 66). Von dem sich rasch entwickelnden Bild des Gallensteinileus ist die Rede, wenn Gallenstein im Dünndarm haftet, der zunehmende krampfartige Koliken bewirkt, die mit den Erscheinungen des Verschlusses kombiniert sind (ebd., 500). Von einem ‚**Kombinationsileus**', anders zweisitzender Darmverschluss genannt, spricht man, wenn neben einer symptomatischen Hernie eine andere abdominale Erkrankung besteht, z.B. Appendizitis oder ein mechanischer Ileus wegen eines Darmtumors, deren Ursachen nicht diagnostiziert werden. Über dem im Darm georteten Hindernis stauen sich Kot und Darmgase. Der Körper versucht, durch vermehrte Peristaltik das Hindernis zu überwinden. Es kommt zur Darmausdehnung und einem typischen für Ileus Symptomenkomplex: Wind- und Stuhlverhaltung, Meteorismus, Erbrechen gallig-fäkulenter Massen, starke Unterleibsschmerzen, Bewusstseinsstörungen bis hin zum Koma (ebd., 66).

Das ins Dt. übernommene Fremdwort ‚Ileus' ist die latinisierte Form des griech. *ileós* von altgriech. *eilein* ‚einschließen, zusammendrängen'. Brandeis leitet es von griech. *eileós* ‚ich wickle zusammen' her (vgl. Brandeis, 1820, 354). Durst (1998, 350) meint: „Ursprünglich verstanden die alten Kliniker nach Lateinisierung des aus dem Griechischen stammenden Begriffes Ileus die Dehnung, Windung, auch den Verschluß nicht als ‚Verschlingung der Därme', sondern als eine Krankheit der ‚gewundeten Därme' und führten sämtliche Ursachen auf eine Entzündung zurück".

Erst in 17. und 18. Jahrhundert wurden alle mechanischen Ursachen gründlich erforscht, was zugleich den dynamischen Ileus abgrenzen ließ. Den Ileus definierte

Wullstein (1909, 105) als „Sammelbegriff für alle Krankheiten des Darmes, die mit einer Störung der Darmfunktion und -passage einhergehen", die durch o.a. Symptomenkomplex charakterisiert sind. Die durch den Darmverschluss ausgelöste Symptomatik mit allen Begleiterscheinungen wird als Ileuskrankheit bezeichnet (vgl. Reuter, 2004, 1002).

Von dem Problemrang des Ileus zeugt die Vielfalt der mit diesem Wort gebildeten Fachausdrücke wie: ileusartige Zustände, Ileusoperation, der postoperative Frühuns Spätileus, der funktionelle (paralytische) Ileus, der hysterische Ileus, Adhäsions-, Obturations-, Strangulations-, Tumor-, Divertikel-, Kombinations-, Strang-, Bridenileus, das Ileusgift, chronischer Ileus, vollständiger Ileus, ileusauslösend.

Belege:
1. *Schreger, 1806, 179*
   „Le Clerc eignet den ersten Versuch, beim **Ileus** die Excremente durch den Darmschnitt auszuleeren, Praxagoras zu [...]"
2. *Garré-Borchard, 1942, 371*
   „Das, was als pathologisch-anatomische Ursache den einzelnen **Ileus** erzeugt, bleibt klinisch häufig bis zur operativen Einsichtnahme versteckt."
3. *Lochmann, 1966, 412*
   „Der **Ileus** umfasst sämtliche Störungen der Darmpassage, die unterschiedlich große Darmabschnitte oder den gesamten Intestinaltrakt betreffen können."

(45) Infarkt, der (-es, -e); lat. *infar(c)tum*

Das im 18. Jh. aus der nlat. gelehrten Bildung *infar(c)tum* (Part. Perf. zu lat. *īnfarcīre* ,hineinstopfen, vollfüllen', dies zu lat. *farcīre* ,stopfen') übernommene Fremdwort ,**Infarkt**' bezeichnete zunächst die Darmverstopfung. Im 19. Jh. wurde seine Bedeutung auf die Blutstauung erweitert. Die heutige Bedeutung ,durch plötzliche Unterbrechung der Blutzufuhr infolge einer Gefäßverstopfung abgestorbener Gewebe- oder Organteil' setzte sich im 20 Jh. durch (vgl. Pfeifer DWDS; DH). Fuchs (1965, 41) will den Ausdruck ,Infarkt' mit „Hineinstopfer" übersetzen.

Der Infarkt kann Gehirn, Herz, Milz, Niere, Leber, Lunge, Netzhaut und Plazenta betreffen. Seine Ursache bilden Verengung bzw. Verschluss der zuständigen Schlagader durch Embolie oder Thrombose, infolgedessen wegen der andauernden absoluten Sauerstoffnot in ihrem Versorgungsgebiet eine umschriebene Nekrose des abgeschnittenen Gewebes erfolgt. Das abgestorbene Gewebe verdichtet sich dann narbig (vgl. DM). Unterschieden werden: der anämische (ischämische) Infarkt, bei dem die Färbung des betroffenen Gewebes wegen der Blutleere blassgrau bzw. gelblich wird, und der hämorrhagische, sog. rote Infarkt, bei dem das Gewebe wegen der Blutstauung schwarzrot gefärbt ist (vgl. Brockhaus NT, CD).

Das Fachwort ,Infarkt' taucht zum ersten Mal in der Fachliteratur 1867 auf. Davon wurden das Verb ,**infarzieren**' ,ein Gewebestück oder Organteil infarktähnlich verändern; einen Infarkt hervorrufen' und das Substantiv ,**Infarzierung**' f abgeleitet.

Belege:
1. *Mair, 1867, 107*
„Der hämorrhagische **Infarkt** bildet oft das erste Stadium des sog. metastatischen Abscesses."
2. *Sunder-Plassmann, 1968, 194*
„[...] eine hämorrhagische **Infarzierung** und Gangrän des Wurmfortsatzes [...]"
3. *Leger, 1974, 55*
„Die Röntgenaufnahme der Lungen zeigt ein charakteristisches **Infarktdreieck** mit gleichzeitig diskretem basalem Pleuraerguß."

(46) **Jauche**, die (-, ohne Pl.); slaw. *jucha*

Zu Anfang des 15. Jh. wurde das Wort ‚Jauche' aus slaw. *jucha* (poln. *jucha*, böhm. *jicha*, sloven. *juha* ‚Fleischbrühe', litt. *jukà*, poln. *juszka* ‚Blutsuppe', rus. *uchá* ‚Brühe, Fischsuppe') von sächsischen Ansiedlern mit der Bedeutung ‚dicke Fleischbrühe, Fleischsuppe, Fleischsauce' entlehnt. Laut Grimm (10, 2269) bedeutete es im 15. und 16. Jh. eben ‚Suppe, Brühe'. Parallel trat das Wort in der Schreibung mit *g* ‚**Gauche**' auf, die aber zu Beginn des 19. Jh. verschwand. Das Wort erfuhr die Verschlechterung seines ursprünglichen Begriffs zu Beginn des 17. Jh. Seitdem bezeichnete es ‚Brühe im pejorativen Sinne'. Grimm erklärt den Grund wie folgt: „es mochte dem worte, entsprechend der geringen beschaffenheit slavischer küche, von vorn herein etwas Verächtliches ankleben." Die von Pfeifer (vgl. DWDS) angegebene Bedeutung der mundartlichen Varianten des Wortes zeugen jedoch davon, dass das Wort ‚Jauche' bereits im 15. Jh. im Omd. für ‚lästiges Abwasser', und *obsächs.* ‚Mistgauche' im 16. Jh. für ‚flüssiger Stalldünger' standen, aber im Mnd. *jüche* zugleich ‚Fleischbrühe, Geflügelsuppe, schlechtes, dünnes Bier' bezeichnete. „Literatursprachliche Geltung erlangt *Jauche* im Sinne von ‚Dünger' sowie ‚Flüssigkeit von schlechter Qualität' im 18. Jh." (ebd.).

In die Sprache der Medizin wurde ‚Jauche' (zunächst ‚Gauche' – s. 1. Beleg) im übertragenen Sinne ‚stinkende, trübe Flüssigkeit' aneignet. Demnach bezeichnete das Wort dünnflüssigen Eiter von Wunden (vgl. Grimm, 10, 2270). „In Bezug auf Consistenz, Farbe, Geruch etc. von der normalen Beschaffenheit eines guten, den Reproductions-Process fördernden Eiters abweicht, je dünner, wässeriger, missfarbiger (grün, braun oder schwärzlich gefärbt) sie abgesondert wird, je übelriechender, stinkender, je schärfer und die organischen Gebilde corrodirender sie sich darstellt, desto mehr verdient sie den Namen eines abnormen, schlechten oder bösartigen Eiters, in welchem Zustande sie dann insgemein Jauche *(Sanies, Ichor)* genannt wird" (Rust, 1842, 8f). Die Jauche wurde auch als Wundsekret, putrider Eiter, Wund- oder Blutwasser bezeichnet (vgl. Heyse, 1853, 411). Dieser Fachausdruck wird von Autoren bis zum Anfang des 20. Jh. sehr häufig gebraucht. Danach wurde nur noch das Adjektiv ‚**jauchig**' ‚nach Jauche; faulig riechend' (vgl. DgWddS) belegt. Heyse (1853, 798) gibt auch die früher übliche adjektivische Form ‚**jauchicht**' ‚voll Eiter' an.

‚Jauche' wurde zurzeit von dem griech. Fremdwort ‚**Ichor**' m ‚Blutwasser, Lymphe; Eiter' ersetzt, das als die blutig-seröse Absonderung brandiger (gangränöser) Geschwüre erklärt wird (vgl. DM). Der Ausdruck ‚Jauche' blieb dagegen nur im Fachjargon erhalten.

Belege:
1. *Tittmann, 1810, 34*
   „Ein schlechtes wässerichtes, oft röthliches und blutiges Eyter, was übel riecht und scharf ist, so dass es die Theile corrodirt, nennt man ***Gauche*** (Sanies)."
2. *Hueter, 1884, 158*
   „Aber noch vor der Berstung pflegt sich dann die Fäulniss, oder wie man gewöhnlich sagt, die **Verjauchung** des Extravasates einstellen."
3. *Franz, 1942, 47*
   „Die putride oder **jauchige** Wundinfektion."

(47) Karbunkel, der, (-s, -); lat. *carbunculus*

Eine eitrige Zellgewebsinfektion eines großen Gewebsbezirkes, die eine Summe von dicht gedrängt nebeneinander unter der Haut liegenden, ineinander übergehenden Furunkeln darstellt (vgl. Tillmanns, 1899, 18) wird ‚**Karbunkel**' genannt. Bei Schumpelick (2006, 51) heißt es: „Karbunkel – konfluierende [zusammenfließende] eitrige Entzündung von Haarbälg- und Talgdrüsen", bedingt zumeist durch Staphylococcus aureus. Von dem Furunkel und einer Phlegmone unterscheidet sich es dadurch, dass der Karbunkel schneller nekrotisch wird (vgl. Langenbeck, 1822, 1, 376). Prädilektionsstellen bilden hintere Körperteile, insbes. die Nackengegend, wo die Kleidung scheuert (vgl. Fuchs, 1965, 73). Besonders anfällig sind „Leute des mittleren Alters, welche ausschweifend leben" (Frank, 1858, 114f). Klinisch kommen multiple scharlachrote, genau begrenzte Gewebseinschmelzungen mit Neigung zur spontanen Perforation, heftige Schmerzen, Fieber und regionale Entzündung der Lymphknoten in Erscheinung. Die Differenzialdiagnose beruht auf der Abgrenzung von den durch andere Bakterien verursachten Phlegmonen und Erythrasma (Zwergflechte). Die Behandlung besteht in der Antibiotikamedikation und oper. Abtragung bis in die Tiefe der ganzen nekrotischen Gewebe mit elektrischem Messer (vgl. Fuchs, 1965, 73) und Drainage der Eiterhöhlen.

Das Wort ‚Karbunkel', mhd. *karfunkel, karvunkel* wurde im 12. Jh. aus lat. *carbunculus* ‚fressendes Geschwür' entlehnt. *Carbunculus* ist eine Verkleinerungsform zu lat. *carbo* (*-nis*) ‚Kohle' und bedeutet eigentlich ‚kleine [Glut-]Kohle' (vgl. Kluge). Im Dt. wird mit diesem Namen der scharlach- und hochrote Rubin bezeichnet, „welchen Nahmen er wegen seiner brennenden hochrothen Farbe erhalten, daher er im mittlern Latein auch nur Carbo heißt" (Adelung, 2, 1307). Im übertragenen Sinne wird als Karbunkel ein großflächiges Blutgeschwür bezeichnet, weil seine Oberfläche auch rot gefärbt ist. Pfeifer (vgl. DWDS) vermutet, dass die Form mit -*f*-‚**Karfunkel**' in Anlehnung an mhd. *vunke* ‚Funke' gebildet wurde.

In der Fachliteratur sind Formen: Carbunkel, Karfunkel, Karbunkel vorhanden. Daneben werden lat. Benennungen: *Carbunculus, Furunculus gangraenosus, Anthrax* gebraucht.

Belege:
1. *Langenbeck, 1822, 1, 376*
„Man verwechselt den **Karbunkel** sehr oft mit dem Furunkel; man theilt auch wohl den Karfunkel in den gutartigen und den bösartigen ein."
2. *Hueter, 1884, 1, 60*
„Unerklärten Ursprunges sind bis jetzt die **Carbunkel**, welche im Verlaufe der Zuckerharnruhr, des Diabetes mellitus, erscheinen."
3. *Allgöwer, 1992, 193*
„Konfluierende Furunkel werden **Karbunkel** genannt."

(48) Kollaps, der (-es, -e); mlat. *collapsus*

Das med. Fachwort ‚**Kollaps**' ‚plötzlicher Schwächeanfall, Kreislaufzusammenbruch' beruht auf der Entlehnung (19. Jh.) aus spätlat. *collāpsus* ‚Zusammenbruch', der Substantivierung des lat. Verbs *col-labi* ‚in sich zusammensinken, -brechen, kollabieren' entlehnt (vgl. Pfeifer DWDS) das seinerseits eine Bildung zu lat. *labi* ‚gleiten, schlüpfen; ausgleiten, straucheln' darstellt (vgl. DH).

Gräfe (1828, 2, 595) fasst den Begriff wie folgt: „**Collapsus** – das Zusammenfallen, wo die Seiten aus Mangel des Enthaltenen, Wände [der Gefäße] wegen der verminderten Expansivkraft, sich senken und sich einander nähern." Langenbeck (1822, 1, 228) spricht von der passiven Expansion der Gefäße. Auch bei Rust (1830, 2, 132) heißt es: „Das Zusammenfallen der Wandung eines Canals in Folge aufgehobener Expansivkraft und der Entleerung seines Contenti." Als Beispiel gibt er den Zusammenfall von übermäßig ausgedehnten und dadurch paralytischen Wänden eines unterbundenen Gefäßes nach Abhaltung der Blutzirkulation an.

Nach Guttmann (1902, 154) bezeichnet dieses Fachwort dagegen „plötzliches Versagen eines lebenswichtigen Organs, bes. des Gehirns und Herzens". Heute wird in diesem Sinne das Wort ‚**Kreislaufkollaps**', kurz: ‚Kollaps' für einen aufgrund der Insuffizienz des Kreislaufs schnell anhebenden und kurz andauernden Zusammenbruch der sämtlichen Lebensfunktionen des Organismus, einen allgemeinen Schwächeanfall gebraucht. Die gleichwertige, ebenso aus dem *Griech.* stammende Bezeichnung ist ‚**Synkope**' f (spätlat. *syncope* von griech. *syngkopē* ‚Abkürzung; plötzliche Ohnmacht', zu griech. *synkóptein* ‚zusammenschlagen'). Der Kreislaufkollaps tritt infolge der akuten zeitweiligen Minderdurchblutung des lebenswichtigen Organs auf. Zur Ursache wird oft eine starke Überbeanspruchung, z.B. Schmerz und Erregungen wie Schock (vgl. Hartmann, 1959, 2, 183). Klinische Symptome bilden: Gesichtsblässe, kalter Schweißausbruch, Zyanose (bläuliche Verfärbung der Haut) der peripheren Körperteile, Schwindelgefühl, erweiterte Pupillen und Gliedmaßenzittern (vgl. Krüche, 1900, 138f). Gleichzeitig kommt zum Verlust der Haltungskontrolle. „Puls- und Blutdruckveränderungen objektivieren den Kreislaufkollaps" (Leger, 1974, 243). Der Bewusstseinsverlust ist spontan reversibel.

Der ‚**orthostatische Kollaps**' (griech. *orthostase* ‚aufrechte Körperhaltung') tritt infolge eines abrupten Aufrichtens aus liegender Position auf und ist durch schwerkraftbedingtes Sacken des Bluts in die Bein- und Beckenvenen mit gleichzeitigem Blutdruckabfall bewirkt (vgl. Brockhaus in Text und Bild 2004, CD).

Als ‚**Lungenkollaps**' (‚**Pneumothorax**') wird das Zusammenfallen der Lunge infolge des Auftretens der Luft in den Spaltraum zwischen Lunge und Rippenfell bezeichnet (vgl. BE, 2002).

Der Kreislaufkollaps kann sich auch allmählich entwickeln, z.B. bei schweren Verbrennungen oder lang anhaltenden Eiterungen und großen Blutverlusten. Im letzten Falle wird von einem ‚**Entblutungskollaps**' gesprochen (vgl. Fuchs, 1965, 39f).

Belege:
1. *Langenbeck, 1822, 1, 220f*
   „[...] das zweite Stadium einer Inflamation, der Zustand des **Collapsus**, wenn der vitale Tumult sich schon gelegt hat [...]"
2. *Payr, 1922, 292*
   „So starb ein Patient innerhalb von 5 Tagen an Sepsis, obwohl die er nur am ersten Tag 39,0° hatte, und die Temperatur dann schnell auf die subnormale **Kollapstemperatur** sank."
3. *Reifferscheid, 1970, 45*
   „Kreislaufzusammenbruch (**Kollaps – Embolie**)."

(49) **Koma**, das (-s, -s); mlat. *coma* ← griech. *kôma*

Das Fremdwort ‚**Koma**' wurde im 19. Jh. aus mlat. *coma* ‚Schlaf(sucht)', das auf griech. *kôma* ‚tiefer, fester Schlaf' zurückgeht, in die dt. med. Fachsprache übernommen (vgl. Pfeifer, 1989, 2, 880). Bis zum Ende des 19. Jh. war die lat. Schreibung *Coma* gebraucht, dann setzte sich die eingedeutschte Form mit *k* durch.

Mit ‚**Koma**' ist keine Krankheit, sondern ein Symptom zu verstehen, das bei verschiedenen Krankheiten eintreten kann. Der Fachausdruck bezeichnet eine schwere Form der tiefen Bewusstlosigkeit unterschiedlicher Ursache, die durch äußere Reize, bes. Schmerzreize, nicht unterbrochen wird. Heyse (1853, 481) nennt diesen Zustand ‚**Schlafsucht**' und erklärt als einen krankhaften, sehr festen Schlaf. Der Schlaf-Wach-Rhythmus wird dabei abgeschafft, die Augen des Kranken bleiben geschlossen. Die Beurteilung der Komatiefe erfolgt entweder nach 4 Stufen der Schmerzreaktionen oder nach dem Wachheitsgrad: **Somnolenz** ‚krankhafte Schläfrigkeit, Benommenheit', **Sopor** ‚stärkere Bewusstseinstrübung mit Schmerzabwehrreaktion' und **Präkoma** ‚Vorstadium des Komas' (vgl. DM). Wenn der Patient geöffnete Augen hat, wird vom ‚**Wachkoma**' n gesprochen. Die Prognose ist schwer: Der Kranke kann aus dem Koma nach einer gewissen Zeit erwachen, ins Wachkoma verfallen bzw. im Falle einer Verschlechterung den Hirntod erleiden.[13] Kappeler (1880, 117) stellt aber fest: „Tod durch Coma ist selten".

Der Ausdruck ‚**künstliches Koma**' ‚Medikamentenschlaf' steht für die kontrollierte Langzeitnarkose, die bei schweren Erkrankungen und nach Unfällen absichtlich eingesetzt wird, um lebensbedrohliche panische Angstreaktionen des Patienten auszuschalten.[14]

In der Astronomie bedeutet ‚Koma', aus griech. *kóme* ‚Komet', eigtl. ‚das Haupthaar, das Laub, der Kometenschweif' (vgl. Kraus, 1823, 219), eine „lang gestreckte, schweifartige Nebelhülle um den Kern eines Kometen" (DgWdS), in der Optik dagegen einen Abbildungsfehler, Linsenfehler ebenso von griech. *kóme* ‚Haar' (vgl. BE).

Belege:
1. *Troschel, 1839, 2, 919*
„[...] daher Gehirncompression, **Coma**, die durch Druck auf die äussere Eitergeschwulst, wenn eine solche sich gezeigt hat, verstärkt werden."
2. *Frank, 1852, 2, 588*
„[...] am 10.-12. Tage der Krankheit erfolgt der Tod unter **Coma**."
3. *Reifferscheid, 1970, 44*
„**Koma** – tiefe, lang anhaltende Bewußtlosigkeit unterschiedlicher Ursache."

(50) Krebs, der (-s, -e); lat. *cancer, carcinoma* ← griech. *karkínos*

Ursprünglich war der von Hippokratiker geprägte Begriff ‚Krebs'. auf Brusttumor bezogen. Da sich die Venen aus diesem Tumor krebsscheren- oder krebsfußartig ausbreiten, sodass er an den Körper des krabbelnden Tieres mahnt, und die an einzelnen Stellen nach innen eingezogene Haut sieht aus, als ob sie von einem Krebs mit seinen Zangen gepackt gehalten wäre, wurde die Krankheit ‚Krebs' benannt (vgl. Winau, 1980, 97). Im dt. Sprachgebiet wurden zunächst lat. *cancer* und griech. *karkínos* gebraucht, im Spätmhd. tauchte das Bedeutungslehnwort ‚Krebs' (ahd. *crebiʒ* mhd. *krebiʒ, chrepaʒ[o]*, mnd. *krevetʒ*, eigtl. ‚krabbelndes Tier') sowohl als der Krankheitsname als auch als die Bezeichnung des Sternbilds auf (vgl. Pfeifer DWDS). Das Wort stand auch für eine veraltete Art eines einer Krebsschale ähnlichen Brustharnisches und für das Kerngehäuse im Obst (vgl. Adelung, 2, 1794).

Seit alters her lässt sich enorme Schwankung bei der Bestimmung des med. Begriffs ‚Krebs' verfolgen. In der Nosologie der sog. chir. Krankheiten steht der Krebs, früher auch als Cancer, Carcinoma, Carcinus, Scirrhus, Scirrhoma, krebshafte Verhärtung, Krebsgeschwür bezeichnet, unter krankhaften organischen

---

13 Vgl. http://www.medizinfo.de/neurologie/koma/definition_koma.shtml. Zugriff am 10.05.2015.
14 Vgl. http://www.medizin-welt.info/wissen/Was-ist-kuenstliches-Koma-und-warum-wird-es-angewendet/10. Zugriff am 10.05.2015.

Neubildungen. Bei Metzke (1995, 71ff) sind die Bezeichnungen ‚**Kaat**', ‚**Kast**' ‚**Krebsgeschwür**' und ‚**Kothe**' ‚**Karbunkel, Krebs**' zu finden.
Bernstein (1783, 1, 107f) meinte: „Ein Krebs entsteht, wenn eine verhärtete Geschwulst (Scirrhus) schmerzhaft wird, und endlich aufbricht, und sich in ein offnes bösartiges Geschwür verwandelt. Im ersten Falle wird er ein verborgner (Cancer occultus,) im letztem ein offner Krebs (Cancer apertus manifestus oder exulceratus) genannt." Seine Fachgenossen begriffen es verschieden: als die Folge anderer Krankheiten, und nicht selbstständige Krankheit, als ein Geschwür, der nach einem degenerativen Szirrhus nur im Brust auftritt, als eine eigentümliche Ulzeration in organischen Gebilden (vgl. Ammon, 1842, 3, 447). Krüche (1900, 252) fasst Karzinom als die Neubildung von epithelialem Charakter auf.

Auch heute ist der Begriff unscharf. Der Fachausdruck ‚Krebs' wird in zweierlei Bedeutung gebraucht: Entweder als zusammenfassender Begriff für alle bösartigen Geschwülste (im Sinne der engl. Bezeichnung *cancer*), umfasst somit Carcinome, Sarkome, bösartige Mischgeschwülste und alle bösartigen Tumoren, deren Histogenese unklar ist, oder im Sinne des engl. Ausdrucks *carcinoma* für epitheliale maligne Tumoren. Unter Geschwülsten (**Neoplasmen**) werden gutartige (benigne) und bösartige (maligne) unterschieden (vgl. Gall, 1986, 43). Im Wörterbuch DM werden Begriffe ‚**Krebs**' und ‚**Karzinom**' (Abk. Ca) gleichgestellt: „Vom Epithelgewebe ausgehende, zu Metastasen neigende bösartige Geschwulst." Laut David (1987, 1, 11095) und Hellner (1962, 73) ist ‚Karzinom' jedoch als Krebs im engeren Sinne zu verstehen. ‚**Karzinose**' beschreibt „über den ganzen Körper verbreitete Ausbildung von Tochtergeschwülsten einer bösartigen Ausgangsgeschwulst" (DM).

In der Sprache des Chirurgen sind zahlreiche Ableitungen der Lexeme Krebs und Kanzer vorhanden, z.B. Komposita: Ampullenkrebs, Krebstherapie, -kranke, -virus, -zerfall, Karzinomhaare, -diagnostik, -schmerz, -zapfen, Karzinom-Tunnel, Adjektive: Karzinomatös, krebsig, krebsverdächtig, präkanzerös.

Belege:
1. *Bell, 1807, 4, 460*
   „Auch der **Krebs** und andre alte bösartige Geschwüre, können uns zuweilen zur Gliederablösung nöthigen."
2. *Hueter, 1884, 1, 351*
   „Charakteristisch für das klinische Auftreten des **Hautcarcinomas** ist das Vorwiegen der Geschwürbildung über die Geschwulstbildung."
3. *Rostock, 1957, 233*
   „Am häufigsten tritt der **Krebs** im 46. bis 50. Lebensjahr auf (fast die Hälfte der Fälle)."

(51) Kropf, der (-[e]s, Kröpfe); lat. *struma*

Das seit dem 9. Jh. belegte Substantiv ‚**Kropf**', ahd. *kropf, kroph, chroph*, mhd. *kropf* ist mit *Kringel* verwandt. Zunächst bedeutete es wohl ‚Rundung, Krümmung,

Ausbiegung', und damit verwandtes mndd. *krop* ‚geschwollener Körperteil, Vormagen der Vögel, Hals, Schlund, Rumpf, Körper' (vgl. Kluge; Pfeifer DWDS).

Im med. Sprachgebrauch wird mit ‚Kropf' eine krankhafte diffuse oder knotige Schilddrüsenvergrößerung bezeichnet, die als eine sichtbare Verdickung an Vorderseite des Halses sichtbar ist. In der Regel basiert es auf wuchernden und degenerativen Vorgängen (vgl. Reifferscheid, 1970, 117). Ätiologisch wird der Kropf durch Jodmangel, Entzündungen, Gewebeneubildungen bzw. Funktionsstörungen bedingt. Fachspr. Synonyme sind ‚**Struma**' und ‚**Schilddrüsenhyperplasie**'. Eine besondere Form des Kropfes stellt ‚**Blähhals**' m dar, dessen klinische Symptome die vermehrte Gefäßbildung und starke Durchblutung bilden (vgl. BE). Die Bezeichnung ‚Kropf' wurde bis zum Ende des 19. Jh. üblich, dann wurde sie durch ‚**Struma**' ersetzt.

In der Zoologie wird als ‚Kropf' der Vormagen der Vögel, d.h. die Erweiterung der Vogelspeiseröhre zur Vorverdauung bezeichnet (ebd.).

Gemeinsprachlich gilt ‚Kropf' für Hals, Auswuchs und Gegenstände von gebogener Form, bildungssprachlich für Sinn und Gedanken (vgl. Grimm, 11, 2398). Im übertragenen Sinne kommt es in Redensarten von Menschen wie „dem wächst der kropf, er wird stolz" und (besonders vom Trinker) „voller kropf, toller kopf" (ebd., 2399). In bayerischer Mundart wurde das Wort für einen Fehler, ein kleines oder krüppelhaftes Wesen abwertend gebraucht (vgl. Adelung, 2, 1798).

Belege:
1. *Bell, 1807, 4, 71*
„Ist die Schilddrüse sehr angeschwollen, so zweifle ich, ob man den **Kropf** durch irgendein Mittel zertheilen könne."
2. *Tillmanns, 1899, 1. T., 04*
„...bei **Gefässkröpfen** ist die Arterienligatur empfehlenswert."
3. *Rostock, 1957, 13*
„Ätiologie des **Kropfes** bisher noch nicht befriedigend klargestellt werden [...]"

(52) **Läsion**, die (-, -en); lat. *laesio*

‚Läsion' ist die allgemeine Bezeichnung für ‚Verletzung oder Störung der Funktion eines Organs wie raumfordernde Läsion (z.B. des Gehirns) oder Körperteils' (vgl. DM). Ferner wird es aus morphologischer und/oder funktioneller Hinsicht als Schädigung eines Gewebes, Organs oder des ganzen menschlichen Organismus wie Borderline-Läsion (Präkanzerose) erklärt (vgl. Zetkin, 1992, 1203).

Das Wort ist eine Lehnbildung zu lat. Verb *laedere, laesum* ‚verletzen'. Das Verb ‚lädieren' ‚verletzen, (in einer das Aussehen beeinträchtigenden Weise) beschädigen' wurde im 16/17. Jh. aus gleichbed. lat. *laedere* entlehnt. Früher wurde auch in der Bedeutung ‚beleidigen' verwendet, dann nur auf Sachobjekten beschränkt (vgl. DH). Lat. Verb *collidere* ‚zusammenstoßen' (kollidieren, Kollision) geht auf lat. *laedere* zurück.

Erstmals wurde ‚Läsion' in den chir. Lehrwerken 1852 nachgewiesen, und zwar in der latinisierten Schreibung ‚**Laesion**' (1. Beleg).

Belege:
1. *Frank, 1852, 2, 371*
„Die Fisteln der Parotisdrüse selber rühren von einer **Laesion** eines oder mehrerer Zweiglein des Stenon'schen Ganges her, und nicht von dem Kanale selber..."
2. *Payr, 1922, 379*
„Meist sind wohl auch solche Verletzungen, welche klinisch als Weichteilschüsse imponieren, mit Fissuren oder anderen leichten **Knochenläsionen** verbunden."
3. *Guleke, 1957, 322*
„Die Rückbildungsfähigkeit dieser Störungen hängt ganz von dem Grade der gesetzten **Nervenläsionen** ab."

(53) Marschfraktur, die (-, n) lat. *fractura* + frz. *marche*

Die Bezeichnung stellt eine Hybridbildung aus lat. *fractura* ‚Bruch' und frz. *marche* ‚Gang, Wanderung' dar. ‚**Marschfraktur**' oder ‚**Marschfuß**', bezeichnet einen sich allmählich ausbildenden Ermüdungsbruch der Mittelfußknochen, die durch anhaltende starke, ungewohnte Überbelastung (z.B. lange Märsche, große Traglasten) hervorgerufener wird (vgl. Zetkin, 1992, 1314). Die Marschfraktur manifestiert sich durch ödematöse Schwellung auf dem Fußrücken und Schmerzhaftigkeit. Da gleichzeitig eine Verdickung der umgebenden Knochenhaut (‚**Marschgeschwulst**') auftritt, ist im Röntgenbild nicht immer ein echter Knochenbruch (Bruchverschiebung) nachweisbar, oft ist nur ein Resorptionsspalt zu sehen (vgl. Garré-Borchardt, 1942, 692). Begünstigend wirken dabei Fußdeformitäten wie Platt- und Spreizfuß. Die Behandlung besteht in Ruhigstellung im Gipsverband (vgl. BE).
Nach dem dt. Orthopäden Carl Deutschländer (1872–1942) wurde die Marschfraktur auch ‚**Deutschländer-Syndrom**', ‚**Deutschländer-Fraktur**' benannt.

Belege:
1. *Garré-Borchardt, 1942, 692*
„Dieser **Marschfuß**, dessen schwere Schädigung auf sog. Umbauzonen oder Spaltzonen beruht, kommt auch im Arbeitsleben vor."
2. *Sunder-Plassmann, 1968, 392f*
„[...] ein typisches Beispiel für einen derartigen Überanstrengungsschaden ist die *Marschfraktur* oder „*schleichende Fraktur*" der Infanteristen im Bereich eines Mittelfußknochens."

(54) Materie, die (-, -n); lat. *materia*

‚Materie', spätmhd. *materi*, mhd. *materje* wurde im 13. Jh. aus lat. *materia* ‚Stoff; Thema, Inhalt', das ursprünglich den nährenden Stamm des Baumes bedeutete. Dies stellt eine Ableitung von lat. *mater* ‚Mutter, Ursprung' dar (vgl. Pfeifer DWDS).
‚Materie' wurde zu einem fachübergreifenden Grundbegriff der Naturwissenschaften und Philosophie. Allgemein bezeichnet das Wort eine stoffliche Substanz, den Urstoff, aus dem alles dinglich Vorhandene besteht bzw. angefertigt wird. In dieser Bedeutung wurde ‚Materie' im 18. Jh. von ‚**Material**' n ersetzt (vgl. ebd.). In

der Sprache der Philosophie ist darunter „außerhalb des menschlichen Bewusstseins vorhandene Wirklichkeit im Unterschied zum Geist" zu verstehen. Bildungssprachlich wird das Wort im Sinne ‚Gegenstand, Thema einer Untersuchung, eines Gesprächs' gebraucht (vgl. DgWddS).

Mit dem veralteten med. Fachausdruck wurde „eine dem körper innewohnende und seine art bedingende flüssigkeit oder feuchtigkeit" (Grimm, 12, 1754) oder einfach der Eiter gemeint, dazu das Verb ‚**materien**' ‚eitern' (vgl. Adelung, 3, 108). Bei Walther/Jäger (1839, 5, 77ff) werden verschiedene Arten: tierische, rote, blutige, dicke eiterförmige, schwarze, gallicht-schleimige Materie erörtert. Das bis zum zweiten Drittel des 19. Jh. geläufige Wort wurde in späteren Quellen nicht belegt.

Belege:
1. *Cooper, 1821, 3, 99*
„Pus (von pyon, **Materie**) Eiter. Die durch den Prozeß der Eiterung gebildete Flüssigkeit."
2. *Burger, 1853, 49*
„Nach einiger Zeit stellt sich der Ausfluß einer erst serösen, dann dicken gelblichen, eiterförmigen **Materie** ein […]"
3. *Bardeleben, 1865, 49*
„[…] zwischen diesen und der Haut liegt eine grauliche oder schwärzliche **Materie**, welche den Raum des Pauniculus adiposus einnimmt."

(55) Metastase, die (-, -n); griech. *metástasis*

‚**Metastase**' ‚Tochtergeschwulst' ist ein aus griech. *metástasis* ‚das Umsetzen, Wegstellen, Umwandlung, Veränderung, Ortsveränderung' im 19. Jh. entlehntes Fremdwort, von griech. Wortbildungselementen *meta-* ‚weg-' und *stáse* ‚die Stelle, Haltung, der Ort', eigentlich ‚die Übersiedelung an einen anderen Ort' (vgl. Kluge). Die lat. Bezeichnung ist *filia*

‚Tochter', daher der Name ‚**Tochtergeschwulst**' f. Das Auftreten von Metastasen heißt ‚**Metastasierung**' f.

Ältere Mediziner (z.B. Galen) begriffen die Metastase als Rücktritt einer Krankheit und deren Aufkommen an einer anderen Körperregion (vgl. Pfeifer DWDS). Ähnlich beschreibt sie Gräfe (1840, 23, 270f): die Umwandlung einer allgemeinen in eine regionäre Krankheit bzw. einer örtlichen in eine andere Krankheit. Kraus (1826, 498) bemerkt, dass das Auftreten von Metastasen den Zustand des Kranken oft verschlimmert. Prosch (1855, 2, 502f) zählt den metastatischen Hergang zu „Nachkrankheiten". Haeser (1879, 165) fasst es zusammen: „Heutigen Tages nimmt man den Ausdruck nur noch in dem Sinne, welchen die Humoralpathologen mit diesem Worte verbunden haben, also eine Uebertragung oder Versetzung von pathologischen Stoffen von einem Orte des Körpers auf einen anderen. Die frühere Medicin wendete diese Bezeichnung bekanntlich allgemeiner an, für jede Übertragung der Krankheit auf eine andere Körperpartie, welche meistens mit dem Effekt geschehen sollte, dass das primär erkrankte Organ von der Krankheit befreit würde."

Der Begriffsinhalt erfuhr also eine Verengung. Im heutigen Sinne bezeichnet das Wort einen fernab von dem ursprünglichen Krankheitsherd durch die Verschleppung von Tumorzellen oder Erregen mit der Lymph- (‚**regionäre Metastase**') oder Blutbahn (‚**hämatogene Metastase, Fernmetastase**') neu entstandenen Tumor (vgl. Reuter, 2004, 364), wobei die Anzahl der betroffenen Organe zunimmt. Die Metastase kann über Gallen- bzw. Harnwege, sog. ‚**duktogeneMetastasen**', innerhalb von Bauch- oder Brusthöhle – ‚**Implantationsmetastase**', durch den direkten Kontakt benachbarten Organ- bzw. Haut- oder Schleimhautteile ‚**Abklatsch- und Kontaktmetastase**' oder auch wegen der Implantation im OP-Feld ‚**Impfmetastasen**' erfolgen (vgl. David, 1987, 2, 358). Es muss zwischen ‚Metastase' und ‚**Rezidiv**' unterschieden werden. Das Rezidiv bedeutet das Wiederauftreten des Karzinoms auf demselben Orte, und die Metastase die neue Krebserkrankung entfernt von dieser Stelle, jedoch in Abhängigkeit von dem primären Herd (Reichel, 1933, 342).

Belege:
1. *Ebermaier, 1819, 2, 594*
   „Zuweilen entsteht der schiefe Hals von einer **Metastase** irgend eines Krankheitsstoffen [...]"
2. *Leger, 1974, 155*
   „**Hirnmetastasen** eines malignen Tumors oder **metastatische** Hirnabscesse bei Lungenabsceß können cerebrale Symptome oder psychotische Zustände herbeiführen."
3. *Gall, 1986, 41*
   „Bei der Behandlung der **Fernmetastasen** ist auch eine Beinflussung durch operative endokrine Therapie möglich."

(56) **Nekrose**, die (-, -n); lat. *necrosis* ← agr. *necros* + *nósos*

‚Nekrose' wurde ins Dt. durch lat. Vermittlung *necrosis* übernommen, dem griech. *necrosis* ‚das Töten' zu agriech. *necros* ‚Leichnam' zugrunde liegt. Das Wort setzt sich aus dem Präfix *Nekro-, nekro-* ‚tod, gestorben, Leiche' und dem verselbstständigten Suffix *-ose, -osis* aus griech. *nósos* ‚Krankheit, Leiden', das in fachspr. Bezeichnungen von Krankheiten Verwendung findet, z.B. Arthrose, Avitaminose, Fibrose.

In den älteren Lexika und Fachwerken wurde die Nekrose als das totale oder partielle Absterben der Knochensubstanz (‚**Knochenbrand**') erklärt (vgl. Gräfe, 1841, 25; 54, Burger, 1858, 504). Bei Kraus (1826, 527) und Guttmann (1902, 651) sind Anmerkungen „bes. bei Knochen" zu lesen, was den Bezug auf andere Gewebe vermuten lässt. Heute wird diese Krankheit als „örtlicher Gewebstod, Absterben von Zellen, Zellverbänden, Gewebs- oder Organbezirken an umschriebener Stelle im lebenden Organismus als pathologische Reaktion auf bestimmte (mechanische, thermische, chemische u.a.) Einwirkungen" (DM) aufgefasst. Für den physiologischen Zelltod gilt die Bezeichnung ‚**Apoptose**' f. Der pathologische, intravitale, kleinräumige Gewebsuntergang (Nekrose) ist die Folgeerscheinung der örtlichen

Stoffwechselstörungen (vgl. Reuter, 2004, 391). Die aufgrund der Zirkulationsstörungen und der daraus resultierenden Sauerstoffarmut verschlechterten Ernährungsverhältnisse werden durch Druck, Abschnürung, Abkühlung, Quetschung, Verbrennung, Erkrankungen des Gefäßsystems, Verletzung, Gifte bzw. Bakterien verursacht (vgl. Lexer, 1947, 576). Die Degeneration der Zellstruktur (u.a. Eiweißdenaturierung) durch Enzyme führt zum Zerfall der Zellen und löst im umliegenden Gewebe eine Entzündungsreaktion aus. Falls eine fortgeschrittene Nekrose größere Gewebeteile angreift, und das abgestorbene Gewebe unter dem Einfluss der Fäulnisbakterien eine Veränderung erfährt, spricht man von der Gangrän (vgl. BE, 2002). Deshalb „ist es falsch, die Benennungen Gangrän und Nekrose als gleichwertige zu gebrauchen" (Lexer, 1947, 577), wie es oft der Fall ist. Die Nekrose der Körperoberfläche wird wegen des verkohlten Aussehens der betroffenen Körperteile ‚**Brand**' genannt (vgl. Sunder-Plassmann, 1968, 372).

‚**Nekrobiose**', anders posttraumatische Bionekrose, entsteht wegen andauernder mangelnder Durchblutung (vgl. Schönberger, 2007, 217).

Die operative Abtragung von nekrotischem Gewebe heißt ‚**Nekrosektomie**', ‚**Nekrotomie**', ‚**Nekrektomie**' (vgl. ebd.).

Die kombinierten Bezeichnungen von bestimmten Nekrosearten richten sich nach dem Sitz der Krankheit: ‚**Angionekrose**' ‚Gefäßwandnekrose', ‚**Fettnekrose**' ‚Fettgewebsnekrose', ‚**Knochennekrose**', nach ihren Ursachen: ‚**Erweichungsnekrose**' ‚Nekrose mit Verflüssigung des Gewebes', ‚**Drucknekrose**', ‚**Koagulationsnekrose**', ‚ischämisch bedingte Nekrose', ‚**Phosphornekrose**', aseptische, spontane, neuroparalytische Nekrose, oder nach dem Namen der Beschreiber ‚Balser-Nekrose' ‚kalkspritzerartige Nekrose des Fettgewebes bei Pankreasnekrose'. Die Bezeichnung ‚**Mortifikation**' f von lat. *mortificare* ‚töten' ist veraltet (vgl. DM).

<u>Belege:</u>
1. *Rust, 1842, 467*
   „Ehedem ward die **Nekrose** für identisch mit der *Caries* und nur der Form nach von ihr verschieden erachtet."
2. *Garré, 1929, 51*
   „Die in Verbindung mit entzündlichen Affektionen vorkommende disseminierte **Fettgewebsnekrose** [...]"
3. *Allgöwer, 1992, 195*
   „Auf dem Boden von Passage Hindernissen (Kotsteinen u. ä.) und stasenbedingter **Nekrose** entsteht durch endogene (Escherichia coli und/oder Bakteroidesarten) oder exogene Erreger (Yersinia pseudotuberculosis und Yersinia enterocolitica) die Infektionskrankheit Appendizitis."

(57) **Panaritium**, das (-s, ...ien); lat. *panaricium* ← griech. *parōnuchion*

‚Panaritium' tritt in den Handbüchern der Chirurgie unter Namen: ‚**Wurm am Finger**' (Ebermaier, 1818, 1, 257), ‚**Fingerwurm**' (Garré-Borchardt, 1942, 579),

'**Paronychia**' (Brandeis, 1820, 489), '**Fingereiterung**' (Fuchs, 1965, 73), '**Umlauf**', '**Nagelgeschwür**' (DM) auf.
  Das Wort ist die Entlehnung aus lat. *panaricium* ‚eine Krankheit an den Nägeln', vermutlich zu griech. *parōnychía* ‚Niednagel, Neidnadel' (von griech. *para* ‚neben' und *onux* ‚Nagel'[15]. Laut Garré-Borchardt (1942, 579) geht diese Bezeichnung vermutlich auf griech. *onkos* ‚Geschwulst' und *rhein* ‚fließen' zurück. Die Benennung ‚Wurm' spiegelt hinwieder die einst herrschende Ansicht wider, dass diese Krankheit durch einen lebendigen Wurm erregt werde (vgl. Brandeis, 1820, 489). Da es an verschiedenen Stellen sitzen kann, wird es „mit verschiedenen Namen belegt, als Hautwurm, Sehnenwurm, Beinhautwurm, Nagelwurm" (Ebermaier, 1818, 1, 257).
  Umgangssprachlich wird die Bezeichnung ‚Umlauf' m gebraucht, die wie ‚**Paronychie**' als die Entzündung des Nagelbetts zu verstehen ist (vgl. Garré-Borchardt, 1942, 579).
  ‚Panaritium' stellt die Sammelbezeichnung von eitrigen Entzündungen an den Fingern und an den Zehen dar, die sich infolge einer durch Staphylokokken bzw. Streptokokken hervorgerufenen Infektion entwickeln. Die Eitererreger dringen in das Gewebe entweder durch eine unsichtbare Schrunde oder durch eine sichtbare Wunde ein (vgl. Rostock, 1957, 570). Zum Krankheitsbild gehören: Gewebeeinschmelzung, heftige pulsierende Schmerzen, Rötung, Einschränkung der Funktion der betroffenen Glieder und die Eiterbildung. Es werden oberflächliche und tiefe Formen unterschieden. Das Panaritium breitet sich in die Tiefe der Handbeugeseite aus und zeigt keine Neigung zum Durchbruch nach außen, wie es gewöhnlich bei anderen eitrigen Entzündungen geschieht (vgl. ML). Bei ausgedehnter Infektion kommen auch Fieber und Schüttelfrost vor. Die Behandlung besteht in der Inzision, Spülung, Einlegen von Drainage, Ruhigstellung und Antibiotikagaben (vgl. BE).

Belege:
1. *Ebermaier, 1818, 1, 257*
   „Nach diesen verschiedenen Sitzen wird das **Panaritium** mit verschiedenen Namen belegt, als Hautwurm, Sehnenwurm, Beinhautwurm, Nagelwurm."
2. *Billroth, 1869, 297*
   „[...] an Fingern und Hand vorkommenden Entzündungen: **Panaritium** subcutaneum."
3. *Brug, 1985, 226*
   „Ausnahme: Inzisionen an **Panaritien**, die in Blutsperre durchgeführt werden."

(58) Perforation, (-, -en); lat. *perforatio*

‚**Perforation**' ‚Durchbohrung, gleichmäßige Durchlöcherung, Loch- oder Schlitzlinie in Papier' ist ein aus lat. *perforatio* ‚Durchbohrung', einer Substantivbildung

---

15 Vgl. http://fremdworterbuchbung.deacademic.com/56647/Panaritium Zugriff am 01.05.2015.

zu lat. Verb *perforare, perforatum* ‚durchlöchern, durchbohren' übernommenes Fremdwort. Bereits römische Ärzte gebrauchten dieses Wort für ‚Trepanation, Schädelöffnung' (vgl. Pfeifer, 1989, 2, 1251).

In die dt. med. Fachsprache und in die Bildungssprache gelangte das Wort zu Beginn des 18. Jh. mit der Bedeutung ‚Durchbruch der Wand eines Organs, Durchbohrung, verletzungs- und krankheitsbedingte Durchtrennung von Gewebeschichten', dann auch in die Gemeinsprache im verallgemeinerten Sinne ‚Durchbohrung, Durchlöcherung, Lochreihe, Reiß- oder Trennlinie (bei Papier)' (vgl. ebd.). Die Perforation kann spontan auftreten, z.B. Durchbruch eines Geschwürs bzw. Abszesses durch die Hautoberfläche oder in eine Körperhöhle (Magenperforation, Perforation des Wurmfortsatzes), infolge eines Kunstfehlers (die Durchstoßung der Gebärmutter bei Ausschabung) oder durch Gewalteinwirkung verursacht werden. Das Wort steht auch für „operative Öffnung bzw. Zerstückelung des Kopfes einer abgestorbenen Frucht mit dem Perforatorium, wenn der Kopf ein unüberwindliches Geburtshindernis darstellt" (vgl. DM). Prosch (1856, 3, 190) versteht die Perforation nur in diesem verengten Sinne (*Perforatio cranii*, Enthirnung). Bei Gräfe (1841, 26, 486ff) ist dagegen die Bedeutung erweitert: „Man versteht hierunter im Allgemeinen jede Eröffnung von Wandungen, welche natürliche Behälter, Höhlen oder Kanäle einschließen. Die Perforation geschieht auf mechanische Weise, vermittels eines traumatischen Eingriffes, oder sie beruht auf der Wirkung corrodirender Substanzen (Aetzmittel) oder endlich sie ist das Produkt eines devastirenden, pathologischen Krankheitsprocesses (Ulceration, Brand, Erweichung, Resorption). Die traumatische Perforation ist eine zufällige, oder zu irgend einem Heilzwecke künstlich herbeigeführte."

Er bezieht in den Begriff operative Verfahren ein, die durch schneidende, stechende, bohrende oder sägende Instrumente eine künstliche Zugangsöffnung bahnen, z.B. die Durchbohrung des Trommelfelles (vgl. ebd.).

Belege:

1. *Angelstein, 1854, 3, 485*
   „**Perforation** des Sackes durch Eiterung oder in Folge einer früheren Operation [...]"

2. *Payr, 1922, 15*
   „Klinik und Pathologie haben allerdings bewiesen, daß einzelne **Magen-Darm-Perforationen** auch ohne Eingriff einer Heilung fähig sind."

3. *Brug, 1985, 404*
   „Die Gefahr der **Rektumperforation** ist besonders in dem intraabdominell verlaufenden Teil des Rektums, also oberhalb der peritonealen Umschlagfalte in etwa 13 cm Höhe gegeben."

(59) Peristaltik, die (-, ohne Pl.); griech. *peristaltikós*

Das Lehnwort ‚**Peristaltik**' geht auf griech. *peristaltikós* ‚umfassend und zusammendrückend' (von den Verdauungsorganen) zurück.

Mit der Peristaltik ist ein physiologischer Vorgang, eine Form der Bewegung von mit der glatten Muskulatur ausgekleideten Hohlorganen wie Speiseröhre, Magen, Darm, Harnleiter, Eileiter, zu verstehen (vgl. Zetkin, 1992, 1612). Die Peristaltik beruht auf wellenförmig fortschreitenden Kontraktionsvorgängen, bei denen sich die einzelnen Organabschnitte nacheinander zusammenziehen und auf diese Weise deren Inhalt vorwärtsgetrieben und durchmischt wird (vgl. DM). Von einer ‚**Antiperistaltik**' wird gesprochen, wenn es zur Umkehrung der normalen Peristaltik der Muskelbewegung des Darmes kommt, sodass der Darminhalt in der entgegengesetzten Richtung transportiert wird (vgl. DM). Eine sehr hohe Darmtätigkeit, die z.B. bei einem mechanischen Ileus zu beobachten ist, wird ‚**Hyperperistaltik**' genannt. Passagenhindernisse können dagegen zum Bewegungsstillstand des Darmtraktes führen.

Das Wort wird erst seit den 1930er-Jahren belegt. Früher wurde die Bezeichnung ‚**Darmbewegung**' gebraucht (Billroth, 1869, 62), obwohl tritt eine adjektivische Form ‚**antiperistaltisch**' z.B. bei Emmert (1862, 3, 485) auf. Die dt. Bezeichnung ‚**Darmmotorik**' wird gegenwärtig nur selten gebraucht (Sunder-Plassmann, 1968, 140).

<u>Belege:</u>
1. *Reichel, 1933, 78*
   „Nur reflektorisch durch Heizung der Nachbarschaft bei der **Peristaltik** (...) kann er den oft überaus starken Krampf des Pylorus erzeugt haben."
2. *Fuchs, 1965, 154*
   „[...] keine Darmbewegung (= **Peristaltik**)."
3. *Durst, 1998, 312*
   „Die klassische Trias (Schmerz, Bauchdeckenspannung, akute Störung der **Peristaltik**) [...]"

(60) **Phlegmone**, die (-, -n); lat. *phlegmone* ← griech. *phlegmoné*

Dem Fremdwort ‚**Phlegmone**' liegt griech. *phlegmoné* ‚Entzündung der Teile unter der Haut; Geschwulst' zugrunde, eine Bildung zu griech. *phlégma* ‚Schleim; Brand, Flame, Hitze', das vom griech. Verb *phlégein* ‚entzünden, verbrennen' abgeleitet wurde. Als ‚Phlégma' bezeichneten antike Ärzte den kalten und zähflüssigen Körperschleim, den sie für die Ursache mehrerer Krankheiten hielten.

Der Fachausdruck hat nach Kraus (1826, 627) die doppelte Bedeutung, es bezeichnet sowohl die allgemeine Entzündung (1. Beleg) als auch eine Entzündungsgeschwulst. Gräfe (1842, 24, 207) folgt dieser Meinung, indem er als Phlegmone im engeren Sinne „jede rein entzündliche, oder erysipelatöse Hautaffection bezeichnet, welche nicht nur die Oberfläche der Haut, sondern auch die subcutanen Gebilde, primär oder secundär, in Anspruch nimmt", die meist akut verläuft. Krüche (1900, 76) spricht nur noch von der akuten Entzündung der Zellgewebe. Ähnliche Begriffserklärung ist im DM zu finden: „eitrige Zellgewebsentzündung mit Neigung zu [flächenhafter] Ausbreitung". Sie unterscheidet sich dadurch von dem Abszess, dass sie von einer Membran nicht abgrenzt wird, sondern mehrere

Logen hat und sich diffus (schrankenlos) in den Bindgewebespalten in alle Richtungen aus breitet, ohne einen Randwall zu bilden (vgl. Schwenzer,2000, 123). Die Entstehungsursache ist meist eine Staphylokokkeninfektion infolge vorhergehender Hautverletzungen, Furunkel oder anderer Eitererscheinungen. Klinisch manifestiert sich die Krankheit mit der schwammigen Schwellung und Rötung der Haut, Fieber, pulsierenden Schmerzen sowie einer Drüsenschwellung (vgl. Rostock, 1957, 576). „Der Prototyp einer Phlegmone ist das Erysipel ‚intrakutan verlaufende Streptokokkenphlegmone' " (Kitzerow, 1956, 52).

Eine besondere Form stellt ‚**Gasphlegmone**', anders ‚**Gasödem**', ‚**Rausch-** bzw. **Gasbrand**' genannt, dar, bei der anaerobe Bakterien Clostridium die Ödembildung und Gasentwicklung bewirken (vgl. DM). Der Name ‚**Holzphlegmone**' ist auf holzartige Festigkeit der sich meist am Halse entwickelnden, chronisch und fieberlos verlaufenden Haut- und Muskulaturinfiltration zurückzuführen (vgl. Guttmann, 1902, 756). ‚**Kotphlegmone**' bildet sich nach der Inkarzeration der (Dick-) Darmwand, infolgedessen der Darminhalt in die umgebenden Weichteile austritt. Es führt zur Kotfistelbildung und der lebensbedrohenden diffusen Peritonitis.[16]

Aus den obigen Definitionen ergibt sich, dass das Substantiv ‚Phlegmone' um die Hälfte des 19. Jh. die Bedeutungsverengung erfuhr.

Belege:
1. *Ebermaier, 1818, 1, 136*
 „[...] ächte oder wahre Entzündung (Inflammatio vera, **Phlegmone**) und [...] falsche oder unächte (Infl. spuria, serosa)."
2. *Payr, 1922, 285*
 „Weitgehende **Stumpfphlegmonen**, besonders im Gebiete der Gefäßschneiden und des Nervus ischiadicus, und Arrosionen der großen Gefäße waren, wenn die Nähte nicht früh gelöst wurden, ihre Folgen."
3. *Schwenzer, 2000, 123*
 „**Phlegmonen** des Mundes und der Gesichts-Halses-Region führen häufig zu starker Atemnot, ja sogar zum Erstickungstod."

(61) Polyp, der (-en, -en); lat. *polypus* ← griech. *polýpous*

Das Wort ‚**Polyp**' ‚Krake, Nesseltier, Geschwulst der Schleimhäute' wurde im 16. Jh. aus lat. *polypus* entlehnt, das wiederum von griech. *polýpous* ‚Meerestier mit acht Schlinggliedern, Vielfuß' (zu griech. *polus* ‚viel' und *pous* ‚ein Fuß'), einer Hauptwortbildung vom griech. Adjektiv *polýpous* ‚vielfüßig', übernommen wurde (vgl. Pfeifer DWDS).

Unter ‚Polyp' ist eine Art von geschwulstförmiger Neubildung (Ausstülpung) zu verstehen. Die makroskopisch sichtbare fleischartige Wucherung entsteht vorwiegend an der Schleimhaut der Hohlorgane, daher der Name ‚Schleimhauttumor'

---

16 http://www.gesundheit.de/lexika/medizin-lexikon/kotphlegmone. Zugriff am 10.05.2015.

(vgl. Reuter, 2004, 1733). Meist ist sie gestielt, an ihrem Ausgangspunkt schmal, und dann erweitert sich birnförmig, kann jedoch eine breite Basis haben. Sie „hat ihren Namen von der irrigen Vorstellung erhalten, daß sie gewöhnlich verschiedene Wurzeln oder Füße, wie Polypen oder Zoophyten hätte" (Cooper, 1821, 3, 59).

Der Prädilektionssitz ist die Schleimhaut des Magen-Darm-Kanals, der Nase, des Gehörgangs sowie Urogenitalsystems. Je nach seinem Sitz und Form wird er deskriptiv bezeichnet: Dickdarm-, Kirsch-, Kolon-, Warzen-, Zottenpolyp. Polypöse Bildungen entstehen infolge chronischer Entzündungen, lokaler Verletzungen oder ohne erkennbare Ursachen. Im Allgemeinen sind sie gutartig. Es besteht aber die Gefahr der bösartigen Umwandlung (vgl. David, 1987, 2, 1678). Das multiple Auftreten von Polypen heißt ‚**Polypose**' f. Die Behandlung besteht in der **Polypektomie**, d.h. der oper. Entfernung der Geschwülste.

Seit der 2. Hälfte des 19. Jh. wird der Polizist in der Gaunersprache als ‚Polyp', und die Polizei als ‚**polypee**' scherzhaft bezeichnet, wohl wegen des Vergleichs ihrer weitreichenden Dienstbefugnisse mit den Fangarmen der Nesseltiere (vgl. Kluge).

Belege:
1. *Richter, 1804, 7, 54*
   „Desaults **Polypen** Unterbinder."
2. *Luecke, 1896, 87*
   „Manche Geschwülste in Nasen- und Rachenhöhle erscheinen gestielt, was sonst die allgemeine Bezeichnung ‚**Polypen**' veranlasste."
3. *Durst, 1998, 198*
   „Beim **Puetz-Jeghers-Polyp** handelt es sich um ein Hamartom, nicht um eine echte Neoplasie."

(62) **Prolaps**, der (-es, -e); lat. *prolapsus*

Der med.-fachsprachliche Ausdruck ‚**Prolaps**' oder ‚**Prolapsus**' gelangte ins Dt. aus *lat.* prolapsus ‚Vorfall' zu *lat.* prolabi, prolapsum ‚vorwärtsgleiten, vorwärtsfallen'.

Das Wort bezeichnet den Vorfall, d.h. Heraustreten oder Hervordrängen (bis zur Ausstülpung) von inneren Organen, Organ- bzw. Gewebeteilen aus ihrer physiologischen Lage, zumeist durch natürliche oder künstliche Körperöffnungen. Dies geschieht infolge der Bindegewebe- bzw. Schließmuskelschwäche, z.B. Anal-, Bandscheiben-, Diskus-, Hämorrhoidal-, Herzklappen-, Iris-, Rektum-, Vaginalprolaps (vgl. DM).

Im Bauchbereich werden mit diesem Namen „subkutane Verletzungen der Bauchwand, bei denen es zur Verlagerung von Bauchinhalt in die Verletzungsstelle kommt" (Rostock, 1957, 242). Die Ursache bildet in diesem Falle meist eine Spontanruptur der Muskulatur. Der Prolaps unterscheidet sich von der Hernie dadurch, dass beim Prolaps die Auskleidung der Bauchwandlücke mit Peritoneum fehlt, während diese bei der Hernie vorhanden ist (vgl. ebd.). Je nach dem Prolapsstadium werden konservative oder operative Therapieformen indiziert.

Bis zum Ende des 19. Jh. wurde für diese Krankheit die dt. Bezeichnung ‚**Vorfall**' gebraucht, seither tritt in den Handbüchern das Fremdwort ‚Prolaps' häufiger auf.

Belege:
1. *Tillmanns, 1899, 120*
   „[...] im Gegenteil soll man den aseptischen Druckverband so anlegen, dass der **Prolaps** durch Umlegen eines hohlen Verbandspolster, z.B. aus Watte, vor jedem Druck geschützt wird."
2. *Rostock, 1957, 31*
   „Der sekundäre **Hirnprolaps** ist in seinem Verhalten bösartiger."
3. *Leger, 1974, 287*
   „Ein **Hämorrhoidal-Prolaps** stellt eine innere Hämorrhoide mit Verlagerung vor den Anus dar."

(63) Pus, das (-es); lat. *pus*

‚**Pus**' stellt ein fachspr. lat. Äquivalent des Worts ‚**Eiter**' dar, das in der Fachliteratur meist lediglich als dessen Erklärung an der zweiten Stelle erwähnt wird. Es ist die Bezeichnung des Produkts der Eiterung, des eitrigen Exsudats, „welches eine gelblich weisse oder grünliche opake, cremeartige Flüssigkeit" (Busch, 1857, 1, 13) bildet. Heute blieb das Wort nur noch in der lat. Redewendung *Pus bonum et laudabile* ‚guter und lobenswerter Eiter' erhalten, die einen rahmig-gelben und nicht übel riechenden Eiter bezeichnet (vgl. DM). In der klassischen Medizin herrschte die Meinung, dass dieser sog. „reine" Eiter bei der Wundheilung gedeihlich wirkt.

Der alte Grundsatz des Chirurgen, den das lat. Schlagwort *Ubi pus, ibi evacua* ‚Wo Eiter ist, dort entleere ihn' zum Ausdruck bringt, wird von Verfassern der Lehrwerke wie Durst (1998, 348) und Schwenzer (2000, 132) für immer gültig gehalten.

Von dem Substantiv ‚Pus' wurde das Adjektiv ‚**purulent**' abgeleitet.

Belege:
1. *Rust, 1842, 10*
   „Eiter (**Pus**)."
2. *Burger, 1858, 232*
   „Der Eiter, **Pus**, ist aus zwei Bestandtheilen zusammengesezt, aus den Eiterkörperchen, und aus einer Flüssigkeit, Eiterserum, in welcher diese suspendirt sind."
3. *Schwenzer, 2000, 201*
   „[...] jedoch findet nur selten ein **Pusaustritt** in die Weichteile statt."

(64) Ranula, die (-, -n); lat. *ranula*

Dem med. Fachausdruck ‚**Ranula**' liegt lat. *ranula*, die Verkleinerungsbildung zu lat. *rana* ‚Frosch', zugrunde, daher dt. Bezeichnungen ‚**Froschgeschwulst**', ‚**Fröschleingeschwulst**'.

Es ist eine beim Menschen und bei verschiedenen Haustieren auftretende Krankheit der Speichelgänge. Infolge der Speichelstauung wird eine pralle Zyste von sehr dünnen Wandungen am Mundboden und auf einer oder beiden Seiten des Zungenbändchens sowie an der Zungenunterseite gebildet, die mit gallertigen oder schleimigen, weingelben Inhalte gefüllt und schmerzlos ist. Den Grund dafür bilden „Verstopfung oder Verengerung und Verwachsung des Ausführungskanals der Drüse" (Brandeis, 1820, 69). Die Geschwulst kann die Bohnen- bis Walnussgröße erreichen, sogar den ganzen Mund ausfüllen, sodass das Saugen bei Kindern und das Kauen, Schlucken und Sprechen bei Erwachsenen beeinträchtigt werden (vgl. BE). Bardeleben (1865, 351) legt durch Ranula bewirkte Komplikationen dar: „Bei dem höchsten Grade ihrer Entwickelung verdrängt sie die Zähne und bedingt Caries des Unterkiefers. Alsdann können auch Erstickungszufälle durch sie veranlasst werden." Die Froschgeschwulst wird chirurgisch behandelt.

Die Begründung der sonderbaren Benennung findet Cooper (1822, 4, 102) in der Ähnlichkeit der Bildung mit dem Kehlsack des Frosches. Rust (1834, 14, 135) äußert sich zu diesem Thema: „Ob die vermeinte Aehnlichkeit zwischen den schlecht articulirten Tönen des Kranken und dem Quaken der Frösche, oder zwischen der Form der Geschwulst und der Luftsäcke des Frosches die Veranlassung zu der eigenthümlichen Benennung dieser Geschwulst abgegeben haben, wollen wir unentschieden lassen."

<u>Belege:</u>

1. *Schreger, 1806, 160*
„Steine, als Ursache der **Froschgeschwulst**, rangen durch eine Fistelöffnung hervor, und können mit einer Pincette gefast, – oft muss dilatirt werden."

2. *Mair, 1867, 482*
„Hieher gehören die **Ranula (Froschgeschwulst)** bis wallnussgrosse Anhäufung von Speichel in einem der Ausführungsgänge der Sublinqual- oder Submaxillardrüsen..."

3. *Emmert, 1870, 412*
„[...] die durch Punction eines **Ránula** erhaltene Flüssigkeit [...]"

(65) Remission, die (-, -en); lat. *remissio*

Das Fachwort ,**Remission**' wird für ,Rückgang, vorübergehende Milderung bzw. Rückbildung von Krankheitserscheinungen' gebraucht. Bei Heyse (1853, 763) heißt es ,das Nachlassen eines Krankheitsanfalles'. Mit ,Remission' ist das Abklingen oder vorübergehende Nachlassen von Krankheitssymptomen, z.B. der Rückgang des Fiebers (vgl. DM), ohne vollständige Normalisierung aller Parameter (vgl. Zetkin, 1992, 1809) gemeint. Eine ,**Spontanremission**' bedeutet eine ohne therapeutische Maßnahmen eintretende (plötzliche) Heilung.

In der Fachsprache der Optik bezeichnet ,Remission' die ungerichtete, diffuse Reflexion, Zurückwerfen von Licht an undurchsichtigen Flächen (vgl. DgWddS), im Buchwesen dagegen ,Rücksendung von Remittenden' d.h. Rücksendung der in einer vereinbarten Frist nicht absetzbaren Druckerzeugnisse an den Verlag (vgl. DFw; DWDS). Es ist auch veraltete Bezeichnung für ‚Erlass, Nachsicht'. ‚Remission' geht auf lat. *remissio* ‚das Zurücksenden; das Nachlassen, Erlassen' zurück, das ein Abstraktum zu lat. *remittere, remissum* ‚zurückgehen lassen; nachlassen' bildet. Das Adjektiv **‚remissibel'** führt Heyse (1853, 763) auf spätlat. *remissibilis* ‚erlasslich, erlassbar' zurück.

Belege:
1. *Ebermaier, 1819, 2, 717*
   „Zuweilen bemerkt man deutlich **Remissionen**, ja Intermissionen und Exacerbationen in den Zufällen."
2. *Garré, 1929, 862f*
   „Chronische Fälle schleppen sich mit **Remissionen** über Monate hin, um in der Regel tödlich zu enden."
3. *Durst, 1998, 150*
   „Bei etwa 2/3 Patienten führt die pneumatische Dilatation zu einer klinischen **Remission** [...]"

(66) Rezidiv, das (-s, -e); lat. *recidivus*

‚**Rezidiv**' ist ein Fremdwort, das im 18. Jh. aus lat. *recidivus* zu lat. *recidere* ‚zurückfallen' übernommen wurde. Zunächst war die lat. Schreibung mit c (Recidiv), dann zumeist eingedeutschte (Rezidiv) üblich. Laut Adelung (3, 1009f) bedeutete das Wort „in der Monseeischen Glosse Absturz, von aber, wiederum".

Mit ‚Rezidiv' wird ein ‚Rückfall in eine Krankheit', ‚Rückfall in ein Übel überhaupt, z.B. in eine böse Gewohnheit' (Campe, 1813, 520); ‚neuer Anfall oder Anstoß, die Wiederkehr', frz. auch *Rechúte* f (vgl. Heyse, 1853, 751) gemeint. Das Verb **‚rezidivieren'** steht für ‚in bestimmten Zeitabständen periodisch wiederkehren' (bezogen auf Krankheiten). Dazu Adjektiv **‚rezidiv'** ‚wiederkehrend, wieder auflebend; rückfällig'.

Gräfe erklärt den Begriff ‚Recidiv' (*morbus recidivus, recrudescentia morbi*) wie folgt:

> Dieselben schädlichen Einflüsse von aussen her, welche die ursprüngliche Krankheit hervorgerufen hatten, pflegen, sobald sich der Genesende deren Einwirkung allzufrüh und anhaltend wiederum aussetzt, auch zu den Rückfällen die nächste Veranlassung zu geben; überdies unterstützt und begünstigt aber ganz vorzugsweise die im gesammten Organismus, wie in einzelnen Theilen desselben von der Krankheit selbst zurückgebliebene Reizbarkeit und Schwäche beim Zusammentreffen mit andern begünstigenden Umständen eine Verschlimmerung des gesammten Zustandes und eine Rückkehr der früheren krankhaften Zufälle. Stets sind die Recidive eine unerwünschte Erscheinung (...), indem sie in der Regel mit noch grösserer Hartnäckigkeit und Bösartigkeit verlaufen, als die eigentliche Krankheit selbst gezeigt hatte (Gräfe, 1842, 29, 506f).

Aus dem Standpunkt der Onkologie bezeichnet das ‚Rezidiv' das Wiederauftreten eines Karzinoms auf derselben Stelle, also im OP-Bereich, und unter Metastasen die neue Krebserkrankung fernab von der primären Stelle, „aber doch in Abhängigkeit von dem ursprünglichen Herde infolge der Verschleppung von Krebszellen durch die Lymph- und Blutbahn" (Reichel, 1933, 342).

In der med. Fachliteratur sind folgende Komposita vorhanden: Rezidivfreiheit, -gefahr, -knoten, -rate, Operations-, Lokalrezidiv.

Belege:
1. *Ebermaier, 1819, 2, 789*
   „Der Kranke muss daher einen Vorrath von Bougies haben, um, sobald ein **Recidiv** entsteht, einen Bougie wieder einlegen zu können."
2. *Wullstein, 1909, 45*
   „Treten nach der Gallensteinoperation **Rezidive** auf [...], so können sie durch zurückgelassene Steine bedingt sein [...]"
3. *Durst, 1998, 414*
   „Das **Re-Rezidivrisiko** nach der Operation des 1. **Rezidivs** (Bassini-Technik) [...]"

(67) **Ruptur**, die (-, -en); spätlat. *ruptura*

Der med. Fachausdruck ‚**Ruptur**' bezeichnet meist verletzungsbedingtes Trauma oder seltener vorkommende spontane Zerreißung eines Blutgefäßes, Muskeln, Gewebsstruktur (After-, Damm-, Scheideruptur bei Entbindung) bzw. eines inneren Organs (Leber-, Milz-, Pankreasruptur). Ein Durchbruch kann auch bei einer Operation entstehen. Mit ‚**Berstungsruptur**' ist ein durch breitflächige Gewalteinwirkung bewirkter Schädelbruch gemeint (vgl. DM). In der Regel wird die Ruptur chirurgisch behandelt.

In der Geologie wird dieses Wort für die Bezeichnung einer Klüfte, Spalte im Gestein, eines Risses, der infolge tektonischer Bewegungen entsteht, gebraucht (vgl. DFw).

Das Lexem ‚Ruptur' ‚Zerreißung, Berstung' ist eine Übernahme aus gleichbed. spätlat. *ruptura* zu lat. *ruptum*, das 2. Part. von *rumpere* ‚brechen, zerreißen' darstellt (vgl. DgWddS). Dazu stellt sich das Verb ‚**rupturieren**' ‚reißen, einreißen, zerreißen'.

Belege:
1. *Ebermaier, 1819, 2, 424*
   „Eine falsche Pulsadergeschwulst entsteht dadurch, dass durch irgend eine widernatürliche Oeffnung oder **Ruptur** einer Pulsader Blut ins nahe Zellgewebe tritt und eine Geschwulst erregt."
2. *Wullstein, 1909, 46*
   „Die Erscheinungen einer **Milzruptur** sind die der inneren Blutung; Schmerzen in der Milzgegend und Spannung der Bauchmuskeln..."
3. *Wind, 1989, 257*
   „Wenn wesentliche Blutungen nicht gestillt werden, bildet sich ein Hämatom, das zu Obstruktion oder **Ruptur** der Anastomose führen kann."

(68) Schock, der (-s, -s); frz. *choc* ← engl. *shok*

Die Herkunft des seit dem 13. Jh. im Dt. belegten Worts ‚Schock' n ‚Anzahl von 60 Stück' (mhd. *der schoc(h), scho(c)k*) ist unklar. Kluge vermutet, dass es von mhd. *schocken* ‚Korn in Haufen (wohl von 60 Garben) setzen' abgeleitet wird und mit *Hocke* verwandt ist. Adelung (4, 1616) zufolge war die Bedeutung Haufe oder Menge bereits zu seiner Zeit veraltet. Je nach Gegend bezeichnete das Wort eine Menge von 20, 40, 60 oder auch 120 Stück. In der Jägersprache ist mit Schock ‚Ring am Gehörn des Steinbocks zu verstehen' (vgl. Grimm, 15, 1435). Im 18. Jh. wurde das Wort mit neuer Bedeutung ‚Erschütterung, Stoß, Schlag' aus dem gleichbed. frz. *choc* entlehnt, das auch ins Engl. (*shock*) übernommen wurde. Neue Bedeutung entwickelte sich unter dem Einfluss des Engl. Bei Grimm (15, 1435) ist die Wortgeschichte angegeben: „augenscheinlich eine ableitung zu dem gemeingerman. (altn. ags. alts.) verb. *Skakan* schwingen, springen. aus dem deutschen in die romanischen sprachen eingedrungen: franz. *choc*, span. *Choque* stosz, dazu das verbum *choquer* bez. *chocar*, in andern sprachen mit abweichender bedeutung: altfranz. *choque* stamm, ital. *ciocco* klotz, stück holz."

Der med. Fachausdruck „Schock" wurde von Le Dran (1743) und Latta (1795) geprägt. Ursprünglich war damit ein typischer Folgezustand schwerer Verletzungen bzw. Verwundungen gemeint. Allgöwer (1992, 212) bemerkt, dass zu dieser Zeit noch pathophysiologische und biochemische Kenntnisse fehlten, er entsprang also bloß den Beobachtungen von Traumafolgen „Denkt man an die gewaltigen Wandlungen, die die Medizin im Verlauf der vergangenen 150 Jahre durchgemacht hat, so ist es nicht verwunderlich, daß der Zustand sehr unterschiedliche Erklärungen gefunden hat" (Hellner, 1962, 107). Die 1919 ausgestellte Theorie der Verminderung der zirkulierenden Blutmenge (‚Volumenmangelschock') behielt bis heute Allgemeingültigkeit (Reifferscheid, 1970, 40f).

Jedoch auch in der modernen Medizin fehlt eine klare klinische Definition des Schocks.

Laut Billroth (1869, 152) ist das ein Zustand psychischer und physischer Depression mit Stumpfheit oder Betäubung, der nach Verletzungen auftritt. Krüche (1900, 141) erklärt es als eine Summe von Störungen der Kreislauf- und Atmungsorgane. Guttmann (1902, 932) gibt folgende Erklärung an: „Durch gewaltsame Erschütterung des Organismus bezw. heftige Erregungen des Nervensystems bedingte Hemmung der Gewebs- und Organthätigkeit, die in schwären Fällen (...) zum Tode führen kann." Pirogoff nennt den Schock ‚**traumatischer Torpor**'[17], bei Bardeleben heißt es ‚**Wundschreck**' (vgl. Krüche, 1900, 200).

Andreae (2008, 971) fasst den Schock als akutes Kreislaufsyndrom auf, der aufgrund des Missverständnisses zwischen Sauerstoffbedarf und Sauerstoffversorgung

---

17 Unter ‚Turpor' m bzw. ‚Torpidität' f ist Regungslosigkeit; Gefühllosigkeit; Trägheit, Schlaffheit (z.B. eines Gewebes); Stumpfsinn, Stumpfheit im med. Sprachgebrauch zu verstehen (vgl. DM).

lebenswichtiger Organe und Gewebe entsteht. Die Unterversorgung des gesamten Organismus ist die Folge der verminderten Durchblutung. Als Synonym wird hier ‚**Kollaps**' angegeben. Der Kollaps zeigt zwar große Ähnlichkeit mit dem Schock, jedoch bei dem Kollaps treten die Zirkulationsstörung plötzlich, Temperaturerniedrigung allmählich auf, Puls ist verlangsamt, bei dem Schock umgekehrt (vgl. Krüche, 1900, 143): Pulsfrequenz steigert auf 100 Schlagen pro Minute, Temperatursenkung kommt plötzlich vor, Blutdruck wird auf <100 mm Hg herabgesetzt (vgl. Schwenzer, 2000, 28).

Durst (1998, 53) gibt moderne pathophysiologische Definition des Syndroms an: „Die akute qualitative und quantitative Verminderung der nutritiven Durchblutung lebenswichtiger Organe mit nachfolgender hypoxisch-metabolischer Zellfunktionsstörung."

Der Ausdruck wurde in den behandelten Büchern erst in der 2. Hälfte des 19. Jh. belegt, und seitdem tritt er kontinuierlich in unterschiedlichen Konstellationen auf: anaphylaktischer, bakterieller oder septisch-toxischer, traumatischer, psychischer Schock, Blutzuckermangel-, Kreislauf-, Nerven-, Elektro-, Insulin-, Volumenmangelschock.

Belege:
1. *Billroth, 1869, 152*
„[...] wir haben kein besonderes Wort für diese Form des Depressionszustandes; der englische Name, verdeutscht „**Schock**", ist am meisten gebräuchlich, um diese Zustände grosser Schwäche nach Verletzungen zu bezeichnen."
2. *Franz, 1942, 12*
„Verboten ist dieser Transport für alle **Shockierten** und **Shockbereiten**, für Verwundete mit Blutverlust, für Frischoperierte."
3. *Kaufmann, 1994, 108*
„Bei ausgedehnten Zerreißungen der Arterien und gleichzeitigem Vorliegen einer Verbrauchskoagulopathie, insbes. wenn der **Schockzustand** länger bestand, sind meist die Voraussetzungen für die Entwicklung einer Schocklunge gegeben."

(69) Struma, die (...men o. mae); lat. *struma*

Ein aus lat. *struma* ‚Lymphknotenanschwellung' (von struo ‚schichten') entlehntes Fremdwort ‚**Struma**' stellt ein Synonym für dt. ‚**Kropf**'. Diese Bezeichnung wurde von Albrecht von Hallen (1708–1777) 1718 angegeben (vgl. David, 1987, 2, 2028). Die früher übliche Bezeichnungen ‚**Blähhals**', ‚**Satthals**' und ‚**Gebirgshals**' m sind veraltet. Zunächst wurde damit jede Schwellung, besonders der Lymphdrüsen, am Hals (eigtl. Scrofulae) bezeichnet, „weshalb die engl. Autoren noch heute S. identisch mit Scrofulose gebrauchen" (Guttmann, 1902, 982). Im Dt. wurden mit diesem Wort noch zu Beginn des 20. Jh. bestimmte Geschwülste der Nebennieren genannt (vgl. ebd.).

Die Struma ist eine Endokrinopathie, die meist endemisch in Hochgebirgsgebieten mit dem Jodmangel auftritt (vgl. Sunder-Plassmann, 1968, 59). Die Krankheit äußert sich durch „eine chronische, weiche, schwammichte, elastische, gleiche

Geschwulst, am vordem und obern Theile des Halses, mit einer breiten Grundfläche, die ganz unschmerzhaft, und so lange sie frisch ist, dem Drucke des Fingers leicht nachgiebt" (Ebermaier, 1819, 2, 597), Atemstörungen, Schluckbeschwerden. Die Geschwulst kann sich zu einer Riesengröße ausdehnen und groteske Formen annehmen. Die Diagnose wird u.a. durch genaue Perkussion, eine Röntgenaufnahme, Schilddrüsen-Szintigraphie, bei Krebsverdacht auch durch eine Biopsie, eine Computer- oder Kernspintomographie gesichert.

Ebermaier (1819, 599) empfahl die konservative Behandlung mit gebranntem Meerschwamm, kalzinierten Eierschalen, der Schwefelleber, Seewasser; die Seife und dem Meerzwiebelessig. Einst wurde die Struma mit der Fontanelle oder dem Haarseil geheilt. Heute besteht die Behandlung in der Verabreichung von Schilddrüsenhormon- und Jodpräparaten. In fortgeschrittenen Fällen wird die operative Entfernung der Geschwulst, d.h. ,**Strumektomie**' f, vollgezogen.

Belege:
1. *Ebermaier, 1819, 2, 597*
„Zwar unterscheidet man den wahren Kropf *(Brenchocele)* von der Schilddrüsengeschwulst **(*Struma*)**."

2. *Vidal, 1856, 3, 523*
„Dauernde Vergrösserungen der Schilddrüse werden mit dem gemeinsamen Namen Kropf, ***Struma*** bezeichnet."

3. *Allgöwer, 1992, 606*
„Unter dem Begriff **Struma malign**a werden alle bösartigen Tumoren der Schilddrüse zusammengefaßt. die nach ihrem histologischen Bild sehr verschiedenartig sein können und hinsichtlich Behandlungserfolg sowie Prognose stark voneinander abweichen."

(70) Szirrhus, der, (-, -en); nlat. *scirrhus* ← griech. *skirros*

Richter (1, 1792, 423) versteht unter ,**Szirrhus**' „eine harte, unschmerzhafte Geschwulst in einem drüsichten Theile mit einer Anlage zum Krebse." Gräfe (1843, 31, 328) definiert den Begriff wie folgt: „Scirrhus bedeutet in der am meisten üblichen Redeweise soviel als Krebsgeschwulst, bösartiger Schmarotzer, und zwar vorzüglich in dem ersten Zeiträume seines Daseins, ehe er schmilzt und verjaucht, also ehe ein Krebsgeschwür aufbricht." Ferner unterscheidet Gräfe Scirrhus benignus und malignus. Blasius (1836, 487) äußert die Meinung, dass die Benennung Scirrhus benignus für die auf einer Degeneration beruhenden Verhärtung in einem Organ (Induratio, Struma, Scrofula) falsch gebraucht wird. Das Unterscheidungsmerkmal bilden stetige Anzeichen der Entzündung, die „bei der Entwicklung des Scirrhus aber immer fehlt." Laut Portal (1792, 1, 88) entsteht die Geschwulst durch Verdickung der Drüsenfeuchtigkeit und hat ihren Sitz in den Drüsen. Er stellt fest, dass nur Drüsenverhärtungen die Benennung ,Scirrhen' erhalten sollten, „denn da die dem Scirrhus ähnlichen Geschwülste, welche sich in andern Theilen bilden, einen ganz andern Ausgang nehmen" (ebd.). Als Prädilektionsstellen nennt er die Brust, den Hoden, die Gebärmutter und die Speicheldrüsen. In heutiger Auffassung wird mit diesem Namen ein Karzinom mit harter Konsistenz (vgl. Reuter, 2004, 333) mit reichlichem, derbem und schrumpfendem Stroma, genauer „ein sehr unreifer Drüsenepithelkrebs mit starker Entwicklung des bindegewebigen Stromas und Zurücktreten der epithelialen Elemente" (David, 1987, 2, 2059) bezeichnet. Synonymische Bezeichnungen sind: ‚**szirrhöses Karzinom**', ‚**Faserkrebs**', ‚**Fibrokarzinom**', ‚**Skirrhus**'.

Das Fremdwort wurde über gleichbed. nlat. *scirrhus* von griech. *skirros* ‚Verhärtung; verhärtetes Geschwür' entlehnt (vgl. DM). Es entspring den griech. Adjektiven *xēros, skirrhōs, skēros, seros, skuros* mit der Bedeutung ‚trocken' oder ‚hart, fest' (vgl. Kraus (1826, 734).

In den Handbüchern ist das Fachwort in der lat., griech. und eingedeutschten Schreibung vorhanden (Scirrhus, Skirrhus, Szirrhus).

Belege:
1. *Ebermaier, 1819, 2, 637*
„Die Milchknoten können oft ganz hart werden, ja zuweilen eine knorpelartige Härte annehmen, und leicht für einen **Scirrhus** gehalten werden."
2. *Garré, 1929, 278*
„Unter die ganz seltenen Sonderformen des Magenkrebses ordnen wir den [...] relativ gutartigen fibrösen Magenkrebs; er ähnelt den diffusen **Skirrhen**."
3. *Rostock, 1957, 236*
„Die Symptome des Brustdrüsenkrebses sind teilweise verschieden, je nachdem es sich um einen schrumpfenden **Szirrhus** oder einen wachsenden Markschwamm handelt."

(71) Thrombose, die (-, -n); griech. *thrómbosis*

Die Thrombose ist eine Gefäßerkrankung. Ihre Bezeichnung entspringt dem griech. Wort *thrómbosis*, das eigtl. ‚das Gerinnen(machen)' bedeutet und die Ableitung von griech. *trómbos* ‚Klumpen, Blutpfropf' darstellt (vgl. DFw).

Mit ‚**Thrombose**' ist der Vorgang der Blutpfropfbildung in der Blutbahn zu verstehen. Das Blutgerinnsel (‚**Thrombus**'), das im Unterschied zur Embolie ortsständig ist, bedingt die Behinderung des Blutstroms durch die akute partielle oder völlige Verstopfung des Gefäßlumens. Die Thrombose pflegt seinen Sitz in Venen der unteren Extremitäten sowie des Beckens zu haben, kann aber auch in der Herzhöhle und den Arterien entstehen (vgl. DM). Besondere Veranlagung bilden Gerinnungsstörungen bei bettlägerigen Patienten nach oper. Eingriffen, Schwangeren und Wöchnerinnen, Entzündung der Krampfadern. Klinisch imponiert die Thrombose mit Rötung und Spannung der Haut, Druckschmerzen und Schweregefühl. Die Hauptkomplikation besteht in der Ablösung und Verrückung des Thrombus, d.h. der Embolie, die zuweilen die tödliche Lungenembolie herbeiführen kann.

Die konservative Behandlung beruht auf der Embolieprophylaxe (möglichst frühzeitige Bewegung), Anwendung von Kompressionsverbänden, Medikation mit blutgerinnungshemmenden Arzneien. Der Gefäßverschluss wird operativ

(Thrombolektomie) beseitigt. Zwecks der Wiederherstellung der Gefäßdurchgängigkeit werden Ballondilatation, bei der bei Bedarf ein Stent (Gefäßprothese) implantiert wird, oder Bypassoperation (Gefäßplastik) zur Überbrückung der geschädigten Stelle, vorgenommen (vgl. BE).

Der Begriff ‚Thrombose' wurde zwar bereits im 2. Jh. von Galen formuliert, die Bezeichnung erscheint jedoch in der Fachliteratur erst nach 1857. Bislang wurde die Krankheit als ‚**Verstopfung der Vene durch Blutgerinnsel**' oder ‚**Pfropfbildung**' bezeichnet.

Belege:
1. *Busch, 1857, 1, 69*
„Bei den gequetschten und gerissenen Wunden findet wegen des rauhen Arterienlumens schneller **Thrombose** in den Gefässen statt."
2. *Krüche, 1900, 20*
„Die Therapie der **Thrombose** und der Embolie beschränkt sich im Wesentlichen auf die Prophylaxe."
3. *Sunder-Plassmann, 1968, 246*
„[...] die akute **Hämoroidalthrombose** [...]"

(72) **Totenlade**, die, (-, -n); lat. *involucrum*

In der Gemeinsprache gilt das Wort ‚**Totenlade**' ‚Sarg' für veraltet (vgl. DgWddS). Es ist aber in manchen Landschafssprachen weiterhin üblich.

Infolge chronischer Knocheneiterung (Osteomyelitis, Knochenmarkentzündung) und durch ein Trauma (z.B. offene Knochenbrüche) oder eine Operation verursachten Knochenentzündungen, kommt es zum Absterben von betroffenen Knochenarealen. Der Abgrenzungsprozess des abgestorbenen von dem lebenden Knochengewebe, das von Leukozyten besorgt wird, dauert 8–10 Woche. Durch Knochenneubildung entsteht eine Hülle, eine Art der Kapselbildung, die sich schalenartig um die nekrotischen Knochenfragmente und Eiter legt, sodass diese als Leichnam im Sarg liegen (vgl. Rostock, 1957, 620). Dies erklärt den Namen ‚Totenlade', mit dem diese ‚schalenförmige, harte Auflagerungen', „knöcherne Einmauerung eines Knochensequesters" (Zetkin, 1992, 2121) Rostock zufolge von alters her bezeichnet werden. Im radiologischen Bild erscheint die Totenlade als Knochenneubildung, die den Sequester (ein abgestorbenes Gewebestück) umgibt.

Belege:
1. *Rostock, 1957, 620*
„Man nennt diesen neugebildeten Knochen daher seit alters her die '*Totenlade*'."
2. *Reiffenscheid, 1970, 96*
„Knochennekrose ‚**Totenlade**.' "

(73) **Trauma**, das (-s, -ta und Traumen); griech. *trauma* (*traúmatos*)

Der gelehrte Fachausdruck ‚**Trauma**' ‚Verletzung, Wunde' und ‚starke seelische Erschütterung, Verletzung der Psyche' wurde im 19. Jh. aus griech. *trauma* (*traúmatos*) ‚Wunde, Verletzung, Schaden, Niederlage' entlehnt, das von griech. *titroskein* ‚verwunden, durchbohren' abgeleitet wurde (vgl. Kluge). Auf der Übernahme aus dem Griech. beruht auch lat. *trauma* ‚Verletzung, Läsion' (vgl. Pfeifer DWDS).

Laut Kraus (1826, 838) bedeutet ‚Trauma' ‚die Wunde, etwas Gebohrtes'. Bei Krüche (1900, 141) heißt es: „Jede durch mechanische, thermische oder chemische Einflüsse hervorgebrachte lokale Einwirkung auf den Körper, welche eine lokale und in der Regel auch allgemeine Störung der Lebensvorgänge zur Folge hat". Neuere Definitionen fassen den Begriff als eine durch äußere schädigende Gewalteinwirkung entstandene Verletzung des Organismus (vgl. DM). David (1987, 2, 2136) bemerkt, dass das Wort heute meist im Zusammenhang mit Unfallerscheinung und ihren Folgen verwendet wird. Mit dem Begriff ‚**Polytrauma**' ist „zunächst nur gleichzeitig entstandene Verletzungen mehrerer Körperhöhlen, bzw. -regionen und Organe bei potenzieller Gefährdung des Patienten" (Schreiber, 1993, 365) zu verstehen.

Um die Hälfte des 19. Jh. gelangte der Ausdruck ‚**Psychotrauma**' n (im Sinne ‚psychische/seelische Verletzung') unter dem Einfluss Freuds psychoanalytischer Untersuchungen in die Fachsprache der Psychologie. Hier bezeichnet es seelischen Schock, starken Stress, schreckähnliche emotionelle Erschütterung, die pathogene Wirkungen (psychische oder nervöse Schädigungen) nach sich zieht und lange nachwirkt (vgl. BE, 2002).

Die Ableitung ‚**Traumatologie**' f bezeichnet die Wissenschaft und Lehre von der Wundbehandlung und -versorgung (vgl. DFw). Das Abstraktum ‚**Traumatismus**' wird im Sinne einer durch eine große Verletzung verursachte Störung des Allgemeinzustandes gebraucht (vgl. Guttmann, 1902, 1039). Das Substantiv ‚**Traumatisierung**' steht für ‚das Traumatisiertwerden, -sein'. Das Adjektiv: ‚**traumatisch**' bezeichnet „ein Leiden, welches entweder von einer Wunde herrührt, oder doch in Folge einer mechanischen Beschädigung entstanden ist" (Gräfe, 1846, 35, 475). ‚**Atraumatisch**' bringt die Bedeutung ‚ohne Wunde oder Verletzung verlaufend' und wird vorwiegend in Bezug auf die chir. Naht mit atraumatischen, d.h. feinen, das Gewebe nicht schädigenden Nadeln gebraucht. Dazu das Verb ‚**traumatisieren**' ‚[seelisch] verletzen'.

Belege:
1. *Stromeyer, 1844, 1, 286*
    „Eine Wunde, Vulnus, **Trauma**, ist eine durch mechanische Gewalt plötzlich entstandene wahrnehmbare Trennung des Zusammenhangs organischer Theile."
2. *Leriche, 1958, 166*
    „Hat ein **Trauma** die Struktur gesunden Gewebes zerdrückt und zerstört, so hat er hiermit auch Blutgefäße rupturiert [...]"
3. *Leger, 1974, 181*
    „Man unterscheidet offene und geschlossene, stumpfe **Bauchtraumen**."

(74) **Tuberkulose**, die (-, -n); lat. *tuberculosis*

Die Herkunft der Krankheitsbezeichnung ‚Tuberkulose' ist griech.-lat. Es wurde aus dem lat. Konkretum *tuberculum* ‚Klümpchen, kleiner Höcker, kleine Geschwulst' und dem lat. Suffix *-ose* (zu griech. *-ōsis* mit der Bedeutung ‚Krankheit, Vorgang') im 19. Jh. gebildet (vgl. DH).

‚**Tuberkel**' ‚knötchenförmige, umschriebene Geschwulst, Tuberkuloseknötchen' stellt eine gelehrte Entlehnung des 19. Jh. aus lat. *tuberculum* dar, dem Diminutiv von lat. *tuber* ‚Klumpen, Beule, Geschwulst' (vgl. Pfeifer DWDS). Adjektivische Ableitungen bilden: ‚**tuberkulös**' ‚mit Tuberkeln durchsetzt; an Tuberkulose leidend' und ‚**tuberkuloid**' ‚einer Tuberkulose ähnlich' (vgl. DM).

Die Tuberkulose (Abkürzungen: Tbc, Tb, Tbk) ist eine durch das von dem Tuberkelbakterium (Mycobacterium tuberculosis) hervorgerufene, meist zyklisch-chronisch verlaufende, weltweit verbreitete Infektionskrankheit bei Menschen und Tieren. Sie wird auch als ‚**Morbus Koch**' nach dem Entdecker des Tuberkulosebakterium Robert Koch (1843–1910) bezeichnet. Wegen der Ansteckungsgefahr ist die Erkrankung meldepflichtig. Die Übertragung findet meist durch Tröpfcheninfektion durch die Atemwege statt.

Klinisch lassen sich hohe Atemnot, Erbrechen, Fieber, Husten, Schmerz, Blutung erkennen. Die Primärinfektion entwickelt sich in der Lunge. Falls die Erreger in die Blutbahn gelangen und zerstreut werden, kann sie andere Organe wie Nieren, Knochen, Genitalien, Lymphknoten, Hirnhaut befallen. Eine rasch fortschreitende Lungentuberkulose mit schwerer Beeinträchtigung des Allgemeinzustandes und tödlichem Ausgang heißt im Volksmund ‚**galoppierende Schwindsucht**'. Eine Form der Lungentuberkulose, bei der das Lungengewebe eingeschmolzen und geschrumpft wird, wird als ‚**Phthise**', ‚**Schwindsucht**' (veraltet), ‚**Auszehrung**', bzw. ‚**Lungenschwindsucht**', bezeichnet. Am Ort der Erstinfektion entwickelt sich eine unspezifische Entzündung (Primärherd), weitere Ausbreitung führt zur Bildung granulomatöser Herde und zu fortschreitenden Gewebezerstörungen. Die befallenen Organe erleiden den zunehmenden Funktionsausfall. Formveränderungen und neurologische Störungen entwickeln sich langsam. Die frühzeitige Erkennung ist für den Heilungserfolg wichtig (vgl. BE). Die Therapie besteht in Antibiotikamedikation (Antituberkulotika). Dagegen eine Schutzimpfung mit BCG wird nicht mehr empfohlen (vgl. BE).

Bis zum Mitte des 19. Jh. war die Bezeichnung ‚**Schwindsucht**' im Gebrauch, dann wurde nur noch die Benennung ‚Tuberkulose' verwendet.

<u>Belege:</u>
1. *Strohmeier, 1844, 1, 444*
   „Nur solche Fälle sollte man als wirklich **tuberculos** oder der **tuberculosen** Schwindsucht in ihrem Ausgange analoge Fälle bezeichnen, wo sich die Tuberkeln noch im cruden Zustande nachweisen lassen."
2. *Rostock, 1957, 108*
   „Die Prognose der **Halslymphdrüsentuberkulose** ist durchaus günstig, solange es sich um den einzigen, manifesten Herd im Körper handelt."

3. *Durst, 1998, 256*
„Diese granulomatösen Entzündungen sind typisch für bestimmte bakterielle Infektionen wie z.B. die **Tuberkulose** oder die **tuberkuloide** Form der Lepra."

(75) **Tumor**, der (-s, -en); lat. *tumor*

‚**Tumor**' ‚Geschwulst, Gewächs, Gewebswucherung' ist eine gelehrte Entlehnung aus lat. *tumor* ‚Anschwellung, Geschwulst; Aufwallung, Aufgeblasenheit', einer Ableitung von lat. *tumere* ‚geschwollen sein, vor Zorn aufbrausen, vor Stolz aufgeblasen sein'. Es wurde in die med. Fachsprache angenommen und von dort aus gelangte in der 2. Hälfte des 19. Jh. in die Bildungssprache (vgl. DH)

‚Tumor' ist ein recht unscharfer Begriff. In der Medizin gibt es zwei Tumordefinitionen: Im allgemeineren Sinne bezeichnet dieses Wort jede Volumenvergrößerung ohne Gewebsneubildung, krankhafte Anschwellung eines Organs oder Organteils, palpable Verhärtung, z.B. eine entzündliche Anschwellung bzw. Stuhlanhäufung im Darm. In diesem Zusammenhang wird von ‚**Pseudotumor**' (‚**Scheinanschwellung**') gesprochen. ‚**Konglomerattumor**' steht für eine infolge einer entzündlichen Verwachsung von Organen bzw. Organteilen entstandene Pseudogeschwulst.

Im engeren Sinne steht der Ausdruck für die infolge der Fehlregulationen des Zellwachstums (Gewebsproliferation) entstandene Geschwulst, Gewebswucherung. Synonyme bilden ‚**Neoplasie**' und ‚**Gewächs**'. Die Neubildungen homologen Charakters, (im Bau mit dem Muttergewebe übereinstimmend) sind meist gutartig. Falls sie heterologen Charakters aufweisen, d.h. weniger differenzierte Zellen als das Muttergewebe haben, neigen sie zur Bösartigkeit (Dignität) (vgl. DM). Der Tumor, von dem Metastasen ausgehen, wird ‚**Primärtumor**' genannt. ‚**Mischtumor**' ist aus epithelialen und mesenchymalen Anteilen aufgebaut.

Belege:
1. *Cooper, 1822, 4, 207*
„Unmittelbar, nachdem die Ligatur dicht zusammengezogen war, ward der **Tumor** um ein Drittel seiner Größe reducirt [...]"
2. *Leger, 1974, 204*
„Maligne **Mischtumoren** sind wahrscheinlich epithefialen Ursprung."

(76) **Turgor**, der (-s); spätlat. *turgor*

Das Fremdwort ‚**Turgor**' wurde aus spätlat. *turgor* ‚das Geschwollensein' zu lat. *turgere* ‚strotzen, angeschwollen sein' übernommen. Es bezeichnet den Spannungszustand, Flüssigkeitsdruck in einem Gewebe (vgl. DFw). Zetkin (1992, 2170) erklärt es als „Elastizität von Körpergeweben, die stark vom Flüssigkeitshaushalt abhängt". Bei Austrocknung wird dieser Zustand herabgesetzt, bei Ödembildung gesteigert.

Auf lat. *turgescens*, das Part. Präs. von lat. *turgescere* ‚aufschwellen, zu schwellen beginnen' geht das Substantiv ‚**Turgeszenz**' f zurück. Es bezeichnet die Volumenzunahme, den Schwellungszustand von Geweben oder Organen infolge abnormen anhaltenden Blut- und Flüssigkeitsgehalts (vgl. David, 1987, 2, 2164).

'Turgor', auch 'Turgordruck', 'Saftdruck' genannt, ist zugleich der Begriff der Botanik. Hier bezeichnet es den auf die Zellwand lebender Pflanzenzellen von Zellsäften aufgrund osmotischen Drucks ausgeübten Innendruck, der die Dehnung der Zellwand verursacht. Von sinkendem Turgor spricht man, wenn infolge des Wasserverlustes die Erschlaffung eintritt (vgl. ML).

Belege:
1. *Langenbeck, 1822, 1, 67*
   „Das Wesen der Entzündung beruht nicht auf einer, vermehrten Aeusserung der Sensibilität, des **Turgor(s)**, oder der Irritabilität, sondern auf einer krankhaften Steigerung der bildenden Kraft in dem entzündeten Organe."
2. *Zeis, Eduard, 1838, Handbuch der plastischen Chirurgie, 95*
   „Am 3ten Tage war das Fieber verschwunden, die Röthe des Hautlappens lebhafter, der **Turgor** etwas stärker [...]"
3. *Busch, 1857, 1, 62*
   „...ferner bemerken wir sie häufig zur Zeit der eintretenden Eiterung, bei welcher immer ein stärkerer **Turgor** des Blutes in den Gefässen stattfindet, so dass kleine Thromben aus dem Lumen hervorgestossen werden können [...]"

(77) Überbein, das (-es, -e); lat. *ganglium*

'Überbein' ist die dt. Bezeichnung für die unter 'Ganglion' erörterte orthopädische Erkrankung. Es stellt „eine kleine, unschmerzhafte, harte, mehr oder weniger bewegliche, gemeiniglich runde oder ovale und ebene Geschwulst, die aus einem Sacke von festem, sehnichtem Zellgewebe besteht, und eine eyweissartige Flüssigkeit enthält" (Ebermaier, 1818, 402) dar, die zumeist am Handgelenk und in der Kniekehle vorkommt, eine Deformität der betroffenen Stelle verursacht und die Bewegung der Flechse hindert. Adelung gibt an, dass der Auswuchs nicht nur an den Sehnen, sondern auch an den Knochen aufkommt, und nennt ihn Beingewächs, daher die volksmündliche Bezeichnung 'Überbein' (vgl. Adelung, 4, 746). Frank (1858, 301) bezeichnet es „als partielle Ausdehnungen der Sehnenscheiden". Heute wird Überbein als „Zystenartige Ausweitung einer Gelenkkapsel oder Sehnenscheide, die mit Gelenkflüssigkeit gefüllt ist" definiert (Zetkin, 1992, 753).

'Bein' ist ein altgerm. Wort für 'Knochen' (mhd., ahd. *bein*, niederl. *been*, engl. *bone*, schwed. *ben*). Seine Herkunft ist unklar. Die alte Bedeutung 'Knochen' ist in Wendungen wie 'durch Mark und Bein', 'Fleisch und Bein' sowie in vielen anatomischen Zusammensetzungen, z.B. 'Nasen-, Hüft-, Jochbein' erhalten geblieben. Seit 16. Jh. wird 'Bein' vorwiegend in der Bedeutung 'Ober- und Unterschenkel' verwendet (vgl. DH).

Bis zur Mitte des 19. Jh. war das Wort häufig, zuweilen unter Angabe des lat. Namens 'Ganglion', im Gebrauch. In der späteren Periode umgekehrt, die Erkrankung wird im chir. Sprachgebrauch 'Ganglion' genannt, dem das Synonym 'Überbein' in der Klammer nachgestellt wird.

Belege:
1. *Ebermaier, 1818, 1, 404*
   „Die Exstirpation eines **Ueberbeins** ist immer etwas bedenklich, weil gewöhnlich Fieber, Schmerzen und mancherley krampfhafte Zufälle darnach entstehen [...]"
2. *Herman, 1861, 26, 470*
   „[...] eine halb oval gewölbte, elastische Geschwulst [...]: – die sogenannten **Ueberbeine** oder *Ganglien*."
3. *Billroth, 1869, 535*
   „Dies nennt man im gewöhnlichen chirurgischen Sprachgebrauch ein Ganglion, wenn es auf dem Handrücken vorkommt, auch wohl ein ‚**Ueberbein**'."

(78) **Volvulus**, der (-, ...li); lat. *volvulus*

Das Fremdwort wurde aus lat. *volvulus* zu lat. *volvere* ‚drehen, wälzen, winden' übernommen.

Der med. Terminus ‚**Volvulus**' bezeichnet eine Stiel-/Achsendrehung eines Organs, „jenen Zustand, bei welchem sich ein Theil eines schlauchartigen Gebildes in dem andern wie in eine Scheide einschiebt, in Folge dessen das Lumen und die Durchgängigkeit an der Einschiebungsstelle verringert oder gänzlich aufgehoben wird" (Gräfe, 1838, 18, 658f).

Im engeren auf Gedärme beschränkten Sinne wird es als die Passage störende Lageveränderung und Verschlingung der Gedärme begriffen (vgl. Wullstein, 1909, 110, Durst, 1998, 310). Die Drehung kann zwischen 90 und 350° liegen. Die häufigste Ursache ist nach Garré (1929, 224) der Zwerchfellbruch.

Diese Bedeutungsverengung ist aufgrund der Definition im DM ersichtlich: „Volvulus – Darmverschlingung, Drehung einer Darmschlinge um ihre Achse, um die Achse ihres Gekröses oder um eine andere Darmschlinge mit Abschnürung des Darmlumens und Strangulation der Darmgefäße". Trotzdem wird auch im 20. Jh. dieses Fachwort in Bezug auf andere Organe gebraucht, z.B. Magenvolvulus (2. Beleg).

Die von Gräfe (1838, 18, 658f) angegebenen lat. Bezeichnungen der Darmeinschiebung: *Introsusceptio, Indigitatio, Invaginatio, Convolvulus, Tormentum, Chordapsus* nicht immer Synonyme von ‚Volvulus' sind. So bezeichnet z.B.‚**Chordapsus**' (zu griech. *chorda* ‚Darm(seite)' und griech. *chapto* ‚halte fest') den adhäsionsbedingten Darmileus. ‚**Intususception**', ‚**Invagination**', ‚**Indigitation**' stehen dagegen für eine Form des Volvulus, die in der Ineinanderschiebung, Einstülpung eines Darmabschnittes in einen anderen Darmteil besteht (vgl. Reuter, 2004, 1058).

Belege:
1. *Rust, 1830, 10, 455*
   „Die Laparotomie soll nach der Angabe des Cälius Aurelianus von Praxagoras zur Beseitigung eines **Volvulus** zuerst ausgeführt worden seyn."
2. *Rostock, 1957, 311f*
   „Der **Volvulus** des Magens, der manchmal durch plötzliche Magenverlagerungen nach Erbrechen bei bestehenden Tumoren eintritt (...), muß operativ behandelt werden."

3. *Durst, 1998, 310*
"Dickdarmileus – meist langsamer Beginn, sofern es sich nicht um einen **Volvulus** oder eine akute Ischämie handelt."

(79) Wasserbruch, der (-s, ⁻e); lat. *hydrocele*

Dieser Fachausdruck stellt die Lehnübersetzung aus griech. *hydōr* ‚Wasser' und griech. *cēle* ‚Bruch, Geschwulst' dar (vgl. Kraus, 1831, 409).
‚Wasserbruch' ist die Bezeichnung einer umschriebenen, schmerzlosen Wasser- bzw. Exsudatansammlung in einer serösen Höhle (vgl. Reuter, 2004, 963). Im ärztlichen Sprachgebrauch tritt häufiger sein lat. Synonym ‚**Hydrozele**' (nur Pl.) auf, das zugleich als übliche Kurzbezeichnung der Fügung *Hydrocele testis*, d.h. des Wasserbruchs des Hodens gleichgesetzt wird. Die im älteren Schrifttum vorhandenen Worterklärungen fußen ausschließlich auf dieser Bedeutung (vgl. Ebermaier, 1819, 2, 845; Martell, 1858, 393; Emmert, 1862, 3, 609). ‚Wasserbruch' wird demnach im 19. Jh. als "eine jede widernatürliche und beträchtliche Anhäufung von Wasser, die entweder in der Scheidenhaut des Hodens, oder in der Scheidenhaut des Samenstrangs, oder in einem widernatürlichen Balge im Zellgewebe des Hodensacks statt findet" (Ebermaier, 1819, 2, 845) definiert. Daraus ergibt sich, dass der Ausdruck ‚Wasserbruch' um das Ende des 19. Jh. eine Bedeutungserweiterung erfuhr.

Belege:
1. *Busch, 1869, 2, 247*
"Sonst ist also der **Wasserbruch** eine ungefährliche Krankheit."
2. *Fuchs, 1965, 171*
"Sammelt sich zwischen dem Hoden und seiner Umhüllung Flüssigkeit an, so entsteht eine Vergrößerung, die man als Hydrozele (**Wasserbruch**) bezeichnet."

(80) Wasserkopf, der (-s, ohne Pl.); lat. *hydrocephalus* ← griech. *hydroképhalos*

Als ‚**Wasserkopf**' wird die abnorme Ausdehnung des Schädels infolge einer fortschreitenden Vermehrung der Liquorflüssigkeit sowie ihrer übermäßiger Ansammlung in den Hirnhöhlen oder äußeren Liquorräumen bezeichnet (vgl. Garré-Borchardt, 1942, 52). "Dem Geschehen liegt ein Mißverhältnis zwischen Liquorproduktion und der Liquorresorption zugrunde, was je nach dem Entwicklungstempo einen akuten oder einen chronischen Hydrozephalus nach sich zieht" (Uebermuth, 1967, 3). Ätiologie des angeborenen oder im früheren Kinderalter auftretenden Wasserkopfs wird durch intrauterine Entwicklungsstörungen, embryonal ablaufende Entzündungen, Geburtstraumen erklärt. Der symptomatische Hydrozephalus tritt als Folgeerscheinung anderer Krankheitsvorgänge (Meningitis der Neoplasmen, verschiedene Gehirnmissbildungen bzw.-erkrankungen). Die Behandlung beruht auf der Ableitung der Gehirn-Rückenmark-Flüssigkeit mithilfe neurochirurgisch angelegter Ventrikeldränage (vgl. BE).

Als ‚Wasserkopf' wird auch der Mensch mit einem Hydrozephalus bezeichnet. Im übertragenen Sinne wird das Wort für die Bezeichnung der unverhältnismäßigen Ausdehnung im Verwaltungsapparat gebraucht (vgl. Grimm, 27, 2437).
Das seit 18. Jh. im Dt. belegte Fachwort stellt wohl die Lehnübersetzung von nlat. *hydrocephalus* aus griech. *hydroképhalos* ‚Wasserkopf' dar (vgl. DH).

Belege:
1. *Dieffenbach, 1848, 2, 10*
   „Bei einem grossen **Wasserkopf** gebraucht man einen feinen Troikar, dessen Canüle höchstens von der Dicke eines Rabenfederkiels sein darf."
2. *Garré-Borchardt, 1942, 52*
   „Unter Hydrocephalus (**Wasserkopf**) versteht eine fortschreitende Vermehrung der Liquorflüssigkeit [...]"
3. *Uebermuth, 1967, 3*
   „Es wird eine angeborene und eine symptomatische der **Wasserkopfbildung** unterschieden."

(81) **Wolfsrachen**, der (-s, -); lat. *palatum fissum, rictus lupinus*

Der Wolfsrachen ist eine angeborene Hemmungsfehlbildung, die durch doppelseitige vollständige Lippen-Kiefer-Gaumenspalte gekennzeichnet ist. Laut Bogensberger betrifft dieser Bildungsdefekt „entweder nur der weichen oder auch zusätzlich der harten Gaumen; evtl. mit Lippen- und Kieferspalte kombiniert" (Bogensberger, 2004, 256).

Ursprünglich wurde der Wolfsrachen als Teilphänomen der Hasenscharte definiert (vgl. Tittmann, 1810, 119; Ebermaier, 1819, 486). Erst in den 1830er-Jahren folgte die Trennung beider Begriffe (vgl. Rust, 1830, 10, 397).

Die Lehrbuchautoren aus dem 19. Jh. sind sich nicht einig bezüglich der begleitenden Symptome, d.h. ob die Oberlippe „in jedem Falle zugleich (...) gespalten ist" (Gräfe, 1847, 36, 466) oder die Hasenscharte sich zwar oft, doch nicht immer daneben findet (vgl. Troschel, 1839, 290).

Die Behandlung beruht auf der möglichst frühzeitig, bevor die Sprache gebildet wird, durchgeführten Operation.

Gräfe (1847, 36, 466) behandelt den Betroffenen als Mißgeburt, Monstrum.

Gegenwärtig wurde die Bezeichnung durch neutrale Benennungen mit anatomischen Angaben je nach dem Umfang des Entwicklungsfehlers: ‚**Lippen-Kiefer-Gaumenspalte**' (vgl. Wenzl, 1994, 58), ‚**LKG-Spalte**', ‚**Lippen-Kiefer-Gaumen-Segel-Spalte**' (vgl. Allgöwer, 1992, 542), oder durch Bezeichnungen lat. Herkunft: *Cheilognathopalatoschisis* (vgl. Reuter, 2004, 1286), *Uranoschisis, Palatum fissum* (vgl. Bogensberger, 2004, 839) ersetzt.

Das Wort tritt jetzt nur in der Umgangssprache oder als in den Klammern angegebenes Synonym der Lippen-Kiefer-Gaumenspalte (vgl. Hellner, 1962, 352) auf. Wegen der negativen Konnotationen wird die Bezeichnung ‚Wolfsrachen' von Betroffenen als diskriminierend und abwertend empfunden.

Belege:
1. *Schreger, 1806, 10*
   „...soll die Spalte im Kiefer beim **Wolfsrachen** scarifizirt, oder sonst künstlich behandelt werden?"
2. *Garré-Borchardt, 1942, 95*
   „Das umsäumende Lippenrot ist stark nach außen gewuchert (**Wolfsrachen**, Cheilognathopalatoschisis)."
3. *Fuchs, 1965, 136*
   „Sind von der Spaltbildung Lippe, Kiefer und Gaumen betroffen, so wird das als **Wolfsrachen** bezeichnet."

(82) **Wucherung**, die (-, -en); mhd. (md.) *wocherunge*

Mit ‚Wucherung' ist eine krankhaft vermehrte, gut- oder bösartige Neubildung von Granulationsgewebe im bzw. am menschlichen, tierischen oder pflanzlichen Körper zu verstehen. Zugleich wird das Wort für die Bezeichnung eines Auswuchses, einer Geschwulst verwendet, die infolge des Wucherungsprozesses entstanden (vgl. DgWddS). Für das bei der Wundheilung überschüssig wuchernde Granulationsgewebe wird der Ausdruck ‚**wildes Fleisch**' (lat. *caro luxurians*) mitunter gebraucht (vgl. DM).

Das Wort ‚Wucherung' ‚üppiges Wachstum, Geschwulst, Auswuchs' wurde im 19. Jh. von dem im 8. Jh. belegten Substantiv ‚**Wucher**' m ‚unverhältnismäßig hoher Ertrag, Zins', ahd. *wuohhar* ‚Frucht, Ernte, Erfolg', mhd. *Wuocher* abgeleitet, dessen Ursprung unklar ist. Pfeifer (vgl. DWDS) führt es auf die Wurzel des Verbs wachsen (ie. *$(a)\underline{u}eg$-, *aug-,vermehren, zunehmen') zurück. Kluge bezweifelt diese Herkunft, denn „die Sippe von *wachsen* hat auch in den Nachbarsprachen fast immer die s-Erweiterung". In der med. Fachsprache ist das Wort seit der 1. Hälfte des 19. Jh. vorhanden (vgl. DH). Dazu stellen sich weitere Ableitungen: Das Verb ‚**wuchern**' und das Adjektiv ‚**wucherisch**'.

Belege:
1. *Tillmanns, 1899, 192*
   „[...] man beobachtet papilläre, dentritisch verzweigte zottige **Wucherungen** [...]"
2. *Garré-Borchardt, 1942, 105*
   „[...] die Cutis zerstörende **Epithelwucherung** [...]"
3. *Schmitt, 1977, 448*
   „Vom Lagerbindegewebe aus wird dann die Fibrinschicht in den nächsten Tagen von **wuchernden** Bindegewebezellen und Gefäßsprossen ersetzt."

(83) **Wunde**, die (-, -n); lat. *vulnus*, griech. *trauma*

Das altgerm. Substantiv ‚**Wunde**' ‚Schlag, Verletzung' (mhd. *wunde*, ahd. *wunta*, engl. *wound*) stellt ein Adjektivabstraktum zu wund ‚verletzt', eine selbstständige Bildung zu der idg. Verbalwurzel *uen-,schlagen, verletzen, verwunden' dar. Der Ursprung ist dunkel. Der Inhalt des Worts, der schon im Ahd. herausgebildet ist, erfuhr dann keine wesentliche Änderung (vgl. Grimm, 30, 1771; DH).

So bezeichnet es nach Adelung (4, 1620) „eine Verletzung der äußern Theile des Körpers, besonders, so fern sie in einer Trennung durch äußere Gewalt bestehet." Dieser Ansicht folgen manche Lehrbuchautoren. Lexer (1947, 1) gibt folgende Begriffsdeutung an: „Die Wunde ist zu definieren als ‚eine mehr oder weniger klaffende Durchtrennung der äußeren Haut, der Schleimhäute und der Oberfläche der Organe'". Brug (1985, 183) ergänzt diese Definition mit der Anmerkung, „daß die Wunde mit einem Gewebsdefekt unterschiedlichen Ausmaßes verbunden sein kann." Schwenzer (2000, 1) äußert die Meinung, dass solche Ansicht einschränkend ist. Er erklärt den Begriff ferner als „eine Unterbrechung des Zusammenhangs der Körpergeweben mit oder ohne Substanzverlust infolge unterschiedlicher physikalischer und chemischer, aber auch entzündlicher oder ischämischer Wirkungen. Dabei kommt es zur Eröffnung von Blut- und Lymphgefäßen sowie zu Zellschädigungen."

Hellner (1962, 4) und Schwenzer (2000, 1) behandeln diese Wundart als offene Wunden. Angesichts der einwirkenden Gewalt unterscheiden sie: Riss-, Schnitt-, Hieb-, Quetsch-, Platz-, Schuss-, Stich- und Bisswunden. Als eine andere Art nennen sie geschlossene innere Verletzungen, wie Leber-, Milzriss, Ulkus, Knochenfrakturen usw. Weiter werden sie in einfache (oberflächliche), zusammengesetzte, die auch Muskeln, Nerven bzw. Knochen einbeziehen und penetrierende, d.h. tiefe, Organhöhlen erreichende Wunden eingeteilt. Von einer ‚**chronischen Wunde**' wird gesprochen, wenn sie trotz geeigneter Behandlung keine Heilungstendenz zeigt. Nach der Entstehungsursache werden ‚**Zufallswunde**' und ‚**Operationswunde**' unterschieden (vgl. Schwenzer, 2000, 2). In der Definition im Wörterbuch DM werden diese Einteilung nicht berücksichtigt. Dort ist lediglich von der Weichteilverletzung die Rede ohne genauere Präzisierung deren Entstehungsart, Lage und Tiefe.

Aufgrund der angeführten Definitionen lässt sich die Bedeutungserweiterung des Lexems feststellen.

Das Wort zeigt hohe Produktivität als Bestimmungswort bei der Bildung von Zusammensetzungen, z.B.: Wundbett, -brand, -fieber, -höhle, -infektion, -heilung, -oberfläche, -rand,-schorf, Wundarzt. Als Hauptwort tritt es in oben dargelegten Beispielen. Die sinnverwandten Wörter sind: Verwundung, Verletzung, Trauma, Läsion, Blessur.

Belege:
1. Troschel, 1839, 2, 350
   „Man sucht alsdann den **Wundrand** dadurch möglichst breit zu machen, dass man den Umfang der Fistel trichterförmig [...] abträgt."
2. Luecke, 1896, 80
   „Narben nach alten **Brandwunden** sind nicht selten der Ausgangspunkt für Epithelkrebse [...]"
3. Leser, 1902, 84
   „Wird nämlich der lose verklebte Lappen abgerissen, so blutet es in die untere **Wundtasche** hinein."

IV.5 Bezeichnungen von chir. Behandlungsmethoden und Untersuchungen

(84) Adaptation, die (-, -en); mlat. *adaptatio*

Wenn der Chirurg von der ‚**Adaptation**' spricht, wird damit das anatomiegerechte Aneinanderfügen von den infolge eines Eingriffs entstandenen Wundrändern gemeint (vgl. DM). Es handelt sich um die bestmögliche Wiederherstellung der anatomischen Verhältnisse von operativ getrennten Geweben. Durst (1998, 281) äußert die Meinung: „Eine möglichst ‚stufenlose' genaue Adaptation der Hautränder ist nicht nur eine wesentliche Voraussetzung für einen ungestörten Wundheilungsverlauf, sondern gleichermaßen wichtig für das kosmetische Spätergebnis."

In der Physiologie und Biologie bedeutet dieser Begriff die Anpassung des lebenden Organismus oder seinen einzelnen Organen (Gestalt, Farbe, Körpervorgänge und Verhalten) an die bestimmten Umweltbedingungen/Reize (vgl. BE). Dies kann kurzfristig, vorübergehend wie der Farbwechsel bei Chamäleon oder lang dauernd (Akklimatisation) sein.

‚**Hell-Dunkel-Adaptation des Auges**' ist der Angleichungsvorgang des Sehorganes an die jeweiligen Lichtverhältnisse. Dabei werden die Netzhautempfindlichkeit und die Pupillengröße verändert.

In der Soziologie und Psychologie wird das Wort für die Anpassung des Menschen, d.h. der Aufmerksamkeit, des Fühlens, Denkens, Wollens und Verhaltens an seine soziale Umwelt gebraucht (vgl. BE, 2002). ‚Adaptation' heißt auch die „Umarbeitung eines literarischen Werks für eine andere literarische Gattung od. für ein anderes Kommunikationsmedium (z.B. Film, Fernsehen)" (DFw).

Abstraktum ‚Adaptation' wurde Mitte des 19. Jh. aus lat. *adaptatio* ‚Anpassung, Übereinstimmung' zu lat. *ad-* ‚hinzu' und *aptāre* ‚anpassen' entlehnt. Gebraucht werden auch Formen ‚**Adaptierung**' bzw. ‚**Adaption**' (vgl. Kluge). Dazu weitere Ableitungen: ‚**Adaptabilität**' f ‚Anpassungsfähigkeit' und ‚**adaptabel**' ‚anpaßbar, anwendbar' (vgl. Schulz, 1996, 1, 95).

Zum ersten Mal taucht das Fachwort bei Bardeleben (1865, 4, 359) auf, und zwar in der Bedeutung der physiologischen Anpassung „die tägliche Adaptation des Fusses auf das gerade Sohlenbrett". Seit Anfang des 20. Jh. wird der Ausdruck kontinuierlich als die Bezeichnung eines oper. Verfahrens belegt.

Belege:
1. *Zuckerkandl, 1905, 383*
   „Die erste Nahtreihe fasst die ganze Dicke der Gallenblase und **adaptiert** Wunde an Wunde."
2. *Ertl, 1939, 61*
   „Nach einem Jahre können an der Stelle der **Adaptation** gewisse Veränderungen bemerkt werden."
3. *Durst, 1998, 303*

„Für den ungestörten Wundheilungsverlauf ist u.a. vor allem die anatomiegerechte **Adaptation** der durchtrennten Schichten wichtig."

(85) Aderlass, der (-e, ÷e); lat. *venaesectio, phlebotomia*

Das Wort bezeichnet ein von dem 15. Jh. bis zum frühen 19. Jh. übliches therapeutisches Verfahren (vgl. Kluge), das in der künstlichen Eröffnung einer Vene mithilfe von einer Kanüle zwecks der Blutentnahme von 400 bis 1000 ml besteht.

Die Grundlage dieses Therapiekonzeptes bildete Humoralpathologie Galens. „In ihr geht es um die Herstellung oder Wiederherstellung eines ausgeglichenen Verhältnisses" (Eckhart, 2009, 76) u.a. der organischen Säfte, darunter auch des Blutes durch die Entziehung seiner Überfülle. Die Entwicklung Harveys Blutzirkulationstheorie 1628 widerlegte die Grundlagen des Aderlasses (vgl. ebd.). Zur Durchführung des Aderlasses wurden Spezialwerkzeuge entwickelt: „Aderlass-Instrument selbst, der Schnäpper oder die Lanzette" (Gräfe, 1828, 1, 393), Fliete, Skarifikator u.a. Der Aderlass wurde sowohl von Ärzten als auch von Wundärzten, Badern und Barbieren ausgeübt. Heute wird diese einst weitverbreitete, universelle Heilmethode nur noch selten für therapeutische Zwecke angewandt (vgl. Reuter, 2004, 20), insbes. bei malignem Hochdruck, akutem Hirnödem, und Polyzythämie verordnet (vgl. Bogensberger, 2004, 9f).

Das Wort „**Aderlass**", mhd. *āderlāȝ* stellt eine Zusammensetzung dar. Das Erstglied „Ader", mhd. *ader*, ahd. *ad[e]ra*, bedeutet im heutigen Sprachgebrauch ein Blutgefäß. Die ursprüngliche Bedeutung des Worts erklärt Pfeifer (1989, 1, 16) als „jeden Rohrgang im Körper sowohl für Blut (...) als auch für Luft, Speise, Wasser, Kot". Ferner bezeichnete es: Blutgefäß, Sehne, Nerv, Muskel, Darm sowie innere Organe des menschlichen und tierischen Körpers. In der heute üblichen Bedeutung setzte es sich erst im Nhd. im Hinblick auf die früher wichtige Rolle des Aderlassverfahrens durch (vgl. DH).

Hinsichtlich des zweiten Glieds der Zusammensetzung stellt nhd. -laß, ahd., mhd. *lāz* ‚Loslassung, Unterbrechung, Aderlass' eine Substantivbildung vom gemeingerm. starken Verb „lassen", *mhd. lāzen*, ahd. *lāzzan* dar, das in idg. Sprachen auf die Wurzel *le[i]-d-* ‚schlaff, matt werden, lassen, nachlassen' zurückgeht. Aus diesen Wurzeln entwickelten germ. Sprachen *lasch, lässig, letzten, verletzen* (ebd.).

Im übertragenen Sinne ist „Aderlass" für ‚Schwächung' (Kluge) sowie ‚Einbuße, spürbarer Verlust' (vgl. DgWddS) verwendet.

Belege:
1. *Richter, 1804, 7, 249*
   „[...] nur unter der Einwirkung anderer zufälliger Ursachen erfolgt Entzündung mit Fieber, welche ein **Aderlaß** [...] nöthig macht."
2. *Zuckerkandl, 1905, 60*
   „An den im gefüllten Zustande in den Ellenbogen sichtbaren Venen wird der **Aderlass**, sowie intravenöse Einverleibung von Flüssigkeiten vorgenommen."
3. *Lexer, 1947, 14*

„Die künstliche Blutentziehung, der **Aderlaß** (Venae-sectio) war den Ärzten früherer Zeit ein sehr geläufiges Mittel."

(86) Akupressur, die (-, -en); lat. *acus + pressura*

‚Akupressur' ist die Bezeichnung eines Heilverfahrens der traditionellen chinesischen und japanischen Medizin, das auf der Akupunktur fußt. Es stellt eine Fingerdruckmethode dar, bei der die bestimmten Körperpunkte, die Repräsentationsstellen einzelner Organe, mit den kreisenden Fingerspitzen unter leichtem Druck gepresst werden. Diese Methode wird zur Behebung der auf einer nervalen Fehlersteuerung beruhenden Schmerzen bzw. Beschwerden angewandt. Eine Sonderform der Akupressur ist die **Fußsohlenakupressur** (vgl. DM; Zetkin, 1992, 56). Wegen mangelnder wissenschaftlicher Wirkungsnachweise wurde die Anwendung der Akupressur in der Medizin aufgegeben, sie stellt nur noch ein Verfahren der alternativen Behandlungsmethoden.

In der Chirurgie wurde ein von Simpson empfohlenes Verfahren ‚Akupressur' genannt, das „in Einklemmung der Arterien zwischen einer eingeführten langen Nadel und einem Knochen" besteht (Mair, 1867, 529). Am Beispiel dieses Fachausdrucks lässt sich die Bedeutungsverschiebung des Worts nachweisen.

‚Akupressur' stellt eine Analogiebildung zu ‚**Akupunktur**' dar. Auf die Bezeichnung setzen sich lat. *acus* ‚Nadel' und *pressura* ‚Druck' (zu lat. *premere*, *pressum* ‚drücken') zusammen (vgl. DFw).

<u>Belege:</u>
1. *Mair, 1867, 529*
   „Die von Simpson empfohlene **Acupressur** [...]"
2. *Krüche, 1900, 37*
   „Oder man verbindet auch die Torsion mit der **Acupressur**, und macht eine Acutorsion [...]"

(87) Amputation, die (-, -en); lat. *amputatio*

Krüche definiert ‚**Amputation**' als „die Abtrennung eines selbständigen Körpertheils aus der Kontinuität, (...) eine Trennung der Kontiguität" (Krüche, 1900, 389). Die Operation wird vorgenommen, um verletzte oder kranke endständige Glieder chirurgisch zu entfernen, z.B. Absetzung der Mamma, des Mastdarmes. Bei Gliedmaßen erfolgt die Amputation mit Durchtrennung des Knochens im Unterschied zur Exartikulation, bei der eine Extremität im Gelenk abgetragen wird (vgl. DM). ‚**Amputat**' heißt ein chirurgisch oder traumatisch abgetrennter Körperteil (vgl. Brug, 1985, 274), ‚**Amputierter**' ist eine Person, der ein Körperteil operativ entfernt wurde.

Das Substantiv ‚Amputation' wurde im 18. Jh. aus lat. *amputatio* ‚operative Abtrennung eines Körperteils' zu lat. Verb *amputare* ‚ringsherum wegschneiden' entlehnt, das seinerseits eine Bildung zu lat. *putare* ‚schneiden; reinigen, ordnen' darstellt (vgl. DH).

Belege:
1. *Zuckerkandl, 1905, 79*
   „Bei **Amputationen** an der rechten oberen Extremität ist diese abduziert und in die Horizontale erhoben."
2. *Ertl, 1939, 127*
   „Sie bewähren sich auch bei **Amputationsstumpfplastiken** und bioplastischen Amputationen."
3. *Brug, 1985, 275*
   „Im Gegensatz zur Amputation in Endgliedhöhe braucht bei den proximalen **Amputationen** nicht um jeden Millimeter gegeizt zu werden."

(88) **Anamnese**, die (-, -n); griech. *anamnesis*

Die einfachste Definition der ‚**Anamnese**' lautet: „Vorgeschichte einer Krankheit nach Angaben des Kranken in einem Gespräch mit dem behandelnden Arzt und körperliche Untersuchungen" (BE). Im Wörterbuch „DM" wird sie um die Anmerkung „einschließlich früherer Erkrankungen, in der Familie vorkommender Krankheitsfälle u.ä." erweitert (DM). Zetkin schlägt vor, im Notfalle die Angehörigen ggf. Kontaktpersonen über die Vorgeschichte des Kranken bei der Anamnese zu erfragen, die mit jetzigen Leiden in einem Zusammenhang stehen kann (vgl. Zetkin, 1992, 99). Anamnesis bedeutet im Griechischen Erinnerung. Die **Anamnestik** – Formen und Wege des ärztlichen Handelns während des Erstgesprächs, hilft dem Kranken eben, sich zu erinnern. Bevor der Arzt das richtige Krankheitsbild einordnen kann, muss er Mitteilungen von Symptomen, Beschwerden, Begleitkrankheiten und derzeitigen Pharmakotherapien, Umständen, Allgemeinbefinden u.ä. gewinnen. Die Anamnese wird als sog. Krankengeschichte niedergeschrieben. „Nur eine genaue, mit gezielter Fragestellung erhobene Anamnese gibt verwertbare Hinweise auf die Art der Krankheit, bestimmt den Untersuchungsgang und schützt vor Fehldiagnosen" (Sunder-Plassmann, 1968, 305).

In der Sprache der Religion steht ‚Anamnese' für ‚das Gebet nach der Konsekration in der Eucharistiefeier' (vgl. DFw).

Belege:
1. *Tillmanns, 1899, 64*
   „Die Diagnose der Syphilis der Schädelknochen ist bei dem charakteristischen Verhalten der Lokalerkrankung, ferner nach **Anamnese** [...] meist leicht."
2. *Garré, 1929, 240*
   „Diese Entstehungsmodi spielen in der **Anamnese** der gewöhnlichen Magengeschwüre nur eine untergeordnete Rolle."
3. *Brug, 1985, 346*
   „**Anamneseerhebung**."

(89) **Anastomose**, die (-, -n); griech. *anastómôsis*

Das Wort ‚**Anastomose**' stellt die Entlehnung von griech. *ana-stomoûn* ‚zu einer Mündung öffnen oder in eine solche zusammenziehen' (Heyse, 1853, 42) dar, von *ana* ‚hinauf, wieder' und *stóma* ‚Mund'. Zunächst trat das Wort in der griech. Schreibung ‚**Anastomosis**' (Cooper, 1822, 155; Rust, 1830, 56), um die Mitte des 19. Jh. wurde die eingedeutschte Form kontinuierlich nachgewiesen.

Nach Rust (1830, 1, 689) bezeichnet der Terminus „die Communication der Blutgefässe unter einander, das Ineinanderfliessen und Oeffnen derselben gegen einander". Bei Heyse (1853, 42) heißt es: „Die Zusammenmündung oder Verbindung und Ergießung der Adern und anderen Röhren, auch der Nerven im Körper, die widernatürliche Öffnung der äußeren Theile der Blutgefäße". Im DM wird der Begriff um „operativ hergestellte künstliche Verbindung zwischen Hohlorganen" ergänzt. In der Chirurgie werden verschiedene Vereinigungstechniken angelegt: End-zu-End-, Seit-zu-Seit- und Seit-zu-End-Anastomosen (vgl. Garré, 1929, 353). Die Benennung der einzelnen Verfahren hängt stets mit betreffenden zu verbindenden Organteilen zusammen, z.B. Gastroduodenostomose. Mit der ‚**Enteroanastomose**' ist die Vereinigung zwischen zwei Darmabschnitten gemeint. Von der (oft palliativen) ‚**Umgehungsanastomose**' wird gesprochen, wenn Hohlorganstücke operativ kurzgeschlossen werden, um krankhaft veränderte Blutgefäße bzw. Organe vorübergehend oder langzeitig umzuleiten und zu entlasten (vgl. Durst, 1998, 651ff).

Für die Bezeichnung von Herstellung der künstlichen Verbindung von Hohlorganen wurde das Verb ‚**anastomosieren**' und seine Substantivierung ‚**Anastomosierung**' gebildet.

Belege:
1. *Emmert, 1852, 1, 633*
   „Immer ist es sicherer bei durchschnittenen Arterien, besonders wenn sie zahlreiche **Anastomosen** haben, beide Enden zu unterbinden, um einer Blutung durch Rückwärtsströmen des Blutes vorzubeugen."
2. *Garré, 1929, 214*
   „Um eine Braunsche **Enteroanastomose** zu sparen, lege man eine vordere Duodenjejunostomie mit hochgenähtem zuführendem Schenkel an."

(90) **Auskultation**, die (-, -en); lat. *auscultatio*

Das Verb ‚**auskultieren**' (lat. *auscultare* ‚aufmerksam zuhören, lauschen') bringt die Bedeutung ‚ein Organ auf Geräusche hin abhorchen', z.B. das Herz, die Lunge, Blutgefäße und Darm. Durch Substantivierung wurde davon das Fachwort ‚**Auskultation**' abgeleitet. Es bezeichnet ein Untersuchungsverfahren, das auf dem Abhören von im Körper entstehenden Schallzeichen durch Anlegen des Ohrs oder mit schallleitenden Instrumenten (Hörrohr, Stethoskop) beruht und zu Zwecken Diagnosestellung bei Erkrankungen innerer Organe durchgeführt wird. Die Auskultation wurde 1819 von frz. Mediziner, Erfinder des Stethoskops, Rene Laënnec (1781–1826) eingeführt. Sein Verdienst ist auch die Schaffung einer systematischen Theorie der Auskultation sowie einer brauchbaren Terminologie (vgl. Zetkin, 1992, 207).

Dazu stellen sich weitere Ableitungen: Nomina agentis ‚**Auskultant**' und ‚**Auskultator**', bereits veraltete Fachwörter der Rechtssprache, 1. Part. von: *auscultare*

‚zuhören', mit der Bedeutung ‚Zuhörer, Gerichtsreferendar', oder ‚Beisitzer ohne Stimmrecht' und das in der Medizin gebrauchte Adjektiv ‚**auskultatorisch**' ‚durch Abhorchen feststellend oder feststellbar' (vgl. DgWddS).

Belege:

1. *Garré-Borchardt, 1942, 182*
„Außer [...] den üblichen örtlichen Zeichen der Mediastinaltumoren, wie sie das Röntgenbild, die Perkussion und **Auskultation** uns geben, treten mehr und mehr Anzeichen von Raumbeschränkung in der oberen Thoraxapertur in Erscheinung."

2. *Sunder-Plassmann, 1968, 186*
„Die **Auskultation** gibt Auskunft über die Darmgeräusche, über den Grad der Darmbewegungen, die Spannung der Darmwand und den Inhalt des Darmes an Gasen und Flüssigkeit."

3. *Durst, 1998, 316*
„[...] **Auskultation** kann für den Erfahrenen jede weitere zeitraubende Diagnostik überflüssig werden."

(91) Autopsie, (-, -ein); frz. *autopsie* ← griech. *autopsia*

Abstraktum ‚**Autopsie**', Mitte 18. Jh. aus griech. *autopsía* ‚Sehen mit eigenen Augen, Augenschein' entlehntes Fremdwort geht auf Nomen Agentis *autóptēs* ‚Augenzeuge' zurück. Das Lexem stellt das Kompositum dar, dessen Glieder das griech. Demonstrativ- und Reflexivpronomen *auto-* ‚selbst, eigen' und der Verbalstamm *op-* des griech. Verbs *óptein* ‚sehen' bilden. Präfix *auto-* wurde in der dt. Sprache in Lehn-Wortbildungen im 16. Jh. einzeln, seit 18. Jh. häufiger bezeugt (vgl. Schulz, 1996, 1, 549), insb. in Bildungs- und Fachsprache.

Kraus (1826, 121) definiert ‚Autopsie' als „das Selbstsehen und dadurch gewonnene Überzeugung". Heyse (1853, 85) erweitert die Bedeutung des Begriffs, indem er seine Bedeutung in der Heilkunde ‚Leichenöffnung und Zergliederung' angibt. Darüber hinaus enthält sein Eintrag weitere Bildungen: ‚**Autopt**' m ‚Augenzeuge' ‚**autoptisch**' ‚aus oder nach eigener Ansicht'.

Der med. Fachausdruck wird zumal für wissenschaftliche und med. Untersuchungen gebraucht. „Die Bedeutung ‚Leichenöffnung zur definitiven Klärung der Todesursache' bildet sich, möglicherweise unter Einfluß von frz. *autopsie*, gegen Ende des 19. Jh. heraus" (Pfeifer, 1989, 1, 105). Somit erfährt das Wort eine Bedeutungsverengung.

Auch in der gegenwärtigen Fachsprache bezeichnet ‚Autopsie' die Eröffnung der Leiche und ärztliche innere Leichenschau (**Sektion**) zum Zwecke der Untersuchung und Feststellung der krankhaften Veränderungen der inneren Organe und zur exakten Aufklärung von Todesursachen (vgl. Zetkin, 1992, 215). Dazu das gleichbed. Neuwort ‚**Nekropsie**' f ‚Totenschau, Leichenschau'. In anderen Fachsprachen ist mit ‚Autopsie' ‚die Prüfung durch persönliche Inaugenscheinnahme' zu verstehen (vgl. DFw).

Im Buchwesen steht ‚Autopsie' für ‚Arbeitsmethode der Bibliographie, wonach die bibliographische Titelbeschreibung nicht nach sekundären Quellen, sondern nur anhand der Originalwerke selbst vorgenommen wird" (BE, 2002).

<u>Belege:</u>
1. *Rust, 1835, 16, 543*
„Zu der richtigen Bestimmung dieser Fälle gelangt der Arzt auf dem Wege der **Autopsie** und Untersuchung."
2. *Reichel, 1933, 228*
„[...] bekommt man solche Fälle bei Operation oder Sektion zur **Autopsie**, so ist man stets weniger darüber verwundert."
3. *Durst, 1998, 594*
„[...] bei einer **Autopsie** nachgewiesen."

(92) **Biopsie**, die (-, -ein); frz. *biopsie* ← lat. *biopsia*

Die Technik der Biopsie wurde 1879 von dem frz. Dermatologen Ernest Henri Besnier (1831–1909) erfunden. Die Bezeichnung wurde wohl aus frz. *biopsie* entlehnt mit der Bedeutung „medizinische Untersuchung am lebenden Zellmaterial, Gewebe, das dem lebenden Organismus entnommen wurde" (Schulz, 1997, 318). Der frz. Vorläufer geht auf lat. *biopsia* zurück, das seinerseits ein Kompositum von griech. Wortbildungselementen *bíos* ‚Leben' und *ópsis* ‚das Sehen, Betrachten' darstellt. Das im frühen 18. Jh. aus griech. *bíos* übernommene Wortbildungselement *bio-* tritt als Bestimmungswort in Zusammensetzungen wie Biologie, Biodynamik, Biotop, auf (vgl. DH). Über den Fachbegriff ‚Biopsie' entstanden inzwischen Meinungsverschiedenheiten.

Gemäß der Etymologie ist mit der ‚**Biopsie**' „(Mikroskopische) Untersuchung von Teilen, die dem lebenden Organismus entnommen werden" (Guttmann, 1902, 94) zu verstehen. Auch laut Reichel (1933, 426), Pschyrembel (1959, 103) sowie DM bezeichnet das Wort eine mikroskopische Untersuchung von dem in vivo entnommenen Gewebe, Körperflüssigkeiten, die zur Krankheitserkennung und „Sicherung der Diagnose und zur Wegweisung für den Eingriff" (Krüche, 1900, 521) vorgenommen wird. Guleke (1957, 156) fasst den Begriff als „histologische Untersuchung des resezierten Präparates" auf. Die neuere Begriffsauffassung bezieht aber außer der Untersuchung auch die Gewebsentnahme ein. Jetzt heißt es: „Biopsie – Gewinnung und Untersuchung einer Gewebeprobe, die einem Lebenden entnommen wurde" (Brockhaus Gesundheit, 2010, 179). Auch bei anderen Verfassern ist diese Bedeutungserweiterung nachzuweisen. „Die Biopsie wird am besten durchgeführt mit einer Spezialnadel, die aus den Weichteilen einen kleinen Gewebszylinder ausstanzt" (Leger/Nagel, 1974, 349). David (1987, 1, 272) versteht unter Biopsie „Gewebsentnahme beim Lebenden durch Exzision oder Punktion zum Zwecke der histologischen Diagnostik", ähnlich Bogensberger (2004, 84), Koeppen (2006, 146). *und Pschyrembel* (2012, 272) Brug (1985, 350) erläutert zwar die Mammabiopsie als „die Untersuchung des von der Mamma entnommenen Materials." Daneben versteht er aber unter diesem

Begriff die totale bzw. partielle Entnahme eines Tumors, der anschließend untersucht wird. Er zählt 15 Bezeichnungen, die teils synonym, teils aber ungenau den Begriffsinhalt wiedergeben: „Mammabiopsie, Exstirpationsbiopsie, Exzisionsbiopsie, Inzisionsbiopsie, Probebiopsie, Probeexstirpation, Probeexzision, Probeinzision, diagnostische Exstirpation, diagnostische Tumorexstirpation, diagnostische Tumorexzision, diagnostische Tumorinzision, Tumorexstirpation, Tumorexzision, Tumorinzision" (ebd.). Eine klare Sinndeutung ergibt sich aus der Begriffsbestimmung im Roche Lexikon Medizin[18]. Hier wird zunächst die Grundbedeutung des Fachworts ‚Biopsie' „v.a. mikroskopische (histolog. u. zytolog.) – Untersuchung einer Gewebeprobe, die dem lebenden Organismus mittels eines Instrumentes, z.B. einer Spezialkanüle (z.B. Vim-Silverman-Kanüle), Vakuumsonde mit Schneidvorrichtung, durch Exzision etc. entnommen wurde" angegeben. Im Folgenden wird die neue Auffassung, und zwar mit der Anmerkung *im weiteren Sinne*: „auch die zu diesem Zweck vorgenommene gezielte (z.B. mit Ultraschall bei der Endoskopie) oder ohne vorherige Darstellung des Entnahmeortes bzw. ohne Bioskopie – als ‚Blind-B.' – vorgenommene Gewebsentnahme" angeführt. Diese Bedeutungserweiterung fasst Henning (1972, 2119) wie folgt: „Eine Probeexzision, sprich ‚biopsy' ". Obwohl nahm die Anwendung des Worts in diesem Doppelsinne im klinischen Sprachgebrauch einen festen Platz, hält es Báčvarov (1968, 1478ff) für sprachwidrig, verwirrend und unzulässig. Ihrer Meinung nach ist es eine Modesache oder Stilmangel. Sie postuliert die Revision und Abklärung der gegensinnigen Definitionen. Aus ihrem Versuch der sprachlichen Begriffspräzisierung ergibt sich, „daß nicht die dt. Sprache an sich, sondern deren unkorrekte Anwendung durch manche Autoren an der unrichtigen Identifizierung des Biopsie-Begriffs mit einem Entnahmeverfahren die Schuld hat. Möglicherweise ist dieser Umstand einer (...) Änderung der Ausdrucksweise in der deutschen medizinischen Sprache unter dem Einfluß der englischen und amerikanischen Autoren zuzuschreiben."

Das entnommene Gewebe wird ‚Bioptat' n genannt. Dazu weitere Ableitungen: das Adjektiv ‚**bioptisch**', das Verb ‚**biopsieren**'. Das Wort zeigt eine hohe Produktivität bei der Bildung zahlreicher Begriffspaaren: (in Bezug auf biopsierte Körperteile) Dünndarm-, Leber-, Mammabiopsie, (in Bezug auf Methode) Feinnadel-, Punktions-, Saug-, Schnellschnitt-, Vakuumbiopsie. Andere Kombinationswörter sind: Biopsieareal, -kürette, -material, Kontrollbiopsie, Postbiopsiesyndrom. Darüber hinaus tritt das Lexem in Wortpaaren: offene chirurgische, blinde, gezielte, perkutane Biopsie (vgl. Koeppen, 2006, 140ff). Richtige Biopsie ersetzende Fachausdrücke stellen: Schnellschnittuntersuchung, -methode, bioptisch-histologische Diagnosestellung (vgl. Báčvarov, 1968, 1479).

In den Lehrbüchern taucht das Wort erst zu Beginn des 20. Jh. auf.

---

18 http://www.roche.de/lexikon/index.htm?userInput=Suche%20im%20Roche%20Lexikon&loc=www.roche.de. Zugriff am 02.05.2015.

Belege:
1. *Payr, 1922, 498*
   „[...] aus den verschiedenen Stadien, in welchen die **Biopsie** vorgenommen wurde."
2. *Sunder-Plassmann, 1968, 170*
   „Im Zweifelfall ist **Probebiopsie**, die grundsätzlich vorgenommen werden sollte, entscheidend."
3. *Schwenzer, 2000, 209*
   „Die Behandlung besteht in der Extraktion des ursächlichen Zahnes, gleichzeitig wird eine **Biopsie** aus dem ausgelagerten Knochen und dem verdickten Periost entnommen."

(93) Blutegel, der (-s, -n); lat. *hirudo; hirudinea*

Das Wort bezeichnet einen kleinen Ringelwurm, „welcher sich in süßen Wassern aufhält, sich an Menschen und Thiere anhängt, und ihnen das Blut aussaugt" (Adelung, 1, 1093) und deswegen seit dem Altertum in der Medizin als „ein wichtiges topisches blutausleerendes Mittel" (Ebermaier, 1818, 1, 820f) Verwendung findet. Seine heilenden Folgen ergeben sich aus etwa 20 von seinen Speicheldrüsen während des Saugens abgesonderten, erst zu Beginn des 20. Jahrhunderts entdeckten Substanzen (u.a. Hirudin, Calin, Eglinose), die schmerzlindernd, gerinnungshemmend, antithrombotisch, immunisierend, und Lymphstrom beschleunigend wirken. Im Indikationsspektrum vom med. Blutegel ist im historischen Kontext ein deutlicher Wandel zu beobachten: „Vom Einsatz beim Herz-Kreislauf-Erkrankungen in der älteren Medizin zum nunmehr vorrangigen Einsatz bei chronischen Entzündungen und in der Schmerztherapie" (Aurich, 2009, 1). Die Kostspieligkeit der Blutegel „führte zur Erfindung künstlicher Apparate, die jedoch die Blutegel nicht ersetzen können" (Fischer, 1880, 274).

Die im 19. Jh. geläufige Blutegeltherapie, der jedoch die wissenschaftliche Grundlage fehlte, wird mit der Entwicklung der Organopathologie von Virchow und Bakteriologie kaum praktiziert.

Heute wird der Fachausdruck ‚Blutegel' (lat. *Hirudinea*) für die Bezeichnung der Hämokonzentration (Bluteindickung) gebraucht. Zetkin (1992, 297) definiert das Phänomen folgendermaßen: „Vermehrung der Erythrozyten in der Blutvolumeneinheit aufgrund einer Plasmaverminderung bei normalem Erythrozytengesamtvolumen". Es wird durch Flüssigkeitsverlust und verminderte Flüssigkeitsaufnahme bedingt.

Das Wort „Egel" m, mhd. *egel[e]* f, ahd. *egala* f ist mit griech. *échis* ‚Schlange' verwandt (vgl. DH). Die Zusammensetzung „Blutegel" wurde aufgrund der med. Anwendung des Blutsaugers gebildet. „Das Geschlecht hat im Nhd. unter dem Einfluss von ‚Igel' vom Femininum zum Maskulinum gewechselt" (vgl. ebd.). Nach Adelung wird das Wort in der Gemeinsprache ‚Blutigel' ausgesprochen (Adelung, 1, 1093), aus diesem Grunde treten in der Fachliteratur beide Bezeichnungen auf. ‚Igel', altgerm. Name eines Säugetiers mhd. *igel*, ahd. *igil*, ist das von dem idg. *eghi-* ‚Schlange' abgeleitete substantivierte Adjektiv und bedeutet eigentlich ‚zur Schlange Gehörende' (vgl. DH).

In dem untersuchten Zeitraum kommt der Ausdruck im 19. Jh. sehr häufig vor. Für das 20. Jh. wurden dagegen nur einzelne Belege gefunden.

Belege:
1. *Bernstein, 1783, 1, 501*
   „**Blutigel** an der Schläfe, möchten ebenfalls von gutem Nutzen seyn."
2. *Billroth, 1869, 224*
   „[...] an die gebrochene Extremität in der Gegend der Fractur **Blutegel** anzulegen."
3. *Schönberer, 2007, 46*
   „[...] bei der Thrombose einer venösen Anastomose bei kleinem *Amputat*: der Blutstau wird durch den Biss des **Blutegels** (Hirudo medicinalis) und die dadurch bewirkte Blutung gemildert und es erfolgt gleichzeitig durch das Einbringen von Hirudin [...]"

(94) Blutleere, die (-, -n); -

Unter ‚**Blutleere**' ist die verminderte oder aufgehobene Blutzufuhr zu einem Organ oder Körperteil, die von Durchblutungsstörungen bewirkt wird, zu verstehen. Es wird auch als verminderte Durchblutung, **Ischämie**, **lokale Anämie** bezeichnet (Krüche, 1900, 8). Im engeren Sinne wird mit dem Fachausdruck ‚**künstliche Blutleere**' ein med. Verfahren bezeichnet, das von dem dt. Chirurgen Friedrich von Esmarch (1833–1908) eingeführt wurde (vgl. DM). Die Esmarch'sche Blutleere erfolgt durch Abschnürung eines Gliedmaßes im vorgesehenen OP-Bereich oder Unfallort mit Gummibändern oder -schläuchen zum Zweck der Blutstillung und Verminderung der Blutverluste und wird insbes. bei Unfällen angewandt (vgl. BE 2004). Die Unterbindung des arteriellen Zustroms vor dem Abwickeln der Gummibinde wird ‚**Blutsperre**' genannt (Koeppen, Sterk, 2006, 207).
   Diese Technik wurde wegen der Gefahr der Nervenbeschädigung aufgegeben. Vor der Drosselung erfolgt heute die pneumatische Blutleere durch das Auswickeln der venösen Gefäße im vorgesehenen OP-Bereich mittels zirkulärer Druckmanschetten. Die Blutleere verbessert die Operationsübersicht, ihr Nachteil ist dagegen die kürzere Ischämietoleranz (vgl. Zetkin, 1992, 302).

Belege:
1. *Krüche, 1900, 407*
   „Die Methode hat den Vorteil, dass sie bis zuletzt die Anwendung der Esmarch'schen **Blutleere** gestattet."
2. *Franz, 1942, 81*
   „Jede größere Wundrevision mache man unter **Blutleere** [...]"
3. *Fuchs, 1965, 52*
   „In der Klinik steht eine pneumatische **Blutleeremanschette** zur Verfügung."

(95) Débridement, das (-s, -s); frz. *débridement*

Unter ‚**Débridement**' ‚Wundzurichtung, Wundausschneidung, Wundtoilette', im modernen ärztlichen Sprachgebrauch auch ‚**Wundmanagement**' genannt

(Pschyrembel, 2012, 443), ist die Bezeichnung für eine Behandlungsmethode, die eine sorgfältige Revision der Wunde mit oper. Entfernung allen nekrotischen, nekrosebedrohten, verschmutzten oder geschädigten Gewebes unter Schonung von Nerven, Gefäßen, Sehnen und Knochen zu verstehen. Der Ausdruck ‚débridement préventif' wurde wohl 1737 von dem frz. Feldchirurgen Francoise la Dran (1685–1770) geprägt. Die Wundtoilette, Wundausschneidung und Wundexzision wurden zum Grundprinzip der frz. Chirurgie. Im 19. Jh. geriet diese Praxis in Vergessenheit und wurde erst während des Zweiten Weltkriegs wieder eingeführt. Ihr Ziel war, Fremdkörper und devitalisierten Gewebe aus den Verletzungswunden zu entfernen und damit Infektionen vorzubeugen (vgl. Knapp, 1981, 41ff). „Das Débridement ist die wichtigste Voraussetzung für die komplikationsfreie (-arme) Heilung, da Bakterien der Nährboden entzogen wird" (Zetkin, 1992, 442). Im Dt. kommt meistens in der Zusammensetzung ‚Wunddébridement' auf.

Das Fremdwort stellt eine Entlehnung aus frz. *débridement* ‚Wundexzision, Wundtoilette' zu frz. Verb *débrider* ‚abzäumen, abzunehmen, einschneiden' dar (vgl. Pschyrembel, 2012, 443).

Belege:
1. *Szymanowski, 1867, 1, 481*
„Gewöhnlich muss man sich da zu einem mehr ausgiebigen **Débridement** entschließen und die Wunde genau untersuchen."

2. *Franz, 1942, 78*
„Im Weltkrieg waren also die Wundtoilette (**Débridement**) und FRIEDRICHsche Wundexcision nichts Neues."

3. *Knapp, 1981, 48*
„Das eigentliche **Wunddébridement** beginnt mit der sparsamen Ausschneidung der Haut."

(96) Diagnose, die (-, -n); frz. *diagnose* ← griech. *diágnōsis*

‚**Diagnose**' ‚Erkennung und Bestimmung einer Krankheit' ist ein im 19. Jh. vermutlich von gleichbed. frz. *diagnose* ‚Unterscheidung, Beurteilung, Erkenntnis, insbes. die Beurteilung einer Krankheit durch den Arzt' aus griech. *diágnōsis* (*diá-* ‚durch-' und *gnōsis* ‚Erkenntnis, Urteil') entlehntes Wort, das zunächst in der 2. Hälfte des 18. Jh. in der griech. Form *Diagnosis* gebraucht wurde. Es ist eine Bildung zu griech. *diagignōskein* ‚genau, durch und durch erkennen, unterscheiden, beurteilen' zu griech. *gignōskein* ‚erkennen' (vgl. Schulz, 4, 478). Das Adjektiv ‚**diagnostisch**' tauchte im Dt. anfangs 19. Jh. auf. Es geht auf griech. *diagnōstikós* ‚zum Unterscheiden gehörig, geeignet' zurück. Bei Campe heißt es: „Anzeigen, was zum Kennzeichen einer Krankheit dient" (Campe, 1813, 260). Die Ableitung ‚**Diagnostik**' f bringt die Bedeutung ‚Lehre von der Erkennung und Bestimmung der Krankheiten'. Sie wurde im 19. Jh. vereinzelt nachgewiesen, im 20. Jh. häufiger gebraucht. Um die Mitte des 19. Jh. erscheint das Verb ‚**diagnostizieren**' ‚eine Krankheit erkennen und bestimmen' (vgl. Pfeifer, 1989, 1, 278).

Gemeinsprachlich ist unter ‚Diagnose' eine zusammengefasste Beschreibung von „Feststellen, Prüfen und Klassifizieren von Merkmalen mit dem Ziel der Einordnung zur Gewinnung eines Gesamtbildes" (BE) zu verstehen.

Im ärztlichen Sprachgebrauch wird ‚Diagnose' für die Bezeichnung der ärztlichen Tätigkeit verwendet, deren Ziel ist, aufgrund der Anamnese, Beobachtung und Untersuchung festgestellte Krankheitssymptome und Befunde einer Krankheit zu zuordnen. Dies erfolgt durch klassische Verfahren der Inspektion, Palpation, Perkussion, Auskultation und Blutdruckmessung. Überdies werden in der modernen Medizin hoch spezialisierte technische Hilfsmittel angewandt wie Computertomographie, Kernspintomographie, Elektrokardiographie oder Endoskopie.

„Der grundsätzliche Wert der Diagnose besteht darin, daß sie an die Erkenntnis des allgemeinsten Wesens einer Krankheit anknüpft und den zentralen Ausgangspunkt aller ärztlichen Entscheidungen darstellt" (Zetkin, 1992, 471). Ihr Ziel ist, bestmögliche Behandlung festzulegen. Der Fachausdruck ‚**Differenzialdiagnose**' bezeichnet „Krankheitsbestimmung durch unterscheidende, abgrenzende Gegenüberstellung mehrerer Krankheitsbilder mit ähnlichen Symptomen" (DM). Diese Bezeichnung steht auch für jede Diagnose, die bei der Differenzialdiagnostik berücksichtigt werden soll.

In der Fachliteratur wurden mehrere Komposita mit dem Grundwort „Diagnose" nachgewiesen: Allgemein-, Differenzial-, Fehl-, Früh-, Niveau-, Seiten-, Tumor-, Wahrscheinlichkeits-, Verdachtsdiagnose. Einmal wurde die Bildung ‚(fragliche) **Diagnität**' bezeugt" (Gall, 1986, 43).

Belege:
 1. *Wullstein, 1909, 10*
    „Bei der **Differenzialdiagnose** kommen im wesentlichen der Echinokokkus und der Abszeß in Betracht."
 2. *Garré, 1929, 289*
    „Die echt anatomische **Frühdiagnose** [...]"
 3. *Willital, 1988, 64*
    „Der intraoperative Befund bestätigte die **Diagnose**."

(97) Dissektion, die (-, -en); lat. *dissectio*

Das Fremdwort ‚**Dissektion**' ist eine Bildung zu 2. Part. *dissectum* von lat. Verb *dissecare* ‚zerschneiden'.

In der Sprache des Chirurgen bezeichnet der Ausdruck operative Durchtrennung von Nerven oder Weichteilen sowie eine gewebsschonende Exstirpation von regionalen Lymphknoten. Es steht auch für pathologische Erscheinungen wie: krankhafte Aufspaltung der Arterienschichte durch Blutstrom, eine Verrenkung oder Luxation bei der Gelenkverletzung (vgl. DM). In der Bedeutung ‚Zerschneidung, Zerkleinerung' wird das Wort selten, für ‚Sektion' heute kaum gebraucht.

Bildungssprachlich ist mit ‚Dissektion' die Zergliederung zu verstehen (vgl. DgWddS).

In der ersten Hälfte des 19. Jh. wurden von Fachbücherverfasser eher dt. Bezeichnungen verwendet, wie Zergliederung (Brandeis, 1820, 24, Grossheim, 1835, 3, 15) bzw. Spaltung (Cooper, 1822, 4, 210, Rust, 1834, 14, 324). Das Fremdwort taucht erst um die Mitte des 19. Jh. auf, und zwar in latinisierter Schreibung *Dissection* auf.

Belege:
1. *Agatz, 1868, 4, 268*
   „[...] eine subcutane **Dissection** der Kapsel und der Aponeurose [...]"
2. *Wind, 1989, 71*
   „Eine feine **Dissektion** mit dem Skalpell wird durch Fingerbewegung kontrolliert."
3. *Schumpelick, 2006, Operationsatlas Chirurgie, 411*
   „Stumpfe **Dissektion** verhindert die Verletzungen der Samenstranggebilde."

(98) Drainage, die (-, -n); frz. *drainage* ← engl. *drainage*

Das Wort ‚**Drainage**' wurde in die dt. Sprache im 19. Jh. aus dem engl. *drainage* ‚Trockenlegung, Entwässerung, Entwässerungsanlage', durch frz. Vermittlung entlehnt. Brunner (1916, 65) bezeichnet das Verfahren als „Röhrenkanalisation".

Das Substantiv stellt die Ableitung (Verbalabstraktum) vom engl. Verb *to drain*, aengl. *drēachnian* ‚abfließen, trockenlegen, entwässern' dar, das etymologisch zu *trocknen* gehört (vgl. Pfeifer, 1989, 1, 303f). Das Wort wurde in der Schreibweise eingedeutscht: ‚**Dränage**'. Darüber hinaus wurde das Verb ‚**drainieren**' gebildet.

In der Fachsprache der sich rasch in der 2. Hälfte des 19. Jh. entwickelten engl. Landwirtschaft bezeichnete ‚Drainage' ursprünglich eine Bodenentwässerungsanlage, die in dem „System von Gräben od. Rohren zur Entwässerung des Bodens" (DgWddS) besteht.

In der Sprache der Medizin tauchte ‚Drainage' als Fachbegriff erst in den 60er-Jahren des 19. Jh. auf. Das Wort bezeichnete ein chir. Verfahren, das auf dem „Einziehen eines gefensterten elastischen Rohres in eine Eiterhöhle" (Szymanowski, 1867, 75) oder Operationswunde beruht und den Abfluss von den in Körperhöhlen vermehrten Flüssigkeiten, z.B. Eiter, Blut, Serum, Wundsekret oder angehäuften Gasen nach außen ermöglicht und die initiale Wundheilung begünstigt. Die Drainage ist laut Szymanowski eine dem in der Chirurgie im 19. Jh. üblichen Haarseil nahe verwandte Operation (vgl. ebd.).

Gegenwärtig werden Drain aus Gummi, Glas, Kautschuk oder Kunststoff verwendet. Sie werden durch natürliche Köperöffnungen oder durch Inzision eingelegt (vgl. Reuter, 2004, 518).

In der med. Fachliteratur werden die beiden Varianten ‚Drainage' und ‚Dränage' parallel gebraucht. Das Wort tritt häufig in Zusammensetzungen auf: Aspirations-, Bauch-, Blutungs-, Cholangio-, Dauer-, Drainagekanal, Röhren-, Saug-, Schlürfdrainage, Spül-, Stoff-, Wunddrainage, die Anbringungstechniken, -ziel, Körperregionen oder Stoff, aus dem die Dränage angefertigt ist, genau bezeichnen. Gelegentlich werden die Eigennamen ihrer Erfinder zur Namensgebung herangezogen: Blake-, Heber-, Redondrainage. Das Kompositum ‚**Lymphdrainage**' bezeichnet dagegen eine andere therapeutische Behandlungsweise und bei der lymphatischen oder venösen Stockung manuell durchgeführte Technik.

In der Sprache der Automobilindustrie bedeutet das Wort die Entfernung des Wassers, das sich bei der nassen Fahrbahn zwischen Reifen und Fahrbahndecke befindet (vgl. DgWddS).

Belege:
1. *Szymanowski, 1867, 1, 76*
   „Die Durchrieselung mit warmem Wasser [...] hat im Verein mit der **Drainage** eine ganz besondere Bedeutung für Eiterheerde gewonnen [...]"
2. *Leser, 1902, 20*
   „Die **Wunddrainage** kann man auf verschiedene Weise erreichen, entweder mit Hilfe von röhrenförmigen Instrumenten, Gummi, oder besser Glasdrains [...]"
3. *Leger, 1974, 167*
   „Wie beim Pleuraethorax erfordert das Pleuraempyem die baldmögliche Entleerung und **Drainage** durch Punktion, **Saugdrainage** bzw. **Spüldrainage**."

(99) Elektrokoagulation, die (-, -en); griech. *élektron* + lat. *coagulatio*

‚Elektrokoagulation', oft im Fachjargon kurz ‚**Koagulation**' (2. Beleg), auch ‚**Kaltkaustik**' genannt, gehört zu thermischen OP-Techniken der Elektrochirurgie (‚**Verätzung**') zur Blutstillung und Verschorfung bzw. zur Abtragung von Tumoren (vgl. Durst, 1998, 155; DM). Sie besteht in dem durch chir. Verkochung bewirkten Gerinnen (‚Elektrokoagulation'). Der Chirurg bedient sich einem HF-Chirurgiegerät in zweifachem Modus: monopolar mit Nadel bzw. schmalem Blättchen oder mit bipolaren Scheren. Elektrisches Operieren ermöglichen verschiedene Apparate, die „durch Umbau der Diathermieapparate entstanden sind" (Kaboth, 1950, 137). Zum ersten Mal berichtet Czerny 1910 von dieser OP-Technik, indem er sie ‚**elektrische Thermokaustik**' nennt (vgl. Seemen, 1932, 12).

Die Hochfrequenztherapie wird außerdem bei Verfahren der Elektrokauterisation und Elektropunktur, Zerstörung oder Entfernung von kleinen Gewebebezirken (‚**Elektroresektion**') und Gewebedurchtrennung (‚**Elektrotomie**') verwertet. Sie erfolgen unter Einführung der Elektroden mit hochfrequenten Wechselströmen, die joulesche Wärme erzeugen (vgl. BE). Infolge der Wärmeentwicklung kommt zur Gerinnung von Zelleiweiß, sog. ‚**Koagulationsnekrose**'.

Das Bestimmungswort *elektro-* stammt vom Adjektiv ‚**elektrisch**'. Dies geht auf griech. *élektron* ‚Berstein', an dem bestimmte elektrostatische Eigenschaften zum ersten Mal beobachtet wurden, zurück. Ins Dt. gelangte das Wort im 18. Jh. durch lat. Vermittlung *electrum*. Seither werden damit zahlreiche Komposita gebildet: Elektrolyse, -chirurgie, -motor usw. (vgl. DH). Das Grundwort ‚**Koagulation**' ‚Ausflockung' stellt die Entlehnung aus lat. *coagulatio* ‚das Gerinnen' dar und bedeutet die Ausscheidung der kolloidaler Stoffe aus dessen Lösung.

Belege:
1. *Kaboth, 1950, 137*
   „Auch kann für die Tumorentfernung die elektrische Schlinge verlangt werden, für Blutungen im Gehirn muß an die **Elektrokoagulation** gedacht werden."
2. *Wind, 1989, 147*
   „Durch **Koagulation** eines unmittelbar subkutan gelegenen Gefäßes kann es zu Hautverbrennungen kommen."
3. *Durst, 1998, 855*
   „[...] durch Laser oder **Elektrokoagulation** eine komplette Tumordestruktion erreicht werden könnte [...]"

(100) **Exstirpation**, die (-, -en); lat. *exstirpatio*

‚Exstirpation' ist die Bezeichnung einer chir. Operation, bei der ein erkranktes bzw. verletztes Organ (zumeist in Zusammensetzungen benutzt wie ‚**Rektumexstirpation**', ‚**Uterusexstirpation**'), Organteil oder eine gut abgegrenzte Geschwulst vollständig entfernt wird (‚**Exstirpation im Gesunden**', ‚**Totalexstirpation**') (vgl. DM). Trotz des unterschiedlichen OP-Umfangs werden neuerdings die Bezeichnungen ‚Exstirpation' und ‚Amputation' zunehmend synonymisch gebraucht (vgl. Sunder-Plassmann, 1968, 262).

Das Wort wurde aus lat. *exstirpatio* ‚Ausrottung' zu lat. Verb *exstirpare* ‚(mit dem Stumpf und der Wurzel) herausreißen' übernommen.

Belege:
1. *Zeis, 1838, 27*
   „[...] die **Exstirpationen** von Geschwülsten [...]"
2. *Rahm, 1927, 334*
   „Auch vor der **Totalexstirpation** der Zunge haben wir uns nicht gescheut."
3. *Brug, 1985, 329*
   „Ziel der Operation beim blanden Atherom ist die komplette **Exstirpation** des Tumors ohne Verletzung des umgebenden Gewebskapsel."

(101) **Exzision**, die (-, -en); lat. *excisio*

Unter ‚**Exzision**' (das ‚**Exzidieren**') ist die operative Ausschneidung einer Wunde bzw. Herausschneiden eines Organ- oder Gewebeteils zu verstehen. Bei Exzision einer Geschwulst wird ein Tumor bis ins tumorfreies Gewebe („Exzision im Gesunden") hinein ausgeschnitten (vgl. Zetkin, 1992, 661). Der Eingriff wird vorgenommen, um Krankheitsherden zu beseitigen. Bei einer ‚**Probeexzision**' wird eine Gewebeprobe für eine mikroskopische oder chemische Untersuchung zur Krankheitserkennung entnommen (vgl. DM). ‚**Exzisat**' heißt ein durch Ausschneidung gewonnenes Gewebsstück.

Das Wort ‚Exzision' wurde aus lat. *excisio* ‚das Ausschneiden' entlehnt und eingedeutscht.

Belege:
1. *Zuckerkandl, 1905, 396*
   „Die **Exzision** kann an jedem einzelnen Knoten angenommen werden [...]"
2. *Rostock, 1957, 479*
   „Die **Wundexzision** nach Friedrich [...]"
3. *Sunder-Plassmann, 1968, 234*
   „**Probeexzision** je nach Art des Tumors entweder vom Rand oder aus der Mitte (Ulkusgrund) des Tumorgewebes."

(102) **Fontanelle**, die (-, -n); frz. *fontanelle* ← lat. *fonticulus*

Das im 17. Jh. aus dem Frz. *fontanelle* ‚kleine Quelle' (Fontäne) entlehnte Substantiv (vgl. Kluge) ‚**Fontanelle**' bezeichnete ursprünglich eine Reiztherapie, die durch eine operativ angelegte Schnittwunde der Haut, in die ein Fremdkörper, meist eine Erbse, eingelegt wird, die Eiterung, ein künstliches Ableitungsgeschwür erregen, und auf diesem Wege schädliche Körpersäfte absondern soll „und deshalb mit einer Quelle verglichen wird" (Gräfe, 1835, 12, 403).

Im Dt. gab es zwei Varianten des Wortes ‚**die Fontanelle**' und ‚**das Fontanell**'. Das in die frz. Sprache übernommene Fachwort stellt die Latinisierung des gleichbed. ital. *Fontanella* dar. In den romanischen Sprachen stellt es ein Diminutiv von ital. *fontana*, afrz. *fontaine* dar, die nach dem spätlat. Vorbild *fontāna* ‚Quelle' gebildet sind. Der Fachausdruck war in dieser Bedeutung in der Chirurgie bis ins 19. Jh. üblich (vgl. Pfeifer, 1989, 1, 461).

Seit dem 18. Jh. kam das Wort allmählich in der Bedeutung „angeborene physiologische Schädellücke, die sich im Laufe der Entwicklung schließt" (Reuter, 2004, 710) in Gebrauch, indem es volkstümliche Bezeichnungen „Blatt", „Blättlein" ersetzte. Der Wandel zur aktuellen Bedeutung ist nach Kluge und Pfeifer nicht klar. Laut Kluge könnte es mit der Punktion der großen Fontanelle beim Wasserkopf verbunden sein (vgl. Kluge). Pfeifer (1989, 1, 461f) vermutet, dass das Benennungsmotiv die Ähnlichkeit des wahrnehmbaren Pulsierens des Gehirns mit einer Quelle oder einer Brunnenschale war.

Wegen der fehlenden physiologischen Erklärung der Wirkungsweise der Fontanelle äußerten die Kliniker entgegengesetzte Urteile über ihren therapeutischen Wert aus. Infolgedessen verwirkte sie in den 1980er-Jahren fast ganz seinen Ruf als heilendes Ableitungsmittel und wird in der modernen Chirurgie nicht mehr angewandt (vgl. Fischer, 1880, 282). Infolgedessen verschwand die Bezeichnung aus der ärztlichen Fachsprache.

Belege:
1. *Schreger, 1806, 131*
   „Chevalier's Punction der Hirnhaut durch die **Fontanelle**, um bei Kindern das Ergossne auszuleeren."
2. *Tillmanns, 1899, 25f*
   „Die Lieblingsstelle der Dermoide am Schädel sind die äußere Augengegend [...], die Umgebung des Warzenfortsatzes und die grosse **Fontanelle**."

3. *Garré-Borchardt, 1942, 47*
„Beim Sitz in der Gegend der **Fontanelle** ist mit einer Öffnung der Schädelhöhle zu rechnen."

(103) Haarseil, das (-es, -e); lat. *setaceum*

‚**Haarseil**' ist „ein aus Haaren gedrehetes Seil, besonders so fern dasselbe durch die Haut gezogen wird, ein künstliches Geschwür dadurch zu erwecken; eine Haarschnur. Einem Pferde ein Haarseil legen, stecken, oder setzen; welches, wenn man sich statt des Haarseiles eines ledernen Riemens bedienet, auch ein Leder legen, oder einen Riemen setzen genannt wird" (Adelung, 2, 873). Grimm (10, 38) erklärt das ‚Haarseil', anders die Haarschnur genannt, als „dünnes von haaren gedrehtes seil, das in ein fontanell zum abführen böser feuchtigkeiten des körpers gelegt wird". Bernstein zufolge ist **Setaceum**, frz. *seton*, ein künstliches Geschwür, das gegen örtliche Krankheilen mit Nutzen angewandt wird, und eine weit stärkere Eiterung verursacht, jedoch schmerzhafter ist als die Fontanelle (vgl. Bernstein, 1788, 2, 333f). Diese Heilmethode sollte Entzündungen aus tiefer gelegenen Geweben auf die Haut ableiten. Im ganzen Kanal, in dem das Haarseil lag, bildeten sich Granulationen, die Eiter reichlich absonderten. Das Haarseil wurde vermittelst einer Nadel von verschiedener Breite, gewöhnlich eines Fingers, angelegt, „welche an ihrem untern Ende ein grosses Oehr trägt, um da hinein das Haarseil einzufädeln" (Billroth, 1869, 435). Die dafür geeignete Hautstelle, meistens im Nacken, wurde in eine Falte aufgehoben, und das Bändchen in die gemachte Wunde gezogen. „Hat der Wundarzt keine Haarseilnadel zur Hand, so kann er die Hautfalte mit einer Lanzette durchstechen, und das Bändchen vermittelst einer Nadelsonde durchziehen" (Bernstein, 1788, 2, 333f). Für Haarseil eigneten sich vornehmlich die Haarschnur, Schnüre aus Baumwolle, Garn, Seide, schmale Bändchen und verschiedene Pflanzenwurzeln oder ein gewöhnlicher, baumwollener Lampendocht. Es wurde Wochen oder Monate lang getragen und entfernt, wenn man die Eiterung aufhören lassen wollte (vgl. Billroth, 1869, 435). Diese Operation gehörte in der Chirurgie seit altersher zu den sogar von rohersten Völkern (z.B. den asiatischen Nomadenvölkern) praktizierten Heilmitteln.

‚**Haarseil**' (lat. *Setaceum*) ist eine Lehnübersetzung, Billroth (1869, 435) leitet es von lat. *Seta* ‚Borste, Haar' her.

In der 2. Hälfte des 19. Jh. wurde diese Methode allmählich aufgegeben, sonach ihre Bezeichnung aus dem med. Sprachgebrauch um die Jahrhundertwende verschwand.

Belege:
1. *Cooper, 1821, 3, 176*
   „Seton (setaceum, **Haarseil**, von seta, Borste, weil in früheren Zeiten Borsten zum Offenerhalten einer Wunde gebraucht wurden)."
2. *Billroth, 1869, 432*
   „Derivantia: Fontanelle, **Haarseil**, Moxen, Glüheisen."

3. *Krüche, 1900, 242*
„Weniger wirksam ist das Anlegen einer Ligatur oder eines **Haarseiles** in die Bandmasse selbst, den die Fremdkörper erregen in der Regel nur Eiterung."

(104) Hämodialyse, die (-, -n); griech. *haima, haímatos + diálysis*

Das unten dargestellte Wort ‚Hämodialyse' stellt zwar den Begriff der Inneren Medizin, wird aber in zahlreichen Handbüchern der Chirurgie erwähnt.
Das Wort wurde aus griech. Wortbildungselemente *haima*, (Gen. *haímatos*) ‚Blut' und *diálysis* ‚Auflösung, Trennung' gebildet. Aus dem Griech. wurde es ins Lat. übernommen.
Mit ‚**Dialyse**' ist ein chemisch-physikalisches Verfahren zur Abtrennung und Entfernung löslicher Begleitstoffe mit niedrigem Molekulargewicht (Salze) aus Lösungen hochmolekularer Stoffe (Eiweiß, Stärke) mithilfe einer semipermeablen, d.h. halbdurchlässigen Membran zu verstehen (vgl. BE).
Zur Reinigung des Blutes von toxischen Stoffwechselprodukten und beim Nierenversagen Entgiftung des Blutes bei Urämie wird **künstliche Niere** angewandt. Sie stellt ein Dialysegerät dar. Sein Kernstück ist ‚**Dialysator**' durch den eine Dialyselösung (Spüllösung) ‚**Dialysat**' sowie das zu reinigende Blut fließen.
Erstmalig wurde der Prototyp der künstlichen Niere 1954 an der Medizinischer Klinik der Universität Freiburg eingesetzt (vgl. Eckhart, 2009, 305). „Die routinegemäße Behandlung des Nierenversagens mit Hilfe der Hämodialyse wurde erst möglich, als Quinton, Dillard und Scribner 1960 ein Verfahren vorstellten, mit dem erstmals ein dauerhafter Gefäßzugang geschaffen werden konnte. Dieser ist unter dem Namen Scribner-Shunt in die Geschichte der Hämodialyse eingegangen" (Brug, 1985, 419).
In der Fachliteratur taucht der Ausdruck ‚Hämodialyse', anfangs nur in der heute im Fachjargon üblichen Kurzform ‚Dialyse', gleich nach der Einführung des Heilverfahrens auf. Synonymisch Bezeichnungen bilden ‚**künstliche Niere**', ‚**Blutwäsche**'.

Belege:
1. *Reifferscheid, 1970, 22*
„- Diureseanregung, bei Anurie **Dialyse** [...]"
2. *Brug, 1985, 419*
„**Hämodialyse**, Hämofiltration, Peritonealdialyse und Nierentransplantation sind die Behandlungsverfahren, die und heute zur Therapie der dekompensierten Niereninsuffizienz zur Verfügung stehen."
3. *Durst, 1998, 559*
„Die dann notwendige **Hämofiltration** bzw. -**dialyse** ist deshalb auch unter dem Aspekt einer möglichen Auswaschung toxischer Produkte frühzeitig einzuleiten."

(105) Hypothermie, die (-, -ien); griech. *hypo- + thérme*

‚**Hypothermie**' ist ein eingedeutschtes Lehnwort zu griech. *hypo-* ‚unter, darunter' und *thérme* ‚Wärme, Hitze'. Das adjektivische und substantivische Präfix *hypo-* wurde aus dem gleichbed. griech. *hypó* entlehnt, das wiederum mit lat. *sub-* und nhd. *auf-* urverwand ist (vgl. DH). Es kommt insbes. in Fachsprachen der Medizin und Biologie vor, mit der Bedeutung „weniger als das Übliche, unter dem Normalen (Anzahl, Grad, Norm) liegend" (DB).

Der Begriff ‚Hypothermie' (seine Synonyme sind: ‚**Unterkühlung**', ‚**Auskühlung**', ‚**erniedrigte Körpertemperatur**') bezeichnet den durch einen zu großen Wärmeverlust verursachten Zustand des menschlichen Organismus, wenn die untere Grenze der Wärmeregulation unterschritten wird, z.B. bei Erfrierung oder infolge Erschöpfung, die die Störung der natürlichen Thermoregulation zur Folge hat. Der Mensch reagiert auf die Kälte mit vegetativen Abwehrreaktionen (Zittern, Stoffwechselsteigerung), die seinen Organismus, insbes. den Kreislauf, stark belasten. Die andauernde tiefe Hypothermie endet mit dem Kältetod (vgl. Zetkin, 1992, 982).

In der Medizin wird das Verfahren der therapeutisch herbeigeführten gelenkten Hypothermie (**künstliche Hibernation**) eingesetzt, das die Stoffwechsel- und Lebensvorgänge im Organismus reduzieren lässt. Darüber hinaus ermöglicht es die Unterbrechung der Blutzufuhr zu lebenswichtigen Organen.

Sunder-Plassmann (1968, 13) erklärte die Durchführung und Anwendungsbereich der Hypothermie folgendermaßen: „Die Unterkühlung erfolgt durch Kühlmatten, Eishülle, Eisbad oder Kaltwindkühlung. Sinkt die Körpertemperatur unter 29°C, so tritt Gefahr des Kammerflimmerns auf. Bei herabgesetzter Körpertemperatur sinkt das O_2-Bedürfnis der Gewebe, speziell auch des Zentralnervensystems. Dies macht man sich zunutze für kurzdauernde Eingriffe am offenen Herzen mit Kreislaufunterbrechung. Bei einer Körpertemperatur von 29°C kann man für 6–8 Minuten am offenen Herzen operieren. Während der Hypothermie müssen die Regulationssysteme des Organismus vom Anästhesisten ständig überwacht werden. (...) Vorsicht bei Wiedererwärmung (Cave Verbrennung bei Kurzwelle!)"

Pschyrembel (2012, 956) legt neue Techniken und Anwendungsbereiche des Verfahrens dar. 2012 findet „kontrolliert (therapeutisch) induzierte Hypothermie durch externe oder interne Kühlung (z.B. Infusion gekühlter Lösung bzw. extrakorporal im Wärmetauscher der Herz-Lungen-Maschine)" statt. Gleichzeitig werden Hypometabolismus, Senkung des Sauerstoffverbrauchs und damit Verlängerung der Ischämietoleranz aller Organe erzielt, besonders in der offenen Herzchirurgie, Neurochirurgie und Transplantation, in der die entnommenen Organe durch Perfusionslösung von 4°C gekühlt werden, sowie ggf. nach erfolgreicher Reanimation. Zetkin (1992, 982) meint, dass dieses Verfahren „während komplizierter Operationen, in deren Verlauf die Blutversorgung lebenswichtiger Organe ganz oder teilweise eingeschränkt werden muss, z.B. Gefäßoperationen, Hirnoperationen, Nierenoperationen sowie in der Intensivtherapie weitgehend Anwendung findet". Am häufigsten wird es als Oberflächenhypothermie bei der Applikation von Eis bzw. kalter Luft auf die Hautoberfläche oder als extrakorporale Blutstromkühlung während der extrakorporalen Zirkulation mithilfe von Wärmeaustauschern durchgeführt.

Die Hypothermie setzt eine ausreichende medikamentöse Dämpfung der körpereigenen Gegentemperatur sowie ständige Überwachung der Regulationssysteme des Organismus vom Anästhesisten voraus.

Die selektive Hypothermie ist ein Verfahren, bei dem einzelne Organe oder Körperabschnitte unterkühlt werden, während im Gesamtkörper die normale Temperatur erhalten bleibt. Dieses moderne Verfahren ist bei der Operation der zentral sitzenden Tumore und Aneurysmen notwendig, weil es die Hirntemperatur in einem Bereich herabsetzen lässt, in dem die vollständige Kreislaufunterbrechung möglich ist (vgl. Zetkin, 1992, 982).

Der Vergleich der Definitionen ergibt, dass sich der Inhalt des Begriffs der Hypothermie infolge der wissenschaftlichen sowie technischen Errungenschaften beträchtlich erweiterte. Demnach erfolgte zugleich die Bedeutungserweiterung des erörterten Fachwortes.

<u>Belege:</u>
1. Fuchs, 1965, 147
„Besonders bei Operationen am Herzen und an den großen Gefäßen wird die gesteuerte **Hypothermie** angewandt."

2. Sunder-Plassmann, 1968, 13
„Während der **Hypothermie** müssen die Regulationssysteme des Organismus vom Anästhesisten ständig überwacht werden [...]"

3. Reichart, 1987, 42
„Die eben zitierte klinische Konservierungsmethode macht sich alleinig die **Hypothermie** zunutze, nachdem ein kardioplegischer Herzstillstand induziert worden war."

(106) Implantation, die (-, -en); lat. *implantatio*

‚**Implantation**' heißt die operative Einbringung des biologischen (nichtlebensfähige Gewebe, Organteile) oder künstlichen Fremdmaterials (Metalle, Keramik, Kunststoffe) in den Organismus, das als künstlicher Ersatz bzw. zur Verstärkung der geschädigten Gewebe- oder Organteile eingepflanzt wird. Das eingepflanzte Material wird ‚**Implantat**' genannt. Es wird entweder zur Überbrückung (Marknägel, Osteosyntheseplatten) oder auf Dauer (Gefäß-, Gelenkprothesen, künstliche Zahnwurzeln, Herzschrittmacher, Augenlinsen, Arzneimittel als Depotpräparat) eingesetzt (vgl. BE). In der Gynäkologie wird mit diesem Ausdruck die Einnistung (‚**Nidation**') der befruchteten Eizelle in die Gebärmutterschleimhaut bezeichnet. Mit ‚**Reimplantation**' ist die Wiedereinsetzung eines durch Unfall ausgeschlagenen Zahnes gemeint (vgl. Pschyrembel, 2012, 621). Die Implantation ist eine Form der Transplantation.

Das Wort wurde Mitte des 19. Jh. aus lat. *implantatio* entlehnt, einem Verbalsubstantiv zu spätlat. *implantāre* (*implantātum*) ‚einpflanzen'. Auf das lat. Verb setzen sich Wortbildungselemente: *in-*‚hinein-' und *plantare* ‚pflanzen' zusammen (vgl. Pfeifer DWDS).

Die ersten Beispiele der Verwendung des Worts (1. und 2. Beleg) scheinen eine andere Bedeutung zu zeigen. Aus dem Satzkontext ergibt sich, dass es sich darin eher um die natürliche Einnistung eines Polypen oder Haars, und nicht um eine chir. Intervention handelt.

Belege:
1. *Wernher, 1857, 1, 362*
   „Die ersten haben die Structur und **Implantation** normaler Haare."
2. *Hueter, 1884, 135f*
   „Für solche Fälle ist die **Reimplantation** ein sehr eigenehmes Verfahren, mit dem man das geschehene Unglück sofort wieder gut macht."
3. *Durst, 1998, 408*
   „Kontrovers diskutiert wurde in der Vergangenheit die Verwendung nicht resorbierbarer Nahtmaterialien wie die **Implantation** von Kunststoffnetzen."

(107) Indikation, die (-, -en); lat. *indicatio*

Med. Fachausdruck ‚**Indikation**' wird in der Bedeutung ‚Heilanzeige, eine aus der ärztlichen Diagnose resultierende Veranlassung, ein bestimmtes Behandlungsverfahren anzuwenden bzw. in einem Krankheitsfall eine geeignete medikamentöse Therapie zu verordnen' gebraucht. Es ist „allgemein anerkannter Grund für med. Betreuungsmaßnahmen wie z.B. Diagnostik, Therapie, stationäre Behandlung" (Zetkin, 1992, 1010). Der Begriff umfasst alle Umstände oder zwingende Anzeichen, die Angemessenheit der Anwendung bestimmter Behandlungsmethoden bestätigen (vgl. BE). Häufig wird das Wort (besonders in der Rechtssprache) im Zusammenhang mit Schwangerschaftsabbruch verwendet (vgl. DM).

Mit dem Antonym ‚**Kontraindikation**' werden Situationen gemeint, die ein Verzichten auf Durchführen von diagnostischen oder therapeutischen Maßnahmen erfordern, die ein zu hohes Risiko für den Patienten bilden (vgl. Zetkin, 1992, 1151).

Abstraktum ‚Indikation' ist die Übernahme aus lat. *indicātio* ‚Anzeige des Preises, Ansatz, Taxe', die im Dt. im 19. Jh. auftauchte, das ferner zu lat. *indicāre* (*indicātum*) ‚anzeigen, entdecken, bekanntmachen' gebildet wurde (vgl. Pfeifer, 1989, 2, 736). Dazu stellen sich weitere Ableitungen: ‚**indizieren**' ‚etwas als angezeigt erscheinen lassen', ‚**Indikator**' ‚Stoff, der ein bestimmtes Stadium einer chemischen Reaktion durch Farbveränderung anzeigt' und Komposita: Indikationsstellung, Gegen-, Kontraindikation.

Belege:
1. *Zeis, 1838, 93*
   „[...] so kann auch der [...] Prozess der Contraction der Haut eine **Contraindication** abgeben."
2. *Reichel, 1933, 318*
   „An sich sind Adhäsionen keine **Kontraindikationen**, weder für die Vorlagerung, noch für die Resektion überhaupt [...]"
3. *Willital, 1988, 54*
   „Aufgrund dieses Befundes war die **Indikation** *zur Splenektomie* gegeben."

(108) Injektion, die (-, -en); lat. *iniectio*

‚Injektion' ‚Einspritzung' ist ein im 19. Jh. aus lat. *iniectio* ‚das Hineinwerfen' (zu lat. *inicere, iniectum* ‚hineinwerfen; einflößen') übernommenes Fremdwort (vgl. DH). Zunächst wurde es nach dem lat. Vorbild mit c geschrieben. Das lat. Verb *inicere*, das dem Fachausdruck zugrunde liegt, stellt das Kompositum dar: Dem lat. Verb *iacere* ‚werfen, schleudern' wurde Präfix *in-* ‚hinein' vorangestellt. Zu gleicher Zeit wurde das Verb ‚**injizieren**' ‚einspritzen' entlehnt, das in der Ärztesprache wechselweise mit ‚**klistieren**' gebraucht wird (vgl. Pfeifer DWDS).

Der med. Fachausdruck wird als das Einspritzen von Lösungen, insbes. von flüssigen Heilmitteln, in den Körper definiert, das zu therapeutischen bzw. diagnostischen Zwecken mithilfe von einer Spritze und Injektionskanüle durchgeführt wird (vgl. DM). Die Verabreichung von Medikamenten erfolgt intravenös (direkt in die Blutbahn), intrakutan (in die Haut – bei Impfungen üblich), subkutan (unter die Haut) bzw. intramuskulär (in das Muskelgewebe) unter Umgehung des Magen-Darm-Traktes (vgl. Zetkin, 1992, 1023). Die römischen Ärzte gebrauchten dieses Fachwort auch für das Klistier, das mittels eines Schlauches ausgeführt wurde (vgl. Pfeifer DWDS). Bereits im 19. Jh. beruhten aber die Injektionen auf dem Verabfolgen von Heilmitteln in Körperhöhlen durch natürliche Öffnungen (vgl. Cooper, 1822, 4, 224). Ferner steht ‚Injektion' für „starke Füllung und damit Sichtbarwerden der kleinsten Blutgefäße im Auge bei Augenentzündungen" (DM).

In der Bautechnik wird mit ‚Injektion' das Einpressen von Verfestigungsmitteln wie Zement zwecks der Verbesserung der Tragfähigkeit oder Abdichtung des Bauuntergrundes bezeichnet (vgl. BE, 2002).

Sinnverwandte Ausdrücke sind: ‚**Einspritzung**', ‚**Infusion**', ‚**Verabreichung**', ugs. ‚**Spritze**' (2. Beleg), ‚**Schuß**' (vgl. DB).

Belege:
1. *Cooper, 1822, 4, 224*
   „[...] **Injektion** durch natürliche Öffnung in diese Höhle zu bringen [...]"
2. *Garré-Borchardt, 1942, 215*
   „Zunächst wird man zweckmäßig eine **Morphiumspritze** geben."
3. *Grewe, 1963, 76*
   „Die temporäre Ausschaltung erfolgt durch einfache Quetschung oder durch **Alkoholinjektion**."

(109) Inspektion, die (-, -en); lat. *inspectio*

Das Fremdwort ‚**Inspektion**' wurde in den dt. Wortschatz im 16. Jh. aus dem Lat. übernommen. Nach seinem lat. Urbild *inspectio* bringt es gleiche Bedeutung ‚das Hineinsehen, Besichtigung, Untersuchung' zunächst im Schul- und Kirchenverwaltungsbereich (vgl. DH). Dem Verbalsubstantiv ‚Inspektion' liegt das lat. Verb *inspicere, inspectum* ‚hineinschauen, besichtigen', zugrunde. In der militärischen Fachsprache wurde es für ‚mustern' gebraucht (vgl. Pfeifer, 1989, 2, 743).

Allgemein wird das Wort in der Bedeutung ‚prüfende Besichtigung, Kontrolle, Überprüfung' gebraucht. Ferner steht es für ‚leitende und Aufsicht führende Behörde', in der Polizeisprache auch für die den Direktionen nachgeordneten Dienststellen' (BE). Darüber hinaus stellt es die Bezeichnung der ‚prüfenden Besichtigung durch einen Inspekteur; das Inspizieren; Überprüfung, Kontrolle' dar (vgl. DgWddS). Dazu stellen sich Nomina Agentis: im 16. Jh. von lat. *inspector* ‚Beschauer' übernommenes Wort ‚**Inspektor**' m ‚Kontrolleur, Prüfer; Dienstgrad in Bürokratie' und im 19. Jh. aus frz. *inspecteur* (zu lat. *inspector*) entlehntes ‚**Inspekteur**' m ‚Leiter eines Kontrollapparates, -behörde' (vgl. DH).

In der med. Fachsprache wird als ‚Inspektion' ‚die äußerliche ärztliche Untersuchung eines Patienten mit Augenschein zur Erkennung seines Zustandes' bezeichnet (vgl. DM; Zetkin, 1992, 1028).

Das Lexem wurde in Handbüchern erst in der 2. Hälfte des 20. Jh. nachgewiesen.

Belege:
1. *Sunder-Plassmann, 1968, 330*
„Auch bei genauster **Inspektion** und insbes. bei der Palpation läßt sich kein Hoden in der Leistengegend nachweisen."
2. *Durst, 1998, 805*
„Eine Second-look-Operation nach 24. Std. zur **Inspektion** der betroffenen Darmanteile ist obligat."

(110) Kaiserschnitt, der (-s, -en); lat. *sectio caesarea*

‚**Kaiserschnitt**', der dt. Name ‚**Schnittentbindung**', bezeichnet eine notwendige geburtshilfliche Operation zur raschen Entbindung bei Geburtshindernissen bzw. einer Lebensbedrohung für Mutter bzw. Fötus, wenn der natürliche Geburtsvorgang nicht möglich ist. Die Gebärmutter wird direkt durch einen unteren Mittelbauchschnitt eröffnet (vgl. DM). Zunächst wurde dieser Eingriff ausschließlich an gestorbenen Frauen vorgenommen. Den ersten erfolgreichen Kaiserschnitt führte ein Schweizer Jakob Nufer selbst an seiner Frau um 1500. Seine Frau überlebte. Die postoperative Mortalität nach später ausgeführten Kaiserschnitten war jedoch sehr hoch, weil die klaffende Wunde der Gebärmutter zu dieser Zeit wegen des fälschlichen Glaubens, dass sie sich infolge des Zusammenziehens der Muskel von selbst schließe, nicht vernäht wurde. Die Todesursache waren heftige Blutungen sowie darauffolgende Infektionen. Die Überlebenschance für Frauen nach der Schnittentbindung stieg erst nach der Einführung des Nähens der Gebärmutter, Herausfinden der Nahttechnik quer statt bisher praktizierten längst und Antibiotikatherapie sowie restriktive Beachtung von Aseptik. Heute erfolgt ein Drittel der Geburten in Europa durch den Kaiserschnitt. Die notwendigen lebensrettenden und vorbeugenden Eingriffe stellen lediglich 10%. So entstand ein neuer Begriff: ‚Wunschkaiserschnitt'. Die operative Geburtsmethode wird von vielen schwangeren Frauen ohne med. Indikation gewählt.

Der med. Ausdruck ‚**sectio caesarea**' stellt nach Karger-Decker (1962, 174f) „eine der härtesten sprachhistorischen Nüsse dar, die es überhaupt zu knacken gibt." Laut dem römischen Schriftsteller Plinius, der einen Etymologisierungsversuch unternahm, sollte der erste Träger des altrömischen Namens ‚Caesar' Gaius Julius aus dem Leib seiner erstorbenen Mutter erfolgreich herausgeschnitten worden sein. Sein Name geht auf lat. Verb *caedere, caesum* ‚schlagen, hauen; auf-, herausschneiden, schlachten' zurück. Karenberg (2005, 119) meint, dass diese chir. Prozedur, die dem Kaiser den Titel und die Grundlage seiner Macht gegeben hatte, nur in der Phantasie existierte. Da sie „zu großartig war, um an gewöhnlichen Sterblichen durchgeführt zu werden, (...) wurde sie nach ‚den Cäsaren' benannt". Das dt. Nomen ‚Cäsar', das im Mittelalter zum ‚**Kaiser**' wurde, ist auf lat. *caesus* ‚herausgeschnitten', die Substantivierung des Verbs *caedare, caesum*, zurückzuführen. Für ein Kind, das auf diese Weise zur Welt gekommen ist, wurde davon die Bezeichnung ‚**Caeso**' m gebildet (ebd., 117).

In der Tat wurde die Schnittentbindung seit dem Altertum an toter Mutter, sog. ‚**Sectio in mortua**', ausgeführt. Im Zusammenhang mit der oper. Entbindung an der lebendigen Frau wurde das Adjektiv ‚**caesarisch**' erst zu Ende des 16. Jh. gebraucht. Der bis heute gewöhnliche gynäkologische Terminus ‚**Kaiserschnitt**', der sich im Dt. im 17. Jh. durchsetzte, ist die Lehnübersetzung von der 1586 vom Schweizer Anatom Caspar Bauhin geprägten Fügung *sectiocaesarea* ‚cäsarischer Schnitt' (vgl. Karenberg, 2005, 116). Im 18. Jh. wurde die aus Lat. wörtlich übersetzte Benennung ‚**kaiserlicher Schnitt**' im Dt. geläufig. In den modernen europäischen Sprachen besteht der Terminus fort, z.B. engl. *Caesarian section*, frz. *césarienne* (vgl. DH; Pfeifer DWDS).

Zusammenfassend stellt Karenberg (2005, 120): „Sprachlich und sprachgeschichtlich hängt der Terminus mit Julius Caesar zusammen, historisch-faktisch nicht."

(111) Kastration, die (-, -en); lat. *castrātio*

„Unter dieser Operation versteht man jenen Kunstakt, durch welchen ein Hoden vom Körper gänzlich getrennt wird" (Textor, 1835, 191). Büchler (1845, 280) verwendet dafür die Bezeichnung ‚**Entmannung**', spricht von der Exstirpation eines oder beiden Hoden und nennt folgende Kastrationsmethoden: durch gewaltsames Reiben mit den Fingern, Zerquetschen der Hoden zwischen Holzplatten, Ausreißen oder Ausschneiden. Ebenso bei Burger (1858, 190) heißt es ‚**Exstirpation der Hoden**' oder ‚**Entmannung**', bei Linhart (1867, 871) ‚**Orcheotomia**' (zu griech. *orchus* ‚Hodensack'). Laut Gräfe (1843, 31, 524) müssen irreversible Folgen der Kastration erwägen werden, weil sie das Leben des Operierten oft in Gefahr setzt und ihm völlig das Fortpflanzungsvermögen entnimmt.

In heutiger Human- und Tiermedizin wird für die Kastration oft die dt. Bezeichnung ‚**Verschneidung**' gebraucht. Jetzt wird sie als „Entfernung oder Ausschaltung der Keimdrüsen (Hoden bzw. Eierstocke) bei Menschen (meist aus med. Gründen) und Tieren (aus züchterischen und wirtschaftlichen Gründen)" (BE, 2002) definiert. Demnach wurde der Begriff auf die Frauen erweitert. Zugleich wurden Methoden der Kastration modifiziert. Sie erfolgt gegenwärtig durch einen chir. Eingriff, Anwendung von Röntgen- oder ionisierenden Strahlen. Die chemische bzw. hormonale Kastration durch die Gabe von Hormonantagonisten ist zeitlich begrenzt. (vgl. ebd.). Indiziert wird es nach wie vor bei Krebs und Sarkozelen des Hodens, Neuralgie, Onanie (vgl. Ravoth, 1860, 300).

Die Geschichte der Kastration zeugt von ihrer Verbreitung. Die Operation wurde aber früher selten für therapeutische Zwecke vorgenommen. Vielmehr waren es religiös-fanatische Ansichten. Im Orient wurden dadurch Haremswärter, in Italien sogar in neuerer Zeit der Männer mit fortbestehenden anormal hohen Kinderstimmen gewonnen (vgl. Linhart, 1867, 871), die als ‚**Kastraten**' (griech. ‚**Eunuchen**') bezeichnet werden.

‚Kastration' stellt ein von dem im 16. Jh. aus lat. *castrare* ‚verschneiden' entlehntes Verb ‚**kastrieren**' ‚verschneiden, entmannen' zu Beginn des 19. Jh. abgeleitetes Abstraktum dar (vgl. Pfeifer DWDS; Kluge). Von den Verfassern der Lehrwerke werden bis zum Ende des 19. Jh. parallel lat. mit *c* und eingedeutschte Schreibung gebraucht, im 20. Jh. wird das Wort immer mit *k* geschrieben. Anhand oben angeführten Definitionen und Methoden der Ausführung der Kastration lässt sich die beträchtliche Begriffserweiterung feststellen.

Belege:
1. *Sprengel, 1805, 214*
   „Joh. Henr. Freytag verwarf ebenfalls die **Castration** und den Golddraht, die zu seiner Zeit (1721) in Helvetien noch sehr üblich waren […]"

2. *Graser, 1929, 746*
   „Muß man einschneiden, so gelingt die Heilung am schnellsten bei der Vornahme der **Kastration**."

3. *Sunder-Plassmann, 1968, 359*
   „In fortgeschrittenen Fällen und bei Infarzierung bei Hodentorsion **Hodenkastration** vorgenommen."

(112) **Kommissur**, die (-, -en); lat. *commissura*

Der geläufige typisch med. Fachausdruck ‚**Kommissur**' wurde aus lat. *commissura* ‚Zusammenfügung, Verbindung' übernommen. In der anatomischen Nomenklatur bezeichnet es eine Weichteilverbindung im Bereich der Organe (vgl. DM). Darüber hinaus wird mit diesem Wort eine Nervenbahn, eine Verbindung zwischen Nervenzentren zu verstehen, die im DFw als „Querverbindung zwischen symmetrischen (3) Teilen des Zentralnervensystems, bes. zwischen den beiden Hemisphären des Großhirns" erklärt wird.

In dem Fachschrifttum wurde das Wort zunächst in lat., im 20. Jh. in eingedeutschter Schreibung belegt.

Belege:
1. *Rust, 1830, 2, 623*
   „Hierauf ergreift er mit der linken Hand ein gerades Scalpell, […] bei der rechten Hand an der Ulnarseite, bei der linken an der Radialseite desselben herablaufenden Schnitt, so dass dieser drei Linien von der Mitte der **Commissur** entfernt weiter abwärts in die genannte Fläche des Fingers fällt."

2. *Ravoth, 1860, 315*
"Man trennt einen hinlänglich breiten Streifen auf beiden Seiten so ab, dass an der vorderen **Commissur 1**" unverwundet bleibt."
3. *Grewe, 1963, 344*
"Der dreieckige Hautlappen wird locker in die **Kommissur** gelegt und nach sorgfältiger Blutstillung vernäht."

(113) Laparotomie, die (-, ...ien); lat. *laparotomiae*

Das Fachwort wurde zu griech. *lapara* ‚Teil des Leibes zwischen Rippen und Hüften, Flanke' und griech. *tomé* ‚das Schneiden, Schnitt' gebildet.

In der Sprache des Chirurgen wird als ‚**Laparotomie**' eine operative Eröffnung der Bauchhöhle bezeichnet. Bis zum Beginn des 19. Jh. wurde in diesem Sinne auch der Terminus ‚**Gastrotomie**' gebraucht, der dann eher für die Eröffnung des Magens in Benutzung war (vgl. Rust, 1830, 10, 452f).

Die Laparotomie ermöglicht die Durchführung von Bauchoperationen, also „sie dient als vorläufige Handlung zum Ausführen anderer Operationen" (ebd.).

Eine ‚**Probelaparotomie**', anders ‚**diagnostische** bzw. **Explorativlaparotomie**' (zu lat. *explorare* ‚auspähen, auskundschaften') ist die operative Untersuchung der Bauchhöhle, die zu diagn. Zwecken vorgenommen wird, d.h. um unklare abdominale Zustände zu diagnostizieren. Dieses OP-Verfahren wird jetzt in hohem Maße durch die weniger traumatische Laparoskopie (Bauchspiegelung) ersetzt. Mit ‚**Relaparotomie**' ist die wiederholte Eröffnung des Bauchraums für die Behandlung der unerwarteten postoper. Komplikationen gemeint (vgl. DM).

Bis vor 2 Jahrzehnten galt die Eröffnung der Unterleibhöhle als „eines der kühnsten Wagestücke der Chirurgie" (Krüche, 1900, 483), die nur bei dringendster Lebensgefahr unternommen wurde. Die Operateure scheuten diese Operation, denn sie fürchteten die von der Hand des Wundarztes und Instrumenten ausgehende Infektionsgefahr, Schwierigkeiten bei der Blutstillung und bei dem Zurückbringen der durch die Wunde hervorgedrungenen Gedärme, Bauchbrüchen infolge fehlender Vereinigung des aufgeschnittenen Bauchfelles. Wegen der unzureichenden Diagnostik war oft das Finden der krankhaften Stelle unmöglich (vgl. Burger, 1858, 101; 488f, Krüche, 1900, 484). Erst die Einführung der strengsten Aseptik und Antiseptik, neuer diagn. Methoden sowie Anästhesie, des Schutzes gegen den Wärme- und Wasserverlust usw. machten sichere Bedingungen zur Laparotomie.

Durch morphologische Konversion wurde das Verb ‚**laparotomieren**' gebildet. Im klinischen Sprachgebrauch auch als Präfixbildung ‚**wiederlaparotomieren**' vorhanden.

Bis zum Ende des 19. Jh. tritt die heimische Entsprechung ‚**Bauchschnitt**' in dem analysierten Fachschrifttum häufiger auf.

Belege:
1. *Rust, 1830, 2, 163*
"[...] nur durch die Individualität des Falles modificirten Grundsätze zu berücksichtigen, welche die Enterotomie und **Laparotomie** [...] vorschreiben."

2. *Garré, 1929, 266*
„Nicht selten versagt die Diagnose, so daß man bei begründetem Verdacht zur **Probelaparotomie** gezwungen ist."
3. *Rostock, 1957, 274*
„Nur die **Laparotomie** klärt die Diagnose, obwohl die Orientierung auch dann nicht immer einfach ist."

(114) Ligatur, die (-, -en); spätlat. *ligatura*

‚Ligatur' ‚Verbindung, Haltebogen, Buchstabenverbindung' ist eine gelehrte Entlehnung aus spätlat. *ligatura* ‚Band, Verband, Amulett, Bündel', die auf lat. *ligare* ‚(fest)binden, legieren' zurückgeht (vgl. Kluge). In die dt. med. Fachsprache gelangte das Wort im 16. Jh. mit der Bedeutung „Abbindung, Unterbindung von Blutgefäßen, Lymphgefäßen, auch Hohlorganen, zur Stillung des Blutes mithilfe einer Naht bei Verletzungen und Operationen" (Pfeifer DWDS). Den Begriff prägte der frz. Chirurg Ambroise Paré (1510–1590), der Reformator der Chirurgie.

Im Altertum wurden vor allem Kauterium und hämostyptische Mittel zur Blutstillung gebraucht. Die Ligatur wurde nach Hippokrates und Celsius nur sehr beschränkt in diesem Zeitraum angewandt. In der Folgezeit wurde diese Methode aufgegeben und ganz vergessen. Üblich wurde dagegen das Brennen der Gefäßwunden oder die Behandlung mit siedendem Öl (vgl. Schreger, 1806, 14). Im 14. Jh. wurde sie nicht nur gelehrt, sondern gelegentlich praktiziert (vgl. Brunner, 1916, 14). Erst Paré führte die Ligatur gegen scharfe Widersprüche im 16. Jh. erneut ein. Seitdem gilt sie als „das einfachste, sicherste und in den meisten Fällen anwendbare Mittel, die Blutung zu stillen" (Chelius, 1827, 1, 135).

Die Ligaturen wurden nach Schreger (1806, 28) aus: Garn, Pferdehaar, Metall, Gummi angefertigt. „Man wandte thierische Substanzen, Fäden von Seide, Hirschleder, Katzendarm etc., ja selbst Blei, Silber, Gold und Platindrähte zur Ligatur an" (Linhart, 1856, 40). Zurzeit wird sie meist aus dem synthetischen resorbierbaren oder nichtresorbierbaren Material hergestellt.

In ihrer Geschichte erfuhr die Ligatur vielfältige Variationen. Linhart (1858, 41) erinnert „an das Abplatten der Arterien, das Schnüren des Fadens über einen auf die Arterie gelegten oder in ihr Lumen eingeführten Cylinder von Leinwand, Holz, Kork u. dgl., die temporäre Ligatur". Die bereits von Zuckerkandl (1905, 443) beschriebene ‚**Massenligatur**', anders ‚**Partienligatur**' oder ‚**Umstechungsligatur**' genannt, wird bei massiver Blutung eines Gewebsbereichs angewandt, wenn die Versorgung der Blutungsstelle unmöglich ist. Eine andere Technik stellt die doppelte **Arkadenligatur** dar.

Die moderne Chirurgie bedient sich **Titan-Ligaturclips** (vgl. Sachs, 2001, 2, 126).

Darüber hinaus steht das Wort für „Drahtumschlingung, mit der ein Zahn an einer Intraoralschiene befestigt wird" (Zetkin, 1992, 1243).

Für Drucker bedeutet ‚Ligatur' die Buchstabenverbindung auf einer Drucktype (z.B. ff, ć). Musiker verstehen darunter sowohl einen Haltebogen als auch

„Zusammenfassung mehrerer (auf einer Silbe gesungener) Noten zu Notengruppen in der Mensuralmusik des 13. bis 16. Jh." (DgWddS).

Belege:
1. *Ammon, 1842, 3, 446*
   „Im schlimmsten Falle müsste man sogar die **Ligatur** gänzlich ablösen und eine neue Operation auf eine glücklichere Zeit verschieben."
2. *Luecke, 1896, 103*
   „Man unterschied bei **Massenligatur** die langsam wirkende (Lig. Lente) und die schnell wirkende (Lig. Instantanée)."
3. *Durst, 1998, 325*
   „Anlage einer Satinsky-Klemme oder **Tourniquet-Ligatur** mit Drossel nach übersichtlicher Darstellung des Ligamentes."

(115) Lumen, das (-s, -mina); frz. *lumière* ← lat. *lumen*

Das durch frz. Vermittlung *lumière* ‚Licht' aus gleichbed. lat. *lumen* übernommene Fremdwort ‚Lumen' bezeichnet im med. bzw. biol. Sprachgebrauch entweder einen Hohlraum eines röhrenförmig hohlen Körperorgans oder sein Innendurchmesser, z.B. Darmlicht. Ferner wird damit die lichte Weite von Kanälen wie Blutgefäße gemeint (vgl. Heyse, 1853, 515; DM). In der Fachliteratur sind Beispiele der dt. Bezeichnung ‚Lichtung' zu finden (2. Beleg). Die Lumenweite wird vermittels Adjektive ‚**kleinlumig**', ‚**englumig**', ‚**weitlumig**' näher bestimmt.

In der Photometrie steht das Wort für die Maßheit, SI-Einheit des Lichtstroms; Zeichen lm (vgl. DFw).

Im 16. Jh. stellte lat. *lūmen ecclēsiae* den ehrenden Ausdruck für ‚Kirchenlicht' dar (vgl. Kluge).

In der Gemeinsprache ist ‚Lumen' die veraltete Bezeichnung eines klugen Menschen, Könners, Genies (vgl. DgWddS). Laut Heyse (1853, 515) gebrauchten Goldmacher und Scheidekünstler lat. Bezeichnungen *lumen majus* ‚das größere Licht' für Gold, und *lumen minus* ‚das kleinere Licht' für Silber.

Im 18. Jh. wurde aus frz. *illumination* ‚Beleuchtung', das zu mlat. *illūmināre* ‚erluechten', ferner zu lat. *lūmen* abgeleitet wurde, das Substantiv ‚**Illumination**' f entlehnt (vgl. Kluge).

Belege:
1. *Ebermaier, 1819, 2, 416*
   „Bey Fleischgewächsen, welche die ganze Kieferhöhle ausfüllen, so dass kein **Lumen** in derselben mehr besteht, empfiehlt Herr Weinhold, die Kieferhöhle an zweyen Wandtheilen zu durchbohren oder zu öffnen [...]"
2. *Garré-Borchardt, 1942, 364*
   „Operative Eingriffe kommen in Frage [...], wo Adhäsionen Abknickung oder Verengung der **Darmlichtung** erzeugt haben."
3. *Durst, 1998, 653*
   „Danach läßt sich die Hinterwandnaht vom **Gefäßlumen** aus sehr übersichtlich herstellen."

(116) Naht, die (-, Nähte); lat. *sutura*

Das auf das dt. und niederl. Sprachgebiet beschränkte Substantiv ‚**Naht**' ‚Linie, die beim Zusammennähen von etwas an der Verbindungsstelle entsteht' wurde im Dt. im 11. Jh. (ahd. *nāt*, mhd. mnd. *nāt*, mnl. *Naet*) belegt. Es stellt ein Abstraktum zum Verb ‚**nähen**' ‚mittels Nadel und Fadens verbinden, schneidern' dar (vgl. Grimm, 13, 318; DH).

Die Militärsprache bezeichnet damit „gemeinsame Grenze des Verantwortungsbereichs benachbarter Verbände" (DgWddS). In der Technik steht das Wort für die Verbindungsstelle zweier zusammengeschweißten Metallteile (vgl. BE).

Da der Gegenstand der Chirurgie vor allem in der oper. Behandlung von Krankheiten besteht, gehört ‚Naht' zu deren wichtigsten Begriffen. Es bezeichnet die Wiedervereinigung der operativ oder infolge eines Traumas der durchtrennten Gewebe, mit Nahtmaterial, die eine feste Verbindung oder dauerhafte Fixierung abzielt. Die durch Zusammennähen entstandene Verbindungsstelle (Verbindungslinie) wird zugleich als ‚Naht' bezeichnet (vgl. David, 1987, 2, 1439). „Neben fadenförmigen Materialien (Naht) werden zum Wundverschluß allein oder ergänzend metallische Wundklammern (Wundstapler), resorbierbare und nichtresorbierbare Gewebskleber sowie sterile Pflasterstrips verwendet" (Schwenzer, 2000, 19).

Als wichtigste Nahtformen gelten die **Einzel-**, **Knopfnaht** und die **fortlaufende Naht**.

In zusammengesetzten Bezeichnungen von Nähten spiegeln sich wider: die genähte Körperregion (Darm-, Muskel-, Nerven-, Subkutannaht), die angewandte Nahttechnik: Abstepp-, Faltungs-, Kapsel-, Matratzen-, Tabaksbeutel-, Zapfen- (veraltet), Zipfelnaht, einstülpende, geklammerte, geklippte Naht, das Ziel der Einlegung: Adaptations-, Blokier-, Implantations-, Situationsnaht, das Nähmaterial: Bleiplatten-, Katgut-, Klammer-, Plattennaht. Darüber hinaus gibt es eine Reihe von Bezeichnungen der Nahttechniken bei der getrennten Verbindung einzelner Gewebsschichten: ein-, zwei-, mehrschichtiger Naht, Etagen-, Zweie-, Dreietagen- und Allschichtnaht. Weiter werden die Nähte in resorbierbare und nichtresorbierbare eingeteilt (vgl. DM).

Der bis zur Mitte des 19. Jh. gebräuchliche, heute nicht mehr gängige Ausdruck ‚**die blutige Naht**' „bezeichnet im Allgemeinen denjenigen Kunstamt, durch welchen wir die mechanische Vereinigung getrennter Weichtheile mittelst Nadel und Faden zur Erzielung organischer Cohäsion derselben bewirken" (Gräfe, 1831, 6, 39). Mit der ‚**trockenen Naht**' ist dagegen die nach wie vor praktizierte Anwendung des Heftpflasters beim Zusammenfügen der Wundränder zu verstehen. Ridder (1993, 45) zitiert die Definition von Johann Baptist Verduc aus dem Jahre 1712: „Die trockene Naht wird genennet, indem man sie verrichtet, ohne daß man an der Wunde hefftet oder nähet[...]" Manche Nahtmodifikationen werden mit Namen ihrer Erstbeschreiber genannt, z.B. Kürschner-, Lembert-, Dieffenbachs Schnürnaht.

Das Lexem ist als Wortbildungselement sehr produktiv: Nahtdehiszenz, -festigkeit, -klammer, -versorgung, -verschluss.

In der Anatomie wird als ‚Naht' die Verwachsungslinie von Organ- und Gewebeteilen, besonders der Schädel Knochen bezeichnet (BE).

Belege:
1. *Zeis, 1838, 248*
   „[...] die von der alten bekannten **Hasenschartennnaht** entlehnte, von Dieffenbach abgeänderte [...] umschlungene Naht [...]"
2. *Garré, 1929, 192*
   „[...] doppelte **Lembertnaht** [...]"
3. *Grewe, 1963, 4*
   „Fortlaufende vertikale **Matratzennaht**."

(117) Obduktion, die (-, -en); lat. *obductio*

Das Fremdwort ‚**Obduktion**' wurde im Dt. im 18. Jh. bezeugt. Es geht auf lat. *obductio* ‚das Verhüllen, Bedecken' zurück, dem das Verb lat. *obducere, obductum* ‚etwas über etwas ziehen' zugrunde liegt.

Campe (1813, 441) zufolge ist unter ‚Obduktion' ‚Besichtigung, Untersuchung, nämlich tote Menschenkörper' zu verstehen. Im 18. Jh. bezeichnete *obductio* nur ‚Leichenschau; Besichtigung einer Wunde eines Toten und Begutachtung, ob sie Todesursache wurde' (vgl. Schulz, 1942, L-P, 224). Pfeifer (1989, 2, 1188) verweist auf den Bedeutungsunterschied zwischen diesem Begriff und ‚Sektion', die damals eben für ‚Leichenöffnung' stand. Seit dem Ende des 18. Jh. bezieht die Obduktion auch das Öffnen des Körpers eines Verstorbenen zur Untersuchung der Körperorgane ein. „Die merkwürdige Bedeutungsumkehr ist vermutlich vom Abschluß der Obduktion her zu verstehen, wo die geöffnete Leiche mit Tüchern wieder abgedeckt und verhüllt wird" (DH). Schulz (1942, L-P, 224) vermutet jedoch, dass „die auffällige Bedeutungsverschiebung, die sich vom lat. Grundwort aus bis zum Fremdwort vollzog, mag in früheren Sektionsverfahren begründet werden". Interessant scheint in diesem Zusammenhang Heyses (1853, 594) Verweis auf mlat. Bedeutung des Verbs *obducere* ‚verletzen, beschädigen', die mit einem oper. Verfahren verbunden werden könnte.

Das Verb ‚**obduzieren**' ‚eine Obduktion vornehmen' wurde im 19. Jh. zu lat. *ducere* ‚führen; ziehen' gebildet.

Synonymische Bezeichnungen sind: ‚**Sektion**', ‚**Autopsie**', ‚**Leichenschau**', ‚**Totenschau**', ‚**Leichenöffnung**', ‚**Leichenzergliederung**', ‚**Nekropsie**', und selten ‚**Nekroskopie**' (vgl. DFw).

Belege:
1. *Krüche, 1900, 206*
   „Im Herzen eines Försters [...] fand ich bei der **Obduktion** ein einziges Korn, welches den sofortigen Tod zur Folge gehabt hatte..."
2. *Durst, 1998, 8*
   „Bei einem Todesfall, der nicht aus der Grundkrankheit oder aus der Operationsrisiko erklärbar unerwartet eingetreten ist, sollte unter aller Umständen eine gerichtliche **Obduktion** veranlaßt werden."

(118) Palpation, die (-, -en); lat. *palpatio*

Das Fremdwort ‚**Palpation**' f, lat. *palpatĭo* ‚das Streicheln, Befühlen, Betasten', ist ein vom lat. Verb *palpāre* ‚sanft klopfen, streicheln, sanft berühren, betasten' abgeleitetes Verbalsubstantiv. Dazu stellen sich weitere Ableitungen: Adjektive ‚**palpabel**' lat. *palpābilis* oder frz. *palpable* ‚greifbar, handgreiflich, fühlbar, offenbar, deutlich' und Abstraktum ‚**Palpabilität**' f ‚die Greifbarkeit, Handgreiflichkeit' (vgl. Heyse, 1853, 623). ‚**Palpieren**' ist eine eingedeutschte Verbalform mit der Bedeutung ‚betasten, abtasten'.

‚Palpation' steht für ‚manuelle Untersuchung des Abdomens durch Betasten von dicht unter der Körperoberfläche liegenden inneren Organen, das Abtasten' (vgl. DM). Sie gehört zu ältesten diagn. Verfahren. Die tiefe Palpation gestattet sich über Grad und Ausdehnung der muskulären Abwehrspannung, lokalisierte schmerzempfindliche Bezirke, umschriebene Vorwölbungen, Tumore, Darmsteifungen oder Meteorismus zu orientieren (vgl. Sunder-Plassmann, 1968, 142). „Bei Tumoren erlaubt die Palpation Lokalisation, Form, Größe, Konsistenz, Verschieblichkeit und Druckschmerzhaftigkeit festzustellen" (ebd.).

Belege:
1. *Tillmanns, 1899, 249*
   „Die Diagnose der Polypen geschieht durch Inspection und **Palpation** der Nase."
2. *Garré, 1929, 277*
   „Da ihre Grenzen auch mit dem **Palpationsbefund** übereinstimmen, sind sie zur Resektion wohl geeignet [...]"
3. *Sunder-Plassmann, 1968, 198*
   „Bei der **Palpation** besteht eine leichte Druckschmerzhaftigkeit in der Ilöezekalgegend."

(119) Passage, die (-, -n); frz. *passage* ← mlat. *passagium*

Bereits im 13. Jh. war im Mhd. das Wort *passāsche* ‚Weg, Furt' (13. Jh.) vorhanden. Die erneute Übernahme erfolgte im 16. Jh. aus frz. *passage* ‚Durchgang, Durchfahrt, Überfahrt, Abschnitt eines Textes', das durch Suffix -age von frz. *passer* abgeleitet wurde. Ins Frz. gelangte es aus vlat. **passare* ‚Schritte machen; durchschreiten, durchgehen' zu *lat. passus* ‚Schritt'. Mlat. *passagium* stand für ‚Durchgang, Heereszug, Kreuzzug; Wegegeld, Fährgeld'. Zunächst waren Formen Passassy, Passaige, Passasch, Pasagie üblich (vgl. DH). Das Lexem ‚**Passage**' hat mehrere Bedeutungen. Gemeinsprachlich bezeichnet es ‚die Wegfahrt, Straße, Durchzug, das Hin- und Hergehen' (vgl. Heyse, 1853, 638), ‚eine große Schiffreise' oder auch einen zusammenhängenden Textabschnitt. In der Baukunst stellt es die Bezeichnung einer zwei Straßen verbindenden, durch Häuserkomplex führenden kurzen Ladenstraße für Fußgänger dar. Für Musiker bedeutet es eine rasche virtuose Tonfolge (vgl. DgWddS).

Im klinischen Alltag erscheint das Wort erst in der 2. Hälfte des 19. Jh.

David (1987, 2, 1590) erklärt den Fachbegriff als: „Übertragung von Mikroorganismen von einem Nährboden auf einen nachfolgenden". Im Wörterbuch DM wird als Beispiel ein Tierversuch angegeben, bei dem eine Bakterienkultur von einem Wirtstier auf das andere zwecks der Inaktivierung von Erregern übertragen wird.

Belege:
1. *Vidal, 1856, 3, 147*
   „Wird das Instrument nur schnell durch den vorderen Theil der Nase hindurchgeführt, so entsteht kein Niesen und die Unannehmlichkeit dieser **Passage** ist relativ gering."
2. *Guleke, 1957, 320*
   „Ist der Anus praeter erst geschlossen und die **Stuhlpassage** auf normalem Wege hergestellt, so ist die Neigung zur Verengung viel geringer."
3. *Leger, 1974, 334*
   „Extra- und intrapankreatische Pseudocysten können durch mechanische Auswirkung auf die **Magen-Darm-Passage** Ursache einer Verdauungsstörung sein."

(120) Perkussion, die (-, -en); lat. *percussio*

Der Ausgangspunkt des Fremdworts ‚**Perkussion**' ist lat. *percussio* ‚das Schlagen', zu: *percussum*, 2. Part. vom lat. Verb *percutere* ‚heftig schlagen, erschüttern', (engl. *percussion*). Das eingedeutschte Zeitwort ist ‚**perkutieren**'. Dazu Adjektive ‚**perkutorisch**' bzw. ‚**perkussorisch**'.

In der med. Fachsprache bezeichnet ‚Perkussion' eine Untersuchungsmethode von Organen durch Abklopfen der Körperoberfläche und Deutung des Klopfschalles (vgl. DM). Der Klopfschallbefund erlaubt Schlusssätze über Grenzen, Form, Ausdehnung, Beschaffenheit (Spannung, Elastizität), Größe von Organen oder Organteilen (insbes. Lunge, Herz) und krankhafte Veränderungen innerer Organe zu ziehen. „Die Perkussion dient der Feststellung von Gas- und Flüssigkeitsansammlungen in Dünndarm. Prall mit Luft gefüllte Schlingen lassen sich gut herausperkutieren, Dämpfungsbezirke und ihre Beweglichkeit bei Lagewechsel ändern den Perkussionsschall" (Sunder-Plassmann, 1968, 142). Der Klopfuntersuchung geht meist die mit Finger, Hand oder Perkussionshammer durchgeführte sog. direkte Palpation voran, oder es wird in die dazwischengelegene Hand mit Finger bzw. einem Perkussionshämmerchen geklopft (indirekte Perkussion), durch das die Körperwandung und die darunter liegenden Organe in Schwingungen versetzt werden (vgl. BE). Die Diagnosestellung erfolgt aufgrund der Schallqualität. Weitere Vorzüge der Perkussion legt Guleke (1957, 121) dar: „Auch dieses Verfahren gibt wichtige Hinweise auf die Lage, Ausdehnung und Nachbarbeziehung der Coloncarzinome, ebenso aber auch auf das Krankheitsstadium [...]. Selbstverständlich muß die Untersuchung bei verschiedener Lagerung des Kranken (Rücken und beiderseitige Seitenlagerung) vorgenommen werden, um die Verschieblichkeit der Dämpfung prüfen zu können."

Das Verfahren wurde von Joseph von Auenbrugger (1722–1809) eingeführt und erstmals 1761 beschrieben.

In der Fachsprache der Musik bildet ‚Perkussion' die Sammelbezeichnung für alle Schlaginstrumente außer dem traditionellen Schlagzeug (Drums), insbes. für die lateinamerikanischen Rhythmusinstrumente (Bongos, Claves, Maracas usw.). Es ist zugleich ein Begriff für die Tonbildung bei elektronischen Musikinstrumenten (vgl. BE).

In der Waffentechnik steht es dagegen für die Zündung einer Handfeuerwaffe durch Stoß oder Schlag (z.B. beim Perkussionsgewehr im 19. Jh.).

In der Fachliteratur wird zuerst in Schreibung mit c, dann in der heute geltenden Form belegt.

Belege:
1. Langenbeck, 1888, 457
„[...] man untersucht durch **Percussion**, wo Dämpfung ist."
2. Sunder-Plassmann, 1968, 140
„Die klinische Diagnostik stützt sich auf die Anamnese, die klassischen Untersuchungsmethoden der Inspektion, Palpation, **Perkussion** und Auskultation."

(121) Präparation, die (-, -en); lat. *praeparatio*

‚**Präparation**' heißt ein OP-Verfahren, das ein sorgfältiges Freilegen und Entfernung oder Durchtrennung der im OP-Feld zwischen inneren Organen liegenden Fett- und Bindegewebes bezweckt. Dadurch wird die Oberfläche des Organs und seinen Teile erkennbar und der Hand des Operateurs zugänglich gemacht (vgl. David, 1987, 2, 1690). Je nach dem OP-Situs werden verschiedene Methoden der Präparation handgehabt: scharfes Präparieren mit einem Skalpell, stumpfes Präparieren (Aufspreizen) mit Scheren, Pinzetten bzw. Gefäßklemmen, Aufreißen oder Wischen (vgl. Koeppen, 2006, 189ff).

Das Fremdwort wurde aus lat. *praeparatio*, einer Ableitung zu lat. Verb *praeparare* ‚vorbereiten, im Voraus zubereiten' übernommen.

In der chir. Sprache wird oft die Verbableitung ‚**präparieren**', gewöhnlich mit einem Präfix (abpräparieren, auspräparieren, freipräparieren) gebraucht.

Das Wort taucht in der erforschten Fachliteratur um die Mitte des 19. Jh. auf. Früher wurde diese OP-Maßnahme mit dem dt. Namen: ‚**Spaltung**', ‚**Isolieren**', ‚**Durchtrennung**', ‚**Freilegung**', ‚**stumpf Auseinanderdrängen**' bezeichnet.

Chemiker bezeichnen damit die Aufbereitung von pharmazeutischen Präparaten, Pathologen die Herstellung eines Präparats aus organischem Material zu Studienzwecken, Konservieren.

Bildungssprachlich stellt ‚Präparation' die veraltete Bezeichnung für ‚Vorbereitung; häusliche Aufgabe' dar (vgl. DFw).

Belege:
1. Linhart, 1867, 687
„[...] so könnte man die Verletzung dieses Gefässes nur dann annehmen, wenn die Operation ohne Hautschnitt und schichtenweise **Präparation** gemacht würde."
2. Ertl, 1939, 202
„**Auspräparieren** der Proc. Spinosi in dem gibbösen Segment."

3. *Holter, 1962, 139*
„Nach dem **Freipräparieren** und Freilegen des Knochenschaftes wird der Knochen V-förmig durchmeißelt [...]"

(122) Prognose, die (-, -n); griech. prógnōsis

‚Prognose' (‚Heilungsaussicht') ist die Fähigkeit des Arztes, den Verlauf einer Krankheit, ihre Dauer und Ausgang sowie die Wirkung einer Heilmaßnahme, im Voraus zu beurteilen. Bis 18. Jh. galt die Prognose als schwerste und höchst bewertete Kompetenz der ärztlichen Kunst, bis ihr dieser Rang durch die Diagnose weggenommen wurde. „Die Diagnose ist wichtig, da die Prognose sich nach ihr richtet" (Rahm, 1927, 337). Trotzdem blieben Menschen mehr an den Verlauf und Heilungsmöglichkeiten einer Krankheit interessiert als an ihre Ursache, Erläuterung oder Bezeichnung. In der Antike erlaubte die Ethik dem Arzt, sich dem Kranken bei der ungünstigen Prognose zu entziehen, weil eine vornherein aussichtslose Behandlung als unlogisch, ungerechtfertigt und unsittlich galt. Die Entwicklung der symptomatischen Therapie erweiterte die Möglichkeitsgrenzen, sodass der Arzt sogar in kritischen Situationen seinen Beistand leistet. Der antike Wundarzt bemühte sich, den epidemiologisch-ökologischen Anhaltspunkt über die bei der Gemeinschaft zu erwartenden Krankheiten vor seinem Eintreten in eine Stadt zu gewinnen (vgl. Hartmann, 1959, 254).

Gemeinsprachlich bedeutet ‚Prognose' eine wissenschaftlich begründete Voraussage, zukünftiger Entwicklungen, Prozesse, Zustände oder Ereignisse in Natur, Gesellschaft, Wissenschaft und Technik als Grundlage der wissenschaftlich fundierten Planung. In der Statistik und Ökonometrie bezeichnet es die Vorhersage des zukünftigen Werts einer statistischen Zufallsvariable. Es werden kurz-, mittel- und langfristige Prognosen unterschieden. Darüber hinaus werden Prognosen nach dem Geltungsbereich (für einzelne Branchen oder die gesamte Volkswirtschaft), dem Anwendungsbereich (z.B. Wahlprognose, Prognose der Bevölkerungsentwicklung) sowie nach dem angewendeten Verfahren (Trend- und Zeitreihenanalysen, Systemsimulationen u.a.) unterschieden. In der angewandten Psychologie werden sie zur Vorhersage des Schul-, Studien- oder Berufserfolgs getroffen (vgl. BE), in der Meteorologie bezeichnet das Wort die Vorhersage des Wetters.

Das Fremdwort ‚Prognose' ‚Vorhersage einer zukünftigen Entwicklung aufgrund kritischer Beurteilung des Gegenwärtigen' wurde im 18. Jh. aus griech. *prógnosis* ‚das Vorherwissen' entlehnt, das wiederum eine Bildung zu griech. *progignoskein* ‚im Voraus erkennen' darstellt (vgl. DH). Zunächst wurde das Lexem in griech.-lat. Form **Prognosis**' gebraucht, die später eingedeutscht wurde. Das Verb ‚**prognostizieren**' ‚vorhersagen, aus dem Lauf der Gestirne Zukünftiges voraussagen' wurde bereits im 16. Jh. vom mlat. Verb *prognosticare* ‚ahnen, vorhersagen, prophezeien' übernommen (vgl. Pfeifer, 1989, 2, 1324). Dazu das Adjektiv ‚**prognostisch**'.

In der Fachliteratur wird das Wort erst 1900 belegt. Manche Autoren verwenden wechselweise das Fremdwort und seine dt. gleichbed. Äquivalente (2. Beleg).

Belege:
1. *Krüche, 1900, 171*
   „Von schlechter **Prognose** ist auch ein adynamischer Verlauf des Trinkerdeliriums [...]"
2. *Garré-Borchardt, 1942, 264*
   „Die **Vorhersage** ist nicht günstig und im allgemeinen um so schlechter, je höher die Verletzungsstelle liegt."
   Garré-Borchardt, 1942, 268
   „Auch die übrigen Verletzungen machen schlechte **Heilungsaussichte**."
   Garré-Borchardt, 1942, 306
   „Die **Prognose** der akuten Peritonitis ist durch zwei Dinge wesentlich beeinflußt: 1. durch den Ausgangspunkt der Entzündung [...]. 2. durch die Giftigkeit der Keime [...]"

(123) Schröpfen, das (-s, -); lat. *applicatiocucurbitarum*

Die Bezeichnung für den kleinen Blutentzug ist im Fachwortschatz der Medizin seit dem 15. Jh. belegt (vgl. Kluge). Mhd. *schreffen, schrepfen*, frühnhd. *schröpfen*. Seit dem 17. Jh. wird das Verb ‚**schröpfen**' ‚Blut entziehen' übertragen für ‚zu viel Geld abnehmen', ‚übervorteilen' gebraucht (vgl. DH).

Das Wort ‚**Schröpfen**' bezeichnet eine geläufige seit dem Altertum praktizierte Heilmethode der chinesischen Medizin. Sie beruht auf dem Ansaugen des Blutes vermittels Schröpfköpfe, d.h. gläserner oder Gummisaugglocken, die auf irgendeine Hautstelle, meistens am Rücken, angelegt werden (vgl. Burger, 1858, 850). Durch die Lufterwärmung wird Vakuum drinnen erzeugt, das lokale Blutergüsse bewirkt. Es gibt drei Formen dieser Therapie: trockenes und nasses (blutiges) Schröpfen sowie Schröpfmassage. Das Wirkungsprinzip des nassen Schröpfens ist dem der Eigenblutbehandlung ähnlich: Eiweißstoffe, die bei dem Zerfall der Blutbestandteile entstehen, regen das Immunsystem und Abwehrmechanismus an (vgl. Frenkel, 2009, 29). Es wird bei akuten Infektionen, insbes. der oberen Luftwege und Muskelschmerzen indiziert. „Blutiges Schröpfen heisst diejenige Operation, bei welcher die Haut an einer Stelle scarificirt und dann über derselben eine Verdünnung der äussern Luft erzeugt wird, um einen Austritt von Blut aus den Scarificationswunden zu veranlassen" (Ammon, 1842, 3, 638). Es wird bei dem Bluthochdruck angewandt. Die Schröpfmassage hilft gegen Verspannungen und chronische Schmerzen. Die vom Schröpfen verursachte bessere Durchblutung stimuliert den Stoffwechsel und verringert Schmerzen. Außerdem werden aus dem Organismus Giftstoffe entfernt.

Inzwischen wurde das Schröpfen durch andere Heilverfahren ersetzt. Heute ist es nur noch in der Alternativmedizin als Naturheilverfahren üblich (vgl. Bogensberger, 2004, 23).

Belege:
1. *Busch, 1857, 1, 19*
   „Oertliche Blutentziehungen bewirken wir durch Scarificationen, **Schröpfen** und Blutegel."

2. Fischer, 1880, 272
„Zum trocknen **Schröpfen** gebraucht man ein glockenförmiges Gefäss von Glas: den Schröpfkopf."

(124) Sutur, die (-, -en); lat. *sutura*

Das Wort ‚Sutur' war früher sehr geläufig, in den gegenwärtigen Fachbüchern aber kaum auftritt. Im med. Sprachgebrauch bedeutet es soviel wie Naht. ‚Sutur' wird jedoch nur für die Bezeichnung der Vereinigung von Wundrändern mit Faden gebraucht und bildet keine zusammengesetzten Ausdrücke, wie der Fall bei Naht ist.

Das Wort stammt aus lat. *sutura*, einer Ableitung von lat. Verb *suere, sutum* ‚nähen, zusammennähen' (vgl. DM).

In der Anatomie wird mit diesem Termin die starre Verbindung zwischen Knochen, die eine dünne Schicht des faserigen Bindegewebes bildet, bezeichnet. Darüber hinaus stellt ‚Sutur' den geologischen Begriff dar. Hier wird damit die Lobenlinie bezeichnet, d.h. „die Verwachsungslinie der Kammerscheidenwand mit der Gehäusewand" (BE, 2002).

Belege:
1. Richter, 1804, 7
   „Die **Sutur** ist längst mit Recht verworfen, und vergessen."
2. Diffenbach, 1848, 413
   „Man legt zuerst als mittelste **Sutur** eine umschlungene Naht, dann nach oben und unten eine Knopfnaht [...] an."
3. Langenbeck, 1888, 272
   „[...] continuierliche Bewegungen eines durch **Sutur** vereinigten Hautgebildes [...]"

(125) Tamponade, die (-, -n); frz. *tamponnement*

Das Wort ‚Tamponade' wurde ins Dt. in der 1. Hälfte des 19. Jh. aus dem Frz. übernommen und wurde seitdem zum geläufigen Fachausdruck aus dem Bereich der Verbandtechnik. Es stellt die Ableitung aus dem frz. *tampon* ‚Pfropfen, Stöpsel' dar, der Nebenform von frz. *tapon* ‚Spund, zusammengeknüllter Stoffklumpen, Zapfen' (vgl. Kluge). Das frz. Vorbild geht wiederum auf Germ. zurück, und zwar auf afränk. **tappo* ‚Zapfen' (ahd. *zapho*) zurück (vgl. Pfeifer DWDS). Weitere Ableitungen sind: das Verb ‚**tamponieren**' ‚mit Tampons aufstopfen' (vgl. DM) und ‚**Tamponage**' f ‚Abdichtung; künstlich geschaffener Verschluss eines Bohrloches zum Schutz vor dem Eindringen von festen, flüssigen und gasförmigen Substanzen' (vgl. DFw).

Unter ‚Tamponade' ist ein therapeutisches Verfahren zu verstehen, das in der Ausstopfung von Wunden, natürlichen oder künstlichen Körperhöhlen bzw. Hohlorganen mit Tampons besteht und die Blutstillung abzielt. Ein Tampon wird aus dem Verbandstoff verfertigt, Watte, Mullbausch, Gaze, einst auch aus Scharpiekugeln, Schwamm u.ä. Der Füllstoff wird zugleich als ‚Tamponade' bezeichnet (vgl. DM). Der angeführte Tampon verschließt das Gefäßlumen und übt den Druck aus.

„Die örtliche Compression ist blos gegen eine einzige Stelle auf der Ueberfläche der Wunde, wo aus einem grössern Gefässe das Blut heftig und häufig strömt, gerichtet" (Richter, 1792, 1, 231). Das Wirkungsprinzip erklärt Linhart (1866, 1, 43) wie folgt: „Die Tamponade der Wunde bewirkt Coagulation des von der Charpie aufgesaugten Blutes und dadurch Verschliessung der Gefässlumina. Ganz gleich wirken die Volksmittel des Auflegens von Spinnengeweben."

Zusammengesetzte Bezeichnungen von Tamponadenarten richten sich entweder nach dem damit behandelten Körperteil (Blasen-, Herzbeutel-, Nasen, Zystentamponade), nach der Blutungsquelle (**Wundtamponade**), Zweck (**Schutztamponade**) oder nach dem gebrauchten Hilfsmittel (**Ballontamponade**). Manche Bezeichnungen enthalten antroponymische Angaben (**Mikulicz-, Belocq-Tamponade**). Wenn es während eines Eingriffs erfolgt, wird von einer **intraoperativen Tamponade** gesprochen (vgl. Durst, 1998, 829).

Darüber hinaus steht das Wort für das Ausfüllen einer Körperhöhle mit flüssigen oder bereits geronnenen Blutmengen.

Belege:
1. *Schreger, 1806, 24*
„Die **Tamponade** der Arterienöffnung mit einem Knopf von Vitriol, Schwamm u.a."
2. *Emmert, 1870, 275*
„Nur selten ist die **Tamponade** der Nasenöffnungen nothwendig."
3. *Durst, 1998, 747*
„Die früher übliche, grundsätzlich offene Behandlung unter Einsatz der **Mikulicz-Tamponade** ist heute obsolet [...]"

(126) **Taxis**, die, (-, Taxien od. Taxes); griech. *táxis*

Unter ‚**Taxis**' versteht der Chirurg das Zurückbringen des im Bruchsack befindlichen Inhalts in die Bauchhöhle. Es beruht auf der Handanlegung, bei der der Arzt den Bruch mit der Hand so umfasst, „dass der Boden desselben in der flachen Hand liegt, die Finger aber einzeln an den Seiten des Bruchs liegen, hebt ihn auf, und druckt ihn gegen den Bauchring von unten heraufwärts, und zu gleicher Zeit von innen nach aussen" (Ebermaier, 1819, 2, 717). Ähnliche Technik des Handgriffs gibt Garré-Borchardt (1942, 424) an. Die Taxis darf nur bei beweglichen Hernien vollgezogen werden. Sie soll möglichst früh nach Entstehung des Bruchs versucht werden. Die Ausführung des Eingriffs bei eingeklemmten irreponiblen Brüchen droht mit Darmruptur, Peritonitis, Ileus und schließlich mit dem Tod des Patienten (vgl. Rostock, 1957, 253f).

Die im Wörterbuch DM vorhandene Erklärung „Einrichtung, Reposition eines Knochen- oder Eingeweidebruchs" erweitert den Begriff auf orthopädische Manöver.

Für den Biologen ist ‚Taxis' eine zusammenfassende Bezeichnung für von äußeren Reizen bewirkte Ortsbewegungen frei beweglicher Lebewesen zur Reizquelle oder von ihr weg. Je nach der Art des Reizes werden unterschieden: **Chemotaxis**

(chemische Reize), **Phototaxis** (Licht), **Thermotaxis** (Wärme), **Hygrotaxis** (Feuchtigkeit), **Galvanotaxis** (elektrischer Gleichstrom) u.a.
Das Fremdwort geht auf griech. *táxis* ‚das (An)ordnen, Einrichten' zu griech. Verb *táttein* ‚ordnen; regeln' zurück. Nach David (1987, 2, 2067) wurde diese heute selten gebrauchte Bezeichnung von ‚Reposition' ersetzt. In den Handbüchern der Chirurgie wurde das Wort bis zur Hälfte des 20. Jh. belegt.

Belege:
1. *Ebermaier, 1819, 2, 717*
   „Die Zurückbringung des Bruchs geschieht durch eine Handanlegung, die man die **Taxis** nennt."
2. *Langenbeck, 1888, 503*
   „Erstaunlich ist es, dass die **Taxis** bisweilen nach Umschlägen und Bädern noch gelingt."
3. *Rostock, 1957, 253*
   „Die Gefahren der **Taxis** bestehen hauptsächlich in der durch sie bewirkten Darmperforation mit dem dann kaum aufzuhaltenden tödlichen Ausgang."

(127) **Umstechung**, die (-, -n); lat. *pericentesis* zu griech. *perikanteîn*

‚**Umstechung**' oder ‚**Umstechungsnaht**' ist die Bezeichnung einer oper. Methode der Blutstillung. Sie beruht auf dem mehrmaligen kreuzweisen Umstechen des tief liegenden Gewebsstücks um das Blutgefäß und anschließender Fixierung von Enden der straff gezogenen Naht (vgl. David, 1987, 2, 2180). Der Blutgefäßstumpf wird vorher mit glattfassenden schmalen Klemmen oder einer anatomischen Pinzette festgefasst (vgl. Brunner, 1916, 425). Beim erschwerten Zugang wird es mit einer Stichnadel, Deschamps oder Bumerangnadel vollgezogen. „Man wendet sie an, wenn man die Arterie nicht isoliren und hervorziehen kann, also besonders, wenn selbe durch vorhergehende Entzündung mit den umgebenden Weichtheilen fest verwachsen ist" (Büchler, 1845, 239f). Laut Linhart (1866, 1, 207) wurde diesem Verfahren lang der Vorzug vor der Unterbindung gegeben.
Die Bezeichnung stellt die Lehnübersetzung des lat. Worts *pericentesis*, das von griech. *perikanteîn* ‚ringsum stechen, umstechen' abgeleitet wurde.

Belege:
1. *Chelius, 1827, 1, 511*
   „Die **Umstechung** des Bruchsackhalses mit einer Nadel und Zusammenschnürung desselben mit einer Ligatur [...]"
2. *Rostock, 1957, 64*
   „Blutstillung durch Unterbindung oder **Umstechung** [...]"
3. *Durst, 1998, 631*
   „[...] Blutungen lassen sich [...] durch punktuelle **Umstechung** mit atraumatischen Polyglykolsäurefäden versorgen."

(128) Unterbindung, die (-, -en); lat. *ligatura*

Das Wort ‚**Unterbindung**' ist ein direktes dt. Äquivalent der lat. Bezeichnung ‚**Ligatur**', das ebenso oft von Verfassern der Handbücher gebraucht wird.

Belege:
1. *Zeis, 1838, 27*
   „[...] die **Unterbindung** grosser Arterien [...]"
2. *Brug, 1985, 429*
   „Die **Unterbindung** des Venenastes [...] bringt die schlagartige Besserung des Beschwerdebildes."

IV.6 Bezeichnungen von Operationsinstrumenten

(129) Armamentarium, das (-s, ein); lat. *armamentarium*

‚**Armamentarium**' ‚Arsenal, Rüstkammer, Zeughaus' ist ein seit dem Anfang des 17. Jahrhunderts bis dato in seiner militärischen Bedeutung im Nhd. nachgewiesenes Lehnwort. Es geht über nlat. *armamentarium* auf lat. *armamentarium* (zu lat. Substantiv *arma* Pl. ‚Kriegsgerät, -materialien', ‚Waffen, Krieg, Gefecht', allerlei Werkzeuge und Geräte) zurück. *Arma* stellt ein Grundmorphem einer ganzen Reihe von Lexemen, und zwar: ‚**Armāmēnta**' n ‚Rüstzeug aller Art, Werkzeug, Schiffsgerät', ‚**Armātūra**' f ‚Rüstung, Bewaffnung, bewaffnete Soldaten', ‚**Armātus**' m ‚Rüstung, Bewaffnung'(vgl. Schmerler, 1794, 33f).

Seit dem späteren 17. Jh. wird das Wort vorwiegend im übertragenen Sinne belegt. „Armamentarium bezeichnet im Dt. und Engl. bis heute – auch medizinhistorisch – eine Gattung med. Schrifttums, das einen Bestandteil an Operationsgerät, Gesamtausstattung eines speziellen med. Bereichs, aber auch die Gesamtheit jeweiliger Operations-, Therapie- und Vorbeugungsmaßnahmen behandelt; von hier aus tritt es im Fachbereich als Bezeichnung innerhalb von Texten auf" (Hoppe, 2009, 414f).

‚Armamentarium' hat sich in dieser übertragenen Bedeutung des Bereichs Medizin behauptet, hauptsächlich unter Anlehnung an das einflussreiche Werk des Ulmer Mediziners Johannes Scultetus (1595–1645) „Armamentarium Chirurgicum" mit dem beigeschlossenen Tafelwerk der chir. Instrumente und Therapiemethoden (vgl. ebd.).

In den erforschten Fachbüchern wurden nur zwei Belege für dieses Stichwort gefunden, beide mit der Bedeutung ‚Instrumentensammlung'.

Belege:
1. *Wullstein, 1909, 199*
   „Jeder Arzt soll in seinem **Armamentarium** ein Silberkatheter mit der sogenannten Gelyschen Krümmung haben [...]"
2. *Brunner, 1916, 584*
   „Das ständige **Armamentarium** einer größeren Samariter- oder Unfallstation wird kompletter ausgerüstet als der transportable Rettungskasten."

(130) Bistouri, das (-s, -s); frz. *bistouri*, lat. *incisorium*

‚Bistouri' ist die Bezeichnung eines stechenden und schneidenden Instruments, einer Art vom früher benutzten, kleinen Inzisionsmesser (vgl. DFw). Bistouris waren, „nächst den Lanzetten, unter den schneidenden Instrumenten die gebräuchlichsten in der Wundarzneikunst, deren man sich bedient zur Erweiterung enger Wunden, Fisteln, und Geschwüre, zu Einschnitten und Trennungen gesunder und kranker Theile und zu Ausschälungen der Geschwülste" (Leo, 1824, 6). Ihr Kennzeichen ist die in manchen Lehrbüchern angegebene „*bewegliche Charniergelenksverbindung* der Klinge mit einem Schalenhefte" (Cessner, 1855, 19). Die Klinge des Instruments lässt sich in den Griff einschlagen (vgl. Sachs, 2, 2001, 97). Heute wird es häufig als ein Skalpell mit auswechselbarer Klinge erklärt (vgl. DM).

Das Kompositum ‚Bistouri' (Maskulinum oder Neutrum) ist ein Lehnwort, das in die dt. med. Fachsprache zu Beginn des 19. Jh. aus dem gleichbed. frz. *bistouri* übernommen wurde (vgl. Sachs, 2001, 2, 33). Heyse (1853, 109) vermutet, dass der Name von lat. Adverb *bis* ‚zweimal, wiederholen' und frz. Substantiv *tour* ‚Drehung' herzuleiten sei. Andere Meinung zum Ursprung des Worts äußert Orth, der schreibt: „Sein Herkunft im Frz. ist unklar; doch scheint es von *bistourner* ‚kastrieren' abgeleitet" (Orth, 1952, 606). Das Wort wurde dem Dt. in der Flexion angepasst. Es bildet zahlreiche Zusammensetzungen, deren Bestimmungswort entweder die Beschaffenheit des Werkzeugs (‚Knopfbistouri') oder seine Bestimmung (‚Fistel-Bistouri') festlegt. Es gibt auch Mehrwortfachtermini, deren Hauptglied ‚Bistouri' bildet, z.B. das spitzige Pottsche Fistel-Bistouri, Weidmann' s Besteckbistouri (vgl. Leo, 1824, 5; Seerig, 1838, 1, 29).

Da die Bistouris den Nachteil hatten, dass ihre Klingen leichter rosteten und die Verbindung zwischen Stiel und Klinge häufig nicht völlig fest war (vgl. Hueter, 1884, 1, 295), sind sie gegen Ende des 19. Jh. außer Gebrauch gekommen, zugleich ist das Wort aus der Sprache der Mediziner verschwunden. In der neuesten Fachliteratur wurden dafür keine Belege gefunden.

<u>Belege:</u>
1. *Chelius, 1827, 1, 81*
   „[...] ein mit stumpfer Spitze versehenes **Bistouri** [...]"
2. *Dieffenbach, 1848, 2, 336*
   „[...] Oeffnungen mit dem **Knopfbistouri**, welches man neben dem Seton einführt, etwas erweitern."
3. *Langenbeck, 1888, 16*
   „Für die tägliche Praxis bedürfen wir auch Scalpelle, die sich einlegen lassen, diese nennen wir **Bistouri**, und zwar besitzen wir gerade, gebogene, spitze, bauchige etc."

(131) Bohrer, der (-s, -); lat. *perforaculum*

Unter ‚**Bohrer**' ist ein spitzes chir. Instrument oder Instrumententeil mit dem zylindrischen, runden oder konischen Schaft und spiralförmig verlaufenden Schneidkanten, zu verstehen. Durch drehende Bewegungen des Bohreinsatzes entstehen in Knochen kreisrunde Löcher. In der Orthopädie wurden verschieden Arten von Bohrern eingesetzt, einfache Handdrillbohrer, Elektrobohrer sowie komplexe Vorrichtungen, z.B. Pressluftbohrmaschine (vgl. Bier, 1969, 1, 452).

Die Bohrer werden auch in Handwerk und Industrie zum Erzeugen von Löchern in harten Stoffen aller Art gebraucht. Es gibt Metallbohrer (Wendelbohrer), Nagelbohrer für Holz, Schneckenbohrer für Holz und Erde sowie Diamantbohrer für Gestein. Sie werden mit handgetriebenen Bohrknarren, Bohrwinden, Drillbohrern, elektrischen Schlagbohrern bzw. ortsfesten Bohrmaschinen gedreht" (Der Brockhaus in Text und Bild, 2004, CD).

Gemeinsprachlich stellt ‚Bohrer' die Berufsbezeichnung eines Arbeiters dar, der Bohrgeräte bedient. Bohrer hieß früher eine Krankheit der Bäume, in die sich der Borkenkäfer bohrt (vgl. Grimm, 2, 228).

Nomen instrumenti ‚Bohrer' ist eine im 15. Jh. gebildete Ableitung von ‚bohren', einem *altgerm.* Verb (mhd. *born*, ahd. *borōn*, engl. *to bore*), das mit Verben aus anderen idg. Sprachen (nieders. *baren*, angels. *bōrian*, span. *Barrenar*) und mlat. *bironare* verwandt ist und zu der idg. Wurzel *bher-* ‚mit scharfen Werkzeugen arbeiten' gehört (vgl. DH). Adelung leitet das Wort nicht nur vom lat. *forare* ‚bohren', sondern auch von dem arab. *berren* ‚bohren' und dem hebr. *baar* ‚graben' her (vgl. Adelung, 1, 1118). Zur germ. Sippe von *bohren* gehören auch aisl. *berja* ‚schlagen, töten', *berjask* ‚sich schlagen, kämpfen', auf die das Substantiv ‚**Baron**', eigentlich ‚kämpfender, streitbarer Mann' zurückgeht (vgl. DH).

Das Wort tritt in vielen Komposita auf: Bohrmaschine, -anlage, -brunnen, Extensionsbohrdraht, durchbohren, hineinbohren usw.

Im 19. Jh. tauchte die Ableitung ‚**verbohrt**' mit übertragener Bedeutung ‚unbelehrbar, starrköpfig' auf.

Belege:

1. *Textor, 1835, 28*
„Die vorzüglichsten [gemischten Werkzeuge] sind: Hammer und Meissel, Schabeisen, **Bohrer**, Schrauben, Brenneisen, Spritzen."

2. *Bier, 1969, 447*
„[...] verwenden wir heute ausschließlich den mit Preßluft angetriebenen **Bohrer** [...]"

3. *Beranek, 1992, 84*
„**Bohrer** für die Gleitlöcher haben den gleichen Durchschnitt wie der Schraubenkern."

(132) Bougie, die (-, -s); frz. *bougie*; lat. *cereolus, speculum cereum, candela cerea*

Das aus der frz. Sprache übernommene Fremdwort ‚**Bougie**' (die oder das) bedeutet eigentlich ‚Kerze, Wachsstock' und bezeichnet in der med. Fachsprache ein Instrument, das zum Ausdehnen von Strikturen (pathologischen Verengungen der Körperkanäle) z.B. insbes. in Harnröhre, Muttermund, Speiseröhre, gebraucht werden. Im fachspr. Gebrauch sind verdeutschte synonymische Bezeichnungen: Kerze, Wachskerze sowie lat. Candel üblich.

Die Bougie ist eine lange, dünne, glatte Dehnsonde, die ein starrer oder biegsamer Stab oder Röhrchen von verschiedener Dicke bildet.

Durch den Reiz der Bougies kann man einen unterdrückten Tripper wieder herbeilocken. Zuweilen wenn der Katheter nicht in die Blase gebracht werden kann, gelingt es, wenn man zuvor eine Bougie einbringt.

Die Bougies werden nach verschiedenen Stoffen, aus welchen sie angefertigt sind, in Wachs-, Metall-, Pflaster-, Elfenbeinbougies, in elastische, steife Bougies eingeteilt.

Wullstein erklärt die Herkunft des Wortes folgendermaßen: „Der Name Bougie stammt aus Mittelalter, wo ein findiger Mönch darauf kam, den Folgen seiner Jugendsünden durch Einführung von ganz dünnen Wachslichten abzuhelfen" (Wullstein, 1909, 277). Cessner äußert die Meinung, dass die Bougie ihren Namen der früheren Verwendung des gehörig langen Stücks eines Wachsstockes von entsprechender Dicke verdankt (vgl. Cessner, 1855, 76). Heyse (1853, 117) vermutet dagegen den Zusammenhang der Werkzeugbezeichnung mit der Stadt Bugia oder Budschia in Afrika.

Bougie ist der ehemalige frz. Name einer Hafenstadt am Mittelmeer in Algerien. Seit 1963 heißt die Stadt Bejaďa (Bejaïa) (vgl. BE, 2002). Sie liegt am Westufer der gleichnamigen Bucht, und ist mit ihren 115 000 Einwohner die zehngrößte Stadt Algeriens. Sie wurde dank dem bedeutendsten Mathematiker des Mittelalters Leonardo Fibonacci bekannt, der die dort kennengelernten arabischen Zahlen nach Europa gebracht hatte.

Das Fremdwort weist die Wortbildungsfähigkeit auf. Häufig kommen in dem Schrifttum von diesem Fremdwort abgeleitete Verb ‚**bougieren**' ‚mit einer Bougie behandeln' und das Substantiv ‚**Bougierung**' ‚mit der Bougie ausgeführte Verfahren' vor. Es bildet zahlreiche Zusammensetzungen: Bougierohr ‚Kabelschutzüberzug', Metall-, Knopf-, Savary-Bougie.

Belege:
1. *Cooper, 1821, 3, 361*
   „Die **Bougie** verhütete bloß das Wachsthum der Strictur [...]"
2. *Esmarch, 1892, 328*
   „Um in sehr enge Stricturen hineinzugelangen, wählt man die feinsten **Bougies** aus Darmsaiten oder Fischbein (**Bougies** filiforme)."
3. *Rostock, 1957, 140*
   „Die Behandlung wird zunächst in einer **Bougierung** mit elastischen Sonden bestehen."

(133) Bourdonett, das (-s, -s); frz. *bourdonett*; lat. *turunda*

Unter ‚**Bourdonett**', auch ‚**Wieke**', ‚**Scharpiemeißel**', ‚**Scharpieroller**', ‚**Scharpiepfropf**', ‚**Scharpiewelger**' (vgl. Fischer, 1880, 1) genannt, versteht man einen aus ausgefächerten, glatten, langen, zusammengeschnürten Scharpiefäden verfestigten länglich runden, garbenähnlichen Bausch, der in der Chirurgie zur

Tamponade bei Blutung aus Körperhöhlen (Nase, Vagina) sowie zum Ausstopfen der eiternden Wundkanäle gebraucht wurde.

Der Hauptunterschied zu anderen aus der geordneten Scharpie hergestellten ehemaligen Verbandmaterialien, z.B.: Plumaceau, Guteau, Meche u.a., besteht in seiner zylinderförmigen Gestalt, „welches auch der Etymologie des Wortes entspricht, Bourdon heisst eine Hummel, Wespe, deren Körper doch immer länglichrund ist, und es ist daher falsch wenn mehrere Handbücher wie z.B. Tittmann u.a.m., Bourdonnet mit pulvillus rotundus übersetzen" (Gräfe, 1831, 2, 191). Das Fremdwort wurde in die Fachsprache der Medizin aus dem frz. *bourdonett* übernommen und teilweise eingedeutscht (Genus, Genitiv- und Pluralform).

In den modernen OP-Techniken wurde das Bourdonnet von Drains aus Kautschuk oder von Verbandgazen ersetzt. Nach 1880 wurden keine Belege für den Gebrauch dieses Fachworts gefunden.

Belege:
1. *Schreger, 1806, 17*
   „[...] eine mit einem Fadenbändchen, an dem ein **Bourdonnet** befestigt ist, versehene Wundnadel wird durch die äussere Wunde ein, an der Innenfläche der Rippe herum bis über den oberen Rand derselben geführt [...]"
2. *Zeis, 1838, 61*
   „[...] dann bringt man **Bourdonnets** mit Eiweiss bestrichen in die Nasenlöcher und bedeckt ebenso die Wunden."
3. *Fischer, 1880, 1*
   „Das **Bourdonett**, auch Wickel uns Scharpiewelger, Scharpieroller genannt, diente zum Tamponieren bei Blutungen aus Höhlen (Nase, Vagina etc.)[...]"

(134) Dechaussoir, das (-s, -s); frz. *dechaussoir*

Den Begriff ‚**Dechaussoir**' prägte der frz. Chirurg Ambroise Paré (1510–1590) um die Mitte des 16. Jh. Mit diesem Namen wurden kleine stomatologisch-chir. Instrumente zum Zertrennen des Zahnfleisches von dem Zahn bezeichnet. Es waren meißelförmige Spatel aus Stahl oder Elfenbein mit abgerundeten oder scharfkantigen Ecken (vgl. Pierer, 26, 474). In der Verbandtasche eines Wundarztes ersetzte es einen Skalpellgriff für die Trennung der Gewebe durch Zerreisen. Der Aufbau eines bis zur Hälfte des 19. Jh. gebräuchlichen Dechassoirs beschreibt Höpfner (1782, 6, 799) folgendermaßen: „Das eine Ende desselben bestehet in einer kleinen, spitzigen, in ihrem concaven Theil geschärften und in ihrer Convexität aufgerundeten Klinge. Das andere Ende kann sich ebenfalls in eine etwas gekrümmte und stumpf zugehende Klinge endigen, mit zwey stumpfen, oder wie eine Feile gemachten Schneiden, woraus eine Art von Dechaussoir entsteht, welche zur Erweiterung der Wunden und Oeffnugen der Beinabscesse brauchbar ist."

Das Fremdwort ‚Dechaussoir' ‚Zahnfleischablöser, ein Werkzeug der Zahnärzte' wurde aus dem gleichbed. frz. *dechaussoir* entlehnt. Es stellt ein Deverbativ vom frz. Verb *dechassiren* ‚Fußbekleidung ablegen, entschuhen', ‚einen Zahn vor der Herausnahme vom Zahnfleisch abtrennen' dar (zum mit dem verneinenden

Präfix *de-* gebildeten frz. Verb *chaussiren* ‚mit Schuhen und Strümpfen bekleiden, beschuhen', ‚einen Weg in eine Kunsstraße verwandeln', das wiederum auf lat. *calcāre* ‚treten' zurückzuführen ist) (vgl. Heyse, 1853, 228).
Die Bezeichnung tritt in der untersuchten Fachliteratur nur bis 1844 auf. Danach wurde es im med. Sprachgebrauch durch das gleichbed. ‚Raspatorium' (lat. *raspatorium, rasorium*) ersetzt.

Belege:
1. *Arneman, 1796, 217*
   „Das **Dechaussoir**."
2. *Rust, 1831, 4, 755*
   „[...] auf die letztere Weise gebraucht man auch einen scharfrandigen Scalpellstiel, das **Dechaussoir** (ein scharfrandiger, elfenbeinerner Spatel) [...]"
3. *Blasius, 1844, 454*
   „Ist der Zahn, von dem vorher mit dem **Dechaussoir** das Zahnfleisch gelöst worden, mit der Zange möglichst tief gefasst, so wird die Platte als Stütze auf den benachbarten Zahn gesetzt."

(135) **Dermatom**, das; (-s, -e); griech. *derma + tom*

Das Lexem ‚**Dermatom**' bezeichnet in der Chirurgie ein schneidendes, manuell getriebenes Instrument oder ein elektrisches, mechanisch wirkendes Gerät mit einstellbarer Breite und Dicke, mit dem Hauttransplantate für die freie Transplantation (z.B. bei ausgedehnten Hautverlusten infolge Verbrennungen, Verbrühungen oder anderer Unfälle) entnommen werden (David, 1987, 1, 453f) (1. und 2. Beleg). Bei plastischen Operationen werden Hand-, Elektro-, Pressluft- und Trommeldermatome gebraucht.
In der Neurologie stellt es die Benennung für ein durch einen einzelnen Rückenmarksnerv innervierten Hautbezirk dar (3. Beleg). In der Dermatologie dagegen versteht man unter ‚Dermatom' (Hauthobel) eine Hautgeschwulst (vgl. DM). Für Zoologen bedeutet ‚Dermatom' „äußere Schicht der Ursegmente des Wirbeltierembryos, die v.a. an der Bildung des Hautbindegewebes beteiligt ist" (BE, 2002).
Das Wort geht auf altgriech. *dérma* ‚Haut' und *tomé* ‚Schnitt, Abschnitt, das Abgeschnittene', bzw. *tomós* ‚schneidend' zurück. Mit dem charakterisierenden Suffix -om(a) werden Bezeichnungen für Geschwulste von verschiedener Ätiologie gebildet.

Belege:
1. *Fuchs, 1965, 61*
   „Elektrisches **Dermatom** nach Mollowitz."
2. *Brug, 1985, 216*
   „Mit dem **Dermatom** wird Hautspalt von einer kosmetisch günstigen Stelle (Trochanter- oder Glutealregion) entnommen [...]"
3. *Durst, 1998, 313*
   „Entweder handelt es sich um eine organferne Schmerzempfindung (hyperalgetisches **Dermatom** nach Head) oder um eine [...] mit dem **Dermatom** korrespondierende Druckempfindlichkeit eines Haut-Muskel-Bezirks."

(136) Dilatator, der (-s, -e); lat. *dilatator, speculum*

‚Dilatator' oder ‚Dilatatorium', auch ‚Bougie' genannt, gehört zu Ausdehnungsinstrumenten, die zur unblutigen, stumpfen Erweiterung von physiologischen Körperhöhlen oder -kanälen (z.b. Anus, Harnröhre, Gebärmutterhals, Speiseröhre) gebraucht wurden. Cessner (1855, 52) beschreibt sie als „doppelte Hebel, deren einzelne Hebel ohne sich zu kreuzen, parallel neben einander fortlaufen und im Schloss einen gemeinschaftlichen Stütz- und Drehpunkt haben". Eine andere Variante dieses Instruments war der Oberländer'sche bougieförmige Dilatator, der aus Metallstäben zusammengesetzt war, die allmählich voneinander gehoben, und ihr Wirkungsgrad auf der mit einem Zeiger versehenen Messscheibe kontrolliert werden konnten (vgl. Wullstein, 1909, 278). Heute sind dies meistens Stäbe aus Metall von verschiedener Dicke, die leicht gebogen und am Ende abgerundet sind. Ursprünglich wurde das Gerät aus Silberdraht, heute aus Edelstahl, seltener aus Glas verfertigt. „Die neuere Chirurgie verwirft grösstentheils diese Instrumente wegen der dadurch hervorgebrachten Quetschung, Zerrung, bisweilen sogar Zerreissung der weichen Theile und zieht die blutige Erweiterung durch Schnitt derselben vor. Von einigen Chirurgen werden sie aber noch, namentlich zur Erweiterung des Bauchringes, des Blasenhalses, der weiblichen Harnröhre angewandt" (Walther, 1837, 2, 442).

In der Anatomie ist das Lexem ‚Dilatator' die Kurzbezeichnung für *Musculus dilatator pupillae* (auf Dt. Pupillenerweiterer genannt).

‚Dilatator' *m* oder ‚Dilatatorĭum' *n* ‚Ausdehnungswerkzeug, Aufsperrer' (spätlat. *dilatator* ‚Erweiterer') stellt ein Nomen Instrumenti zum lat. Verb *dilatāre* ‚ausbreiten, eine Fläche breit machen' (vgl. DM) ‚ausdehnen, ausweitern' dar (von lat. *latus* ‚breit') (vgl. Heyse, 1853, 257).

<u>Belege:</u>
1. *Ammon, 1842, 3, 175*
   „Paré [...] erweiterte die Wund mit einem **Dilatatorium** [...]"
2. *Brug, 1985, 399*
   „Der **Glasdilatator** wird je nach Intensität des Sphinkterspasmus und Größe des Analtrichters in verschiedenen Größen geliefert."

(137) Dreifuß/Zweifuß, der (-es, -üße); lat. *terebra triformis Hildani/diploides*

‚Dreifuß' stellt die Bezeichnung eines Instruments, das von Ott folgendermaßen vortrefflich geschildert wurde: „Ein von Fabricius, von Hildanus bis auf Richter zum Emporheben von Knochenstücken gebräuchliches Werkzeug ist der Dreifuß (lat. *terebra triformis Hildani, Triploides*), dreifüßiges Elevatorium. Man findet dieses Werkzeug fast in allen alten wundärztlichen Werken abgebildet. (...) Es ist heut zu Tage mit Recht außer Gebrauch gekommen, obgleich es von Richter sehr in Schuß genommen wird" (Ott, 1829, 109). Die Instrumentenvariante mit zwei Stützen hieß ‚**Zweifuss**' (lat. *diploides*). Der Name knüpft an die Konstruktionsbestandteile des Werkzeugs an (je nach der Anzahl der Stützelemente ‚Zweifuß' oder ‚Dreifuß'). In der untersuchten Fachliteratur wurde das Wort nur zu Beginn des 19. Jh. belegt, danach nicht mehr gefunden.

Belege:
1. *Arneman, 1796, 40*
   „Der **Zweifuss** oder **Dreifuss**. Das älteste Instrument."
2. *Ott, 1829, 113*
   „Unter die aus ältesten Zeiten der Chirurgie her gebräuchlichen Hebel ist auch schon erwähnte **Zwei-** und **Dreifuß** zu rechnen."

(138) **Elevatorium**, das (-s, ...torien); lat. *elevator, elevatorium*

‚Elevator' m, häufiger ‚Elevatorium' n genannt, ist ein stumpfes chir. Hebelinstrument, mit dem die Knochenhaut, Sehnen oder Bänder, bzw. bei Schädelbrüchen eingedrückte Knochenteile angehoben werden, um dem Operateur eine bessere Übersicht in der Tiefe zu schaffen (vgl. DM).
Die Bezeichnung wurde ins Dt. aus dem Lat. durch engl. Vermittlung entlehnt. Das engl. Substantiv *elevator* ‚Fahrstuhl, Aufzug, Hebewerk', stellt ein Deverbativum vom lat. *elevare* ‚auf-, emporheben' dar (vgl. Schulz, 2004, 5, 239). Das Lexem wurde mit dem ebenso aus dem Lat. ins Dt. übernommen, zur Bildung von deverbativen Personen- und Sachbezeichnungen verwendenden Suffix *-ator* versehen. Die Form ‚Elevatorium' wurde mit der zusätzlichen lat. Lokativ-Ableitung *-orium* gebildet, der im Dt. ein zweites Kompositionsglied entspricht (vgl. Kluge).
Gemeinsprachlich ist unter ‚Elevator' eine Winde, eine Hebevorrichtung, ein Aufzug zu verstehen. In der Transporttechnik bedeutet dieses Wort eine Förderanlage, ein Becherwerk, meist mit Metallbechern, die Schüttgüter (z.B. Getreide, Sand, Schotter) weiterbefördern (vgl. DFw). In der Computer- und Informationstechnologie wird es für „Schieberegler, z.B. in der Bildlaufleiste eines Fensters oder eines Dialogfelds" (Der Brockhaus – Computer- und Informationstechnologie, CD) gebraucht.

Belege:
1. *Cooper, 1824, 5, 296*
   „[...] die Knochenportion [...] mittelst eines **Elevators** [...] emporzuheben."
2. *Bernard, 1860, 6*
   „Hebel. (**Elevatorium**); Schabeisenförmiges **Elevatorium**."
3. *Bier, 1969, 1, 450*
   „Breite Muskelhaken oder besser das Hohmansche **Elevatorium** [...] ergeben einen guten Blick über das Operationsfeld am Knochen [...]"

(139) **Fliete**, die (-, -n); lat. *phlebotomum*

‚Fliete' (*m.* od. *f.* – vgl. Grimm, 3, 1798) war die Bezeichnung eines Werkzeuges der Wundärzte, mit dem die Adern geöffnet wurden (vgl. Adelung, 2, 211). Das im 9. Jh. aus der Latein entlehnte Wort bedeutete gleichviel wie ‚Lanzette, Lasseisen'. Grimm und Kluge leiten es vom *lat. phlebotomum* her, „woraus es gekürzt ist" (Grimm, 3, 1798). Heyse (1853, 344) vermutet dagegen seine Herkunft vom niederdt. *fleten* ‚fließen'. Lat. Substantiv *phlebotomus* m wurde aus griech. *phlebotómonn* übernommen, das eine Kompositum zu griech. *phléps* ‚Ader' und *témnein* ‚schneiden' darstellt (vgl. Kluge). In Mhd. hieß dieses Instrument *fliet(e), vlie(de) me*, ahd. *fliodema, fliotema, Flete, Fliedme, Fleym, Flame*, in Hamburg *Fleetjen*. Im Mlat. bezeichnete *Fletho, Flethonus* die Spitze der Pfeile und Wurfspieße, schwed. *Plit* stand für einen Degen (vgl. Adelung, 2, 211). Laut Gräfe (1828, 1, 391) stammt das Instrument aus dem 12. Jh. und ihre Erfindung wurde einem dt. namens Fliet, zugeschrieben.

Die Fliete, häufig nach ihrer Bestimmung ‚**Aderlaßfliete**' genannt, war ein dünner Stab aus Stahl, der am hinteren Ende ein Loch, am vorderen eine rechtwinklig aufgesetzte Lanzettenspitze hatte. Nah von der Spitze waren beide Seitenränder scharf: Sie war daher zweischneidig (vgl. Cessner, 1855, 101). Nach dem Vorbild von Fliete wurde später der Schnäpper konstruiert. Das Wort tritt in der untersuchten Fachliteratur bis in die 1870er-Jahre auf, danach wurde es nicht mehr belegt.

Weber verstanden ‚Fliede' als „die mit Streichen und Schrobeln zweymal gestrichene Wolle, so viel nemlich als mit einmal in der Schrobel gestrichen werden kann" (Höpfner, 1785, 10, 220), die leicht zusammengefilzt zum Spinnen vorbereitet wurde. Eine Baumwollmanufaktur gebrauchte das Wort gleichfalls für die Bezeichnung einer lockeren gestrichenen Baumwolle.

Belege:
1. *Ebermaier, 1818, 1, 810*
   „Die entspannte Feder treibt alsdann die **Fliete** in die Vene."
2. *Ravoth, 1860, 153*
   „[...] wie eine kleine **Aderlassfliete** construirte Cystotom [...]"
3. *Billroth, 1869, 135*
   „...der Aderlassschnepper ist eine sog. **Fliete**, die mit einer Stahlfeder in die Vene hineingetrieben wird."

(140) Gegenhalter, der (-s, -); -

Das Substantiv ‚**Gegenhalter**' ist ein von dem im Hochdt. wenig gebräuchlichen Verb *gegenhalten* ‚für dagegen halten, vergleichen' durch Suffigieren gebildetes Nomen Instrumenti. Dem Namen nach dient der Gegenhalter zum Gegenhalt, er soll also den Widerstand leisten (vgl. Grimm, 5, 2241). Auch bei Adelung (2, 484) heißt es „dasjenige, was einem drückenden oder bewegenden Körper widerstehet; der Widerhalt". Die bereits im 9. Jh. bezeugte altgerm. Präposition *gegen* (mhd. *gegen*, ahd. *gegin, gagan*) ist unbekannter Herkunft (vgl. DH). Es bezeichnet einen Gegensatz, Widerstand, eine Abneigung, drückt einen Vergleich aus.

Das davon abgeleitete Verb mhd. *gegenen*, ahd. *gaganen*, mnd. *gegenen* ‚entgegenkommen, begegnen' ist im Nhd. untergegangen (vgl. ebd.).

Das Zweitglied wird vom Verb ‚**halten**' „unmittelbar mit der Hand oder auf ähnliche Art ergreifen, und die Fortdauer des dadurch hervor gebrachten Zustandes bewerkstelligen" (Adelung, 2, 927) abgeleitet, das in allen germ. Sprachen vorkommt (ahd. *haltan*, mhd. *halten halda*, engl. *hold*) (vgl. Grimm, 10, 275). Ursprünglich war es in der Bedeutung ‚Vieh hüten, weiden' gebraucht (vgl. DH).

In der OP-Lehre ist ‚Gegenhalter' die Bezeichnung eines früher gebräuchlichen Instruments, das zum Auffangen der durch die Wunde geführten Nadelspitze bzw. zum Gegendruck gebraucht wurde (vgl. Seerig, 1838, 1, 217f). Es stellte ein seitlich schief geschnittenes, offenes Röhrchen dar, das je nach dem Bedarf gerade oder gebogen war. Seine Aufgabe war, den Ausgang der Spitze beim Vernähen einer Wunde durchstechenden Nadel an der äußeren Seite des gegenüberstehenden Wundrandes durch den Gegendruck zu erleichtern (Seerig, 1938, 1, 217). Der Fixierung des Augapfels beim Ausstechen des vorigen Messers aus der Hornhaut diente eine andere Variante des Instruments. Siegrists Gegenhalter „ist ein an einem Griff befestigtes, plattes Stahlstäbchen, welches vorn flach und nach der Wölbung des Auges halbrund gebogen ist und dicht hinter dem Punkte, wo die Nadel aus der Hornhaut ausgestochen werden soll, an das Auge gelegt wird" (Blasius, 1888, 109). Heute stellt der Gegenhalter einen Bestandteil des endoskopischen Nahtinstrumentariums dar. Ein Gegenhalter und ein Nadelgreifer werden durch Arbeitskanal eines Endoskops in das Körperinnere geführt, um die Handhabung der Nadel zu sichern.

Das Wort wird auch in anderen Lebensbereichen gebraucht. Bei der Schuhreparatur wurden als Gegenhalter Fußnachbildungen aus Holz oder Kunststoff benutzt. Eine andere Art dieses Geräts gehört zu speziellen Autowerkzeugen. Gegenhalter heißt auch ein Bestandteil des Nietes, der an einem Setzkopf durch Druck festgehalten wird.

Die Bezeichnung tritt in Handbüchern bis zur Hälfte des 19. Jh. sehr häufig auf. In späteren Werken wurden keine Belege gefunden.

<u>Belege:</u>
1. *Arneman, 1796, 53*
   „Desgranges **Gegenhalter**. Eine kleine elfenbeinerne Krücke."
2. *Textor, 1853, 905*
   „Der **Gegenhalter** von *Deschamps*."
3. *Blasius, 1888, 109*
   „Siegrist's **Gegenhalter** zur Fixirung des Augapfels beim Ausstechen des vorigen Messers aus der Hornhaut [...]"

(141) Glüheisen, das (-s, -); lat. *cauterium actuale*

‚**Glüheisen**', auch als ‚**Brenneisen**' oder ‚**Kauter**' bezeichnet, gehört zu chir. Instrumenten, zu Hilfsmitteln, mit denen man mit der Hitze von verschiedenem Grade auf den menschlichen Organismus wirkt. Das Brenneisen ist laut Adelung (1, 1183) „ein jedes Eisen, etwas damit zu brennen, oder einzubrennen", das sowohl beim Friseur zum Haarbrennen, beim Wundarzt zum Wundbrennen als auch im Alltagsleben, z.B. um Tieren oder Gefäßen Brennzeichen einzubrennen, Anwendung findet. Bei Grimm (12, 441) wird das Glüheisen als ein kolben- oder nadelförmiges eisernes Werkzeug zum wegbrennen krankhafter Gebilde definiert. Es war ursprünglich das berühmteste Stypticum, bevor die Unterbindung eingeführt wurde. „Die arabischen Chirurgen pflegten ihre Messer zur Amputation glühend zu machen" (Billroth, 1869, 41).

Die zum Verbrennen dienenden Instrumente müssen gute Wärmeleiter sein, damit sie die Wärme an den Körper schnell und leicht abgeben konnten. Die gewöhnlichen Glüheisen waren aus reinem Stahl verfertigte Stäbe, die an einem dicken, meist hölzernen Griff, befestigt waren, damit die Hand des Operateurs nicht verbrannt werde (vgl. Cessner, 1855, 41). Der eiserne Teil war mit einer knopf-, münzen- oder zylinderförmigen Verdickung versehen, die bis zum Weißglühen erhitzt und an den betreffenden Körperteil angelegt wurde. Die Erhitzung geschah entweder in einem Kohlenbecken, oder über eine Spiritusflamme (vgl. Krüche, 1900, 93f). Weitaus sicherer und bequemer war der Paqeulin'sche Brenner, ein Thermokauter, der mithilfe einer hohlen, mit fein verteiltem Platinrohr angefüllten Platinspitze nach einmaligem Erhitzen mit Benzin- oder anderen Dämpfen vermittels eines Gebläses glühend erhalten wurde (vgl. ebd., 94).

Das mittels Glüheisens durchgeführte operative Verfahren heißt in der med. Fachsprache **Kauterisation** oder **Kaustik** (zu griech. *kautērion*: das Eisen zum Verbrennen), das die Zerstörung (Verschorfung) der kranken Gewebe durch Wirkung hoher Hitze oder Kälte (thermische Kauterisation) bzw. Ätzmittel (chemische Kauterisation) verursacht (vgl. Büchner, 1845, 155).

Glüheisen wurden zur Zerstörung bösartiger und schwammiger Tumoren, des Wutgiftes nützlich, das in eine Bisswunde gelangte, zum Setzen einer Fontanelle, zur Blutstillung gebraucht (vgl. Leo, 1824, 41). „Das glühende Eisen (...) wirkt dadurch, dass es das Gefässende und das Blut verkohlt, und durch den so entstehenden festen Brandschorf den Ausfluss des Blutes hindert" (Billroth, 1869, 41). Zum Schutz der benachbarten gesunden Körperteile vor der Hitzewirkung des Glüheisens dienten Schutzmäntel, durch die das Instrument geführt wurde, oder andere zweckmäßige Schutzapparate (vgl. Leo, 1824, 41).

Einhergehend mit den technisch-wissenschaftlichen Fortschritten setzen gegenwärtige OP-Techniken die von hochfrequenten Wechselströmen (,**Diathermie**') zur Elektrokoagulation bzw. Elektrotomie mithilfe von speziell zu diesem Zwecke konstruierten Elektrogeräten erzeugte Hitze ein. Die **Galvanokaustik**, die zum unblutigen Schneiden von Gewebe den Gleichstrom einsetzt, wird immer mehr durch **Laserstrahltechnik** ersetzt.

Nomen instrumenti ,Glüheisen' stellt ein Determinativkompositum dar. Das Erstglied, das Adjektiv glüh ,gluh, glühend, glänzend' bezeichnet die Wirkungsweise des Werkzeugs. „Es scheinen zwei ursprünglich verschiedene Wörter zusammengefallen zu sein: einmal nd. *gloi*, das deutlich aus *gloien* rückgebildet ist, und zweitens nd. *glû*, das im Ablaut mit *glau* (s.d.) steht" (Grimm, 8, 437). Bezeugt ist dieses Wort in der Form *glû* (*gluw, gluh*) mit den dialektischen Varianten *gloi, glei, glô*, die md.-nd. *glûwen, glûn*, nd. *gloien, gleien* ,glühen' entsprechen, im mdt. und ndt. Sprachgebiet seit der Wende des 15. Jh. zum 16. Jh., geläufig wurde jedoch erst im 18. Jh. (vgl. ebd.).

Das bereits im 8. Jh. in der dt. Sprache belegte Grundwort ‚Eisen' (mhd. *Isen*, ahd. *Isan, Iser*, früher *Isarn*, engl. *iron*) ist gemeingerm. Name des Schwermetalls. Es entspricht der kelt. Sippe von air. *iarann, iarn* (vgl. DH). Kluge vermutet, dass das Wort aus einer dritten Sprache entlehnt wurde, aber seine weitere Herkunft unklar sei. Laut Adelung (1, 1768) kommt das hdt. *Eisen* dem lat. *aes, aesis* nahe.

Belege:
1. *Schreger, 1806, 265*
   „das **Glüheisen** durch eine mit feuchter Leinwand umwickelte Röhre eingebracht, – einen glühender Troikar eingestoßen"
2. *Ebermaier, 1818, 1, 793*
   „Das Cauterisiren mit **Brenneisen** (Cauterium aetuale) wird heutiges Tages nicht mehr so häufig angewendet, als ehedem, wo es eine Menge von verschiedenen **Brenneisen** gab."
3. *Chelius, 1827, 1, 699.*
   „[...] und dann das **glühende Eisen** in die Fistel bi' in die Blase einführt."
4. *Garré, 1929, 362*
   „Beide Därme werden zuerst mit einer seroserösen Naht aneinander befestigt, [...] und deren Kuppen mit dem **Glühbrenner** abgeschnitten."

(142) Gorgeret, das (-s, -s); frz. *gorgeret*

Das Gorgeret gehörte zu ausgekehlten oder geronnen Führungsinstrumenten, die in die Wunde eingelegt wurden, um den anderen fassenden bzw. schneidenden Instrumenten, die in die tief liegenden Körperhöhlen eingeführt werden sollten, den Weg zu bahnen und ihnen gleichzeitig einen Stützpunkt zu bilden. So wurde es als Leiter und Erweiterungswerkzeug gebraucht (vgl. Schreger, 1806, 204). Das aus Holz oder Stahl verfertigte Gorgeret fand hauptsächlich bei Operationen am Mastdarm, Fisteloperationen oder beim Steinschnitt Anwendung.

Das Werkzeug stellte eine angemessen breite halbzylinderförmige Rinne aus Ebenholz, Horn, Stahl oder Silber dar, die „am hinteren Ende mit einem stumpfwinklig abgebogenen, plattenförmigen oder gefensterten Griff versehen ist, und nach vorne allmählig schmäler und seichter werdend, mit einem kleinen, 2 – 3 Linien vorragenden Schnabel endet. Der Schnabel wird in die Furche des Itinerariums gesetzt und so das Gorgeret in die Blase geführt" (Cessner, 1855, 295). Das Instrument ähnelte einer Sonde, sein hohler Teil war jedoch breiter und tiefer, gegen die abgerundete Spitze lief es weniger eng hin zu (vgl. Blasius, 1844, 263). Der frz. Arzt Le Cat entwickelte 1742 das „Gorgeret-Cistitome" zum Steinschnitt, und der Engländer, Sir Caesar Hawkins ein „cutting gorgerte". Das Gorgeret von Le Blanc zur Erweiterung des Bauchringes bei der Operation des Leistenbruches war dagegen ein einfaches Sperreisen (vgl. Pierers Universal-Lexikon, 1859, 7, 476). Vorhanden waren verschiedene Varianten: das doppelte, schneidende, stumpfe Gorgeret.

Mit der Zeit wurden diese Instrumente durch Dilatatoren ersetzt, die gewebefreundlicher sind und weniger Blutungen verursachen.

Die Bezeichnung ‚**Gorgeret**' wurde aus dem frz. Substantiv *Gorge* ‚Kehle' entlehnt und mit dem Instrumentalsuffix *-et* abgeleitet. Sie ist in den med. Lehrbüchern lediglich bis 1870 belegt. Dann wurde sie von heimischen Bezeichnungen ‚**Leitrinne**', ‚**Leitsonde**' oder von ehemals gebrauchten lat. Wörtern ‚**Konduktor**', ‚**Direktor**', alle im Sinne ‚Leiter, Überträger' verdrängt (vgl. Meyers Großes Konversations-Lexikon, 1907, 8, 136).

Im Frz. bezeichnet ‚Gorgeret' zugleich eine Art von Vögeln aus der Familie der Sperlingsvögel.

Belege:
1. *Richter, 1804, 7, 143*
   „Indessen thut man doch gemeiniglich besser, wenn man zuerst den Finger der linken Hand dann an diesem das **Gorgeret**, und im **Gorgeret** die Zange einbringt."
2. *Ebermaier, 1819, 2, 816*
   „[...]indem er mit der rechten Hand das **Gorgeret** auf der Rinne des Catheters fortführt."
3. *Szymanowski, 1867, 1, 439*
   „Das mildeste Verfahren bei der Operation besteht darin, dass man in den After eine concave Hornplatte (**Gorgeret**) einführt, die Concavität der Fistel zuwendet, durch die Fistel dann eine Hohlsonde leitet [...]"

(143) Haken, der (-s, -); lat. *retināculum*

Das ahd. Substantiv *hāggo, hā(c)ko* ‚Haken' wurde bereits im 9. Jh. belegt. Die gleiche Bedeutung hat mhd. *hāke(n)* (vgl. Kluge).

Laut Adelung (2, 907) war der Haken in der weitesten, jedoch veralteten Bedeutung, „ein jedes Werkzeug zum Stechen". So wurden bleibende Schneidezähne bei Pferden Haken (heute Hakenzähne) bezeichnet. Die Diminutivform ‚**Häkerlein**' stand für Spitzzähne der Kinder (vgl. ebd.). Heute bezeichnet das Wort ‚Haken' ein rechtwinklig oder spitzig gebogenes Gerät, das beim Befestigen, Aufhängen, Festhalten oder Herausziehen von anderen Dingen Einsatz findet (vgl. Pfeifer, 1989, 2, 632). Demnach gibt es Angel-, Acker-, Brunnen-, Feuer-, Kleiderhaken usw.

Der chir. Haken, früher auch ‚**Hamus**', ‚**Hamulus**', ‚**Angel**' genannt (vgl. Bernstein, 1783, 1, 380), ist ein Hilfsinstrument in Form eines gebogenen Blattes aus Metall, das den Zugang zum OP-Feld ermöglicht, dieses offen halten lässt und dadurch die dreidimensionale Sicht des OP-Situs gewährt. Der Operateur macht davon Gebrauch, um Wunde zu spreizen, d.h. Gewebe zu retrahieren (herauszuziehen) und zu halten (vgl. Bier, 1969, 43).

Je nach der Bestimmung gibt es verschiedene Variante des Werkzeugs. Die einfachen kleinen chir. Haken werden zum Fassen und Hervorziehen der blutenden Gefäßmündungen gebraucht. Ihre verbesserte Form stellen Arterien-Haken dar (vgl. Leo, 1824, 220f). Als Zugwerkzeug werden heute Ein-, Doppel- und Merhrzinkenhaken gebraucht (vgl. Grewe, 1963, 328).

Oft bekommen diese Instrumente zusammengesetzte Bezeichnungen wie Bauchdecken-, Schlund-, Venenhacken, Stiel- oder Nervenhäkchen. Der meist sattelförmige Wundhaken dient zum Auseinanderhalten der Wundränder. Er besteht aus einem Griffteil, einem Schaftteil und einem Arbeitsteil und hilft, empfindliche Gewebe und Organe sicher zu halten und zu schonen (vgl. ebd.). Es werden scharfe, stumpfe, selbsthaltende und nicht selbsthaltende Haken unterschieden. Manche Haken werden mit dem Namen berühmter Chirurgen genannt, z.B.: Rehn-Haken zum Zurückschieben der Eingeweide bei Bauchoperationen, Reichert-Haken zur Aufrichtung des Kehldeckels bei einer Kehlkopfspiegelung, Langenbeck-Haken zum Abhalten des Schleimhaut-Periost-Lappen, Mikulicz-Leberhaken (vgl. DM).

Belege:
1. *Bell, 1807, 4, 573*
   „Ein einzelner **Haken** oder Arm der **Hakenzange**, welcher man sich bedient, um das Kind stückweise zu holen, wenn es nicht ganz geboren werden kann."
2. *Leo, 1824, 136*
   „Der aufgebogene **Schlundhaken** wird ebenfalls zur Ausziehung fremder Körper, besonders verschluckter Geldstücke, aus der Speiseröhre gebraucht."
3. *Grewe, Kremer, 1963, 133*
   „Die Wundränder sind mit **Haken** auseinandergehalten."

(144) Hebel, der (-s, -); lat. *vectis*

Der Hebel ist ein einfaches chir. Werkzeug aus der Gruppe der Retraktoren (zu lat. *retrahere* ‚zurückziehen'), das insbes. bei Orthopäden und Unfallchirurgen in Gebrauch kommt. Cessner (1855, 42f) beschreibt es als „jede unbiegsame Stange, an deren einem Punkte die Kraft, an einem andern Punkte die Last wirkt, und welche an einem dritten Punkte unterstützt und um denselben beweglich ist". Bei Leo (1824, 43f) werden chir. Hebel von verschiedenen Formen und Krümmungen erwähnt, am häufigsten wurden aber die einfachen gebraucht. Ihre Arbeitsteile wurden einst aus gutem Stahl verfertigt, und Handgriffe mit Horn, Bein oder Ebenholz bedeckt, heute sind diese Instrumente aus korrosionsträgerem Stahl mit Nickel- bzw. Chromzusatz hergestellt. Dem Operateur dient der Hebel zum Anheben von Knochen und zum Zurückhalten sowie Schutz der die OP-Stelle umliegenden Weichteile.

Das bereits im 15. Jh. im Dt. belegte Substantiv ‚**Hebel**' (frühnhdt. *hebel* ‚Hebestange') wurde vom Verb ‚**heben**' ‚fassen, packen, fangen' (mhd. *heben*, ahd. *hevan*, *heffan*, engl. *to heave*) durch Beifügung des Instrumentalsuffixes -el (aus -ila-) abgeleitet (vgl. Kluge). Das Wort erfuhr einen Bedeutungswandel und steht heute für ‚etwas in die Höhe bewegen' (vgl. Pfeifer, 1992, 2, 659).

Belege:
1. *Arneman, 1796, 40*
   „Das einfache Elevatorium, der **Hebel**."
2. *Bardeleben, 1870, 785*
   „[...] die Reposition des Sesambeins und des ihm adhärirenden Kapselstücks (mit einem **Hebel** oder Haken) [...]"

3. *Holter, 1962, 129*
„Anstatt der Rechenhaken werden **Knochenhebel** eingesetzt."

(145) **Heftstäbchen**, das (-s, -); -

Über **Heftstäbchen** sind nur knappe Informationen in den vor 1840 veröffentlichten Lehrwerken zu finden. Dieses aus Silber oder übergoldetem Silber verfertigte Heftinstrument wurde bei der Vereinigung der Wundränder verwendet. Es bestand aus einem platten Stab, in dessen vorderem Ende sich ein abgerundetes durchbohrtes Knöpfchen befand. In diese Öffnung wurden beide Enden des durch die Wundränder gezogenen Fadens geführt. Im hinteren Ende des Stäbchens befand sich ein Spalt, in den beiden Enden des Heftfadens eingebracht und nach hinreichendem Anziehen durch Einklemmung befestigt wurden (vgl. Leo, 1824, 100). Bei dieser Nahttechnik ist die gleiche Zahl der Heftstäbchen und der angebrachten Fäden nötig, gewöhnlich ungefähr 12 (vgl. Ott, 1829, 298). Gräfe verbesserte ihre Konstruktion, indem er das Gerät mit einem von sich erfundenen feinen Schraubenzug versah, der die kontrollierte Anspannung des Fadens möglich machte (vgl. Gräfe, 1818, 34f). Seine Vorrichtung wurde als ‚**Ligaturwerkzeug**' bzw. ‚**Schraubenligatur-Heftstäbchen**' bezeichnet. Es wurden keine Angaben gefunden, aus welchem Grunde die Anwendung der Heftstäbchen um 1850 aufgegeben wurde.

Im 20. Jh. fand das moderne **Klammernahtgerät** Einsatz, das Durchführen einer Vielzahl von Klammersatzvorgängen ermöglicht.

Belege:
1. *Ott, 1829, 298*
„So viele einfache **Heftstäbchen** [...]"
2. *Zeis, 1838, 247*
„Die **Heftstäbchen** aber gestatteten es jeden einzelnen nachträglich, so wie es Notwendigkeit forderte, fester anzuziehen [...]"

(146) **Kanüle**, die (-, n); spätlat. *cannula* ← frz. *canule*

Der Fachausdruck ‚**Kanüle**' ‚Röhrchen' bezeichnet entweder eine Hohlnadel an der Injektionsspritze (Injektionsnadel), ein Röhrchen zum Einlegen in die Luftröhre nach Tracheotomie oder einen Bestandteil des Troikarts (vgl. DM). Eine Kanüle ist ein Röhrchen aus Metall oder Kunststoff, die allein oder mit einem Mandrin (einem versteifenden Dorn) in den menschlichen Körper (Muskeln, Körperhöhlen oder das Gefäßsystem) zum Einspritzen bzw. Absaugen von Flüssigkeiten oder Gasen, zur Injektion oder Infusion von Arzneilösungen eingebracht wird. Die Kanülen werden auch zur Einführung von anderen med. Instrumenten gebraucht. Die Einteilung der Kanülen richtet sich nach: Indikation (Biopsie-, Injektions-, Punktions-, Spül- und Trachealkanüle), Verwendung (Einmal-, Mehrfachkanüle). Sie unterscheiden sich in ihrem Schliff (spitz oder stumpf), Durchmesser und Länge (vgl. BE).

Das Wort ‚Kanüle' wurde im 19. Jh., zunächst in Schreibung mit *c* (Canüle), aus frz. *canule* ‚Röhrchen' entlehnt, das wiederum dem spätlat. *cannula* ‚kleines Rohr',

der Diminutivbildung zu lat. *canna* ‚Schilfrohr, Röhre' entspringt (vgl. DH). Den Ausgangspunkt bildet das griech. Substantiv *kánna* ‚Rohr', ein Lehnwort semitischer Herkunft (Kluge).
   Im med. Sprachgebrauch tritt ‚Kanüle' in Zusammensetzungen als Grundwort auf, z.b. Knopf-, Spül-, Tampon-, Verweilkanüle ‚Kanüle aus weichem, biegsamem Kunststoff können, die in der Vene tagelang belassen wird'.

Belege:
1. *Schreger, 1806, 193*
   „[...] die liegenbleibende silberne **Canüle** kann, wenn sie steif ist, mit ihrem dünnscharfen Rande die Blase verletzen [...]"
2. *Tillmanns, 1899, 385*
   „[...] eine **Tamponcanüle** nach Trendelenburg."
3. *Schmieden, 1915, 209*
   „**Schwammkanüle** nach Hahn."

(147) Katheter, der (-s, -); lat. *catheter* ← griech. *katheter*

‚Katheter' ist ein med. Ausdruck, der ein Röhrchen zur Einführung in Körperorgane, insbes. in die Blase, bezeichnet. Es stellt ein röhrenförmiges, starres oder flexibles med. Instrument aus Metall, Gummi, Glas oder Kunststoff, früher auch aus Seide, das in die Körperhöhlen bzw. -organe zum Zwecke der Entleerung, Füllung, Einbringen von Arznei- oder Kontrastmitteln, Spülung oder Untersuchung dieser Organe eingeführt wird (vgl. DM). „Die Alten bezeichneten damit auch Sonden, Charpiebäuschchen, welche in tiefe Wunden zu bringen sind" (Kraus, 1826, 178). In der med. Fachsprache werden diese Instrumente, um ihre Art zu unterscheiden, oft mit Eponymen bezeichnet, z.B.: „Foley-Katheter ‚Dauerkatheter, Harnröhrenkatheter, der als Verweilkatheter gelegt wird', Mercier-Katheter ‚Metall- oder Seidengewebskatheter mit winklig abgebogenem Schnabel', Nélaton-Katheter ‚gerader, weicher Harnröhrenkatheter aus Gummi (mit einer seitlichen Öffnung an der Spitze)', Ultzmann-Katheter mit zahlreichen kleinen Öffnungen an der Katheterspitze (zur Blasenspülung)" (DM). In der Gefäßintervention und der interventionellen Radiologie werden außerdem Führungs-, Ballon-, Mikroembolisationskatheter verwendet. ‚**Saugkatheter**' wird in verschiedenen Medizinbereichen zum Abführen von organischen Flüssigkeiten eingesetzt.
   Das Substantiv ‚Katheter' (engl. *catheter*, frz. *cathéter*, schw. *kateter*) wurde im 17. Jh. aus gleichbed. lat. *catheter* entlehnt, das auf griech. *katheter* ‚Sonde' (zu griech. Verb *kathiénai* ‚hinablassen, hinabschicken; herabsetzen, herabwerfen, sich niederlassen') zurückzuführen ist. Den Ausgangspunkt bilden griech. *hiénai* ‚schicken' und griech. *kata* ‚herab, hinab' (vgl. Kluge). Zu Anfang des 19. Jh. wurde das Verb ‚**katheterisieren**' ‚einen Katheter in Körperorgane einführen' nach dem frz. Vorbild *cathétériser* zu griech. *kathētērízein* gebildet. Um 1900 folgte das Verb ‚**kathetern**' ohne fremde Endung (vgl. Pfeifer, 1989, 2, 810). Weitere Ableitungen sind ‚**Katheterung**' *f* ‚das Kathetern' und ‚**Katheterismus**' *m*, der als ungenaue Bezeichnung für ‚Einführung eines Katheters' erklärt wird. Kraus (1826,

178) zufolge bedeutete ‚Catheterismus' bei den Alten auch das Sondieren von tiefen Wunden.

Belege:
1. *Ebermaier, 1819, 2, 773*
   „Ein **Frauenzimmercatheter** muss gerade, bloss an der vordem Spitze ein wenig gebogen, und ungefähr sechs Zoll lang seyn."
2. *Kaboth, 1950, 168.*
   „Der Dreiweghahn (Spülvorrichtung) wird abgenommen, die Optik eingeführt und ebenso die eingefetteten **Ureterenkatheter**."
3. *Holter, 1962, 91*
   „Dieser Katheter bleibt als **Dauerkatheter** zirka 10 Tage liegen."

(148) Katgut, das (-s, ohne Pl.); engl. *catgut*

Das Wort ‚Katgut' bezeichnet eine dünne, harte Schnur, die aus den tierischen Därmen hergestellt und als Saiten der Musikinstrumente bzw. Bespannung von Tennisschlägern angewandt wird.

In dem med. Fachwortschatz benennt ‚Katgut', häufig auch abgekürzt ‚**Gut**', den Stoff für chir. Nähte und Ligaturen, der aus Darmsaiten (Kollagenfasern) der Säugetiere oder synthetischen Fasern verfertigt wird. Als Fachwort setzte sich das Wort im dt. Sprachraum erst um die Ende des 18. Jh. durch. Obwohl es schon früher bekannt war, bevorzugten Verfasser der Handbücher die heimische Bezeichnung ‚**Darmsaite**' (z.B.: Bernstein, 1783, 1, 25; Bardeleben, 1865, 2, 118). Das Fremdwort ‚Katgut' wurde aus Engl. übernommen, das nur teilweise, und zwar in der Schreibung eingedeutscht wurde. Es wird nach wie vor auf zweierlei Weise geschrieben: *Catgut* und *Katgut*. Zu den dt. Modifikationen des Worts (z.B. Jodkatgut, Neutral-Katgut, Steril-Katgut) trugen wohl die Firmenbezeichnungen bei.

Die Etymologie der Bezeichnung ist unklar. Das engl. Wort *catgut* stellt Kompositum engl. Substantiven *cat* ‚Katze' und *gut* ‚Darm' dar. Englische Fischer verstehen unter Catgut „eine Angelschnur, die ja allerdings meist aus Darmsaite besteht, wohl aber auch aus Seidenraupen gewonnen wird, wie denn der in den dt. Fabriken hergestellte Catgut beide Bestandteile zeigt" (Krüche, 1900, 35). Wörtlich übersetzt bedeutet es eigentlich ‚Katzendarmsaite' (vgl. DM). Es ist aber fragwürdig, ob die Därme von Katzen wirklich für solche Zwecke gebraucht waren, „denn Katzendarm ist als Rohstoff viel zu schwierig zu beschaffen, und darüber hinaus hat die Katze als Fleischfresser nur einen kurzen Dünndarm" (Nockermann, 1992, 59). Die oben angeführte Deutung bestätigt jedoch die Tatsache, dass die Därme der wilden Bergschafe als Fäden zum Vernähen lederner Sattel in Italien gebraucht wurden. Als sich dieses Material auch für Saiten von Musikinstrumenten verwendbar entpuppt hatte, verkauften ihn die Sattelmacher als Katzendarm, um ihr Geheimnis zu schützen.

Hinsichtlich des ersten Glieds der Zusammensetzung, nimmt man heute an, dass es eine Verfälschung von engl. veralteten *kit* ‚Geige' ist. Das Wort kann also von dem zum ersten Mal 1599 im Engl. belegten *kitgut* ‚Geigensaite' hergeleitet werden. Der engl. Dramatiker Marston vermutete dagegen schon zu Anfang des 17. Jh., dass das Wort *catgut* als die Bezeichnung für Violinsaiten zum Spott gebildet wurde, denn der Ton mancher Lautensaiten ähnelte dem Miauen von Katze (vgl. Nockermann, 1992, 59). Wenn man aber den zur Herstellung des chir. Nahtfadens gebrauchten Stoff berücksichtigt: die Schaf-, Ziegen- oder Rinddünndärme, ist es wahrscheinlich, dass es sich um das engl. Wort *cattle* ‚Vieh' handelt.

Das Katgut kennzeichnen große Reißkraft, hohe Zugfestigkeit, Dehnungstoleranz und gute Knotenfestigkeit. Die Nähte werden während der Heilung der Operationswunden innerhalb 1–3 Wochen unter dem Einfluss der körpereigenen Enzyme aufgelöst und bis zu 90 Tage resorbiert. Diese Resorbierbarkeit lässt sie bei der Vernähung der tief liegenden inneren Gewebe einsetzen, aus der die Fäden nicht entfernt werden können.

Dieses natürliche tierische Nahtmaterial wird wegen der BSE-Gefährdung sowie des zumindest theoretisch erwiesenen Auftretens von Katgutallergien allmählich durch synthetische Polymere ersetzt.

Das Lexem ‚Katgut' tritt in mehreren Komposita auf: Katgutfaden, -ring, -substanz, Chrom-, Cumolkatgut.

Belege:
1. *Rust, 1830, 2, 33*
   „A. Cooper, Normann, Dupuytren gebrauchten Darmsaiten (**Catgut**, ursprünglich Katzendarm, aber auch i.q. Fiddlestring, Violinsaite) [...]"
2. *Brunner, 1916, 329*
   „Das **Rohkatgut** wird auf Glasplatten befestigt, oder auf Rollen gewickelt [...]"
3. *Brug, 1985, 351*
   „Die kraniale Basis wird [...] mit **Chrom-Cat-Nähten** umstochen."

(149) Kauter, der (-s, -); griech. *kautḗr, kaustēr* → lat. *cauterium*

Der Kauter ist ein Instrument, mit dem chir. Zerstörung der krankhaften Gewebsteile bzw. Blutstillung durch Ausbrennen oder Verschorfung ausgeführt wird. Er hat entweder die Form eines Glüheisens oder eines elektrischen Messers (‚**Elektrokauter**' *m*). ‚**Kauterisation**' *f* ist die Bezeichnung für ein operatives Verfahren, das die Zerstörung durch Hitze bzw. Verätzung durch Chemikalien abzielt. Unter ‚**Kauterium**' *n* ist in der Medizin Brenneisen zu verstehen. Als Fachwort der Chemie steht es für Ätzmittel.

Das Fremdwort ‚Kauter' wurde aus griech. *kautḗr, kaustēr* entlehnt. Zunächst war es in der latinisierenden Form cauterium gebraucht, dann erfolgte die teilweise Eindeutschung. Im 20. Jh. wird es nur selten gebraucht, da die Kauterisation größtenteils durch die moderne Methode Elektrokoagulation ersetzt wurde.

Belege:
1. *Brandeis, 1820, 99*
   „So stammen die Ligatur, die Naht, das **Cauterium**, die Castration aus alexandrischen Schule."

2. *Prosch, 1852, 48*
„Bei derlei Blutungen sind besonders kältende Mittel und **Cauterisation** anzuwenden, sobald man nicht die Quelle direct verstopfen kann."
3. *Schwenzer, 2000, 31*
„Die Arterie lässt sich am einfachsten mit dem *elektrischen Koagulator* („**Kauter**") verschließen."

(150) Klemme, die (-, -n); lat. *tenaculum*

Allgemeinsprachlich wird mit der Bezeichnung ‚Klemme' ein Werkzeug, etwas damit zu klemmen (Adelung, 1624) gemeint. Bei Grimm (11, 1137) heißt es „werkzeug zum klemmen, festhalten, instrument etwas in die enge zu bringen". Grimm nennt Lippen-, Maul-, Nasenklemme zur Einklemmung störriger Pferde und Schwanzklemme für böse Hunde (ebd.). Korbmacher verwendeten die Klemmen von gehärtetem Eisen, um die Rinde von den Weiden gleich nach dem Abschneiden klemmend abzustreifen (vgl. Höpfner, 1801, 21, 140). Derselbe Wirkungsmechanismus wurde bei dem Konstruieren der chir. Instrumente zunutze gemacht.

Eine Klemme ist „dasselbe Instrument, dessen sich die Bekenner des Mosaischen Glaubens bei der Beschneidung bedienen; nämlich „eine 1" starke, mit einem tiefen Ausschnitt versehene Silberplatte, zwischen welche der hervorgezogene Theil der Vorhaut eingeklemmt wird" (Seerig, 1838, 1, 456). Heute wird mit diesem Namen ein Metallinstrument mit zwei elastischen parallelen Teilen zum Fest- oder Abklemmen von etwas (Gewebe, Verbandsmaterial usw.) bei Operationen bezeichnet. Je nach Verwendungszweck wurden viele Modifikationen des Werkzeugs gegen Ende des 19. Jh. entwickelt: Peritonealklemme nach Mikulicz zum Erfassen der Ränder des Bauchfells sofort nach ihrem Einschneiden, atraumatische Gefäßklemme zur Rekonstruktion bzw. Anastomosierung von Arterien, atraumatische Kocher-Klemme zur Abklemmung blutender Gefäße (vor allem von Arterien), Péan-Klemme zum Fassen und Abklemmen von Gefäßen (vgl. DM). Darüber hinaus werden Darm-, Darmquetsch-, Zwillings-, Ligatur-, Overholt- („Züngelchen"), Dissektionsklemme, Moskitoklemmchen (vgl. Grewe, 1963, 62; Sachs, 2000, 123) in der Chirurgie gebraucht. Sie können gerade oder gebogen, stumpf oder gezähnt, gekerbt bzw. geriffelt sein. Ferner steht die Bezeichnung im med. Sprachgebrauch für ‚Klammer'.

Figürlich wird damit ein enger Ort, ein eingeengter Raum, auch Käfig, Gefängnis bezeichnet. Eine peinliche oder schwierige Situation im Sinne ‚Schwierigkeit' heißt umgangssprachlich ‚Klemme', z.B. Finanz-, Geldklemme (vgl. DB).

In der 2. Hälfte des 19. Jh. wurde das Verbalsubstantiv ‚Klemme' vom Verb ‚**klemmen**' ‚festdrücken, einzwängen' abgeleitet, das auf mhd. *klemmen* ‚mit den Klauen packen, einzwängen, kneipen' (13. Jh.) zurückgeht. Früher wurden in Ahd. *biklemmen* wie aengl. *clemman* ‚mit den Klauen packen, einzwängen, zusammendrücken' bezeugt (vgl. Pfeifer, 1989, 2, 848f.). Im „ahd. nicht vorhanden, es wäre *chlamma, chlemma*, d.i. *chlammia* wo nicht *chlamia* zu vermuten; mhd. selten" (Grimm, 11, 1137).

Belege:
1. *Chelius, 1, 1827, 418*
   „[...] durch das Zusammenpressen der Fistelränder mittelst einer eigenen, von Dupuytren angegebenen **Klemme** [...]"
2. *Esmarch, 1892, 226*
   „Die **Darmklemme** nach Rydygier besteht aus zwei mit dünnen Dreinröhrchen überzogenen Stahlstäbchen, die den Darm zwischen sich fassen [...]"
3. *Hellner, 1962, 179*
   „Der anatomischen Pinzette entspricht die **Klemme** nach Krönlein, der chirurgischen die Kocherklemme."

(151) Kürette, die (-, -n); frz. *curette*

‚Kürette' ‚Kratzer, Schaber' ist die Bezeichnung eines löffelartigen Instruments zur Ausschabung der Gebärmutter (vgl. Duden-Medizin). Höpfner beschreibt ehemalige Curette sie als „ein Instrument von Stahl oder Silber ungefähr von der Länge eines halben Schuhes ist an einem Ende ausgehölt und wie ein Löffel gestaltet; die Wundärzte bedienen sich desselben um fremde tief in einem Theil liegende Körper oder etwas aus einer Höle herauszubringen; auch bey dem Blasenschnitt kleine Steine und sandiges Wesen damit heraus zu nehmen" (Höpfner, 1782, 6, 572). Heutzutage wird das Instrument vor allem in der Frauenheilkunde zur ‚**Kürettage**' ‚Ausschabung der Gebärmutter' gebraucht.

Das Fremdwort ‚Kürette' geht auf gleichbed. frz. *curette*, zu *curer* ‚reinigen', dies zu lat. *curare*, eigtl. ‚pflegen' (vgl. DFw). Zunächst wurde es nach dem frz. Vorbild geschrieben. In den Handbüchern nur im 18. und 19. Jh. vorhanden.

Belege:
1. *Prosch, 1852, 21*
   „Von den vielen Instrumenten, welche man zur Ausziehung von Kugeln erdacht hat, wenden wir jetzt nur den Löffel (**curette**), die Zange und den Tirefond an."
2. *Esmarch, 1892, 97*
   „Die stellbare **Curette** von Leroy d'Etiolles besteht aus einem Stäbchen, dessen löffelartiges Ende durch Druck auf einen Hebel am Griff rechtwinklich zur Achse gestellt werden kann."

(152) Kugelzieher, der (-s, -); lat. *vulsella*

Gemäß seinem Namen ist der Kugelzieher ein zur Entfernung der Fremdkörper aus der Schusswunde, insbes. der in Schusskanälen eingedrungenen Eisen- oder Bleikugel bestimmtes Instrument. Die Wundärzte gebrauchten einfache und zusammengesetzte Ausführungen dieses Werkzeugs. Meist hatte es die Form der Zange mit löffelförmigen Maulteilen, daher die Bezeichnung Kugelzange (vgl. Leo, 1824, 41f). Garengeots Kugelzieher war mit dem Mechanismus zum Schrauben versehen. Die Kugel wurde durch Verschrauben des Arbeitsteils des Geräts in löffelförmige Enden gefasst. Demselben Zwecke diente auch der Kugelbohrer mit zwei Kugellöffeln für Bleikugeln oder mit zwei Kugelhaken (vgl. Seerig, 1838, 1, 515f). Heute wird es von anderen Instrumenten ersetzt und in der Fachliteratur nicht mehr erwähnt.

In der Militärsprache bezeichnete ‚**Kugelzieher**' ein Werkzeug zum Ziehen der Ladung bzw. der Kugel aus einem Gewehr vermittels zwei gebogener Haken (vgl. Adelung, 1817).

Belege:

1. *Ebermaier, 1818, 1, 298*
   „Pereys **Kugelzieher** vereinigt alle älteren Instrumente in sich, hat aber den Fehler, dass er gerade ist."
2. *Blasius, 1844, 25*
   „Löffelförmiger **Kugelzieher**."
3. *Feigel, 1853, 603*
   „Ein *Kugelzieher* mit langen, schmalen und halbrunden Armen, die sich löffelartig endigen und zum Ergreifen dienen."

(153) **Lanze**, die (-, -n); afrz. *lance* ← lat. *lancea*

Das Fremdwort ‚**Lanze**' ist der Name der ritterlichen Turnierwaffe. Es wurde im 12. Jh. (mhd. *lanze*) aus afrz. *lance, lanche* durch gallische Vermittlung *lancea* übernommen, das wiederum auf lat. *lancea* ‚Speer mit Wurfriemen, Lanze' zurückgeht. Davon wurden Lexeme ‚**Lanzette**', ‚**lancieren**' und ‚**Elan**' abgeleitet (vgl. DH). Aufgrund der Bedeutungsgleichheit wurden ‚**Lanze**' und ‚**Speer**' wechselweise als seltene elegante Wörter gebraucht. Es wurde auch die Zusammensetzung ‚**Lantsper**' ‚Lanzsper' gebildet (vgl. Grimm, 2, 189). Seit dem 17. Jh. machte sich ein Ritterspiel „Lanze brechen" beliebt, bei dem man sich eines großen schweren Spießes ohne Knebel, „ehedem zu Pferde, so wohl im Kriege als auch bey den Turnieren bediente" (Adelung, 2, 1905). Daher der Ausspruch „eine Lanze brechen", turnieren'. Besondere Lanzenarten wurden von Jägern, Bildhauern und Wallfischfängern gebraucht.

Auch bei den Wundärzten fand die Lanze ihre Anwendung, und zwar die Starlanze zum Starstechen und die Aderlasslanze bzw. -lanzette (anders das Aderlasseisen genannt) zum Aderlassen (vgl. Seerig, 1838, 384). Gräfe (1839, 21, 87) beschreibt die Starlanze als „eine lanzenförmige von Beer zur Operation der Cataract angegebene Staarnadel". Die Graefe-Lanze ist ebenfalls ein chir. Instrument für Augenoperationen. Sie ist wie eine Lanzette mit dreieckigem Blatt beschaffen (vgl. DM).

Belege:

1. *Schreger, 1806, 155*
   „Beer suchte ihn auszuführen mit Staarnadelhaken und **Lanze**."
2. *Textor, 1835, 73*
   „[...] so ergreift der Wundarzt die **Staarlanze** wie eine Schreibfeder, hebt mit der Fläche derselben den Hornhautlappen in die Höhe..."

3. *Ravoth, 1860, 144*
„[...] die Depression mittels einer löffelförmigen **Lanze** auszuführen [...]"

(154) Lanzette, die (-, -n); frz. *lancette* ← lat. *lancea*

Das Fremdwort ‚**Lanzette**' wurde im 17. Jh. aus frz. *lancette* entlehnt. Es ist eine Diminutivbildung zu *lance*, bedeutet also eigentlich ‚kleine Lanze' (vgl. Schulz, 1942, 2, 8). In der Fachliteratur kommt das Wort sowohl nach frz. Vorbild mit *c* als auch mit *z* geschrieben vor. Seine Etymologie wurde im vorigen Artikel „Lanze" dargestellt. Die Lanzette, anders als ‚**Lanzeola**', ‚**Lasseisen**', ‚**Phlebotom**' bezeichnet, war im Instrumentensatz jedes Wundarztes vorhanden. Dieses gerade, dünne, sehr scharfe, Messerchen mit einer zweischneidig zugespitzten Klinge und einem geteilten beweglichen Schalenheft diente zum Öffnen der Geschwülste und Abszesse, zum Aderlass, Kuhpockenimpfen und Skarifizieren, zur Trennung abnormer Häute (vgl. Leo, 1824, 6) Weiter wurde es „zum Durchziehen eines Haarseiles, zur Eröffnung der Luftröhre, des Unterleibes und des Hodensackes statt des Troikarts an[gewandt]" (Walther, 1839, 4, 256). Trotz der allseitigen Anwendung äußert Billroth (1869, 135) die Ansicht: „[Die Lanzette] war früher sehr gebräuchlich, kommt jedoch jetzt sehr aus der Mode und mit Recht". Heutzutage werden nur noch kompakte Modelle der Einweglanzetten vorwiegend zum Impfen bzw. zum Gewinnen einer kapillaren Blutprobe gebraucht (vgl. Brockhaus in Text und Bild, 2004, CD).

Belege:
1. *Angelstein, 1854, 3, 123*
   „Bildet sich ein traumatisches Emphysem aus und beschränkt es sich auf den Stamm, [...] mache man einige Punctionen mit der **Lancette** oder dem Troicart in die Haut [...]"
2. *Krüche, 1900, 99*
   „Im ersten Falle gebraucht man **Lanzette** oder Bistouri, im zweiten ein bauchiges Skalpell."
3. *Hellner, 1962, 178*
   „Messer mit spitz zulaufenden und beidseitig schneidenden Klingen (**Lanzetten**) sind für Stichinzisionen bestimmt [...]"

(155) Lardoir, das (-s, -s); frz. *lardoire* f

‚**Lardoir**' bezeichnete eine große Spicknadel oder „eine silberne Knopfsonde mit einer vier Zoll langen Vertiefung am hintern Ende zur Aufnahme des Drahtes, der mittels Siegellack darin befestigt wurde" (Walther, 1838, 3, 91f). Das Lardoir mit der stumpfen Nadel gab die erste Anregung zur Erfindung der Nadel mit aufgesteckter Spitze (vgl. Rust, 1830, 307).

Das Fremdwort wurde aus frz. *lardoire* f ‚Spicknadel' zu frz. *larder* ‚spicken' mitsamt dem mit diesem Namen bezeichneten Instrument angeeignet. Zu Beginn des 19. Jh. wird es nur vereinzelt in den Lehrbüchern belegt, später verschwand aus dem med. Schrifttum.

Belege:
1. *Bernhard, 1806, 28*
   „[...] durch den Gebrauch des Bleidraths und eine eigne Sonde (**Lardoir**)."
2. *Sprengel, 1805, 162*
   „Um diese Heftnadeln durch die Lippen zu bringen, bediente er sich einer grossen Spicknadel (**Lardoir**) mit zweyschneidiger Spitze."

(156) Löffel, der (-s, -); lat. *cochlear*

Als ‚**Löffel**' wird ein Gerät zum Schöpfen und Rühren von Flüssigkeiten bezeichnet, das aus einem Stiel und einer Laffe, d.h. schalenförmigen Vertiefung besteht.

Nicht immer war damit ein Teil des Essbestecks gemeint. Im Reich der Pharaonen wurden Löffel zunächst aus Holz und Stein, dann kleine Löffel aus Elfenbein zum Schöpfen von Salben verfertigt. Aus dem Neolithikum stammen europäische Schöpflöffel aus Knochen, aus der Bronzezeit einfache löffelförmige Geräte aus Ton. An Höfen wurden Silberlöffel für liturgische Zwecke seit dem Mittelalter verwendet. Die zum Essen bestimmten Flachstiellöffel aus Metall sind in Europa erst seit der 2. Hälfte des 17. Jh. im Gebrauch. In der Jägersprache wird als Löffel Ohr der Kaninchen oder Hasen wegen der löffelähnlichen Form bezeichnet (vgl. BE).

Etymologisch entstammt ‚Löffel' dem mhd. *leffel*, ahd. *leffil* ‚Löffel' und stellt eine Instrumentalbildung zum untergegangenen Verb *lapan* ‚lecken, schlürfen' dar (vgl. DH).

In der Chirurgie wird als scharfer Löffel ein Instrument bezeichnet, das zum Gewinnen von Spongiosa bei Starroperationen, für Kürettieren der Knorpel- und Knochendefekte oder Abszesse Verwendung findet. Bereits Leo (1824, 223ff) erwähnt viele Arten von Löffeln: scharf, gezahnt, gerundet, schaufelförmig, mit einer tiefen oder schwachen Aushöhlung.

Belege:
1. *Ebermaier, 1819, 2, 262*
   „Sind Theile zurückgeblieben, so müssen sie mit einem Davielschen **Löffel** weggenommen werden."
2. *Brug, 1985, 388*
   „Ein chirurgisches Besteck wie für eine Wundversorgung (chirurgische Pinzette, gebogene Schere, scharfer **Löffel**) eignet sich für äußere Eingriffe [...]"

(157) Messer, das (-s, -); lat. *culter, scalpellum, ferrum incisorium*

‚**Messer**' ‚schneidendes Arbeitsgerät mit Griff und Klinge', ahd. *meʒʒisahs*, mhd. *meʒʒer*, (9. Jh.) ist „ein früh verdunkeltes compositum von hohem alterthume" (Grimm, 12, 2124), dessen Erstglied das im 9. Jh. belegte germ. **mat-*‚Speise' (ahd. *maʒ*), und Grundwort ahd., mhd. *sahs* ‚kurzes Schwert, Messer' bilden. Demnach bringt das Wort die Bedeutung ‚Schwert bzw. Schneidewerkzeug für Speisen' (vgl. Pfeifer DWDS).

Die Messer sind seit der Antike elementare Instrumente des Chirurgen. Sie sind entweder gerade oder gebogen, ein- oder zweischneidig, haben spitzige oder stumpfe Enden. Es gibt unterschiedlichste Modelle von Messern: Ein an den Daumen befestigtes ‚**Ringmesser**', nach seiner Form ‚**Kralle**' genannt, wurde einst zur Zergliederung der toten Leibesfrucht in der Gebärmutter gebraucht (vgl. Sachs, 2001, 2, 38). Celsius erwähnt gebogenes Messer, ‚**Rabenschnabel**', das bei der Operation am Hoden eine gute Leistung zeigte (ebd., 44). ‚**Messergen**' (Bistouri, Gastrique) hieß noch im 18. Jh. ein kleines subtiles, schmales, langes und dünnes zweischneidiges Messer, „mit welchem man die Augen lieber von einander schneidet" (Platner, 1770, 276). Zu Messern zählen auch Phlebotome (Aderlasslanzetten) und Lithotome. Das gewöhnlichste Messer ist das Skalpell. In den Quellen (vgl. Leo, 1824, Seerig, 1838; Grewe, 1963;) werden: Amputations-, Amputier-, Inzisions-, Lanzen-, Sezier-, Fasern-, Fistel-, Feder-, Knochen-, Nadel-, Sichel-, Zergliederungsmesser erwähnt. Neuere Arten stellen Diathermie- und elektrische Messer zur Elektrokoagulation und Gewebepräparation dar.

Die Qualität des Instruments kann laut Bockenheimer (1914, 65) folgendermaßen überprüft werden: „Man prüft die Schärfe des Messers, indem man seine Schneide auf den Daumennagel auffallen läßt: bleibt das Messer am Nagel hängen, so ist es genügend scharf, gleitet es am Nagel, so ist es stumpf."

In dem nichtmed. Bereich findet das Messer vorwiegend als ein Bestandteil des Bestecks und Stichwaffe, in Gewerbe, Wirtschaft bzw. Kunst die Anwendung.

Belege:
1. *Reisinger, 1814, 1, 16*
„Uebrigens bin ich weit entfernt, durch die Ligatur das **Messer** verdrängen zu wollen [...]"
2. *Krüche, 1900, 383f*
„Das **Messer** wird schreibfederartig gefasst und zum Schneiden der bauchige Theil verwandt."
3. *Durst, 1998, 635*
„[...] die Resektion des ampullären Abschnitts mit dem elektrischen **Messer** [...]"

(158) Nadel, die (-, -n); lat. *acus*

In der traditionellen Nahtmethode stellt die Nadel einen unentbehrlichen Bestandteil eines chir. Instrumentariums dar. Sie gehört zu den einfachsten stechenden Werkzeugen.

„Man verstehe (...) unter Nadeln *(acta franz. aiquüle)* jene chir. Werkzeuge, welche in einem schwachen geöhrten Metallstäbchen bestehen, deren eines Ende spitzig, das andere stumpf ist, und entweder frei endigt, oder in eine metallene Handhabe ausläuft, oder in ein Heft von verschiedenartigem Metall befestigt ist. Alle diese Werkzeuge, welche der eben gegebenen Definition zwar entsprechen, allein kein Oehr haben, gehören unter die Stiften; wie z.B. die Hasenschartennadeln" (Ott, 1834, 1, 73).

Die Nadeln werden zur Vereinigung der Wundränder und anderer getrennter Teile und zur Unterbindung blutender Gefäße gebraucht. Sie können gerade oder gekrümmt, scharf oder stumpf, geöhrt oder nicht geöhrt sein. Nach der

Bestimmung wurden diese Werkzeuge im 19. Jh. in: Verband-, Wund- oder Heftnadeln, Troikart-, Staar-, Unterbindungs-, Hasenscharten-, Radier-, Ätznadel eingeteilt (vgl. Leo, 1824, 7f; Ott, 1834, 1, 73f). Im 20. Jh. kommen andere Nadelarten in Gebrauch, z.B. Injektions-, Punktions- Führungs-, Laparotomienadel. Manche werden unter dem Namen ihrer Erfinder bekannt wie ‚Deschamps-Nadel' ‚Nadel an langem Stiel zur Unterbindung tiefliegender Gefäße' (vgl. DM). In der modernen Chirurgie herrschen heute sog. atraumatische Nadel-Faden-Kombinationen vor, bei denen die Nadel in den Faden eingeschmolzen wird, was eine Verringerung des Gewebstraumas zur Folge hat. Eine mit Löchern versehene ‚Nadelbüchse' wird bei Sterilisation von Nadeln eingesetzt (vgl. Fuchs, 1965, 182). Erst zu Beginn des 19. Jh. wurden ‚**Nadelhalter**', spezielle Instrumente zum Führen von geraden und gebogenen Nadeln nachgewiesen.

Das seit dem 9. Jh. belegte gemeingerm. Substantiv *Nadel* ‚Gerät zum Nähen' „geht durch alle germanischen dialekte in voller, umgesetzter oder verkürzter form: goth. *nêthla* (von einem mutmaszlichen *naian* nähen), alts. *nâdla*, engl. *needle*, *nidle*, ahd. *nâdal*, *nâdalâ* und (mit annäherung ans nd.) *nâldâ* mhd. *nâdel*, *nâdele*" (Grimm, 13, 250). Es ist Nomen Instrumenti zum Verb ‚**nähen**'. Später wurde es wegen der spitzen Form auch in der übertragen Bedeutung gebraucht (vgl. Kluge).

Belege:
1. HYPERLINK "http://www.google.com/search?hl=pl&tbo=p&tbm=bks&q=inauthor:%22Julius+ Leo%22" Leo, 1824, 7Leo, 1824, 7
   „**Heftnadel** nach Graefe."
2. Hellner, 1962, 179
   „Atraumatische **Nadeln** sind öhrlos und hinterlassen nur kleine Stichkanäle, weil der faden in das Nadelende eingeschmolzen ist."

(159) Nadelhalter, der (-s, -); lat. *aceteaculum*

1783 schrieb Bernstein (1783, 1, 127): „Acutenaculum, frz. *portanguille* ‚Nadelhalter'. Ein schon längst als unnütz befundenes Werkzeug, und bedarf daher keiner weitern Erklärung." Erst zu Beginn des 19. Jh. wurden spezielle vervollkommnete Hilfsinstrumente zum Durchführen durch das Gewebe von geraden und gebogenen Nadeln sowie Fadenschlingen nachgewiesen, die das Kopfende an engen, tief liegenden Stellen der OP-Wunde, wo der Chirurg mit Fingern nicht gelangen konnte, einklemmen und festhalten. „Auf diese Weise ist der Nadelhalter als verlängerter Stiel der Nadel zu betrachten, der, wenn der Einstich geschehen, wieder entfernt werden kann" (Leo, 1824, 8). Seither wurden verschiedene Ausführungen des Werkzeugs konstruiert, z.B. Gaumennadelhalter von Graefe, Bells Nadelzange (vgl. Rust, 1830, 1, 323). Die Hefte der Nadelhalter (anders ‚**Klemmer**', ‚**Nadelführer**') wurden aus Holz oder Elfenbein verfertigt (vgl. Textor, 1835, 14). Heutzutage stellt der Nadelhalter festen Bestandteil jedes OP-Bestecks dar und wird aus Edelstein hergestellt. Es werden derart Instrumente mit und ohne Schloss gebraucht (vgl. Bier, 1969, 1, 28).

Die aus dt. Elementen zusammengesetzte Bezeichnung des Instruments entspricht seiner Bestimmung.

Belege:
1. *Troschel, 1839, 2, 293*
„Sobald die Spitze weit genug hervorragt, wird der **Nadelhalter** geöffnet und entfernt, die Spitze aber mit einer Zange gefast, und die Nadel durchgezogen [...]"
2. *Hueter, 1884, 317*
„Instrumente, welche **Nadelhalter** und Nadel in sich vereinigen, werden als *gestielte Nadeln* bezeichnet."
3. *Schwenzer, 2000, 34*
„Die Fertigkeit mit **Nadelhalter** und Nahtmaterial umzugehen."

(160) Perforatorium, das, (-s, ...rien); lat. *perforatorio*

Das Perforatorium ist ein scherenähnliches Instrument, dessen Schneiden nach außen gelegt werden, das bei der Embryotomie zur Eröffnung des kindlichen Schädels gebraucht wird (vgl. DM). Diese Operation wird indiziert, wenn „entweder der Kopf des bereits gestorbenen Kindes verhältnismässig zum Becken zu gross ist, um durch dasselbe gehen zu können, und er im Becken eingekeilt ist, oder auch im Nothfalle bei noch lebenden Kinde, wenn dessen Kopf durch Wasseransammlung in dem Maase vergrössert ist, dass er durch die Zange nicht herausbefördert werden kann, in welchem Falle durch das Perforatorium die Schädelhöhle geöffnet und durch die Entleerung des Wassers der Umfang des Kopfes verkleinert wird" (Leo, 1824, 219). Laut Szymanowski (1867, 1, 86f) stellt dieses Instrument, auch als ‚Perforativtrepan' bezeichnet, eine Pyramide mit vier scharfen Kanten dar, die in die rotierende Bewegung gesetzt ein Loch im Schädelknochen bohrt, ihre Kanten wirken dabei wie ein Schabeisen und vergrößern das Loch. Das Instrument findet auch beim Durchbohren des Trommelfells die Anwendung.

‚**Perforatorium**' ist ein von Substantiv *Perforation* f ‚Reiß-, Trennlinie' gebildetes Nomen Instrumenti. ‚**Perforation**', engl. *perforation*, frz. *perforation*, wurde dagegen im 18. Jh. aus lat. *perforatio* ‚Durchbohrung' entlehnt, einer Ableitung aus lat. Verb *perforare* ‚durchlöchern, durchbohren' (vgl. Kluge).

Belege:
1. *Arneman, 1796, 73*
„Douglass **Perforatorium**."
2. *Büchler, 1845, 84*
„[...] mit einem eigenen pfriemenartigen **Perforatorium** [...]"
3. *Linhart, 1867, 12*
„Endlich ist auch das **Perforatorium** (Perforativtrepan) als Schabeisen anzusehen."

(161) Pfriem(en), der (-es, -e) oder Pfrieme, die (-, -n); -

Seit dem 13. Jh. im Dt. belegtes Wort ‚**Pfriem(en)**' ‚Ahle, Vorstecher', mhd. *phriem(e)*, mnd. *prēme*, mnl. *priem(e)* bezeichnete eine Eisenspitze zum bohren (vgl. Grimm, 13, 1793f). Seine Herkunft ist unklar (vgl. Kluge, Pfeifer, 1989, 2, 1265). Der Pfriem war entweder ein spitziges Instrument mit einem hölzernen Handgriff oder ein eiserner Draht in der Schutzhaube. Tuchmacher bedienten sich des Pfriems, um Tuchflocken zu entfernen. Dünnere und meist gekrümmte Pfriemen (Ahlen bzw. Orte) wurden von Schustern gebraucht. Pfriem hieß in der Landwirtschaft „ein schmales an einem Ende spitzig zulaufendes Stück Ackers" (Adelung, 3, 753).

In der Chirurgie gehören Pfriemen nebst Nadeln zu den einfachsten stechenden Werkzeugen, die bei Perforation des Tränenbeins, eines Abszesses oder eines Geschwürs Anwendung fanden. „Man hat bisher die Nadeln und jene Werkzeuge, welche ich mit dem Namen Pfriemen bezeichnen werde, unter eine Klasse gebracht und beide Nadeln genannt. Da aber der Begriff davon zu weit ausgedehnt ist und selbst noch weiter als im gewöhnlichen Leben, wo zwischen Nadeln und Kluven *(clou)* oder Stecknadeln wohl unterschieden wird, so möchte es nicht mehr zu spät sein, für verschiedene Werkzeuge auch verschiedene Namen zu gebrauchen und diese Verschiedenheit der Sachen zu würdigen" (Ott, 1834, 1, 72).

Heute werden die Pfrieme nur noch selten erwähnt, und zwar eher als ein Bestandteil eines stechenden Instruments.

Belege:
1. *Sprengel, 1805, 119*
„Das alte Verfahren, das Thränenbein mit einer **Pfrieme** zu durchbohren, um einen köstlichen Ausfluss in die Nase hervor zu bringen [...]"

2. *Dieffenbach, 1848, 2, 313*
„Schmucker's **Pfriem** zum Fixiren des Bulbus."

3. *Bier, 1969, 1, 447*
„Bohrlöcher lassen sich im weichen spongiösen Knochen mit einem **Pfriem** anlegen."

(162) Pinzette, die (-, -n); frz. *pincette*, lat. *forceps*

Definitionsgemäß ist die heutige ‚**Pinzette**' „ein durch Fingerdruck sich schließendes Greifinstrument zum Fassen kleiner Gegenstände, wobei sich die Arme beim Schließen nicht kreuzen" (Sachs, 2001, 2, 3) zu verstehen. Erst seit dem frühen 19. Jh. werden im dt. Sprachgebiet Pinzetten als Greifinstrument definiert, die aus zwei parallel angeordneten mit federnden an einem Ende zusammenlaufenden Armen bestehen, anders wie bei Zangen, dessen beide Branchen an einem Scharnier gekreuzt werden. Ihre Vorderenden sind je nach dem Bestimmungszweck glatt, gezähnt oder spitz (vgl. DM).

„Die Pinzetten dienen sowohl bei zu erneuernden chir. Verbänden, um die auf Wunden, Geschwüre und dergl. liegende Pflaster, Charpie, Leinwand und a.m. zu entfernen, als auch um fremde Körper, welche in Wunden, Geschwüren und andern Höhlen befindlich sind, herauszuhohlen" (Leo, 1824, 2), zum Ergreifen und Festhalten der Gewebeteile (vgl. DM). Seerig (1838, 3) gibt an, dass die älteren Chirurgen sich mehr der ‚**Ternetten**', d.h. Zangen, bedienten. Sachs (2001, 2, 20) verweist aber darauf, dass sowohl in frz. als auch in engl. Sprache keine strukturelle Differenzierung zwischen ‚Pinzette' und ‚Zange' besteht (vgl. ebd., 20).

In grober Einteilung werden anatomische (mit glatten, stumpfen Spitzen) und chir. (gezähnte) Pinzetten unterschieden. Im ärztlichen Alltag werden mehrere Arten gebraucht: Diathermie-, Iris-, Haken-, Klemmen-, Röhren- oder Schieberpinzette. Das Vorbild der heute üblichen ‚Bulldog-Klemmen' war die Unterbindungspinzette. Die 1882 entwickelte Kocher-Klemme wurde wegen der am Arbeitsteil befindlichen drei ineinandergreifenden Zähne von Zeitgenossen ‚Rattenzahnpinzette' genannt (vgl. ebd., 113).

Mit der in der Mikro- und Zellbiologie breit angewandten ‚Laserpinzette (optische Pinzette)', die aus zwei gegenläufigen Laserstrahlen mit gemeinsamem Brennpunkt besteht, ist dagegen ein Gerät zur Manipulation kleiner Teilchen vermöge der Laserstrahlen gemeint. (vgl. BE).

Das Wort ‚Pinzette' (ndl. *pincet*, engl. *pincers*, schw. *pincett*) wurde zu Beginn des 18. Jh. aus frz. *pincette* ‚kleine Zange, Zängelchen', einem Diminutivum zu frz. *pince* ‚Zange' entlehnt. Dies geht auf das nicht sicher gedeutete frz. Verb *pincer* ‚kneifen, zwicken' zurück (vgl. DH; Kluge). Zunächst kommt es in der Fachliteratur in frz. Schreibung, seit Anfang des 20. Jh. in eingedeutschter Form auf.

Belege:
1. *Sprengel, 1805, 97*
   „Bleiben noch weissliche Flecke zurück, so nimmt er sie mit einer feinen **Pincette** heraus."

2. *Luecke, 1896, 106*
   „Er will an der Basis und in der Umgebung der Neubildung verschieden geformte **Klemmpincetten** anlegen [...]"

3. *Holter, 1962, 71*
   „Mit Diathermie und **Pinzette** wird die darunterliegende Hirnrinde im punktförmigen Bereich koaguliert."

(163) Radiereisen, das (-s, -); lat. *radula, runcinula*

Mit dem ‚Radiereisen' ist „ein, zum Abschaben der Knochen bestimmtes, hakenähnliches oder hakenförmig gestaltetes, besser grabstichel- oder meisselförmig geschliffenes, mit einer Handhabe durch Stachel oder Schraube verbundenes Instrument" (Seering, 1838, 1, 72) zu begreifen. Den schneidenden Teil bildet eine dicke, gut gestählte vierwinklige, vieleckige Platte oder ein gekrümmter und spitziger Stab.

Seinen Namen erhielt das Radiereisen von seiner schabenden Wirkung. Im Dt. gibt es seine Synonyme: **Schaber, Schabewerkzeug, Schabeisen**. Im Lat. wird dieses Instrument als *scalper rasorius, raspator, fricator*, im Frz. *rugine, raspatoi*, im Engl. *scraper, raspatory* bezeichnet (vgl. Gräfe, 1828, 1, 116f).

Die Lehrwerkverfasser des 19. Jh. verwendeten die Bezeichnung Radiereisen, parallel wurde aber der Name ‚Schabeisen' (Bardeleben, 1865, 373; Billroth, 1869, 507; Linart, 1866, 507) gebraucht. Im modernen chir. Sprachgebrauch wurde das Wort durch gleichbedeutendes ‚Raspatorium' ersetzt (vgl. Schumpelick, 2006, 517).

Belege:
1. *Tittmann, 1810*
   „Geht die *Caries* nicht ganz durch den Knochen, so kann man, ohne zu trepaniren, das Schadhafte mit dem **Radiereisen** entfernen."
2. *Rust, 1830, 1, 50*
   „[...] das beinahe schon vergessene **Radireisen** [...]"
3. *Feigel, 1853, 621*
   „Botalli. Dieses **Radireisen** weicht von allen vorstehenden durch seine Klingenform ab."

(164) Raspatorium, das (-s, ...rien); lat. *abrasor, raspatorium*

Das Raspatorium ist ein raspelartiges Zugangsinstrument, das in der Chirurgie des Bewegungsapparates zum Präparieren und Entfernen der Knochenhaut verwendet wird, um dadurch die Freilegung des OP-Felds zu sichern (vgl. DM). Seit der Zeit des Hippokrates gebräuchliche Werkzeuge haben je nach Bedarf verschiedene Beschaffenheit, es gibt gerade, in einem Winkel gebogene, spitz auslaufende, löffel-, meißelförmige, dreikantige und runde Metallstäbe, die an einem Handgriff befestigt werden (vgl. Gräfe, 1828, 1, 116). Bis 1870 bevorzugten die Autoren der chir. Lehrwerke die dt. Bezeichnungen ‚**Radiereisen**', ‚**Schaber**', ‚**Schabewerkzeug**', ‚**Schabeisen**'.

Das Fachwort ist auf mlat. Verb *raspare* ‚raspeln; schaben' zurückzuleiten.

Belege:
1. *Szymanowski, 1867, 1, 105*
   „Ausserdem, dass die Wirkung der genannten Werkzeuge sich gegenseitig unterstützt, z.B. das **Raspatorium** den Knochen blosslegt [...]"
2. *Ertl, 1939, 66*
   „[...] wo der Chirurg mit dem **Raspatorium** gewaltsam vorgeht [...]"
3. *Allgöwer, 1992, Chirurgie, 559*
   „[...] Eindringen mit einem **Raspatorium** zwischen periorbita und Knochen in Orbitaspitzenregion [...]"

(165) Retraktor, der (-s, -en); lat. *retractor*

Retraktoren hießen wundärztliche Werkzeuge, die zum Zurückziehen und Festhalten der Weichteile bei der Amputation der Glieder angesetzt wurden.

Bereits im 7. Jh. wurde während der Absägung des Knochens eine einmal oder bei zweiröhrigen Gliedern zweimal gespaltete Leinkompresse gebraucht, um damit das umliegende Gewebe zum Schutz vor der Säge zu bedeckten (vgl. Sachs, 2001, 2, 197). Der mittlere Kopf der Kompresse wurde mit dem Finger, einer Pinzette oder einem Skalpellheft zwischen die Knochen vorbeigeführt. Zu demselben Zwecke wurden außerdem Leder, Pergament sowie seidene Netze angewandt. Der älteste Retraktor war ein Zugbeutel (vgl. Rust, 1830, 1, 550). Dann wurden auch Geräte aus Metall eingeführt, die aus zwei halbkreisförmigen dünnen Eisenplatten meist mit einem Scharnier gebaut wurden (vgl. Gräfe, 1842, 29, 142).

In der modernen Chirurgie stellen Retraktoren eine Gruppe von Instrumenten (Wundhaken, Wundspreizer, Spekula, Hebel und Zangen), die den Zugang zum OP-Bereich erleichtern. Aus diesem Grund kommt das Wort, und zwar in der lat. Schreibung, in der Fachliteratur nur bis zum 2. Drittel des 19. Jh. auf. ‚Retraktor' stellt Nomen Instrumenti zu lat. Verb *retrahare, retractum* ‚zurückziehen, verkürzen' dar.

In der Anatomie werden als ‚Retraktoren' oder ‚Rückzieher' Muskeln bezeichnet, die „vorgestreckte bzw. ausgestülpte Körperorgane wieder zurückziehen" (ML).

Belege:
1. Troschel, 1839, 2, 112
   „Der Kranke sitzt auf einem Stuhle, und die Gegenausdehnung wird mit dem **Retractor** von Schneider bewirkt [...]"
2. Linhart, 1867, 239f
   „[...] nur mit dem Unterschiede, dass ich die Backe nicht spalte, sondern mit dem Luer'schen **Retractor** abziehe [...]"

(166) **Säge**, die (-, -n); lat. *osteotomum*

Die nhd. Form ‚**Säge**' (mhd. *sege*, ahd. *sega*) steht im Ablaut zu mhd. *sage*, ahd. *saga* (9. Jh.) ‚Werkzeug zum Schneiden' und ist mit lat. *secare* ‚(ab)schneiden, mähen; sezieren' verwandt (vgl. DH). Dazu das Verb ‚**sägen**' ‚mit Säge abschneiden' (ahd. *segōn*) (vgl. Pfeifer, 1989, 3, 1464).

‚Säge' ist die Bezeichnung eines seit ältesten Zeiten bekannten Werkzeugs zum Schneiden. Der schneidende Teil der Säge ist ein aus gehärtetem Stahl verfertigtes, dünn geschmiedetes Blatt, das besondere Elastizität aufweist. Das Blatt ist an einen Bügel mit Griff eingespannt. An seinem Rande befinden sich dreieckige spitzige Zähne. Adelung (4, 1245) nennt folgende Sägearten: Bogen-, Holz-, Hand-, Baum-, Garten-, Kloben-, Laubsäge.

Unter chir. Säge ist ein Instrument zur Trennung von Knochen zu verstehen. Seine Größe und Form ist der Stärke und Form des Knochens, die durchschnitten werden soll, angepasst (vgl. Seerig, 1838, 1, 74f). Dieses OP-Instrument kommt in verschiedenen Ausführungen vor: Beil-, Brücken-, Scheiben-, Stichsäge (vgl. Krüche, 1900, 399), Amputations-, Knochen-, Bogen-, Blatt-, Stichsäge (vgl. Sachs, 2001, 2, 199ff).

In der Fischersprache steht das Wort für ein Zug- oder Schleppnetz (vgl. Grimm, 14, 1647). Als ‚singende Säge' wird ein aus einer Säge bestehendes Musikinstrument bezeichnet. In der Umgangssprache wird ein unangenehmer Mensch ‚Säge' (salopp) figürlich bezeichnet (vgl. DgWddS).

Belege:
1. Leo, 1824, 199
   „Die **Bogensäge** dient wie die Blattsäge zur Durchsägung der Knochen."
2. Ertl, 1939, 74
   „[...] die **Schneidesäge** Albees [...]"

3. *Holter, 1962, 110*
„Ist die Bruchstelle superiostal freigelegt, wird mit einer **Handsäge**, der **Kreissäge** oder der oszillierenden **Stryker-Säge** jedes Bruchende stufenförmig angefrischt."

(167) Schere, die (-, -n); lat. *axicia, forfex*

Das aus dem schwed. *Skär, Skära* ‚die Sichel' im 8. Jh. entlehnte Wort ‚Schere' bedeutete ursprünglich so viel wie ‚Klippe, ein abgerissener, gespaltener Fels' und wurde auf den Begriff der Schärfe erweitert, „weil dergleichen abgerissene Stücke gemeiniglich selbst scharf und schneidend sind" (Adelung, 4, 1419f). Ähnliche Bedeutung kommt dem frz. *escore* ‚ein steiles, abgerissenes Ufer, Angels', engl. *shore* ‚die Küste', span. *Sierra* ‚der Rücken eines Berges'. Im Ahd. gab es mehrere Variante des Worts: *scâr*, Pl. *scâri* (9. Jh.), *scâra* (10. Jh.) und *scera*, im Mhd. *schære* und (selten) *scher* (vgl. Grimm, 14, 2566; Pfeifer DWDS). Die mhd. Bildung *schære* entstand aus dem Plural *scâri* von ahd. *scâr* ‚Messer, Schere', die ursprünglich wohl auf einem Dual beruhte (vgl. DH). Bis auf das 19. Jh. ist die Schreibung ‚Scheere' üblich. Die heutige Schreibung kommt von mhd. *schêre* (vgl. Grimm, 14, 2566).

Das Wort bezeichnet heute ein Werkzeug zum Schneiden, Zerteilen, Abtrennen, das aus zwei über Kreuz drehbar miteinander verbundenen Klingen besteht (vgl. DB). Die älteste den Germanen bereits in der Römerzeit bekannte Form des Schneidewerkzeugs, war ein schmiegsamer Bügel, dessen Enden zwei übereinander greifenden Schneiden bildeten. Die antike sog. Schafsschere ähnelte einer Pinzette (vgl. Sachs, 2001, 2, 48). Die heute übliche Form mit zwei über Kreuz drehbar vernieteten Einzelklingen setzte sich erst seit dem 14. Jh. durch (vgl. DH). Adelung (4, 1420) zählt verschiedene Arten dieses Werkzeugs auf: Schneider-, Papier-, Blech-, Tuch-, Schaf-, Licht- und Putzschere.

Mit dem Namen ‚Schere' wurden darüber hinaus viele Gegenstände von ähnlicher Beschaffenheit und Wirkungsweise bezeichnet. Ein gespalteter Kloben einer Waage, an dem sich der Waagebalken bewegt, hieß Schere. In der Sprache der Maurer wurde als Schere eine aus zwei kreuzweise zusammengebundenen Brettern bestehende Einrichtung bezeichnet, die zum Hochziehen von Rüstbalken diente. Unter ‚Bettschere' war dagegen ein zweiarmiges Holz an Kinderwiegen zu verstehen, das vor dem Herausfallen schützte (vgl. Adelung, 4, 1419f). Scherenartige Greifwerkzeuge der Krebse und Spinnentiere werden auch Schere genannt. Die alte Dualform liegt wohl der Bezeichnung eines Turnersprungs zugrunde, bei dem die gestreckten Beine eine dem Öffnen und Schließen einer Schere vergleichbare Bewegung ausführen (vgl. Kluge).

Mit diesem kräftigen, in der Arztpraxis als ‚Standardschere' bezeichneten Instrument erfolgt Durchtrennen von Geweben (anatomische Scheren) und Schneiden von Operations-, Verbands- sowie Nahtmaterial. Je nach Bedarf werden „krumme, gerade, spitzige, und stumpfe, und solche die vorn mit einem Knöpfchen versehen sind, damit sie nicht stechen können" (Bernstein, 1783, 1, 292), andere gebräuchliche Scheren sind an beiden Spitzen abgerundet, nach der Fläche gebogen (vgl. Leo, 1824, 10). Die von Leo beschriebenen Inzisions-, knie- oder storchschnabelförmige,

Hohl-, Feder-, Beinscheren sind größtenteils auch in der modernen Chirurgie üblich. Weitere Arten stellen u.a. Faden-, Gips-, Ligatur-, Präparier-, Rippen-, Sternum-, Verband-, Verbandszuschneide- und Mikroscheren dar.

Lateinische Bezeichnungen des Instruments sind: *forcipes, forfex, tonstrix, novacula* (vgl. Grimm, 14, 2566).

Belege:

1. *Ott, 1834, 1, 157*
   „Sie [Winkelscheeren] vertreten sehr zweckmässig die Stelle der **Löffelscheere** [...]"

2. *Seerig, 1838, 1, 58*
   „Percy's gerade **Incisionsscheere**."

3. *Durst, 1998, 585*
   „Die Inzision erfolgt mit einem feinen Skalpell zwischen atraumatischen Haltefäden und wird mit der **Pott-Schere** auf eine Distanz von etwa 1 cm erweitert."

(168) Schnäpper, der (-s, -); lat. *phlebotomum*

‚Schnäpper' oder ‚Schnepper' war ein von Wundärzten zum Aderlass gebrauchtes Werkzeug, anders auch Schröpfeisen, Lasseisen, Lanzette oder Phlebotomus genannt (vgl. Adelung, 4, 1586). Es bestand aus einem Gehäuse, aus der eine dreieckige, scharfe und etwas rundspitzige Lanzette mit Schnellkraft gedrückt wurde, die die Ader durchstach (vgl. Seerig, 1838, 1, 579f). Das Instrument wurde auch zu anderen Zwecken gebraucht. Je nach ihrer Bestimmung wurden: Aderlass-, Schröpf-, Augenschnäpper unterschieden (vgl. Textor, 1835, 19). Obwohl das Wort für eine lanzettförmige Nadel zur Blutentnahme am Finger oder Ohrläppchen, die durch Auslösen einer Feder nach vorne losschnellt, im heutigen med. Jargon verwendet wird (vgl. DgWddS), kommt es seit dem letzten Drittel des 19. Jh. in der betreffenden Fachliteratur nicht mehr vor.

Früher wurde als Schnepper (Balester) eine kleine leichte Art von mittels eines Hebels gespannter Armbrust bezeichnet, mit der vorwiegend Kugeln geschossen werden.

‚Froschschnepper' stand dagegen für einen kleinen Degen (vgl. Grimm, 15, 1318). ‚Schnäpper' ist auch eine Kurzbezeichnung für ‚Fliegenschnäpper', eine Art von Vögeln, die als Insektenjägern bekannt sind.

‚Schnepper' (mhd. *snapper, snepper*) stellt eine Instrumentalbildung zu *schnappen* ‚eine schnell zufassende Bewegung machen', deshalb hält Grimm die Schreibung ‚Schnäpper' für berechtigt (vgl. ebd.).

Belege:

1. *Arneman, 1796, 203*
   „Der **Schnepper**. Eine holländische Erfindung."

2. *Cooper, 1822, 4, 253*
   „Will man ober Blut hinwegnehmen, so darf das Glas Vicht länger als eine Minute auf der Haut bleiben, wo denn sogleich der **Schröpfschnepper** angewendet wird..."

3. *Billroth, 1869, 135*
„[...] der **Aderlassschnepper** ist eine sog. Fliete, die mit einer Stahlfeder in die Vene hineingetrieben wird."

(169) Skalpell, das (-s, -e); lat. *scalpellum*

Das im 18. Jh. aus gleichbedeutendem lat. *scalpellum* ‚scharfes Schneideinstrument, Lanzette zum Aderlassen'(vgl. Pfeifer, 1989, 3, 1641), ‚zergliederungsmesser des anatomen, messer des wundarztes' (vgl. Grimm, 16, 1306), ‚chir. Messer, Federmesser' (vgl. DM) entlehntes Wort ‚Skalpell' bezeichnet ein kleines, scharfes, in der Chirurgie und Anatomie gängiges Messer bzw. Seziermesser. Es stellt eine Verkleinerungsbildung zu lat. *scalprum* ‚scharfes Schneidewerkzeug' dar. Die lat. Verben *scalpere* ‚kratzen, schneiden, meißeln' sowie *sculpere* ‚schnitzen, meißeln' sind auf *idg.* Wurzel *[s]kel-* ‚schneiden, spalten' zurückzuführen (vgl. DH). Im 20. Jh. wird das Wort ‚Skalpell' auch übertragen, z.B. für kurze, entschiedene Äußerungen, die Zusammensetzung Skalpellschnitt für Budgetkürzungen sowie in Vergleichen „scharf geschliffen wie Skalpell", verwendet. Kraus (1826, 688) behandelt das Wort unter ‚**Smilē**' und erklärt es wie folgt: „griech. **Scalper Scalprum Scalpellum**; ein Messer udgl. zum Schaben, Schnitzeln, Schneiden."

Früher gebrauchte Skalpelle unterschieden sich „von den Bistouris nur darin, dass die Klinge stärker und mit dem Stiele fest verbunden ist" (Leo, 1824, 24). In Katalogen der Hersteller der chir. Instrumente wird die Bezeichnung ‚Skalpell' häufig als ein Oberbegriff für alle Arten der chir. Messer gebraucht.

Das Skalpell dient dem Chirurgen zu Durchtrennung und Präparierung der Gewebe. Es „wird vom Operateur von oben zwischen Daumen und Mittel-, Ring- und Kleinfinger der Arbeitshand am Griff gefaßt und geführt, während der Zeigefinger durch Druck auf den Schaft die Schnitttiefe bestimmt" (Esmarch, 1892, 130). Beim Inzidieren oder Dilatieren wird das Instrument wie ein Tischmesser oder Violinbogen, beim Präparieren wie eine Schreibfeder, beim Zirkelschnitt mit voller Faust gehalten (vgl. Agatz, 1868, 4, 42f). Darüber hinaus wird es auch bei den präzisen Handschneidearbeiten sowie bei der Roten Arbeit, Dermoplastiken und Bereitmachen von Jagdtrophäen von Jägern eingesetzt.

Heute werden nur noch Einwegskalpelle in Form einer Einsatzschneide (Skalpellschneide) von verschiedenen Größen und Gestalten aus Sicherheitsgründen verwendet, die sich durch eine hohe Korrosionsbeständigkeit und einen geringen Verschleiß auszeichnen. Lediglich der Griff kann nach Reinigungs- und Sterilisierungsprozessen mehrfach gebraucht werden. In der modernen OP-Technik wird mit dem elektrischen Skalpell (Elektrotom) gearbeitet (vgl. Reuter, 2005, 155), das beim Schneiden gleichzeitige Hämostase sichert. Gebraucht werden nunmehr feine Mikroskalpelle mit Plastikgriff, doppelschneidige Einmalskalpelle, die nach bestimmten OP-Techniken (Elektroskalpell, Laserskalpell), Körperregion (Augenskalpell), Nutzungsmethode (Kryoskalpell) oder mit dem Namen ihrer Erfinder (Dieffenbach-, Langenbeck-Skalpell) benannt sind. Hersteller der OP-Instrumente bieten außerdem Sterilskalpelle mit Kunststoffheft und Klingenschutz an.

Belege:
1. *Ebermaier, 1819, 2, 723*
    „Auf diesen Finger bringt man sodann ein etwas gekrümmtes, mit einer stumpfen sondenförmigen Spitze versehenes **Scalpell**."
2. *Zuckerkandl, 1905, 6*
    „Am gebrauchten **Skalpelle** ist die Schneide konvex [...]"
3. *Holter, 1962, 44*
    „Die Wundausschneidung erfolgt mit einem **Skalpell** und einer chir. Pinzette."

(170) Skarificator, der (-s, -en); nlat. *scarificator*

‚Skarificator' ist ein nur bis 1862 belegtes Konkurrenzwort zu ‚**Schröpfschnäpper**'. Das Instrument der Wundärzte und Barbiere wurde auch als ‚**Stichelungsmesser**' oder ‚**Scarificatorium**' bezeichnet (vgl. Gräfe, 1843, 30, 197). Das Fremdwort geht auf nlat. *scarificator*, einer Instrumentalbildung zu lat. Verb *scarificare* ‚anritzen, ankratzen', zurück. Bis zur Hälfte des 19. Jh. tritt es in der med. Texten häufig, danach wurde nicht mehr belegt.

Bockenheimer (1914, 67) erklärt den mit dem Skarifikator ausgeführten Eingriff wie folgt: „Die Skarifikation – das Schröpfen -, der geringste Grad der Hautinzision, bei der nur die oberflächlichen Schichten mit dem Messer durch mehrere sich rechtwinklig kreuzende Schnitte geritzt werden." Aus diesen Hautstellen wird dann mittelst der Schröpfköpfe Blut entleert.

Belege:
1. *Cooper, 1822, 4, 253*
    „Will man aber Blut hinwegnehmen, so darf das Glas nicht länger als eine Minute auf der Haut bleiben, wo denn sogleich der **Schröpfschnepper** angewandt wird."
2. *Ravoth, 1860, 265*
    „Mit einem solchen ***Scarificator*** soll die Striktur entweder von vorn nach hinten oder umgekegrt durchschnitten werden."

(171) Sonde, die (-, -n); frz. *sonde*, lat. *locator*

Die Sonde ist ein ärztliches Werkzeug, das ins Körperinnere (Körperhöhlen oder Gewebe) eingeführt wird, um die Tiefe, Länge und Richtung der Wunden, Geschwüre und deren Höhlen oder eine mit der Hand nicht erreichbare Stelle zu untersuchen (vgl. Grimm, 16, 1571). Sie wird auch beim Auffinden von Fremdkörpern bzw. Beinfraß in Wunden angewandt (vgl. Gräfe, 1843, 30, 687). Darüber hinaus wird die Sonde „zur Führung und zur Deckung schneidender Werkzeuge benutzt" (Rust, 1835, 15, 87f).
Es gibt verschiedene Arten von Sonden: lange, dünne Stäbe mit dem stumpf abgerundeten Ende bzw. mit einem Knopf (Knopf-, Haar-, Hohl- oder Furchen-Sunde), andere sind schlauch- oder röhrenförmig. Nadel- oder Oehr-Sonde wurde zum Ziehen der Haarseile oder des Fadens durch Wunden oder Fisteln gebraucht. Mit einer Schrauben- oder Bauchsonde wurden tiefe, infolge Verwundung oder eines Bauchstichs entstandene Kanäle und Höhlen untersucht. Furchsonde wurde

"zur sichern Leitung der schneidenden Instrumente bei Trennung der Fisteln oder anderer Canäle" (Leo, 1824, 2) benutzt. In der modernen Chirurgie werden Sonden u.a. zur Behebung von Harnröhrenverengungen (**Béniqué-Sonde**), zur Tamponade der Blutungen der Speiseröhre und des Magens (**Doppelballonsonde**), zum Ätzen der Gebärmutter (**Uterussonde**) eingesetzt. Andere Arten von Sonden bilden: Blasen- Fistel-, Leitungs-, Leit-, Rillen-, Rinn-, Dauer-, Kocher-, Duodental-, Schlund-, geöhrte Sonde. ‚Sonde' heißt auch ein dünner Schlauch, durch den die künstliche Ernährung (‚**Sondenernährung**') verabreicht wird (vgl. DM).

Einst wurden diese Instrumente aus Stahl, Silber, Gold, Fischbein, Leder, elastischem Harz, Darmsaiten, präpariertem Elfenbein (vgl. Rust, 1835, 15, 87f), heute meist aus Edelstein, Gummi oder Kunststoff verfertigt (vgl. DgWddS).

Das Fremdwort ‚**Sonde**' wurde im 18. Jh. aus frz. *sonde* übernommen. Es brachte doppelte Bedeutung. Zum einen bezeichnete es ein med. Instrument Wundeisen, Senknadel, zum anderen stand es für Lot, nautisches Senkblei zum Messen der Wassertiefe, im 20. Jh. wurde das Wort in die Fachsprache der Technik für ‚Mess- und Prüfgerät' übernommen, z.B. die Sprache der Astronautik (Mond-, Raumsonde), Meteorologie (Radio-, Wettersonde), des Bergbaus (Erdölsonde) usw. (vgl. Schulz, 1978, S, 265; Pfeifer DWDS). Laut Kluge ist frz. *sonde* auf lat. *subundāre* ‚untertauchen' (zu lat. *unda* ‚Woge') zurückzuführen (Kluge). Pfeifer (DWDS) vermutet dagegen, „daß afrz. *sonde* ‚Lot, Senkblei' als Seemannsausdruck aus germ. **sund-* hervorgegangen sei, das als Entlehnung frz. Seeleute aus Bildungen wie aengl. *sundgyrd* ‚Stange zum Messen der Wassertiefe', *sundlīne* ‚Lot', *sundrāp* ‚Meßleine' (...) aufgefasst wird". Dazu stellt sich das um die Mitte des 17. Jh. aus frz. von dem Substantiv abgeleiteten Verb *sonder* ‚loten, untersuchen, ergründen', afrz. ‚loten, peilen' entlehntes Verb ‚**sondieren**' ‚mit einer Sonde untersuchen' (vgl. ebd.). Die Ableitung ‚**Sondierung**' f bezeichnet die Sondenuntersuchung.

Im med. Sprachgebrauch sind sowohl dt. (**Sucher, Sucheisen, Wundeisen**) als auch lateinische (*specillum, stylus, radiolus, exploratorium*) Äquivalente des Worts vorhanden (vgl. Grafe, 1843, 30, 687; Berstein, 1788, 2, 338f).

Belege:
1. *Leo, 1824, 176*
    „Die gefurchte **Leitungssonde**."
2. *Bardeleben, 2, 1865, 122*
    „Ihr Typus ist eine gewöhnliche **Oehrsonde**, deren nicht durchlöchertes Ende in einem hölzernen Stiele befestigt ist."
3. *Durst, 1998, 887*
    „**Dekompressionssonde**."

(172) **Spekulum**, das (-s, ...la); lat. *speculum*

‚**Spekulum**' ist ein aus lat. *speculum* ‚Spiegel, Abbild' (zu lat. *specere* ‚sehen') entlehntes Fremdwort. Es bezeichnet ein meist mit einem Spiegel versehenes (daher der Name) röhren-, trichter- oder doppel- bzw. mehrblättriges Untersuchungsinstrument, eigentlich ein Erweiterungswerkzeug, das zur Untersuchung von

Körperöffnungen bzw. Hohlorganen (z.B. der Nasenhöhle, des Analkanals) dient, die sich mit dem bloßen Auge genau nicht betrachten lassen (vgl. DM). Mehrfach verwendbare Spekula werden aus Metall, Einmalartikel aus Kunststoff verfertigt. Der Mutterspiegel, *speculum matricis*, wurde als ‚**Dioptra**‘ bezeichnet. Dies geht auf griech. *dia* ‚hindurch‘ und *optos* ‚sichtbar‘, also ‚genau durchsehen‘ zurück (vgl. Brandeis, 1820, 163).

‚Speculum‘ hieß im Spätmittelalter auch der Titel von Kompilationen theologischer, didaktischer und unterhaltender Art (vgl. DFw).

Belege:
1. *Rust, 1830, 1, 351*
   „Ausserdem gewährt der **Mutter-** und **Scheidenspiegel** den Vortheil, dass er eine deutliche Untersuchung der Scheidenwände gestattet [...]"
2. *Bernard, 1862*
   „Elfenbeinenes **Speculum** von Jobert."
3. *Schwenzer, 2000, 83*
   „Anteriore Rhinoskopie mit **Nasenspekulum** und Stirnlampe."

(173) **Sperrer**, der (-s, -); lat. *dilatatorium*

Chir. **Wundsperrer** und **Wundspreizer** gehören zu der Gruppe der Retraktoren. Ihre Aufgabe ist, optimales Aufziehen und Übersicht des OP-Feldes durch dessen Aufspreizung sowie Beiseiteschieben von Geweben bzw. von inneren Organen und die dauerhafte Haltung der Wundränder zu sichern. Ein Rastersystem ermöglicht die Einstellung eines konstanten Haltedrucks, sodass sie selbsthaltend wirken und meist Assistenz unnötig machen. Sie sind als ein- oder mehrzinkige, scharfe bzw. stumpfe Haken oder aus mehreren Bestandteilen zusammengesetzte Geräte beschaffen. Sie können auch als Bestandteile anderer Instrumente vorkommen (2. Beleg). Beispiele von Wundsperrern sind: Bauchdeckenhalter, Rippensperrer (vgl. Bier, 1969, 44). Der Name des Instruments spiegelt seine Wirkungsweise wider.

Belege:
1. *Leo, 1824, 93*
   „Der **Sondensperrer** ist aus feinem Stahle gearbeitet und 3 ½ Zoll lang."
2. *Seerig, 1838, 1, 123*
   „Auf der Seitenplatte ist ein stählender **Sperrer** beweglich angeschraubt, der mit seinem schnabelförmigen Vorderende in den Kamm des Sperrades eingreift [...]"
3. *Grewe, 1963, 130*
   „Nach Einsetzen des **Wundsperrers** stellen sich die Organe des rechten Oberbauches übersichtlich dar."

(174) **Spritze**, die (-, -n); lat. *syringa*

Die Spritze wird definiert als „ein mit einer Düse, Tülle o.Ä. versehenes Gerät zum Spritzen, Versprühen o.Ä. von Flüssigkeiten od. weichen, pastenartigen Stoffen" (DgWddS). Im Feuerwehrwesen wird mit diesem Wort ein Gerät bezeichnet, das meist mithilfe von einer motorgetriebenen Pumpe Wasser aufspritzt, um Brände zu löschen, z.B. Feuerspritze, Motorspritze, Wasserspritze (vgl. DB).

Im med. Sprachgebrauch stellt das Wort ‚**Spritze**' eine Kurzbezeichnung für die ‚**Injektionsspritze**' dar. „Die Spritze ist ein Instrument, das (...) aus einem Behälter, einem Leitungsrohr oder wenigstens einer Leitungsöffnung und einem Druckapparat besteht" (Emmert, 1852, 1, 76). In der Antike wurde dieses Gerät lediglich zum Einspritzen in Körperöffnungen benutzt. Die ersten Injektionen in die Blutgefäße erfolgten erst als William Harvey 1628 den Blutkreislauf beschrieb. Die Mehrwegspritzen wurden aus Glas, Metall und Gummi angefertigt. 1906 wurde die Rekordspritze in Berlin, in den 1950er-Jahren die heute vorwiegend gebrauchte Einwegspritze aus Kunststoff entwickelt. Die Spritze wird heute zur Applikation von flüssigen Medikamenten durch eine Hohlnadel (Kanüle), bei Blutentnahme, Punktionen (Rückenmarkspritze, Rotandaspritze), beim Einlauf (Ballklistierspritze), zum Spülen von Wunden, Harnblase (Blasenspritze) benutzt. Die Hohlnadelspritze ist ein Gerät mit befestigter Hohlnadel. Lüerspritze hat einen Zwei- oder Dreiwegehahn. Darüber hinaus gibt es Saug- und Druck-, Irrigator-, Transfusions- und Doppelspritzen, halbautomatische Insulinspritzen (Insulin-Pens) in Form eines Kugelschreibers mit eingeklebter Kanüle. Die Größen der Spritzen betragen von 0,5 bis 150 ml. Der Zylinder wird mit einer Skala versehen.

Das Wort ‚Spritze' ‚Gerät zum Spritzen', ahd. *sprizza* (12. Jh.), mhd. *sprütze* '(Feuer)spritze', wurde vom im 14. Jh. belegten Verb ‚**spritzen**' ‚Flüssigkeit (in Tropfen oder als Strahl) mit Druck verteilen', spmhdt. *sprützen* ‚spritzen, sprossen' abgeleitet. In der Bedeutung eines med. Instruments tauchte es im 17. Jh. auf (vgl. Pfeifer DWDS; Kluge). Heute wird das Lexem häufig für ‚Injektion' oder auch ‚das injizierte Präparat' verwendet. Im Jargon wird die Spritze als Pumpe, Gun, Fixe bezeichnet (vgl. Duden – Die sinn- und sachverwandten Wörter, CD).

<u>Belege:</u>
1. Krüche, 1900, 48
   „Die **Transfusionsspritzen** fassen in der Regel 160 Gramm, welches Quantum für gewöhnlich genügt."
2. Garré-Borchardt, 1942, 399
   „Bei den Verletzungen mit veralteten **Klistierspritzen** wird gewöhnlich die vordere Wand betroffen."
3. Lexer, 1947, 157
   „Das in dem 2. Teil der **Doppelspritze** befindliche Mittel wird langsam durch die Hohlnadel, deren Öffnung kopfwärts steht, eingefüllt."

(175) Spatel, der (-s, -); lat. *spatula* ← griech. *spáthē*

Das Lehnwort ‚Spatel', ‚Spachtel' f gelangte ins Dt. im 16. Jh. Es ist auf lat. *spat(h)ula* ‚kleiner Rührlöffel bes. für Arzneien; Spatel; Schulterblatt', Diminutiv von *spatha* ‚länglicher, breiter Rührlöffel, Spatel; breites, flaches Weberholz' herzuleiten, das auf griech. *spáthē* ‚längliches, flaches (Weber)holz; Schwert' zurückgeht. Formen ‚Spatel', ‚Spachtel' erfuhren die semantische Differenzierung: die erste wurde zur Bezeichnung eines Werkzeugs der Handwerker, die zweite eines der Chirurgen und Apothekern (vgl. Kluge). Im Spätmhd. bedeutete *spatel* ‚schmales und flaches Schäufelchen' (vgl. DH). Laut Pfeifer (1989, 3, 1663) entwickelte sich das maskuline Genus in Analogie zu anderen Werkzeugbezeichnungen auf *-el*, wie Schlüssel, Zügel. Im mlat. bedeutete ‚**Patula**' ohne Zischlaut einen Degen, Dolch (vgl. Adelung, 4, 171).

Der chir. Spatel ist ein schaufel- oder messerklingenförmiges, langes, flaches, aber nicht schneidendes chir. Instrument aus Metall, dessen Ränder abgerundet sind. „Die Spatel dienen theils zum Aufstreichen der bei chir. Verbanden nöthigen Pflaster und Salben, theils zur Niederdrückung und Fixirung der Zunge bei Untersuchungen und Operationen in der Mundhöhle und dem Schlunde" (Leo, 1824, 1). Ihre Gestalt und Größe unterscheiden sich je nach dem Bestimmungszweck. In der modernen Chirurgie sind: Bauch-, Hirn-, Leber-, Mund-, Polypen-, Wund-, Zungen-, gerade und gebogene, Doppel- und Winkelspatel im Gebrauch. Der Spatel eines Apothekers stellt dagegen eine kleine, stabähnliche Schaufel aus Holz, Metall oder Kunststoff dar, die zum Rühren von Salben oder dichten Flüssigkeiten dient.

Belege:
1. Bernstein, 1820, 1, 87
   „Am sichersten verrichtet man die Operation mit einem **Mundspatel** [...]"
2. Esmarch, 1892, 124
   „[...] bequemer ist der **Winkelspatel** [...]"
3. Holter, 1962, 92
   „Dann werden tiefe **Spatel**, z.B. **Leberspatel**, eingesetzt und der Riß in der Blase dargestellt."

(176) Stapler, der (-s, -); engl. *staple*

Das in der 2. Hälfte des 19. Jh. aus dem Engl. übernommene Wort ‚**Stapler**' stellt Nomen Instrumenti zu engl. *staple* ‚Klammer' dar. Sein dt. Äquivalent ist ‚**Klammernahtgerät**'. In der med. Fachsprache erscheint das Wort ‚**Stapler**' erst zu Ende des 20. Jh.

Das Wort bezeichnet ein Klammernahtinstrument (Heftapparat) neuer Generation, der in laparoskopischen oder konventionellen chir. Eingriffen Einsatz findet. Seine Wirkungsweise besteht in Kompression der Gewebe und Festhalten durch Klammerteil, Hineindrücken von U-förmigen Stahlklammern (anstelle von gewöhnlich gebrauchten Fäden), die in die Gewebe eingeführt und durch verschiedene Andrucksysteme in B-Form verbogen werden. Der Vorteil dieser maschinellen Nahtmethode liegt u.a. in der Zeitersparnis. In der Chirurgie werden unterschiedliche Arten von Staplern gebraucht. Der gerade Stapler wird zum Blindverschluss von Hohlorganen verwendet (vgl. Pschyrembel, 2012, 1075). Mit dem Linear-Stapler wird eine gerade, doppelreihige Klammernaht mit gegeneinander versetzten Klammern angebracht (vgl. Beranek, 1992, 92). In der Fachliteratur werden Haut-, Faszien-, Ligatur-, Dissektionsstapler angeführt. Häufig wird das Instrument mit Kurzbezeichnungen genannt, z.B. CDH-Intraluminalstapler (zirkulär), GIA-Stapler

(Gastrointestinales Anastomosenklammergerät), EEA-Stapler (das Gerät zu End-zu-End-Anastomosen) usw. Der erste Klammernahtapparat zur Maschinennaht wurde von Hültl 1908 konstruiert, er war aber 5 kg schwer und nur mühsam aufzuladen und zu reinigen (vgl. Nockemann, 1992, 93).

Belege:
1. Wind, 1989, 115
   „Der **Hautstapler** ist weit verbreitet, da der Hautverschluß nur einen Bruchteil der Zeit einer Handnaht beansprucht."
2. Durst, 1998, 525
   „Die geöffnete zuführende Schlinge wird mit dem **EEA-Stapler** intubiert [...]"

(177) Stilett, das (-s, -e); it. *stiletto* ← lat. *stilus*

Gemeinsprachlich bezeichnet das Wort ‚**Stilett**' eine Stichwaffenart, und zwar einen kleinen Dolch mit kurzer, schmaler, dreikantiger Klinge (vgl. Schulz, 1978, 464).

Das Fremdwort wurde zu Beginn des 17. Jh. aus gleichbed. it. *stiletto* entlehnt, einer Diminutivform zu it. *stile, stilo* ‚Pfriem; Griffel; Dolch', das seinerseits auf lat. *stilus* ‚spitzer Gegenstand; metalischer Griffel; Stil' zurückgeht (vgl. DH). Zunächst wurde das Wort verschieden geschrieben: Stielet, Stilet, Stillet (vgl. Schulz, 1978, 464).

In der Fachsprache der Wundärzte war die Bezeichnung ‚Stilett' mit der heute veralteten Bedeutung ‚Sucheisen, Punktionsinstrument' üblich. Die Richtigkeit der Bezeichnung bestätigt Ott (1834 1, 87) folgendermaßen: „Meines Erachtens ist die Benennung Stilet, Sylet, die beste, weil es der Form, nach der es einem kleinen Dolche gleicht, am besten entspricht". Nunmehr werden mit diesem Namen im med. Sprachgebrauch Bestandteile von verschiedenen stechenden chir. Instrumenten (z.B. Troikar) bezeichnet.

Belege:
1. Ott, 1834, 1, 87
   „Meines Erachtens ist die Benennung **Stilet, Sylet**, die beste, weil es der Form, nach der es einem kleinen Dolche gleicht, am besten entspricht."
2. Durst, 1998, 317
   „Punktion des Abdomens mit einem **Stilett-Katheter** [...]"

(178) Tenakel, das (-s, -); lat. *tenaculum*

Das Fremdwort ‚**Tenakel**' ‚ein Halter, Werkzeug zum Halten, Haft, Heft' wurde aus gleichbedeutendem lat. *tenaculum* entlehnt, einer Ableitung vom lat. Verb *tenere* ‚(gespannt) halten', das wiederum auf griech. *téntoma* ‚spannen' zurückgeht (vgl. Kraus, 1826, 741).

In dem Druckwesen bezeichnet ‚Tenakel' eine Vorrichtung zum Halten des Manuskripts beim Setzen, Blatthalter, Manuskripthalter, Schrifthalter (vgl.

Adelung, 4, 554; DgWddS). In der veralteten Bedeutung bezeichnete es einen Rahmen zum Anbringen eines Filtertuchs (vgl. DFw).
In der med. Fachsprache stellte es die Bezeichnung eines Instrumentes dar, das dem Chirurgen zum Festhalten von Blutgefäßen während der Operation verhilft. Das Verfahren schildert Seerig (1838, 1, 146f): „Das Tenakel wird in das Gefäss gestochen, alsdann wird der Pincettenarm heruntergeschoben, so dass die Tenakelspitze in die Furche am Pincettenarm zu liegen kommt, und das so geschlossene Instrument wird, wenn kein Gehilfe es übernehmen kann, seiner eigenen Schwere überlassen, wo es dann, an dem Gefässe hängend, dieses hinlänglich hervorzieht, so dass der Chirurg mit voller Bequemlichkeit eine Ligatur um das isplirte Gefäss legen und zusammenziehen kann".
Der bis zur Hälfte des 19. Jh. viel gebrauchte Fachausdruck wurde durch sein dt. Äquivalent ‚**Arterienhacken**' verdrängt.

Belege:
1. *Schreger, 1806, 16*
„Weir's **Tenakel** bei mürben Arterien [...]"
2. *Seerig, 1838, 1, 146f*
„**Hackentenakel**. Weinhold's **Tenakel-Pincette**."

(179) **Tirefond**, der (-s, -s); frz. *tierefond*

Dieses Fremdwort wurde aus Frz. nebst dem Instrument, das es bezeichnet, übernommen. Es wurde durch die Zusammensetzung frz. *fond* ‚Tiefe, Hintergrund' und *tierer* ‚ziehen' gebildet. Von Medizinern wurden dafür auch dt. Bezeichnungen ‚**Bodenzieher**', ‚**Knochenschraube**' oder ‚**Schraubenkegel**' verwendet (vgl. Cessner, 1855, 131).

Der Tirefond war ein schraubenförmiges Instrument, das dem Wundarzt zum Heraufheben der bei der Trepanation ausgesägten Stücke des Hirnschädels, ohne dabei die umgebenden Teile zu quetschen oder zu verletzen. „Hierin besteht sein Vorzug vor den sonst wohl gebrauchten Hebeln und Zangen" (Gräfe, 1845, 33, 548). Darüber hinaus fand es bei dem Herausziehen der auf dem festen Grunde liegenden Kugel die Anwendung.

Der Tirefond stellte einen an einem zylindrischen Metallstab befestigten Schraubengang dar, sodass es einem Korkenzieher ähnelte. Es wurde mit Unrecht verlassen, dann aber in der vervollkommneten Ausführung mit dem doppelten Schraubengang und mit dem mit Wachs ausgefüllten vorderen Ende wieder in Gebrauch angenommen (vgl. Prosch, 1852, 22).

Das Wort wurde zum letzten Mal zu Beginn des 20. Jh. belegt, danach werden nur noch die oben erwähnten heimischen Entsprechungen gebraucht.

Belege:
1. *Schreger, 1806, 130*
„Aushebung des Knochenstücks, mit dem **Tirefond**, dem Hebel oder einer eignen Zange."

2. *Seerig, 1838, 2, 842*
„Ein **Tirefond** von einem unbekannten Erfinder."
3. *Zuckerkandl, 1905, 217*
„Ist das Knochenfragment lose, so wird es mit dem **Tirefond**, einem bohrerähnlichen Instrumente gefasst und emporgehoben."

(180) Trepan, der (-s, -e); frz. *trépan* ← mlat. *trepanum* ← griech. *trýpanon*

Adelung (4, 669) beschreibt einen Trepan als einen „Bohrer der Mundärzte in Gestalt einer Rennspindel, die Hirnschale in Verwundungen des Kopfes damit zu durchbohren." Den Hauptteil eines Trepans bildet die Krone, eine runde hohle zirkelförmige, konische oder zylindrische Säge.

Der Chirurg bedient sich dieses Bohrgeräts zur An- und Durchbohrung des Brustbeins, des Oberkiefers sowie der knöchernen Schädeldecke. „Ursprung und Anwendung desselben verlieren sich schon im grauen Alterthume" (Gräfe, 1845, 33, 681). Es gibt mehrere Trepanformen: der Abblätterungs- oder Exfoliativtrepan, der Perforativ-, Spitz-, oder Schneidbohrer und der eigentliche Trepan oder Kronentrepan (vgl. Bernstein, 1820, 4, 351f). Der Bogentrepan wurde von der bogenförmigen Gestalt der Eisenstange nach genannt, durch die die daran befindliche Krone in Bewegung gesetzt wird (vgl. Leo, 1824, 61).

Vor der Einführung der Anästhesie wurde die Trepanation ohne Betäubung durchgeführt. Bernstein (1788, 2, 473) berichtet über die Vorbereitung eines zu Operierenden: „Ehe man den Trepan ansetzt, verstopft man dem Kranken die Ohren mit Baumwolle oder Karpie."

Das Wort ‚**Trepan**' ‚Bohrgerät' ist eine Entlehnung aus gleichbed. frz. *trépan* von afrz. Verb *trépaner* ‚trepanieren' (14. Jh.), das durch lat. Vermittlung auf griech. *trýpanon* ‚Bohrer der Tischler', eine Ableitung von *trypan* ‚durchbohren', zurückgeht (vgl. Heyse, 1853, 904). Dazu stellen sich das Verb ‚**trepanieren**' und die Operationsbezeichnung ‚**Trepanation**', früher auch ‚**Trepanierung**'.

Für das Instrument wurden auch lat. Bezeichnungen: ***abaptiston***, ***terebra*** oder ***terebrum*** gebraucht. Dt. Entsprechungen sind: **Schädelbohrer**, **Kopfbohrer**, **Fräser**, **Hirnbohrer**. Die letzte hält Adelung (4, 669) jedoch für unschicklich.

Belege:
1. *Bernstein, 1820, 1, 338*
„Bey dicken und starten schadhaften Knochenstücken kann man die Abblatterung durchs glühende Eisen, den **Perforativtrepan**, ein Radireisen, oder ein Stück Glas noch mehr befördern."
2. *Schmieden, 1915, 147*
„[...] da stand in älterer Zeit ein Instrument in erster Reihe, nach welchem die **Trepanation** noch heute ihren Namen führt, der **Handtrepan** oder **Kronentrepan**."
3. *Beranek, 1992, 86*
„Der **Fräser**, der auch **Trepan** genannt wird, besteht aus einem Außen- und Innenrohr sowie einem Mandrin zum Ausstoßen des entnommenen Knochenblocks."

(181) Trephine, die (-, -n); engl. *trephine* ← lat. *tres fine*

Der Name des bei Wundärzten insbes. in England gebräuchlichen Instruments wurde aus gleichbed. engl. *trephine* entlehnt, das wiederum zu lat. *tresfine* ‚drei Enden' entsprechend der Form des Werkzeugs gebildet wurde (vgl. DgWddS).

Die Trephine ist ein Handbohrer, dessen Bohrspitze in der Mitte einer kreisförmig wirkenden zylindrischen Säge liegt. An den Bohrer wird Handhabe angebracht. Ein kleiner spitziger versetzbarer **Perforator**, ‚**Pyramide**' oder ‚**Zentralnadel**' genannt, geht in dem Mittelpunkt des von Zähnen der Säge (Trepankrone) beschriebenen Kreises hervor, und durchbohrt den Schädelknochen (vgl. Bardeleben, 1865, 99). Gelegentlich wurden Trephinen auch beim Perforieren und Resezieren von anderen Knochen angewandt (vgl. Cooper, 1821, 3, 282). Die Trephine, auch der Handtrepan genannt, wurde gebraucht, falls die Umstände die Anwendung des Bogentrepans unmöglich machten (vgl. Leo, 1824, 61).

Heute wird dieses Werkzeug in Form einer kleinen Ringsäge eingesetzt, um kleine Gewebsteilchen aus Knochen oder aus der Hornhaut des Auges zu entnehmen (vgl. DM). In der Fachliteratur wurde das Wort jedoch nach 1866 nicht belegt.

Belege:
1. *Arneman, 1796, 35*
   „Die **Trephine**, der Handtrepan."
2. *Ebermaier, 1819, 2, 50*
   „Statt des Trepans brauchen die Engländer die **Trephine**, die aber in den meisten Fällen nicht so anwendbar ist."
3. *Bernard, 1860, 6*
   „**Trephine** (...) **Pyramide**, die als Perforativtrepan dient."

(182) Trokar, der (-s, -e u. -s); frz. *troisquarts*

Unter einem Trokar ist ein stechendes Instrument zu begreifen. Es besteht aus einem Perforator, d.h. einer starken dreikantigen Nadel bzw. einem Stilett und einem elastischen oder auch unelastischen Röhrchen (Kanüle), wodurch es sich von einem Pfriem unterscheidet (vgl. Ott, 1834, 1, 73). Mit dem Perforator wird die Punktion vollgezogen. Durch das Röhrchen werden dann Luft oder tropfbare Flüssigkeiten aus den natürlichen oder krankhaften Körperhöhlen entfernt. Für die zeitweilige Unterbrechung des Abflusses wird die hintere Öffnung des Trokars mit dem dort befindlichen Stöpsel verschlossen (vgl. Krüche, 1900, 53f).

Es gibt mehrere Varianten von Benennungen dieses Instruments, die wiederum verschieden Schreibweisen zeigen: **Trocart**, **Trocar**, **Troicart**, **Troikart**, **Troikar**, **Troisquart**. Die Bezeichnung Troikart ist auf frz. *troisquarts* ‚dreikantig' herzuleiten. „Der Name rührt von dem dreiflächigen Schliff des Einführungsdornes" (Fuchs, 1965, 188). Es wurden auch Versuche gemacht, es anders zu bezeichnen, z.B. die dreieckige Radel.

Ott (1834, 1, 87) schreibt: „*Krombholz* hat diesem chir. Instrumente verschiedene Namen, wie z.B. Stachel, Pfriemen, Wandstecher, Luft- oder Windzapfer,

Wind- oder Wasserzapfenspies, zwei- drei- oder vierschneidige Zapfnadeln u.s.v. zu geben vorgeschlagen. Meines Erachtens ist die Benennung Stilet, Sylet, die beste, weil es der Form, nach der es einem kleinen Dolche gleicht, am besten entspricht. Noch geeigneter ist es, den allbekannten Namen Trokart *(Trocart, Troisquart, acus triquetra)* beizubehalten, obgleich er nicht für alle Arten passt".

Letztlich setzten sich Bezeichnungen ‚Trokar', ‚Trocart' und ‚Troicart' durch (vgl. DM). Auf Latein heißt es: **Terebellum triquetrum, Clavus pro paracentesi** (vgl. Andral, 1846, 13, 608).

Belege:
1. *Sprengel, 1805, 263*
   „Den **Troikar** nahm Joh. Leber. Schmucker bey grossen Wasseransammlungen in Schutz [...]"
2. *Schmieden, 1915, 242*
   „[...] die Nadel des **Troikarts** [...]"
3. *Durst, 1998, 769*
   „Auf der linken Seite wird etwa in Nabelhöhe ein **Trokar** für eine Darmfaßzange eingebracht."

(183) Tourniquet, das (-s, -s); frz. *tourniquet*, lat. *torcular, tornaculum*

Die Erfindung des Tourniquets, eines notfallmäßigen Unterbindungsinstrumentes, wird einem frz. Wundarzt, Etienne Jean Morell (1648–1710), zugeschrieben, der es 1674 bei der Belagerung von Besançon konstruiert hat. Das Gerät stellt eine besondere schlingenförmige Aderpresse zum Zusammendrücken von großen und kleinen Blutgefäßen dar. „Ursprünglich war der Gebrauch dieser Tourniquets lediglich nur auf die Extremitäten beschränkt, jetzt aber ist derselbe auch auf Schlagadern anderer Theile des Körpers ausgedehnt worden" (Seerig, 1838, 1, 96). Seine Wirkung beruht auf dem Abklemmen von Blutgefäßen, wodurch die Kontinuität ihres Lumens unterbrochen wird, was die teilweise bzw. völlige Hemmung des Zu- und Rückflusses des Blutes in die darunter liegenden Körperteile für eine kurze Zeit zur Folge hat (vgl. Leo, 1824, 31f). Das überlange Komprimieren kann Quetschung, Abszessbildung, Nekrose und Atrophie zur Folge haben.

Das Tourniquet wird oft mit Kompressorium gleichgestellt, jedoch bei der Anwendung eines Kompressoriums erfolgt die zeitweilige Blutleere durch den indirekten schonenden Druck auf die Blutgefäße. Im 18. Jh. wurden vervollkommnete Modifikationen des Geräts eingeführt, wie Schrauben-, Knebeltourniquet.

Die Bezeichnung ‚**Tourniquets**' ist ein Diminutiv von frz. *torner* ‚umwickeln, drehen'.

Im med. Sprachgebrauch sind mehrere Synonyme vorhanden, lat.: **Torcular, Tornaculum, Praelium**, dt.: **Aderpresse, Drehstock, Massenligatur**.

Im nichtmed. Sprachgebrauch wird das Wort für die Bezeichnung des Drehkreuzes an Wegen oder Eingängen verwendet. Als Tourniquet wird außerdem ein korkenzieherförmiges Gebäckstück aus Blätterteig (vgl. DFw) genannt.

Belege:
1. *Textor, 1835, 384*
   „In diesem Falle kann man das **Turniket** am obersten Drittheile des Humerus anbringen."
2. *Hueter, 1884, 1, 240*
   „Ein **Knebeltourniquet** kann dadurch improvisirt werden, dass man ein Taschentuch um die Extremität knotet, einen Holzstab, z.B. einen Trommelschläge, unter den Knoten schiebt und solange wie einen Knebel dreht, bis die Arterie fest comprimirt ist."
3. *Durst, 1998, 550*
   „[...] Platzierung einer **Tourniquet-Ligatur** [...]"

(184) **Zange**, die (-, -n); lat. *forceps*

Mit ‚**Zange**' ist ein chir. Instrument gemeint, das aus zwei durch ein Scharnier miteinander verbundenen und sich kreuzenden Branchen besteht. Es dient zum Fassen, Halten oder Durchtrennen. In Bezug auf ihre Bestimmung werden folgende Arten von Zangen in Gebrauch gesetzt: Arterien-, Clip-, Clip-Applikations-, (Darm)Quetsch-, Drahtspann-, Fass-, Geburts-, Hohlmeißel-, Klammer-Biege-, Knochenfass-, Lippen-, Lungen-Kompressions-, Lungenfass-, Nerven-, Kugel-, Polypen-, Stein-, Tupfer-, Zahnextraktionszange. Nach Konstruktionsmerkmalen werden: Parallel-, Spann-, Spitz-, Stufenzange unterschieden.

Das bekannteste dieser Werkzeuge ist die viel gebrauchte **Kornzange**. Sie „gehört zu den wenigen chir. Instrumenten, die ihre Form, Funktion und sogar ihren Namen seit dem 16. Jahrhundert unverändert behalten haben" (Sachs, 2001, 2, 69). Die Kornzange ist zum Zufassen dort anwendbar, wo die Pinzette nicht hinreicht. Sie hat an ihrer Greiffläche eine feine Querriffelung.

Nach ihrer Form wurden andere chir. Zangen und Klemmen, die eben Zangen mit Sperren bilden, entwickelt. Sachs (2001, 73) vermutet, dass sowohl das Instrument selbst als auch seine Bezeichnung von der im Münzenwesen verwendeten Korn-Zange stammen. Ferner erläutert er, dass die alte von Grimm (11, 1820) angegebene Bedeutung des Begriffs ‚Korn' ‚der Feingehalt der Münze an reinem Silber bzw. Gold' an ein im Münzenwesen praktiziertes Verfahren erinnert, die nach der Scheidung der Münze übrig gebliebenen feinen, runden Körnchen des Edelmetalls mit einem ‚Korn-Zange' zu fassen und auf die ‚Korn-Wage' zu bringen.

Im nichtmed. Bereich werden die Draht-, Feuer-, Beiß- oder Kneipzange, gebraucht. ‚Zangen' heißen auch die zwei vorderen Zähne bei Pferden (vgl. Adelung, 4, 1651).

Das Substantiv ‚Zange', ahd. *zanga*, mhd. *zange*, mnd. *tange* ‚Sandrücken zwischen Mooren', im Pl. ‚Grundpfähle des Hauses') wurde im Dt. im 8. Jh. belegt.

Es stellt eine Instrumentalbildung zu ig. Wurzeln *denk̂- ‚beißen' s (griech. *dáknein* ‚beißen, stechen', *dágma*, *dégma* ‚Biss, Stich', ai. *dásati* ‚beißt'); daher die primäre Bedeutung ‚Beißende, Werkzeug zum Beißen' (vgl. Pfeifer DWDS).

Belege:
1. *Wernher, 1857, 3, 109*
   „Man bedient sich dazu einer langen **Korn**- oder **Polypenzange** [...]"
2. *Schmieden, 1915, 166*
   „Thierschsche **Nervenzange**."
3. *Holter, 1962, 129*
   „Mit der **Spitzzange** wird der Draht jetzt in die Spannzange geführt [...]"

IV.7 Bezeichnungen von Mitgliedern des OP-Teams

An jeder chir. Operation sind Vertreter verschiedener med. Fächern beteiligt wie: Radiologe, Labordiagnostiker, Pathologe, Fachleute der Blutstation, Behandlungsarzt u.a. Direkt am Operationstisch arbeitet aber das Operationsteam (kurz OP-Team). DgWddS definiert es als „Team von Ärzten und Krankenschwestern, das eine Operation durchführt". Das OP-Team ist aus folgenden Personen zusammengesetzt: der Operateur, 2–3 Assistenten ggf. ein chirurgisch-technischer Assistent, eine instrumentierende Schwester, ein Springer und ein Anästhesist. Jede Person hat dabei bestimmte Aufgaben zu erfüllen und von dem wirksamen Zusammenspiel hängt das Gesamtergebnis der Operation ab.

(185) Operateur, der (-s, -e) *frz.* opérateur *lat.* operator, Operator

Das Wort ‚**Operateur**' stand zunächst für einen ‚Wundarzt', dann für ‚operierenden Arzt; Kameramann'. Es ist Nomen Agenti zum unter ‚Operation' dargestellten Verb ‚operieren'. Als med. Fachwort wurde dieses Fremdwort im frühen 18. Jh. aus gleichbed. *frz.* opérateur mit *frz.* Schreibung und Aussprache entlehnt (vgl. Kluge; Schulz, 1942, L-P, 253). In den Lehrwerken sind einzelne Versuche der Eindeutschung des Worts zu finden, z.B. ‚**Operatör**' (Lexer, 1947, 95).

Mit dem Operateur ist auch heute der Arzt gemeint, der eine Operation vornimmt.

Das Berufsbild eines Operateurs setzt bestimmte Eigenschaften voraus: Er muss ein erfahrener Chirurg sein, inhaltliche Vorkenntnisse und ein genaues Studium des Patienten, Grundsätze der oper. Techniken genau innehaben. Kenntnisse der Anatomie und der Topographie der einzelnen Körperteile müssen dem operierenden Arzt aufs Genaueste bekannt werden. Zugleich soll er in der Mathematik, Physik und besonders der Mechanik Bescheid wissen (vgl. Blasius, 1839, 1, 5). „Ferner sind scharfe Sinne, namentlich feines Gefühl und sehr gute, in der Nähe besonders scharf sehende Augen, desgleichen sichere, nicht zitternde und gewandte Hände, so wie überhaupt Gewandtheit des Körpers erforderlich" (ebd., 7). Rust (1830, 1, 407) zählt noch: „plastische Einbildungskraft, technisches Erfindungstalent, Muth und Entschlossenheit ohne Tollkühnheit, Ruhe und Besonnenheit ohne quälende Langsamkeit, Fassung und Geistesgegenwart bei ungewöhnlichen Ereignissen" auf. Von großer Wichtigkeit sind: technische Geschicklichkeit, Führungseigenschaften, Fähigkeit, schnelle, aber besonnene Entscheidungen zu treffen, eine unerschütterliche Kaltblütigkeit, moralische Eigenschaften wie Verantwortungsgefühl,

Mitempfinden, Geduld, Ernstbesinnung sowie Festigkeit des Charakters (vgl. Wind, 1987, 7ff).

Guleke (1957, 214) fasst das Bild des Operateurs zusammen, indem er schreibt: „Äußerste Disziplin des Operateurs und seinen Assistenten ist hierbei oberstes Gebot!"

<u>Belege:</u>
1. *Richter, 1804, 7, 56*
   „Damit dem **Operateur** der Arm nicht wanke und die Hand nicht zittere, schlug er eine an der Bank, worauf Arzt und Kranker sitzen, fest gemachte Stütze vor, in welche der **Operateur** seinen Ellbogen stemmt."
2. *Emmert, 1870, 557*
   „Der **Operateur** hält den Kehlkopfspiegel mit der linken Hand."
3. *Grewe, 1963, 160*
   „Wurde irrtümlich eine falsche Segmentarterie ligiert, was selbst erfahrensten **Lungenoperateuren** passiert ist, so ist es besser, das in seiner Funktion gestörte Segment als Füllmaterial in situ zu belassen."

(186) Assistent, Operationsassistent, der (-en, -en); lat. *assistens*

Es ist selten der Fall, dass der Chirurg eine Operation allein durchführt. Gewöhnlich stehen ihm 1–3 Assistenten bei. Wind (1989, 97) äußert die Meinung, dass der beste Assistent ein guter Chirurg und die rechte Hand des Operateurs ist. Die **Operationsassistenz** wird in drei Kategorien unterteilt: elementare, fortgeschrittene und Ausbildungsassistenz. Mit der ersten Art werden sog. dritte bzw. zweite Assistenten gemeint, die sich aus Medizinstudenten oder Berufsanfängern rekrutieren. Diese Beschäftigung ermöglicht ihnen, den Eingriff von Nahem zu beobachten und Erfahrungen zu sammeln. Anfangs werden sie überwiegend zum Halten der Haken eingesetzt. Die fortgeschrittene Assistenz leistet der Arzt mit der abgeschlossenen chir. Ausbildung. Seine Rolle beruht auf dem Wechselspiel mit dem Operateur. Er soll mit der OP-Technik genau vertraut sein. Er sorgt für den guten Überblick des OP-Situs, knüpft und schneidet Fäden ab, wischt Blut ab und versorgt blutende Gefäße. Für einen Ausbildungsassistenten gibt es keine klaren Regeln. Bei einem erfahrenen Kollegen übt er die Rolle eines idealen ersten Assistenten aus, notfalls macht er vorsichtige Vorschläge. Einem angehenden Chirurgen assistiert er, indem er mithilft und berät. Falls während des Eingriffs Komplikationen vorkommen, die die Erfahrenheit des Anfängers übersteigen, wird der Ausbildungsassistent zur aktiven Einflussnahme und Intervention verpflichtet.

Die Eigenschaften des guten Assistenten sind: Zuverlässigkeit, Loyalität, Gefolgschaft, Hilfsbereitschaft.

Außer der eigentlichen Operationsassistenz hilft er bei der speziellen Lagerung des Patienten, desinfiziert und bedeckt das OP-Feld und füllt die OP-Dokumentation.

Wegen des Mangels an Fachärzten wurde ein neuer Beruf ‚**chirurgisch-technischer-Assistent**' (CTA) mit 3-jähriger Berufsausbildung 2007 in Deutschland staatlich anerkannt. Die Kompetenzen eines CTAs sind mit denen des ehemaligen niederen Wundarztes gleichzusetzen (vgl. Jorzig, 2010, 57).

‚**Assistent**', ‚Gehilfe, [wissenschaftlicher] Mitarbeiter, Nachwuchswissenschaftler', ist eine von dem im 16. Jh. aus *lat.* assistere ‚beistehen, unterstützen' entlehnten Verb ‚**assistieren**' ‚zur Hand gehen, helfen, mitarbeiten' „im Anschluß an das Part. Präs. lat. *assistēns* (Gen. *assistentis*) ‚helfend, Helfender'" (Pfeifer, 1989, 1, 83), daher ursprüngliche Bedeutung ‚Helfer, Freund, ‚jemand, der einem assistiert sachverständiger Berater' (vgl. Schulz, 1996, 1, 360) abgeleitete Personenbezeichnung (vgl. DH). ‚Assistent' wird auch als Fachkraft zur Unterstützung von Wissenschaftlern, Ingenieuren, Ärzten u.a. definiert (vgl. BE, 2002). Weitere Ableitung bildet ein Ende des 16. Jh. von spätlat. *assistentia* ‚Hilfe, Unterstützung' entlehntes Abstraktum ‚**Assistenz**' f ‚Beistand, Mitwirkung' (Pfeifer, 1989, 1, 83). Im 17. Jh. tauchte ein selten gebrauchte Verbalsubstantiv ‚**Assistierung**' f, und im 19. Jh. das Substantiv ‚**Assistenterei**' f ‚Mitarbeit, Teilnahme, sachkundige Beratung' auf (vgl. Schulz, 1996, 1, 360).

In den Fachbüchern aus dem 19. Jh. treten parallel Bezeichnungen ‚**Gehülfe**' und ‚**Assistent**' auf, im 20. Jh. wird nur die letzte gebraucht.

Belege:
1. *Zeis, 1838, 61*
„Ein **Assistent** hält nämlich die Hand des Kranken fest auf dem Kopf, ein anderer den Ellenbogen, und ein Dritter nähert den Lappen dem Nasenstumpfe."

2. *Schmieden, 1915, 81*
„Indem ein **Assistent** die benachbarten Finger beiseite hält, macht man einen volaren Halbzirkelschnitt in der Beugefalte [...]"

3. *Durst, 1998, 769*
„Aus dieser Anordnung ergibt sich bereits, daß der **Kameraassistent** auf der rechten Patientenseite soweit kranial als möglich stehen soll, während der 2. **Assistent** das Sigma oder Rektum in der jeweils geeigneten Position hält."

(187) Instrumentierschwester, die (-, -n)

Die erste Krankenpflegeschule mit der dreimonatigen Ausbildung zum Krankenwärter wurde 1781 in Baden gegründet. Die ersten Belege des Gebrauchs der Bezeichnung ‚**Operationsschwester**' wurden erst zu Beginn des 20. Jh. gefunden. Der besondere Wert auf die Rolle der Operationsschwester wurde im 1940 gelegt. Ihre damaligen Hauptaufgaben bildeten: Instrumentieren, Vorbereitung von Instrumenten, Wäsche, Naht- und Verbandsmaterialien, Aufrechthalten und Bewachen von Asepsis und Sauberkeit im OP-Saal. Letzte Jahrzehnte brachten auch im OP-Bereich technische Entwicklungen, die starke Arbeitsverdichtung der OP-Schwester zur Folge haben, z.B. Prüfung und Bedienung der modernen Apparatur, rechtzeitige Sicherstellung von steriler Bedeckung, Instrumentensätzen, OP-Kleidung, Handschuhen, Fäden, Klammernahtgeräten, Zuständigkeit für die gesamte Materialverwaltung usw.

Der Allen geläufige Begriff ‚Operationsschwester' ist nirgendwo eingehend definiert. Kurz wird er als „die bei einer Operation assistierende Krankenschwester" (DgWddS). erklärt. Das Berufsbild der Instrumentierschwester unterscheidet sich von dem der Pflegekraft. Mit der eigentlichen Krankenpflege hat sie kaum zu tun. Die Ausübung dieses Fachs erfordert heute eine 7-jährige Ausbildung: die absolvierte 3-jährige Ausbildung zur Gesundheits- und Krankenpflegerin, zwei Jahre der Berufserfahrung und 2-jährige Fachweiterbildung für den OP-Dienst. Die OP-Schwester muss absolut zuverlässig, kreativ, anpassungsfähig, eigenverantwortlich, kommunikations- und kooperationsfähig, dazu gegen Stress unempfindlich sein. „Eine erfahrene OP-Schwester hat etwa 50 Operationen im Kopf – denn das Wichtigste ist, eine OP und die Gedanken des Chirurgen lesen zu können."

Ihre Arbeit ist wegen des langen Stehens, der ständigen Konzentration und Wärme sehr anstrengend, doch selten kriegt sie Anerkennung, deshalb wird sie häufig „ein stiller Held" genannt. „Die Kunst einer guten Instrumentenschwester besteht darin, daß sie alles operative Vorgehen genau verfolgt, immer weiß, welches der nächste Handgriff ist und so ohne Aufforderung dem Operateur das benötigte Instrument in die Hand gibt. Die genaue Anordnung auf dem Instrumententisch ist deshalb so wichtig, weil die Instrumentenschwester dann, ohne auf den Tisch zu sehen, jedes Instrument griffbereit hat, so daß sie den Fortgang der Operation verfolgen kann. Eine besondere Aufgabe nicht nur des Operateurs und seiner Assistenten, sondern auch der Instrumentenschwester ist es, darauf zu achten, daß keine Fremdkörper in einer Wunde oder Körperhöhle zurückbleiben" (Fuchs, 1965, 196f).

Für dieses Fach sind mehrere synonymische Bezeichnungen vorhanden: ‚**Operationsschwester**', ‚**Instrumentenschwester**', ‚**instrumentierende Schwester**', ‚**OP-Fachkrankenschwester**', ‚**Instrumentierschwester**', ‚**sterile OP-Pflegekraft**'. Einen im OP-Bereich tätigen Mann nennt man ‚**OP-Pfleger**' oder ‚**Instrumenteur**'.

Selbst die Bezeichnung ‚Schwester' im Sinne ‚Krankenschwester' stammt aus der Zeit des christlichen Ordensschwesterwesens. „Da die Krankenpflege ursprünglich zu den Aufgaben geistlicher Orden gehörte, ist ‚Krankenschwester' im 20. Jh. schließlich zur Berufsbezeichnung geworden" (DH). Ab 2004 lautet es ‚**Gesundheits- und Krankenpflegerin**'.

Eine Neuentwicklung bildet die 2007 von der Dt. Krankenhausgesellschaft empfohlene Gründung eines staatlich anerkannten Ausbildungsberufs ‚**Operationstechnischer Assistent**' (kurz OTA), der keine Pflegevorbereitung verlangt. „Der Aufgabenbereich (...) der Operationstechnischen Assistenten umfasst die selbständige, sach- und kundige, umfassend geplante Vorbereitung, Assistenz bei der Durchführung und Überwachung des Patienten während des Eingriffs unter Beachtung der Ganzheitlichkeit" (Luce-Wunderle, 2001, 5).

Belege:
1. *Bockenheimer, 1914, 66*
   „Nur das Naht- und Unterbindungsmaterial lasse er sich für gewöhnlich reichen, doch kann er es auch so vorbereiten, daß er nur im Notfall der mit Handschuhen versehenen **Operationsschwester** bedarf, die Unterbindungsfäden und Nadeln mit Pinzetten, Tupfer mit Zangen reicht."
2. *Fuchs, 1965, 196*
   „Die **Instrumentenschwester** benutzt meist zwei Instrumententische, die mit sterilen Tüchern bedeckt sind."
3. *Durst, 1998, 573*
   „Der Operateur steht links kranial, der Kameramann unmittelbar kaudal von ihm und weiter fußwärts die **Operationsschwester** bzw. **Operationspfleger**."

(188) Springer, der (-s, -)

Der ‚Springer' oder ‚Saalassistent' wird auch als ‚**unsterile OP-Pflegekraft**' bezeichnet. Zwar wird er Schrifttum für Studenten nicht erwähnt, trotzdem ist es beachtenswert, die Rolle dieses unumgänglichen Mitgliedes des OP-Teams darzulegen.

Der Name ‚Springer' richtet sich nach einer sich gewissermaßen frei bewegenden Schachfigur. Wie ein als ‚Springer' definierter „Arbeitnehmer, der dazu angestellt wird, je nach Bedarf an verschiedenen Arbeitsplätzen innerhalb eines Betriebs eingesetzt zu werden" (DgWddS), bewegt sich der Saalassistent je nach dem aktuellen Bedarf in unsterilen, der aseptisch arbeitenden OP-Schwester verbotenen Bereichen, um ihr Beistand zu leisten. Der Funktionsbereich des Springers im OP-Saal in der Vorbereitungsphase umfasst: die Bereitstellung des Instrumentariums, die Nachprüfung der Personalien des Patienten und der durchzuführenden OP-Art, die operationsgerechte Lagerung des Patienten, das Helfen der Mitglieder des OP-Teams beim Anziehen und Schließen von sterilen Operationsmänteln, die Einschaltung und Regulierung der Apparatur und der OP-Beleuchtung, das aseptische Öffnen und Hinlangen der benötigten Naht- und Verbandstoffe. Während des Eingriffs bleibt der Springer im OP-Saal, um die nötigen Spezialinstrumente, Implantate, Medikamente und Materialien nachzufüllen, die Gewebeproben zu übernehmen, sie zu beschriften und zu verpacken, ggf. einen Konsultanten herbeizurufen, Blut oder Blutprodukte für die Transfusion zu besorgen oder sogar den Schweiß aus der Stirn des Operateurs abzutrocknen usw. Nach der beendeten Operation ist der Springer verpflichtet, gebrauchte Verbandsmaterialien und Instrumente zu rechnen und die Information der OP-Schwester zu übergeben, das Instrumentarium zur Sterilisierung vorzubereiten und zu schicken, OP-Protokoll zu erstellen (vgl. Luce-Wunderle, 2011, 4ff). Da der Saalassistent die qualifizierte OP-Pflegekraft ist, darf er bei der nächsten Operation als Instrumenteur fungieren.

(189) Anästhesist, der (-en, -en); griech. *anaisthesis*

‚**Anästhesist**' ist eine Kurzform der Berufsbezeichnung eines **Facharztes für Anästhesie** und Intensivmedizin (20. Jh.), der seltener auch ‚**Narkosearzt**' genannt wird. Früher war die Bezeichnung ‚**Narkotiseur**' üblich. Im Unterschied zum Narkotiseur muss aber der Anästhesist im Rahmen der 5-jährigen Weiterbildung zum Facharzt in Anschluss auf sein Medizinstudium in Deutschland und EU-weit ein Repertoire von 1800 Anästhesieverfahren lernen und abarbeiten. Die erste Facharzt-Anerkennung im Bereich Anästhesiologie erhielt am 23. Mai 1953 Werner Sauerwein aus Bürgerhospital zu Saarbrücken. Einen Forscher und Wissenschaftler auf dem Gebiet der Anästhesiologie wird dagegen der ‚**Anästhesiologe**' genannt (vgl. DUW).

Leistungsspektrum eines Anästhesisten umfasst die Umsetzung in der Praxis Methoden der Schmerzausschaltung, Anästhesie, der Intensivmedizin, der Schmerztherapie bei akuten und chronischen Schmerzen sowie in der Notfallmedizin. In den Zuständigkeitsbereich des Anästhesisten fallen: die Vorbereitung und Durchführung von Anästhesieverfahren (kurz andauernde Analgesie bzw. Narkose), die Vor- und Nachbehandlung des operierten Patienten (darin die Prämedikation), die unmittelbare Überwachung und Aufrechterhaltung der Lebensfunktionen während diagnostischer und operativer Eingriffe und Aufwachphase. Der Anästhesist arbeitet mit Fachpflegekräften für Anästhesie und Intensivmedizin zusammen.

Belege:
1. *Grewe, Kremer, 1963, 201*
   „Dabei hilft der **Anästhesist** durch Vorschieben eines mittelstarken Katethers, die Kuppe des Blindsackes zu finden."
2. *Schwenzer, 2000, 111*
   „Die beteiligten Chirurgen und **Anästhesisten** haben in diesen Fällen ein Versorgungskonzept unter Berücksichtigung der Dringlichkeitsstufe festzulegen."

(190) Anästhesiepflegekraft, die (-, ÷e)

‚**Anästhesiepflegekraft**', auch als ‚**Narkoseschwester**' bezeichnet, ist seit den 1960er-Jahren ein Mitglied des OP-Teams, dem jedoch ebenso wie dem Springer in Lehrwerken für Studenten kein Augenmerk gewidmet wird. Die Anästhesiepflegekraft ist eine Krankenschwester mit der abgeschlossenen zweijährigen Fachweiterbildung für Intensivpflege und Anästhesie. Sie assistiert dem Anästhesisten bei der Einleitung, Durchführung und Ausleitung der Narkose. Zu ihren Tätigkeiten gehören: Vorbereitung und Prüfung des Narkoseapparats und der Utensilien für die Intubation, Aufziehen, Kennzeichnen und Verabreichen der durch den Arzt angeordneten Narkosemittel, Lagerung, Begleitung und intra- und postoperative Überwachung des Patienten sowie Dokumentation der Lebensparameter und der Medikation im Anästhesieprotokoll.

IV.8 Bezeichnungen von Verbandstoffen

Unten dargestellte Namen von Verbandstoffen bilden lediglich einen Bruchteil von den im Laufe der Geschichte der Wundarzneikunst gebrauchten Verbandmaterialien. Notfalls, insbes. in der Kriegszeit griff man nach allen zugänglichen, sich zu diesem Zwecke eignenden zumeist natürlichen Stoffen wie: Flachs, Werg, Moos, Heu, Schwamm, Baumwolle, Wolle, Papier.

(191) Bandage, die (-, -n); frz. *bandage*

Im „Neuen chirurgischen Lexicon oder Wörterbuch der Wundarzneykunst" von Bernstein (1783, 1, 197) ist folgende Definition des Begriffs ‚Bandage' zu finden: „Unter Bandage versteht man überhaupt die Anlegung einer oder mehrerer Binden um einen verletzten und schadhaften Theil des Körpers; diese sind aber, nach ihrer Materie, Gestalt, Beschaffenheit der Theile, an welche sie gelegt werden, und in Ansehung ihres Nutzens verschieden". Es gehörte zu Verbandgerätschaften, dabei wurde zwischen Binde, Verband, Verbandart und Bandagen unterschieden (Ott, 1829, 8). Im heutigen med. Sprachgebrauch wird mit der ‚Bandage' ein fester Stütz- oder Schutzverband oder Wickel, der auf einen verletzten Körperteil oder eine Wunde angelegt wird, bezeichnet (vgl. DM). Die Bandage besteht aus einem elastischen bzw. halbsteifen Material wie Baumwolle, Leinen, Leder usw. „Die Hauptgesichtspunkte für eine gute Bandage sind: 1. daß sie einen elastischen Druck von unten nach oben ausübt, und besonders auf das Hypogastrium durch eine selbst angebrachte Pelotte wirkt, 2. daß sie dem Rücken eine gute Stütze bietet und 3. daß sie vorn zuzuschnüren ist, so daß die Patientin sie Morgens im Bette liegend anlegen kann" (Wullstein, 1909, 205).

In der Sprache der Sportmedizin steht ‚Bandage' für eine schützende [Mull]binde, mit der die Hände und Gelenke umwickelt werden (vgl. DgWddS).

‚Bandage' ist das zu Beginn des 18. Jh. aus frz. *bandage* ‚Wund-, Stütz-, Schutzverband' entlehnte Fremdwort, das seinerseits eine Ableitung von frz. *bande* ‚Band' bildet (vgl. DH). Zunächst wurde das Wort in der Bedeutung ‚ein geschnürter, fester Schutzverband' für die Bezeichnung eines Keuschheitsgürtels gebraucht. Dann erfuhr es die Bedeutungsverschiebung und wurde zum med. Fachausdruck, der für die Bezeichnung eines ‚aus einem langen, elastischen Streifen von Gaze, Baumwolle verfertigten Verbands' gebraucht wird. Mitte des 19. Jh. wurden das Verb ‚**bandagieren**' ‚eine Bandage anlegen', und Ende des 19. Jh. das Verbalsubstantiv ‚**Bandagierung**' ‚Wundverbindung, Gelenkfestigung durch Anlegen von Bandagen' abgeleitet (vgl. Schulz, 1993, 3, 77).

<u>Belege:</u>
1. *Leo, 1824, 14*
   „Aus seinen Schriften [...] geht hervor, daß er einen reichhaltigen Apparat von Instrumenten und **Bandagen** kannte."
2. *Wullstein, 1909, 205*
   „Durch die **Bandagebehandlung** können wir natürlich niemals Heilung erreichen."
3. *Garré, 1929, 351*
   „Eine vorteilhafte **Verschlußbandage** [...]"

(192) Binde, die (-, -n); lat. *ligāmentum*

‚Binde' ist nach Adelung (1, 1021f) „eigentlich alles, womit etwas gebunden oder verbunden werden kann; ein Band". In der BE wird ‚Binde' als ein zu einer Rolle gewickelter, aus verschiedenartigen Stoffen (Baumwolle, Gaze, Papier, Leinen) gewebter oder geschnittener langer Streifen erklärt, der zum Verbinden einer verletzten Körperstelle dient.

In der Medizin sind mehrere Bindearten in Gebrauch: ‚Schlauchbinde' zur Ruhigstellung der oberen Extremitäten, ‚Gipsbinden' als orthopädische Fixationsverbände, ‚elastische Binden' mit verwebten Gummifäden zur Kompression von Weichteilen bzw. Varizen, Damen- oder Monatsbinde zum Auffangen des Menstruationsblutes. Einfache aseptische Binde zur keimfreien Abdeckung ersetzte die frühere mit schmerzlindernden, zusammenziehenden und keimtötenden Substanzen imprägnierte ‚Brandbinde' (vgl. DM, BE). Die Bezeichnung steht zugleich für ein Tuch, der vor kranken Augen als Schutz gewickelt oder bei Armtraumen als Stützverband (Dreieckverband) geknüpft wird (vgl. DgWddS). „Unter Bindentour, Cirkeltour oder Rundgang versteht man das einmalige kreisförmige Herumführen der Binde um den betreffenden Körpertheil" (Hueter, 1884, 1, 454).

In der Gemeinsprache stellt ‚Binde' eine veraltete Bezeichnung für ‚Krawatte' dar.

Etymologisch geht das Wort ‚Binde' (mhd. *binde*, ahd. *binta*) eigentlich ‚Bindendes' auf gemeingerm. bereits im 8. Jh. bezeugtes Verb *binden* ‚fesseln; durch Umwinden, Verknüpfen zusammenfügen, fest miteinander vereinigen', mhd. *binden*, ahd. *bintan* zurück, zu dem auch die alten Bildungen ‚**Band**' und ‚**Bund**' sowie das Lehnwort ‚**Bande**' ‚Randstreifen' gehören (vgl. Kluge). „Binde, bey dem Willeram Binta, ist von dem Präsenti des folgenden Zeitwortes, so wie Band von dessen Imperfecto, und Bund von dessen Supino herstammet" (Adelung, 1, 1021f). Im 17. Jh. tauchte die Präfixbildung ‚**verbinden**' ‚mit einer Binde bedecken, zusammenfügen', im figürlichen Sinne ‚enge Beziehungen zwischen Personen herstellen' auf, die mit ahd. *firbintan* 'umwickeln, zubinden' (um 1000), mhd. *verbinden* ‚zusammenfügen, zubinden, einschließen, verpflichten' zusammenhängt. Dazu stellen sich substantivische Ableitungen ‚**Verbindung**' f (mnd. *vorbindinge*) ‚Verbindung, Bündnis'), die im 15. Jh. in der Bedeutung ‚Verpflichtung', und dann ‚Vorgang des Verbindens' oder ‚Zusammenhang, enge Beziehung' gebraucht wurde, das Subjektiv ‚**Verband**' m ‚eine Wunde bedeckende, schützende Binde' (18. Jh.), dessen Bedeutung im 19. Jh. auf ‚Vereinigung, Organisation' erweitert wurde (vgl. Pfeifer, 1989, 1, 176f).

Es werden zahlreiche Komposita mit dem Grundwort ‚Binde' gebildet: Arm-, Augen-, Gummi-, Mullbinde.

Belege:
1. *Richter, 1804, 7, 16*
   „Indessen thut die Kranke sehr wohl, wenn sie den Schwamm, die Kompresse, die **T-Binde** noch eine Zeit lang trägt, und heftige Anstrengungen und Arbeiten vermeidet."

2. *Hueter, 1884, 1, 454*
„Die zweiköpfige **Binde** wird für einzelne Verbände am Kopfe, z.B. für die Mitra Hippokratis benutzt."
3. *Kitzerow, 1956, 86*
„Der Stützpunkt der **Leibbinde** liegt am Rücken und hier wird sie nach lockerer Anlegung durch Schnüre festgezogen."

(193) Feuerschwamm, der (-(e)s, -e); lat. *agaricus chirurgorum*

‚Feuerschwamm' bezeichnet ein im 19. Jh. für Verbandzwecke angewandtes Heilmittel, das zur Blutstillung diente. „Um den Feuerschwamm zu solchen Zwecken zu verwenden, bringt man denselben unmittelbar auf die blutende Wunde, wo er durch Aufsaugen und Verdünsten bald einen trockenen, fest anhaltenden Schorf bildet. Ausserdem ist Feuerschwamm das zweckmässigste Verbandmittel an Stellen, welchen aussergewöhnlichem Druck ausgesetzt sind" (Fischer, 1884, 51).

Der Feuerschwamm ist eine Art des schmutzigen, grauen, konsolenförmigen, meist an Buchen wachsenden Pilzes (vgl. BE).

In der gegenwärtigen Fachliteratur wurde das Wort nicht belegt.

Belege:
1. *Fischer, 1884, 51*
„Der **Feuerschwamm** ist von jeher als Blutstilmittel besonders bei nachblendenden Egelstichen mit Vorliebe gebraucht worden und hat in dieser Beziehung dem Spinngewebe, Bovist, verbrannten Leinwand, gekautem Papier der Rang abgelaufen."
2. *Langenbeck, 1888, 42*
„Die Tamponade mit **Feuerschwamm** oder Liquor ferri-Watte ist nur in sehr beschränkten Masse und Flächenblutungen an der Körperoberfläche anzuwenden."

(194) Gaze, die (-, -n); arab. *gazz* ← frz. *gaze*

Die **Gaze** ist ein leichtes, weitmaschiges und gitterartiges, durchsichtiges Gewebe aus Baumwolle, das als Verbandsmaterial (Verbandsmull) Verwendung findet. Es hat ein hohes Absorptionsvermögen, das eine starke Aufnahmefähigkeit von Sekreten möglich macht, und bewirkt rasche Verdünstung der aufgesagten Flüssigkeit (vgl. DM). Die Verwendungsweise von Gaze beschreibt Brunner (1916, 281f): „Die entfettete und gebleichte hydrophile Gazze (Tupfer, Kompressen, Verbandbindenmull) soll von rein weißer Farbe und nicht gebläut sein. Sie darf keine Appreturmittel enthalten (...). Im Wasser soll sie sofort untersinken, sich gleichzeitig vollsaugend. Im Gewebe zurückbleibende Luftbläschen zeigen ungenügend entfettetes Material an. Der Rohmull, nicht entfettete und ungebleichte Gaze unterscheidet sich von der gebleichten durch die schwach bräunlichgelbe Farbe". Ein appretiertes Gewebe wird entsprechend dem Appreturmittel Jodoform-, Xeroform-, Vioform-, Isoformgaze bezeichnet. ‚**Rollgaze**' heißt ein langer, gerollter Streifen von Gaze, der im OP-Bereich gebraucht wird.

In Textilwesen steht ‚Gaze' für ein schleierartig licht- und luftdurchlässiges Gewebe für Gardinen oder als Stickgrundlage verwendetes Material, das aus Baumwolle, Leinen, Nessel oder Seide angefertigt wird.

Das Wort ‚Gaze' ist eine Entlehnung, das durch nndl. *gaas*, frz. *gaze*, span. *gasa*, vermutlich aus arab. *qazz* ‚Rohseide', aus pers. *käz*, oder zu arab. *keG* ‚Gaze' ‚Rohseide' um die Mitte des 17. Jh. gebildet wurde und ins Dt. gelangte (vgl. Kluge). Schulz (2006, 7, 109) und Heyse (1853, 361) führen die Wortherkunft auf den Namen der Hafenstadt Gaza in Südpalästina zurück, die während der Kreuzzüge einen Handels- und Umschlagplatz darstellte. Adelung stellt diesen Ursprung infrage, indem er schreibt: „Allein, da es in China noch jetzt eine Art seidener Zeuge gibt, welche daselbst Gase heißt, so scheinet dieses Wort aus China herzustammen" (Adelung, 2, 439). Bis 18. Jh. tritt das Fremdwort in verschiedenen Schreibungen auf: **Gase**, **Gaße** bzw. **Gaze**.

Belege:
1. *Wullstein, 1909, 210*
   „Zu dieser Tamponade darf man niemals **Jodoformgaze** anwenden, da das Jodorform [...] ausgebreitete Fettdegeneration des Nierengewebes bei lokaler Anwendung hervorruft."
2. *Garré-Borchardt, 1942, 611*
   „[...] Einlegen eines **Gazestreifens** in die Schnittwunde [...]"
3. *Fuchs, 1965, 197*
   „Ebenso wird an jede zugereichte Mullkompresse oder **Rollgaze** eine Klemme fest eingesetzt."

(195) Gips, der (-es, -e); lat. *gypsum* ← griech. *gýpsos*, ← semit. *gāviš*

Die Bezeichnung ‚Gips' beschreibt das natürlich vorkommende Mineral, Dihydrat des Calciumsulfats. Das Fremdwort wurde ins Dt. durch lat. *gypsum* aus griech. *gýpson* ‚Gips, Zement' im 11. Jh. übernommen. Der Ursprung des Worts ist wahrscheinlich semit. *gāviš* ‚Kristall'. Zunächst wurde es in gräzisierender Schreibung *gyps*, aber auch *gibs, gybs, gibsz, gybsz, gips, jips* und *ips* geschrieben, erst in der 2. Hälfte des 19. Jh. setzte sich heutige Form Gips durch (vgl. Schulz, 2006, 6, 286ff). Hierbei ist zu bemerken, dass die Bezeichnung *gips* vor allem für Baustoff, *jips* und *ips* für Düngemittel gebraucht wurden (vgl. Grimm, 7, 7536). Gegen Ende des 15. Jh. wurde das Verb ‚**gipsen**' (oder nach frz. Vorbild ‚**gipsieren**') im Sinne ‚Wände mit Gipsschicht überziehen, mit Gips ausbessern' abgeleitet. Dazu stellt sich zu Anfang des 15. Jh. abgeleitetes Nomen Agentis ‚**Gipser**' m.

In der Natur kommt Gips als ein monominerales, aus farblosen oder weißen Kristallen gebildetes Sedimentgestein. Durch Dehydratisieren wird die graue bzw. weiße mehlartige Substanz gewonnen, die nach der Vermischung mit Wasser schnell wieder erhärtet. Wegen dieser Bindungsfähigkeit findet sie im Baubereich Verwendung.

In der Chirurgie wird Gips als Bindemittel für die Herstellung der festen Gipsverbände zur dauerhaften Ruhigstellung von gebrochen Gliedern (vgl. ML) verwendet. Diese Technik war schon alten Ärzten bekannt. „Die alt-arabischen Aerzte (...) legten den bereits die Contentivverbände mit Gyps, Eiweiss und Kalk an, und im Orient hat sich offenbar das Anlegen erhärteter Verbände erhalten, ohne im Abendland bekannt zu werden" (Hueter, 1884, 460). Die Vorbereitung des Gipsverbandes legt Krüche (1826, 380) dar: „Durch Bestreuen der Binden selbst, besonders wenn deren Gewebe grossmaschig ist (Gaze), und nachheriges Durchfeuchten derselben, das von raschem Aufwickeln gefolgt ist, erhält man einen festen Verband." Auf diese Weise werden verschiedene Arten von Gipsverbänden verfertigt, z.B. Rund-, Spaltgips, Gipsschiene, -hülse, -korsett (Rumpfgips). Als Ersatzmittel für den Gipsverband wurden Filz-, Kleister-, Paraffin-, Pflaster-, Wasserglasverband, streifenartige Platten von Kautschuk, Pappschienen, Schienen aus Holz, Leder oder Metall benutzt (vgl. Hueter, 1884, 1, 464). Darüber hinaus kommt ein Spezialgips in der Zahntechnik in Einsatz. ‚Gips' ist zugleich die Kurzbezeichnung des Gipsverbandes (3. Beleg).

Heutzutage wird der Gipsverband häufig durch den synthetischen ‚**Castverband**' aus Glasfasern und Polyester ersetzt, der leicht und gut individuell anmodellierbar ist. Umgangssprachlich wird es kurz als ‚**Cast**' (aus engl. *cast* ‚Gips') bezeichnet.

Im ärztlichen Sprachgebrauch tritt das Wort in Komposita, z.B.: Gipsarbeit, -bett, -binde, -brei, -gießer, -hose auf.

<u>Belege:</u>
1. *Krüche, 1900, 236*
   „Den mit Antiseptik zu verbindenden **Gypsverband** legt man entweder gefenstert an [...], oder man legt ihn 'unterbrochen an [...]"
2. *Ertl, 1939, 205*
   „Nach der Operation die ersten 8 Tage ohne **Gipsbett**."
3. *Brug, Fritz, 1985, 237*
   „**Mommsen-Gips** zur Ruhigstellung des Drop-Fingers."

(196) Jute, die (-, ohne Pl.); engl. *jute* ← bengal. *juto*, lat. *corhorus capsularis*

Ins Dt. wurde das Wort ‚**Jute**' aus engl. *jute* im 19. Jh. entlehnt, das seinerseits aus Oriya *jhōṭo* übernommen wurde. Seinen Ursprung bildet aind. *jūṭah* ‚Haarflechte' (vgl. Pfeifer, 1989, 2, 770).

‚Jute' ist die Bezeichnung einer Gattung der Lindengewächse mit zahlreichen tropischen Arten. Das Wort steht zugleich für ‚den groben Stoff aus den Fasern dieser Pflanze', aus deren Fasern vor allem Garn, Säcke hergestellt werden (vgl. DgWddS). Einige Jutearten werden auch als Gemüsepflanzen kultiviert (vgl. BE).

In Notlagen wurde Jute in Kriegslazaretten bei mangelnder Scharpie als Verbandstoff gebraucht. Ihre bei der Wundheilung förderliche hohe Aufsaugungskraft betont Fischer (vgl. Fischer, 1884, 6). Die Aufbereitung eines Verbands aus der Jute legt Krüche (1900, 359) wie folgt dar: „Man taucht sie in eine der genannten desinficirenden Lösungen, drückt sie aus und formt daraus Kuchen, welche die Wundsekrete auffangen (Köhler-Bardeleben). Oder man verwendet sie ähnlich wie die

Watte, d.h. getrocknet nach voriger Imprägnation mit Salicilsäure etc. Sie saugt etwas besser als Watte".

Die Jute wurde als Verbandstoff bis zum Anfang des 20. Jh., dann lediglich in Notlagen bzw. in Kriegslazaretten verwendet. Nur bei einzelnen Verfassern der Handbücher wurden Belege für dieses Wort gefunden, die letzten kurz nach der Jahrhundertwende.

Belege:
1. *Fischer, 1884, 6*
   „Die **Jute** lässt sich in ähnlicher Weise wie Scharpie, Watte und dergl. mit antiseptischen Substanzen imprägnieren."
2. *Hueter, 1884, 1, 436*
   „Zusammengeballte Carbolgaze, aseptisch zubereitet Watte und **Jute** eignen sich hier am besten: sie lassen sich in dicken Polstern anlegen und mit Binden gegen Weichtheile andrücken."
3. *Brunner, 1916, 283*
   „Torf (Neuber), Werg, **Jute**, Kleie, Asche und dgl. mögen in Notlagen, wo es an anderen, besseren Stoffen fehlt, so im Kriege Verwendung finden."

(197) Longuette, die (-, -n); frz. *longuette*

Die ‚**Longuette**' ist die Bezeichnung für die länglichen, ein- oder mehrfach zusammengelegten und zum chir. Verband bestimmte Leinwandstück-Streifen aus Verbandsmull (vgl. DM). Heyse (1853, 512) erklärt es als ‚ein längliches Druckläppchen, schmal Bäuschchen auf Wunden'. Graduierte Longuette bildet länglichschmale Kompresse. Ott (1829, 90) bemerkt aber: „Die Longuetten unterscheiden sich von den Kompressen durch zwei sich gegenüber befindliche, bedeutend längere Seiten".

Die Longuetten finden besonders beim Anlegen von Gipsverbänden oder Kunststoffbinden Anwendung. Damit wird ein Schienen- oder Schalenverband modelliert. Eine ‚**Gipslonguette**' ist eine 6- bis 8-fache längs gelegene Lage von Gipsbinden (Fuchs, 1965, 120).

Das Fremdwort wurde von frz. *longuet* ‚länglicher Gegenstand' entlehnt. Heyse erklärt es als ‚ein längliches Druckläppchen, schmal Bäuschchen auf Wunden' (vgl. Heyse, 1853, 512)

Belege:
1. *Burger, 1858, 763*
   „Eine andere lange und dicke **Longuette** wird oberhalb der Geschwulst nach dem Verlauf der Arterie angelegt [...]"
2. *Krüche, 1900, 84*
   „[...] hydropathische **Longuettenverbände** [...]"
3. *Fuchs, 1965, 120*
   „[...] eine kräftige **Gipslonguette** [...]"

(198) Mull, der (-s, -); Hindi *malmal* ← engl. *mull*

Das Wort ‚**Mull**' bezeichnet eine Art eines leichten, weitmaschigen Gewebes aus Baumwolle, die früher für Kompresse und Binden verwendet wurde. Das im 19. Jh. geläufige Wort ist heute aus dem Gebrauch gekommen.

Adelung (3, 305) erklärt ‚Mull' n (nieders. *mul*, engl. *mould, mull*) als „lockere Erde, Stauberde, zerriebener Graus und Staub, Stubenkehricht". Im Oberdt. stand es für die Bezeichnung von Gemülle oder Gemülster und Abgang von Steinen, Gebäuden (vgl. ebd.). Bei Pfeifer (vgl. DWDS) wird ‚Mull' m als ‚dünnes Baumwollgewebe, Verbandszeug' definiert.

‚Mull' wurde im 18. Jh. vom gleichbed. engl. *mull* übernommen. Seinen Ausgangspunkt bildet Hindi *malmal*, ‚eine Art Musselin' (wörtlich ‚sehr weich'). Die anglisierte Schreibweise *mulmull* wurde im Engl. zu *mull* verkürzt. Im 20. Jh. tritt es nur noch in Zusammensetzungen wie '**Mullbinde**', ‚**Mullkompresse**' auf (vgl. Pfeifer, 1989, 2, 1134f). Zu Beginn des 20. Jh. empfohlen Fabriken der Verbandstoffe auch Mullschlauchbinden, Mull- und Doppelmullwindeln.

Belege:
1. *Langenbeck, 1888, 42*
„Bei Anwendung [...] von **Mullbeutel** (Tabaksbeutelform), welche mit antiseptischem **Mull** gefüllt sind [...]"

2. *Garré-Borchardt, 1942, 661*
„Daumen, 2., 3. und 4. Finger des Verletzten werden mit Mastisol bestrichen und einer **Mullbinde** verwickelt."

3. *Brug, 1985, 199*
„Die frisch genähte Wunde wird mit einem sterilen, luftdurchlässigen, saugfähigen Verbandmaterial (**Mullkompressen**) abgedeckt."

(199) Pflaster, das (-s, -); griech. *emplastron* ← lat. *emplastrum*

Der Inhalt des Begriffs ‚**Pflaster**', das bereits im Altertum bekannt war, erfuhr im Laufe der Zeit einen beträchtlichen Wandel. Bei Adelung (3, 735) heißt es: „Ein zäher aus allerley Heilmitteln, gemeiniglich von harziger oder fettiger Art, bereiteter Teig, welchen man auf einer biegsamen ebenen Fläche ausdehnet, um ihn über einen schadhaften Theil zu legen".

Laut Schneider (1985, 4, 90) stellt Emplastrum „plastische Masse zur äußer[lichen] Gebrauch, meist mit eingearbeiteten Arzneistoffen. Beim Pflaster im engeren Sinne ist die Basis das (Hitze-) Verseifungsprodukt von fettem Öl mit Bleioxid" dar. Heute sind mit dem Pflaster Heftpflaster bzw. Wundschnellverband zu verstehen, die im Hagers Handbuch der Pharmazeutischen Praxis erklärt werden als: „flächiges Trägermaterial (Textil oder Folie), das ganz oder teilflächig mit Pflasterklebemasse beschichtet ist und bei Bestimmung zur direkten Wundberührung ein Wundkissen aufweist" (Bruchhausen, 1990, 1, 35). Die Emplastra auf der Basis der Bleiseife und/oder des Harzes kennzeichneten sich bei Körpertemperatur durch Klebeeigenschaften. Sie wurden in Heilpflaster (mit eingefügten Arzneistoffen) und Klebe- bzw. Heftpflaster (ohne medikamentöse Substanzen) unterteilt. Die ersten wurden nach ihren Bestandteilen, Heilkraft und der bezweckten Wirkung unterschieden z.B. „blei-, brot-, kampher-, schwefel-, senf-, wachspflaster; blasen-, oder zieh-, zugpflaster; englisches pflaster, heft-, weich-, kühlpflaster; beulen-, brand-, gicht-, wundpflaster; augen-, magen-, milz-, mutter-, nervenpflaster u.s.w." (Grimm, 13, 1723), gegenwärtig auch Rheuma-, Hühneraugenpflaster, Salbenverband. Die letzen finden auch heute bei Vereinigung, Abdeckung, Komprimieren, Ruhigstellen von Wunden sowie Fixieren von Wundauflagen Anwendung. Das Wundpflaster mit Mullkompresse eignet sich zum Wundschnellverband. Das Heftpflaster ohne Mullauflage, das Zinkoxid enthält, heißt **Leukoplast** (vgl. DM). Die Form der Pflasterstreifen wird ihrem Zwecke angepasst. „Eine sehr alte und zweckmäßige Form sind die sog. Schwalbenschwänze [...], bei deren Anwendung man immer den Zustand der Wunde zwischen den einzelnen Pflasterstreifen beobachten kann" (Ott, 1829, 90f).

Das Wort ‚**Pflaster**' ‚Wundverband, fester Belag auf Wegen, Straßen' wurde im Dt. bereits im 8. Jh. bezeugt (mhd. *phlaster*, asächs. *plāstar*, mnd. *plāster*). Es geht auf lat. *emplastrum* ‚Wundpflaster', figürlich ‚Mörtel, Bindemittel für Steinbau'; „freier, unbebauter Platz (der sich von der Umgebung abhebt wie das Wundpflaster vom Körper)" (Pfeifer, 1989, 2, 126) zurück. Durch die Weglassung des Präfixes aus dem griech. *emplastron* und lat. *emplastrum* wurde eine Neubildung ‚Pflaster' abgeleitet, „wofür die Franzosen vollständiger Emplatre sagen" (Adelung, 3, 735). Das griech. *emplastron* stellt das substantivierte Partizip Perfekt Neutrum vom griech. Verb *emplássein* ‚eindrücken, hineinschmieren, verstopfen' (vgl. Pfeifer, 1989, 2, 126).

Adelung zufolge wurden in manchen Gegenden auch ‚**Mörtel**' m oder ‚**Gyps**' m, die von Maurern zum Überziehen von Wänden und Decken von Zimmern gebraucht wurden, ‚Pflaster' genannt (Adelung, 3, 735). Bis dato steht das Wort in der Bautechnik für den ‚festen Straßen- oder Bodenbelag (z.B. Kopfstein-, Beton-, Verbundpflasterstein)'. Die Ableitung ‚**Pflasterung**' bringt die Bedeutung ‚Sohlen- oder Böschungssicherung von Gewässern mit Steinen' (vgl. BE).

Belege:
1. *Ebermaier, 1818, 1, 279*
   „Auch durch **Heftpflaster** lassen sich einfache Wunden vereinigen."
2. *Langenbeck, 1888, 32*
   „Vereinigung mit **Heftpflasterstreifen**, sogenannte unblutige oder trockene Naht."
3. *Garré-Borchardt, 1942, 641*
   „Deshalb ist auch der vielbenutzte Sayresche **Heftpflasterverband** nicht als mustergültig zu bezeichnen."

(200) Scharpie, die (-, ohne Pl.); frz. *charpie*, lat. *linteum carptum*

Die Scharpie war vor der Mulltupferzeit, d.h. bis zum Ende des 19. Jh. ein gebräuchlicher Wundverbandsstoff. Adelung verwendet die Bezeichnung ‚**Carpie**' und definiert es als „ein Büschel Fasern, welches von der Leinwand abgeschabet, und in die

Wunden gelegt wird" (Adelung, 1, 1310). Genauer bestand die Scharpie aus einzeln auseinandergezogenen Leinwandfäden. Früher wurden die Charpiebäusche aus Waschschwamm, Wolle oder mehrfach zusammengelegter Leinwand, später aus feinen Federn, Flaum, aus welchem mit Leinwand ein Kissen gefertigt wurde, daher der Name Federkissen" (Emmert, 1852, 1, 86ff). Je nach der Herstellungsmethode gab es verschiedene Arten von Scharpie: die geschabte, die geordnete lange Scharpie, die rohe, verworrene Scharpie aus kurzen, durcheinander geworfenen Fäden, gehackte sowie englische Scharpie (Scharpiewatte). Die gezupfte Leinwand heißt bei Kraus (1826, 867) ‚**Tilma**‘, die weiche geschabte Scharpie nennt Rust (1830, 1, 252) ‚**Achne**‘.

Eine Sonderform bildete die **Wieche** (auch der **Wieke**) ‚Docht‘, die ein gedrehtes keilförmiges Verbandstück aus Leinwand darstellte, das zum Offenhalten von Wunden benutzt wurde (vgl. Kluge). Die Scharpie hat an und für sich keine besonderen Heilkräfte. Ihre wollige Beschaffenheit, Leichtigkeit und Geschmeidigkeit sowie hohe Absorptionsfähigkeit erleichterten jedoch die Heilung der Wunden. Von dem Stellenwert der Scharpie in der damaligen Wundarzneikunst zeugt Otts (1829, 85) Äußerung: „Die Art der Wirkung der Charpie auf die Wunden und Geschwüre, und die Falle, in welchen sie angewendet wird, sind Gegenstand der Chirurgie". Dieser Verbandstoff wurde bei Blutungen aus Wunden, zur Bedeckung und Beschützen der Wunden, bei stark eiternden Wunden und Geschwüren sowie bei Knochenwunden angezeigt. Bei wuchernden (granulierenden) Wunden wirkt es hemmend gegen die Bildung des sog. wilden Fleisches. Bei großen, tief liegenden Wunden wurde die Scharpie zur Ausfüllung von Unebenheiten und Vertiefungen des Körpers angewandt (vgl. Gräfe, 1831, 7, 409ff). Mangels der Scharpie wurden im Notfalle ihre Surrogate: Flachs, Werg, Moos, Heu, Schwamm, Baumwolle, Wolle vorgeschlagen (vgl. Walther, 1837, 2, 322ff). Dieser Universalverbandsstoff aus der voraseptischen Zeit wurde aber nach der Entdeckung der Infektionsursachen scharfer Kritik unterzogen und als einige Jahrhunderte durchdauernder Infektionsträger erklärt. Wegen der erhobenen Vorwurfe, Leinwand sei stark keimbeladen, wurde die Scharpie von der hydrophilen sterilen Gaze und Verbandwatte ersetzt (vgl. Brunner, 1916, 38). Heute wird es nur noch als Nistmaterial für Vögel Kanarien in Tierhandlung verkauft sowie bei der Zucht von Nagern Hamster verwendet.

Das Wort ‚**Scharpie**‘, früher als ‚**Carpey**‘ oder ‚**Charpie**‘ bezeichnet, wurde aus frz. *charpie* entlehnt, das seinerseits vom afrz. Verb *charpir* (zu lat. *carpere* ‚zupfen; pflücken‘) abgeleitet wurde (vgl. DFw). Im Dt. wurden für Scharpie Bezeichnungen: **Zupfsel, Pflücksel, Karpay, Carbasa** (vgl. Fischer, 1880, 1), **Schabsel, Rebbels, Wundfäden**, landschaftlich auch **Schleißen, Weiche**, oberd. Reißel oder **Waißel** (vgl. Heyse, 1853, 154) üblich. Lat. Synonyma sind: ***Carpia, Carbasa, Linamentum, Linteum***.

Das vom *engl.* sharpie, sharpy zu sharp ‚scharf‘ übernommene Substantiv Scharpie steht für ein in bestimmter Bauweise hergestelltes leichtes Segelboot (vgl. DFw).

Belege:
1. *Bell, 1807, 4*
 „[...] die Oeffnung im Darm unter der äußern Wunde mit **Charpie** ausfüllen [...]"
2. *Mair, 1867, 508*
 „Bei einem geborstenen Hämatom stille man die Blutung durch Compression, Einlegen von **Charpie** oder Schwamm [...]"
3. *Brunner, 1916, 38*
 „Hier wird fast durchwegs die Höhlung mit **Scharpie** ausgefüllt."

(201) Torf, der (-s, -e); lat. *turfa*

Mit ‚Torf' ist ‚ein organischer Bodensatz (Sediment)' gemeint, der aus ausgestorbenen und zum Teil zersetzten Pflanzenteilen eines Moores entsteht. Ein ausgestochenes Torfstück wird als Brennstoff gebraucht. Im lufttrockenen Zustand kann er viel Wasser aufnehmen.

In der Medizin findet es bei Körperpflege in Moorbädern Anwendung (vgl. Zetkin, 1992, 2119f). In der Kriegszeit wurde Torf mangels Verbandstoffe bei Wunddeckverbänden benutzt. Der trockene Torf, Moostorf hat eine unbegrenzte Aufsaugfähigkeit. Bei vortrefflichem Saugvermögen ist es nach Schimmelbusch weich und schmiegsam. Als besondere Vorzüge des Moostorfes werden seine Billigkeit, leichte Beschaffbarkeit, das Aufsaugungsvermögen, die Weichheit, Elastizität, Leichtigkeit und Sauberkeit in der Anwendung hervorgehoben (vgl. Fischer, 1884, 8). „Wir haben früher gehört, daß dasselbe trotz dieser guten Eigenschaften ist außer Kurs gekommen ist, daß ihm Zellulose und Holzwatte ganz den Rang abgelaufen haben" (Brunner, 1916, 280f).

Das Wort ist im Dt. seit 9. Jh. vorhanden (ahd. *turf* ‚ausgeschnittenes Rasenstück', asächs. *turf* ‚Rasen', mnd. *torf*, ‚Torf, Rasen(stück)' (vgl. Pfeifer, 1989, 3, 1815f). Anord. *torfa* f steht für ‚Rasenscholle, behaarte Haut, Boden' (vgl. Kluge).

Belege:
1. *Fischer, 1884, 224*
 „Auf die Beobachtung gestützt, dass ein komplizierter Vorderarmbruch unter einem **Torfbreiverbande** einen sehr günstigen Verlauf genommen, suchte Neuber (1882) den **Torf** als Verbandmaterial beim antiseptischen Wundverband allgemein einzuführen."
2. *Brunner, 1916, 282*
 „Torf, Werg, Jute, Kleie, Asche u. dgl. mögen in Notlagen, wo es an anderen, besseren Stoffen fehlt, so im Kriege Verwendung finden. In der deutschen Kriegssanitätsordnung (1907) sind als „Befehlsverbandmittel" Sägespäne, **Torfmoos**, **Moostorf**, **Torfgras**, Holzasche angeführt."

(202) Tupfer, der (-s, -);

‚**Tupfer**' heißt in der Sprache des Chirurgen ein kugelförmig zusammengefalteter Verbandsmull, der zum Betupfen von Wunden (Blutstillung, Wundreinigung) oder zur stumpfen Gewebepräparation dient, und je nach dem Bedarf locker oder dicht gefaltet wird (vgl. Zetkin, 1992, 2169).

Das Nomen Instrumenti ‚Tupfer' ‚kleiner, farbiger Fleck, Wattebausch zum Betupfen von Wunden' wurde im 17. Jh. vom bereits im 9. Jh. im Dt. bezeugten Verb ‚**tupfen**' ‚leicht an/auf etwas stoßen, tippen, anfeuchten, benetzen', ahd. *tupfen* ‚waschen, baden' abgeleitet. Im 16. Jh. treten frühnhd. *dupffen, tüpffen* ‚anfeuchten', tupfen ‚Farbflecke machen' auf (vgl. Pfeifer, 1989, 3, 1861). Den Ursprung erklärt Kluge folgendermaßen: „Der Form nach gehört das Wort zu ae. *dyppan* ‚eintauchen' (weiter zu taufen und tief), der Bedeutung nach eher zu stupfen. Vermutlich hat eine Berührung zwischen den beiden Ansätzen stattgefunden, so daß tupfen als eine Kreuzung aufzufassen ist". Die Präfixbildung ‚**betupfen**', Anfang des 18. Jh.), steht für ‚vorsichtig berühren und dabei Flüssigkeit auftragen oder aufsaugen, tupfend berühren' (vgl. DH).

Mit ‚Tupfer' werden Komposita gebildet: Gaze-, Stieltupfer, Tupferbehälter, -halter, -klemme.

Das Lexem wurde erst im 20. Jh. belegt.

Belege:
1. *Brunner, 1916, 284*
   „Einen ‚**Tupferautomaten**' hat Rüdiger konstruiert."
2. *Kleinschmidt, 1948, 978*
   „Schleim, der sich häufig ansammelt, muß mit gestilten langen **Tupfern** durch das Rohr entfernt werden."
3. *Durst, 1998, 770*
   „Über einem **Tupfer** oder einer Kompresse wird mit mäßigem Zug geknotet."

(203) Watte, die (-, -n); arab. *bitāna, baṭn* ← niederl. *watten*

Das Wort ‚**Watte**' bezeichnet lose zusammenhängende oder flockige Masse aus weichen, aufgelösten und gereinigten Baumwoll-, Zellwoll- oder Kunststofffasern, die heute für med. und kosmetische Zwecke gebraucht wird (vgl. DgWddS). Grimm (27, 1599) zufolge „zunächst ist watte nur von der flockseide bekannt (vgl. wattseide) dann auch von baumwolle oder hanf." ‚Watte' hieß auch das breitblätterige Wollgras, die Wiesenwolle.

In der Medizin wird Watte als Verbandmittel verwendet. „Für die Wundsekrete hat die gebräuchliche Watte ein geringes Aufsaugungsvermögen. Sie bildet auf der Wunde eine verklebte Lage, Krusten, die den Abfluß hemmen; deshalb eignet sie sich nicht zur direkten Bedeckung, dagegen ist sie wegen ihrer Weichheit und Schmiegsamkeit als Außenlage und Filter, sowie zur Polsterung durch etwas Besseres nicht zu ersetzen" (Brunner, 1916, 282).

Das Wort ‚Watte', das im Dt. in der 2. Hälfte des 17. Jh. bezeugt wurde, von niederl. *watten* (Pl.) ‚Watte' entlehnt, das seinerseits auf mfrz. *ouate* und mlat. *wadda* zurückzuführen ist. Der Ursprung ist unklar. Die Ausgangsform bildet nach Kluge und Grimm (27, 1599) arab. *bitāna, batāna* ‚Unterfutter, gefütterte Kleidung', nach Pfeifer (1989, 3, 1943) arab. *baṭn* ‚Futter von Kleidern'.

‚Watte' tritt in Zusammensetzungen auf: Baumwoll-, Glas-, Holzwoll-, Schnee-, Verband-, Zellstoff-; Zuckerwatte. In den Fachbüchern wurde es erst Anfang des 20. Jh. belegt.

Belege:
1. *Krüche, 1900, 212*
   „Ein **Watteverband** schützt noch von weiteren Schädlichkeiten."
2. *Sunder-Plassmann, 1968, 277*
   „Die anfängliche Blutung durch Poren der recht weitmaschigen Prothesen steht alsbald, wenn man einige Minuten mit weiser **Kochsalzwatte** komprimiert."
3. *Brug, 1985, 279*
   „Die Axilla sollte gepudert und mit **Naturwatte** abgepolstert werden."

IV.9 Untergegangene Bezeichnungen von Teilgebieten der Chirurgie

In den erforschten Lehrbüchern treten viele Fachwörter auf, die im bestimmten Zeitraum die Bezeichnungen von Teilgebieten der Chirurgie bildeten. Dann verloren sie jedoch an Geltung, wurden allmählich durch andere, meist heimische Namen verdrängt und verschwanden aus der Fachsprache. Nachstehend werden einige diese Begriffe dargestellt.

(204) Akiurgie, die (-, ohne Pl.); griech. *Akiurgik*

Im Herders Conversations-Lexikon (1854) wurde ‚**Akiurgie**' als **Operationslehre**, d.h. „die Lehre oder Wissenschaft von den blutigen chir. Operationen"[19] erklärt, die ferner in einen allgemeinen und einen speziellen Teil gegliedert ist. Der spezielle Teil der Akiurgie umfasst die einzelnen chir. Operationen, ihre Indikationen oder Kontraindikationen. Pierer's Universal-Lexikon (1857–1865) erweitert den Begriff um die Instrumentenlehre. Hier heißt es: „Akiurgie (von griech. Akiurgik), Operationslehre oder operative Chirurgie, lehrt die Instrumente u. deren Handhabung kennen."[20] Langenbeck (1888, 4) definiert den Begriff folgendermaßen: „Die Akiurgie – die Lehre von der Wirkung chir. Instrumente – umfasst denjenigen Theil der chir. Technik, welches es sich zur Aufgabe gestellt hat, mit bewaffneter Hand und auf blutigem Wege die krankhaften Zustände und Gebrechen des Körpers zu heilen". Laut Walther/Jäger (1836, 1, 62ff) sollen aber Bezeichnungen ‚Akiurgia' (**Akiurgie, Akiurgik**) und ‚**Cheiristik**', ‚**Chirurgia manualis**' gleichgestellt werden. Die Autoren zählen dazu alle mechanisch wirkenden Heilmittel, indem sie ihre Meinung äußern: „Die ganze Manual-Chirurgie zerfällt also in zwei Theile, in die Lehre von den chir. Operationen und in die Lehre von den chir. Verbänden und Maschinen. In älteren Zeiten wurden beide Theile immer mit einander abgehandelt

---

19 http://de.academic.ru/dic.nsf/conversations/1074/Akiurgie. Zugriff am 10.04.2013.
20 http://de.academic.ru/dic.nsf/pierer/102874/Akiurgie. Zugriff am 10.04.2013.

(...). Ich halte es für zweckmässiger, alle Operationen in die Akiurgie aufzunehmen, bei denen die Hand allein oder bewaffnet in vorübergehenden Contact mit dem Körper gebracht wird, besonders da viele unblutige sich nicht füglich von den blutigen trennen lassen, z.b. die Application des Catheters" (Walther/Jäger (1836, 1, 63).

Gemäß der neuesten Definition, die „Das Wörterbuch medizinischer Fachausdrücke" 2013 angibt, sind im Lexem ‚Akiurgie' zwei Bedeutungen enthalten: Zum einen bezeichnet es die „an Leichen (zu Übungszwecken) ausgeübte Chirurgie", zum anderen steht es für „operative Chirurgie unter Benutzung nadelartiger Instrumente."[21] Daraus ergibt sich, dass sich eine beträchtliche Bedeutungserweiterung des Worts vollzog.

Der Ursprung des Fachausdrucks ist Griechisch. Es stellt die Zusammensetzung der griech. Wörter *Acis* ‚stechen' und *Ergon* ‚das Werk, Tätigkeit' dar.

Kraus (1826, 7) gibt zusätzlich die gleichbed. Bezeichnung „**Akidurgie**" an. Es wurde aber Zweifel an die Richtigkeit des Worts ‚Akiurgie' (bzw. ‚**Akidurgie**') seitens des dt. Mediziners und Medizinhistorikers Karl Gottlob Kühn gehegt. Kraus führt seine Meinung an: „C. G. Kühn räth mit Recht, das Wort zu meiden, weil der erste Teil desselben sowohl von Acē ‚Spitze'; die Schärfe, Schneide, Nadel ‚als von Acos', ‚die Heilung; das Heilmittel' abgeleitet werden kann" (Kraus, 1826, 13), während Emmert (1852, 1, 8) schlägt vor, Akiurgie besser **Haematurgie**, also die Lehre von den blutigen Eingriffen, und **Anaematurgie** – die Lehre von unblutigen Operationen zu nennen.

Das bis zur Mitte des 19. Jh. gebräuchliche Wort tritt in Handbüchern aus dem 20. Jh. nicht mehr auf. Es wurde durch heimische Bezeichnungen ‚**Operationslehre**' oder ‚**operative Chirurgie**' ersetzt.

(205) Akologie, die (-, ohne Pl.); zu *griech*. ákos + logos

Die nachstehende Definition des Begriffs ‚**Akologie**' von Walther/Jäger (1836, 1, 119) formuliert: „Akologie (von griech. αxή, die Spitze) ist die Lehre von den chir. Instrumenten, also die chirurgische Heilmittellehre, die der Pharmacologie entspricht". Laut Pierers Lexicon (1857 –1865) stellt Akologie sowohl einen Teil der Chirurgie, genauer „die Lehre von den äußeren, besonders physisch oder mechanisch heilsamen Mitteln, wie Verbände, Maschinen, Instrumente" als auch „Heilmittellehre überhaupt, so v.w. materia medica, welche alle in der Heilkunde verwendeten Medicamente beschreibt und deren Wirkung auf den menschlichen Körper lehrt."[22]

Bezüglich ihrer Bezeichnung stellt ‚Akologie', zunächst auch mit c (‚Acologie') geschrieben, ein Kompositum dar, dessen Erstglied von griech. *ákos* oder *akěos*, ‚Heilmittel, Heilkunde' entlehnt wurde, das Grundwort '-logie' geht dagegen auf altgriech. *logos* ‚Wort', auch ‚Lehre, Sinn, Vernunft' zurück, also bring die Bedeutung „die Wundmittellehre, Lehre von den äußern Heilmitteln" (Heyse, 1853, 24). Wenn aber die Akologie gemäß der Definition nach Walther/Jäger (1836, 1, 119) als

---

21 http://medizin.deacademic.com/669/Akiurgie. Zugriff am 10.04.2013.
22 http://de.academic.ru/dic.nsf/pierer/102906/Akologie. Zugriff am 10.04.2013.

Instrumentenlehre behandelt wird, scheint ihre Bezeichnung unpräzis zu sein. Die Ansicht, dass es trotzdem richtig sei, wird von Walther (ebd.) geäußert:

> Diese Benennung wurde von Johann Reil eingeführt, aber von Vielen angefochten, weil man sie von *äxoc* ‚das Heilmittel' ableitete; aber wenn auch, so halte ich sie der Kürze wegen für passend (...) und man für die pharmaceutische Heilmittellehre den Namen Pharmacologie hat, so dass also keine Verwechselung stattfinden kann. – Die Akologie betrachtet die chir. Instrumente nicht blos in technischer Hinsicht, in Beziehung auf ihre mechanische Bildung, sondern auch in Beziehung auf ihren Zweck und ihr Verhältnis zu den Operationen (...). Die Geschichte und Uebersicht der Instrumente ist mit der Geschichte und Charakteristik der Akiurgie so eng verbunden, dass sie füglich nicht von ihr getrennt werden kann.

Das Wort ist in der gegenwärtigen med. Fachsprache nicht mehr vorhanden.

(206) Desmurgie, die (-, ohne Pl.); griech. *desmos + logos*

Zu Beginn des 19. Jh. wurde als ‚**Desmurgie**' „die Anordnung der Technicismen zum Ersatz verlohrner Theile, Cosmetik" (Schreger, 1806, IX) bezeichnet. Bei Kraus heißt es aber: „das Wirken oder Heilen durch Binden, Einwickelungen" (Kraus, 1826, 269). Im Meyers Konversations-Lexikon (1888) heißt es: „Desmurgie – derjenige Teil der chir. Therapie, welcher mit Verbänden, Apparaten etc. ausgeführt wird."[23] In den angeführten Definitionen wird Desmurgie der praxisorientierten Anwendung zugeordnet. Mit der systematischen Darstellung von Allgemeingrundsätzen des chir. Verbandes und der Beschreibung von Verbänden und Apparaten, die auf einzelne Teile des menschlichen Körpers wirken, befasst sich ‚**Desmologie**' (griech. *desmos* ‚Fessel')oder Verband- und Bandagenlehre (vgl. Walther/Jäger, 1837, 2, 425f).„Die Verbandlehre zerfällt in die allgemeine und in die besondere; die erste handelt von den zu den meisten Verbänden erforderlichen Materialien und den an den verschiedenen Stellen anwendbaren Verbänden. (...) Die besondere Verbandlehre beschreibt die für einzelne Körpertheile bestimmten Verbände und theilt sie ein entweder nach ihrem Baue oder nach ihrem Zwecke und nach den Krankheiten" (ebd., 425f). Darüber hinaus stellt das Wort ‚Desmologia' eine verkürzte Bezeichnung der Syndesmologie, d.h. der Lehre von den Gelenkbändern dar.

Dieses Fachwort wurde von *griech*. Wörtern *Desmos* und *Ergon* abgeleitet. *Desmā, Desmē, Desmos, Desmus* bezeichnen im Griech. ‚das Band, Gelenkband; auch: die chir. Binde, den Verband' (vgl. Kraus, 1826, 269). *Ergon* steht für ‚Werk, Arbeit'.

In dem gegenwärtigen Sprachgebrauch wird das Wort Desmologie nur noch in der Psychoanalyse für die Bezeichnung der Lehre von der Bedeutung der Antriebshemmung für die Entstehung neurotischen Fehlverhaltens (zu *griech*. desmos ‚Fessel' und -logie ‚Lehre') verwendet. In der Chirurgie wurde es durch die Bezeichnung ‚Verbandlehre' ersetzt (vgl. DM).

---

23 http://de.academic.ru/dic.nsf/meyers/30584/Desmurgie. Zugriff am 10.04.2013.

(207) Helkologie, die (-, ohne Pl.); griech. *helkóm + logos*

Mit ‚**Helkologie**' ist die Wissenschaft und Lehre von den Geschwüren zu verstehen. Im Duden Fremdwörter wurde das Wort mit der Anmerkung „veraltet" versehen. Im *Griech.* bedeutet *helkóm, hélkos* ‚ein Geschwür' zu *Helcosis, Helcysma* ‚ich umziehe, umschliesse' (vgl. Kraus, 1826, 170). Das **Helkoma** (-[s], -ta) ist die seltene Bezeichnung für Ulkus (vgl. DM).

In gegenwärtigen Wörterbüchern und Lehrwerken wird das Wort nicht mehr verzeichnet, und in der Fachsprache der Medizin kaum gebraucht.

(208) Hämostasie, die (-, ohne Pl.); griech. *haima + stasis*

Die Hämostasie ist die Therapie der Blutungen. Sie stellt einen der wichtigsten Teile der chir. Kunst dar, denn der Blutverlust findet sowohl bei jeder chir. Operation als auch bei anderen Gewebstrennungen statt. Der menschliche Organismus verfügt zwar über ein Hämostasesystem, das jedoch oft nicht ausreicht, und von der sachgerechten Anwendung der Hämostasie hängt im Großen und Ganzen Leben und Gesundheit der chir. Patienten ab. Dieses Verfahren wird anhand der direkten und indirekten Anwendung von Blutstillmittel ausgeführt. Direkte Blutstillmittel werden an Ort und Stelle, indirekte entfernt von der blutenden Stelle angewandt (vgl. Krüche, 1900, 29).

Das Wort ‚**Hämostasie**' stellt eine Zusammensetzung von griech. Substantiven *haima* ‚Blut' und *stasis* ‚Stockung' dar. Buchstäblich bedeutet es also ‚Blutstockung, Blutstillung'.

‚**Hämatostatica**' bzw. ‚**Hämatostyptica**', kurz ‚**Styptica**', heißen auf Dt. Blutstillungsmittel.

‚Die **Hämatostatik**' ist dagegen die Lehre von Blutbewegung[24].

Bis in die 1930er-Jahre tritt das Wort vereinzelt in der Fachliteratur auf, nunmehr wird es nicht mehr gebraucht. Es wurde durch die dt. Bezeichnung ‚**Blutstillung**' ersetzt.

(209) Mechanurgie, die (-, ohne Pl.); griech. *Mechănē + Ergon*

Das Wort ‚**Mechanurgie**' (‚**Manualchirurgie**') stammt auch aus dem Griechischen. Es wurde aus griech. Substantive *Mechănē* ‚Machina' und *Ergon* ‚Werk' gebildet (vgl. Kraus, 1826, 446).

Heyses Fremdwörterbuch gibt zwei Hauptbedeutungen des Lexems an:

„1. Teil der Chirurgie, welcher sich mit mechanischer Hilfsleistung beschäftigt, im Gegensatz der Akiurgie;
2. die Kunst, chirurgische Instrumente und Maschinen zu verfertigen" (Heyse, 1853, 539).

---

24 http://de.academic.ru/dic.nsf/pierer/185130/H%C3%A4matostatĭca. Zugriff am 10.04.2013.

Brockhaus Kleines Konversations-Lexikon aus 1911 erklärt die Wortbedeutung als die Lehre von den unblutigen Operationen. Hier wird die zweite der obigen Bedeutungen nicht berücksichtigt.

In gegenwärtigen Wörterbüchern ist diese Bezeichnung nicht mehr zu finden. Stattdessen wird das Wort ‚**Manualchirurgie**' eingeführt.

(210) **Wundarzneikunst**, die (-, ohne Pl.)

Unter verschwundenen Bezeichnungen ist auch der bereits veraltete Name der Chirurgie ‚**Wundarzeneikunst**' bzw. ‚**Wundarznei**' (alte Schreibung Wundarzenay) zu nennen, der bis zur 2. Hälfte des 19. Jh. im Dt. existierte. Laut Adelung (4, 1620) bedeutete das Wort „die Kunst, Wunden und äußere Gebrechen des menschlichen Körpers zu heilen, ohne Plural; bestimmter, die Wundarzeneykunst, mit einem griech. Kunstworte, die Chirurgie". Das Lexem ‚Wundarznei' wurde zugleich in der Bedeutung „eine Arzeney gegen Wunden, besonders, wenn sie bey Wunden innerlich gebraucht wird" (ebd.) verwendet. In dieser Bedeutung war die Pluralform (-en) vorhanden.

Als diese Fachdisziplin gegen Mitte des 19. Jh. als wissenschaftliches Fachgebiet der Medizin anerkannt wurde, wurde sie ‚**Chirurgie**' bezeichnet. Gleichzeitig kam der Name ‚**Wundarzneikunst**' außer Gebrauch.

Alle geschilderten Bezeichnungen der chir. Oberbegriffe sind griech. Herkunft. Keine andere lebende Sprache der Welt hat eine so lange Überlieferungsgeschichte wie die griechische. Für das Verständnis bestimmter Bezeichnungen ist aber die Wortkenntnis allein nicht ausreichend. Sogar bei guten Griechischkenntnissen bleiben manche Bedeutungen unverständlich oder schwer nachvollziehbar, weil sie auf seit langer Zeit vergangene med. Konzepte oder Theorien zurückgehen. Aus diesem Grunde wurden sie größtenteils durch heimische, leicht definierbare und interpretierbare Bezeichnungen ersetzt.

IV.10 Wortschatz aus dem Bereich der Anästhesiologie

Die Geringfügigkeit des unten erörterten Wortguts aus dem Bereich der Schmerzbekämpfung resultiert daraus, dass die Anästhesiologie, die zunächst die Angelegenheit der Chirurgie war und demnach von Verfassern der Handbücher auf gleicher Stufe wie Chirurgie behandelt wurde, um die Mitte des 20. Jh. zum selbstständigen med. Fachgebiet wurde, das seinen eigenen Wortschatz entwickelte, der von Chirurgen nur noch gelegentlich erwähnt wird, z.B. ‚**Spontanatmung**', ‚**Respirator**', ‚**Ventilation**', ‚**Notfallpatient**', ‚**Reanimation**' ‚**Wiederbelebung**', ‚**Intensivtherapie**', ‚**der klinische Tod**' usw.

(211) **Analgesie**, die (-, -n); griech. *an* + *álgos*

‚**Analgesie**' oder ‚**Analgie**' ist ein Lehnwort griech. Herkunft, das aus griech. Wortbildungselementen: Vorsilbe *an*- ‚un-, nicht' sowie Substantiv *álgos* ‚Schmerz,

Leid' gebildet wird. Die Endung -*algie* bringt dagegen die Bedeutung ‚Schmerz, Schmerzzustand', wie z.B. Analgie, Gastralgie, Neuralgie.

‚**Analgesie**' steht in der Fachsprache der Medizin für die Aufhebung der Schmerzempfindung; Schmerzlosigkeit, Schmerzunempfindlichkeit, Schmerzlinderung. Der Zustand tritt entweder wegen einer Beschädigung der Reizleitung infolge einer Verletzung oder Neurotomie bzw. -tonie auf oder kann durch künstliche, gezielte patientenkontrollierte Leitungsblockade der Schmerzbahn herbeigeführt werden (vgl. DM). Den Gegensatz bildet ‚**Algesie**' ‚Schmerzhaftigkeit, Schmerzempfindlichkeit'; auch in Form Hyper- und Hypoalgesie (vgl. Rochelexikon A-Z online).

‚**Analgesiestadium**' ist die Bezeichnung eines Narkosestadiums, „das durch Analgesie, retrograde Amnesie bei erhaltener Ansprechbarkeit gekennzeichnet ist" (Zetkin, 1992, 94).

‚**Analgetika**' heißen schmerzstillende Mittel.

Belege:

1. *Krüche, Arno, 1900, 344*
   „[...] gemeinsam bleibt nur das Vorhandensein resp. Voraufgehen von **Analgesie** und Ataxie."

2. *Brug, 1985, 171*
   „Der Anästhesist kann nun sicher sein, daß die **Analgesie** in dem gewünschten Segment wirksam wird."

3. *Durst, 1998, 249*
   „Die schmerzbediengte Komponente kann durch eine optimale postoperative **Analgesie** [...] entscheidend beeinflußt werden."

(212) Anästhesie, die (-, -ein); griech. *anaisthesis*

Das Subjekt ‚**Anästhesie**' geht auf altgriech. *an-*,un-, nicht' und *aisthesis* ‚Wahrnehmung' zurück. Mit dem Suffix *-ie* werden Substantive (Femininum, seltener Neutrum) gebildet, die ein Gebiet bezeichnen bzw. einzelne Vorgänge zu einem Gesamtbegriff zusammenfassen, z.B. Arrhythmie, Hysterie, Genie.

Das med. Fachwort ‚Anästhesie' (dt. Synonym ‚**Schmerzunempfindlichkeit**') hat vier Bedeutungen:

- Die selten bei Menschen vorkommende angeborene Schmerzunempfindlichkeit entweder des ganzen Körpers oder dessen einzelner Teile;
- Den Zustand absoluter (Temperatur-, Schmerz-, Berührungs-) Unempfindlichkeit infolge neurologischer Erkrankungen oder einer Narkose;
- Medikamentöse Betäubung, d.h. künstliche Ausschaltung der Schmerzempfindlichkeit des ganzen Organismus als Allgemeinanästhesie (Narkose, die an das Zentralnervensystem angreift) bzw. seine einzelne Teile, sog. Lokalanästhesie;
- Fachgebiet Anästhesiologie und Reanimation; ‚Anästhesie' kommt in diesem Falle als verkürzte, unvollständige Bezeichnung vor, die häufig im Fachjargon gebraucht wird (vgl. Reuter, 2004, 101).

Das med. Verfahren, das die Empfindungslosigkeit des Nervensystems bei der Durchführung der schmerzhaften Eingriffe zum Ziel hat, wurde in der untersuchten Fachliteratur zum ersten Mal Ende 19. Jh. genau dargelegt (vgl. Kappeler, 1880, 13). Dabei wurden bereits sowohl allgemeine Anästhesie als auch lokale Anästhesie erörtert.

In seinem Lehrwerk der Chirurgie erweitert Allgöwer (1992, 29) weitgehend den Begriff ‚Anästhesie', indem er schreibt: „Die Definition der operativen Anästhesie ist ein durch Medikamente eingeleiteter Zustand, charakterisiert durch Schmerzlosigkeit, verbunden mit Ruhigstellung, Muskelrelaxation und – wenn erforderlich Ausschaltung des Bewusstseins. Ihr Zweck ist, mit minimaler Störung der Homöostase unter Aufrechthaltung von maximalem Komfort und Sicherheit für den Patienten optimale Operationsbedingungen herzustellen. Auch die weitere Betreuung des Patienten – Schmerzbehandlung, Aufrechthalten der Herzkreislauf- und respiratorischen Funktionen, optimale Blut-, Flüssigkeits- und Elektrolytbilanz sowie kardiopulmonale Reanimation in der postoperativen Phase auf der Intensivstation – gehören zu den wichtigsten Aufgaben der Anästhesisten."

In Bezug auf den Wirkungsbereich werden unterschieden: **Allgemeinanästhesie**, die durch die Einatmung leicht flüchtiger Flüssigkeiten und Gase (Inhalationsnarkotika wie Äther, Lachgas) oder intravenöse Injektion von Lösungen festen Substanzen (Injektionsnarkotika) durchgeführt wird; **Lokalanästhesie**, d.h. örtliche Betäubung, die auf der gezielter medikamentösen Schmerzausschaltung im Bereich nervaler Endapparate oder peripherer Nerven mit der Einhaltung des Bewusstseins beruht. Ihre Formen sind: **Kälteanästhesie**, auch **Eis-Anästhesie** genannt, die durch lokale Hypothermie (lokale Unterkühlung der betreffenden Hautstelle mit einer schnell verdunstenden Flüssigkeit für kurze oberflächliche Eingriffe) die Schmerzempfindlichkeit beseitigt. Die Kälteanästhesie hatte in der Feldchirurgie eine große Bedeutung; **Oberflächenanästhesie** beruht auf dem Auftragen von Lokalanästhetika auf Schleimhautbezirke oder Wundflächen. Bei der **Infiltrationsanästhesie** wird die Lösung des Lokalanästhetikums in das OP-Gebiet injiziert, was auch die Betäubung der tieferen Gewebsschichten bewirkt. Bei der **Leitungsanästhesie** werden die Lokalanästhetika in die unmittelbare Nähe der Nervenäste und Nervenstämme, auch in das ganze Bündel von Nervenstämmen injiziert. „Die Leitungsanästhesie erzeugt im Ausbreitungsgebiet des Nerven eine sensible und motorische Lähmung" (Bier, 1969, 326). Bei der **Spinalanästhesie**, auch **Lumbalanästhesie**, **Rückenmarks-Anästhesie** genannt, wird eine Lähmung der Nerven im Bereich ihrer Wurzeln im Rückenmarkssack durch die Injektion von Lokalanästhetikum direkt nach der Punktion in den Durasack der Lendenwirbelsäule bewirkt. Sie wird zur Betäubung der unteren Körperhälfte (Beckenorgane eingeschlossen) durchgeführt (vgl. ML;DM).

Das Wort zeigt eine gewisse Produktivität bei der Bildung von Zusammensetzungen, z.B. Anästhesiepflege, -tiefe, -versager (‚nicht oder kaum wirkende Lokalanästhesie'). Adjektivische Ableitungen bilden: ‚**anästhetisch**' ‚den Schmerz ausschaltend', ‚**anästhesietechnisch**' ‚den Schmerz unter Anwendung geeigneter Apparatur ausschaltend'.

Belege:
1. Tillmanns, 1899, 25
   „Die Exstirpation mache ich stets unter **Cocainanästhesie**."
2. Garré, 1929, 673
   „Ausnahme bilden nur solche Patienten, bei denen aus anatomischen Gründen eine völlige **Anästhesierung** sich nicht erreichen läßt [...]"
3. Allgöwer, 1992, 35
   „Die **Anästhesietiefe** muß weiterhin mit einfachen klinischen Mitteln beurteilt werden [...]"

(213) **Anästhesiologie**, die (-, ohne Pl.); griech. *anaisthesis + logos*

Der Name ‚**Anästhesiologie**' bezeichnet sowohl die Lehre von der Schmerzausschaltung, -therapie, Narkose- und Wiederbelebungsverfahren als auch einen praktischen, seit den 1950er-Jahren offiziell anerkanntes Fachgebiet der Medizin. Bis zu dieser Zeit stellte sie den Teilbereich der Chirurgie. Der Facharzt für Anästhesiologie heißt ‚**Anästhesiologe**' oder ‚**Anästhesist**'. Zu Aufgaben der Anästhesiologie gehören außer der Durchführung der Betäubung im Verlauf der chir. Operationen und diagn. Eingriffen: die Überwachung sowie Aufrechterhaltung von Vitalfunktionen, die Vor- und Nachbehandlung des Patienten. Ihre weiteren Tätigkeitsfelder sind Intensiv- und Notfallmedizin, deshalb gilt sie als interdisziplinär. Im Jargon wird für dieses Fach die Bezeichnung ‚**Anästhesie**' irrigerweise gebraucht.

(214) **Betäubung**, die (-, -en); lat. *stupor, narcosis*

Wortgetreu bedeutet die **Betäubung** ‚taub machen', also einen Zustand der Benommenheit, die infolge einer mechanischen Einwirkung auf Gehirn, z.B. eines Stoßes, Schlags oder Falls auftritt. Im übertragen Sinne wird damit eine vorübergehende Bewusstseinstrübung, ein hoher Grad der Bestürzung ausgedrückt (vgl. DWDS). Adelung (1, 937) erklärt die Betäubung als „Zustand der Beraubung aller Sinne", der von Stoffen, die das Gehirn lähmen wie Alkohol, Rauschmittel, hervorgerufen wird. Er gibt noch die alte Wortbedeutung ‚Wehe tun, unterdrücken, entkräften' an, die jedoch im Hochdt. nicht mehr üblich ist (vgl. ebd.). *Stupor, torpor, perturbatio* sind lat. Äquivalente des Worts (vgl. Grimm, 1, 1696).

Mit der Erfindung der schmerzbekämpfenden Methoden und deren Einsatz um die Mitte des 19. Jh. bei chir. Operationen erlebte das Lexem eine Bedeutungsverschiebung und wurde seither zum festen Bestandteil der med. Fachsprache. Im Sinne einer künstlichen Betäubung drückt es die durch die kontrollierte Zufuhr von bestimmten Arzneimitteln herbeigeführte Aufhebung der Schmerzempfindung (**Anästhesie**) aus. Das Verfahren wird zu Heilzwecken (**Narkose**) oder zum Unempfindlichmachen einzelner Körperteile ohne Ausschaltung des Bewusstseins als Lokalanästhesie (sog. örtliche Betäubung) vorgenommen (vgl. DM). Synonyme für die allgemeine Betäubung sind: Narkose, Anästhesie, Ätherrausch, Heilschlaf; für die örtliche Betäubung: Lokalanästhesie.

Mit ‚**Betäubungsmitteln**' sind Arzneimittel zur Schmerzbekämpfung zu verstehen, „die nur dann angewendet werden dürfen, wenn der beabsichtigte Zweck auf andere Weise nicht erreicht werden kann" (DM).

Belege:
1. *Bockenheimer, 1914, 24*
   „[...] die allgemeine **Betäubung** = (allgemeine Anästhesie) [...]"
2. *Bier, 1969, 1, 323*
   „Im Urogenitalbereich wird die **Oberflächenbetäubung** für männliche Harnröhre und eventuell den Blasenboden erforderlich."
3. *Brug, 1985, 294*
   „Reposition ohne jegliche **Betäubung** leicht möglich."

(215) Blokade, die (-, -en); frz. *bloquer*

‚**Blokade**' (seltener ‚**Blockade**') bezeichnet ein anästhetisches Verfahren der Regionalanästhesie (Leitungsanästhesie). Synonyme: Nervenblock, Block, Nervenblockade. Unter Ultraschallkontrolle wird eine Punktionskanüle in die unmittelbare Nähe eines einzelnen Nervs oder Nervenbündels eingeführt, durch die dann die gezielte Applikation von Lokalanästhetika erfolgt. Die Blockade soll die Weiterleitung von Schmerzimpulsen vorübergehend hemmen, also die Unempfindlichkeit einer bestimmten Körperregion verursachen. Diese Methode findet in der Orthopädie, Augenheilkunde und Zahnmedizin Anwendung. In der Neurophysiologie bedeutet das Wort die Unterbrechung der Reizweiterleitung.

Ferner steht ‚Blockade' (‚**Blockierung**') für die Verstopfung eines Gefäßes (vgl. Duden Wörterbuch med. Fachbegriffe, 2007, 122). Eine Fehlfunktion im Gehirn wird Gedächtnisblockade genannt.

Drucktechnik verwendet das Wort für eine durch Blockieren gekennzeichnete Stelle im Satz. In der Militärsprache bedeutet die Kriegsblockade ein strategisches Mittel, dessen Ziel ist, dem Gegner die Versorgung mit Gütern zu verhindern. Die Küstenblockade, Seeblockade ist die Sperrung der Häfen und Küsten eines Landes. (vgl. DWDS). Beim Schachspiel steht die Blockade (Schach) für Blocken von Bauern.

‚Blockade' ist eine Substantivbildung zu dem aus dem frz. *blocqui(e)ren* ‚eine Festung einschließen' laut Adelung (1, 1080) entlehnten Verb ‚**blockieren**' ‚sperren' mit der roman. Endung *-ade*, das Mitte 17. Jh. ins Dt. übernommen wurde. Dies geht auf gleichbed. frz. *bloquer* zurück, das vom frz. *bloc* 'Klotz' abgeleitet wurde (vgl. Pfeifer, 1989, 1, 189).

Als der med. Fachausdruck tauchte das Lexem erst dann auf, als sich die Anästhesiologie in der 2. Hälfte des 20. Jh. als ein selbstständiger Medizinzweig etablierte.

Belege:
1. *Leger 1974, 111*
   „Der losgelöste freie Gelenkkörper bildet die sog. „Gelenkmaus", deren dominierende Auswirkung eine **Gelenkblokade** sein kann."
2. *Brug, 1985, 173*
   „Für die **Blokade** des Plexus brachialis sind verschiedene Techniken möglich."
3. *Schwenzer, 2000, 101*
   „Eine signifikante neuromuskuläre **Blockade** tritt erst auf, wenn mehr als 75% Rezeptoren besetzt sind."

(216) Intubation, die (-, -en); lat.-nlat. *in-* + *tubus*

Unter ‚Intubation' ist die Einführung eines Rohrs (Hohlsonde, Kanüle) aus Metall, Gummi oder Silikon in ein Hohlorgan zu verstehen. In der Anästhesiologie wird der Intubationskatheter vom Mund aus mithilfe eines Laryngoskops in den Kehlkopf hineingeschoben. Durch den Tubus werden Luft bzw. Medikamente in die Luftwege eingebracht (vgl. DFw) sowie Schleim und Speichel abgesaugt. Die Intubation wird bei drohender Erstickungsgefahr zur Sicherung der Atemwege und zu Narkosezwecken zur aspirationsgeschützten Beatmung durchgeführt. Gegensatz: ‚Extubation'.

Das Kunstwort ‚Intubation' ist die Zusammensetzung von Präfix *in-* und Nomen Concretum ‚**Tube**' f ‚röhrenförmiger, biegbarer Behälter (für Farben, Salben u.a.)', das im 19. Jh. über engl. Vermittlung (*tube*) aus gleichbed. frz. *tube* entlehnt wurde, das hinwieder auf lat. *tubus* ‚Röhre' zurückgeht (vgl. DH). Es wurde mit einem lat. Suffix *-ion* vollendet, das für die Bezeichnung einer Handlung in ihrem Verlauf gebraucht wird. Dazu stellen sich Komposita: Intubationsnarkose, -rohr, -tubus, -granulom.

Die ersten Belege wurden in der untersuchten Fachliteratur nach 1900 gefunden.

Belege:
1. *Zuckerkandl, 1905, 300*
   „Die hauptsächliche Indikation zur **Intubation** ist die Larynxstenose, wie wir sie beim Larynxkroup beobachten."
2. *Rostock, 1957, 212*
   „[...] moderne Narkosetechnik (**Intubationsnarkose**)."
3. *Schreiber, 1993, 64*
   „Die endotracheale **Intubation** über den Mund wurde durch Mac Even 1879 eingeführt."

(217) Monitoring, das (-s; -s); engl. *monitoring*

In der Anästhesiologie wird mit dem Wort ‚**Monitoring**' die (dis)kontinuierliche klinische Überwachung der Lebensfunktionen des Patienten während einer Narkose und nach einer Operation bezeichnet. Die Kontrolle erfolgt mithilfe von technischen Mitteln: Apparaten für die Blutdruckmessung, Langzeit-EKG, Pulsfrequenz,

Konzentration O_2, Dauerkontrolle der Urinproduktion, Temperaturmessung usw. Ergebnisse der Untersuchungen werden dann auf dem Bildschirm eines Monitors in Form eines Diagramms bzw. Zahlenangaben registriert (vgl. Pschyrembel, 2012, 1344). „Das Monitoring erlaubt es zu jedem Zeitpunkt, den Zustand des Patienten zu beurteilen, warnt vor drohenden Gefahren, gestattet rechtzeitige Anpassung der Anästhesie..." (Allgöwer, 1992, 33).

In der Onkologie ist mit dem ‚Monitoring' die Verlaufskontrolle der Chemotherapie zu verstehen, bei der die Bestimmungen von Antigenen, Proteinen, Hormonen, Schlüsselenzymen, Metaboliten und freie DNA für die Untersuchungen eine maßgebliche Basis sind (vgl. Zetkin, 1992, 1386). Die Beobachtung und Dokumentation aller durch ein Arzneimittel (tatsächlich oder vermeintlich) hervorgerufen Wirkungen wird ‚**Drug monitoring**' (engl. ‚Arzneimittelkontrolle') genannt (vgl. DM). Die Bezeichnung ‚Monitoring' (‚**Biomonitoring**') steht zugleich für die kontinuierliche Beobachtung eines Systems, insbes. die analytische Überwachung der Konzentrationen von (Schad-) Stoffen in der Umwelt (vgl. BE).

Als Terminus der Informatik bezeichnet das Wort die „automatische Funktion der meisten Netzwerkprogramme, mit denen der Betrieb des Netzwerks und das Aufzeichnen interner Vorgänge möglich ist" (BE). Beispielsweise werden Fehler beim Zugriff auf das Netzwerk, die Auslastung des Netzes, die aktiven Benutzer oder Zugriffe auf bestimmte Dateien überwacht. Diese Ereignisse können in einer Datei gespeichert und zur Information des Systemoperators auf dem Bildschirm angezeigt werden.

Das Fremdwort wurde von dem engl. *monitoring* entlehnt, das die Substantivbildung zum engl. Verb *to monitor* ‚beobachten, kontrollieren' mit dem Suffix -*ing* ist, das die Zugehörigkeit zu dem vorstehenden Wortteil ausdrückt. Ins Englische wurde das Wort *monitor*, eigentlich ‚Aufseher' (im Sinne ‚Kontrollgerät') aus dem lat. *monitor*, zu: *monere* (2. Partizip: *monitum*) übernommen (vgl. Duden online). Als ‚**prämonitorisch**' (zu lat. *praemonito* ‚vorherwarnen') werden Symptome bezeichnet, die eine Krankheit ankündigen (vgl. Guttmann, 1902, 801).

Belege:
1. *Brug, 1985, 162*
„Grundsätzlich sollte das **Monitoring** während der Anästhesie bei ambulanten Patienten gleichermaßen sorgfältig wie bei stationären sein."
2. *Reichart, 1987, 93*
„Das **Monitoring** wird durch zwei Temperaturmeßproben vervollständigt [...]"
3. *Allgöwer, 1992, 33*
„Das **Monitoring** erlaubt es zu jedem Zeitpunkt, den Zustand des Patienten zu beurteilen, warnt vor drohenden Gefahren, gestattet rechtzeitige Anpassung der Anästhesie [...]"

(218) Narkose, die (-, -n); griech. *nárkōsis*

Heyse (1853, 577) erklärt ‚**Narkosis**' f bzw. ‚**Narke**' f als eine Fühllosigkeit, Betäubtheit, die in der Heilkunde durch das Narkotin, „ein Mohnstoff, ein aus dem

Opium darstellbarer Stoff" erreicht wird. Betäubungs-, Schlaff- oder Einschläferungsmittel nennt er Narcotica. Schulz gibt folgende Definition der ‚Narkose' nach Guttmann an: „Zustand allgemeiner mit Bewegungs-, Empfindungs- und Bewußtlosigkeit einhergehender Betäubung, wie er bes. durch Einatmung gewisser Gase zum Zwecke von Operationen herbeigeführt wird" (Schulz, 1942, 2, 175). Zurzeit wird Narkose als künstlich herbeigeführte „Allgemeinbetäubung durch Ausschalten höherer Gehirnfunktionen mit narkotischen Mitteln" (BE) bezeichnet, die Bewusstlosigkeit, Schmerzlosigkeit und Muskelerschlaffung während eines OP-Eingriffs abzielt. Dies wird mit verschiedenen narkotischen Mitteln erreicht, deren Zufuhr auf unterschiedliche Art und Weise erfolgt. Bei der **Inhalationsnarkose** werden die Betäubungsmittel (Lachgas, Halothan) eingeatmet. Die **Injektionsnarkose** beruht auf der intravenösen Einspritzung von Anästhetika. Sie ist für kurze chir. Eingriffe geeignet. Meistens wird die **Mischnarkose** angewandt, bei der die beiden oben erörterten Verfahren gleichzeitig miteinander kombiniert werden (vgl. DM). Aus der Analyse der Definitionen ergibt sich, dass bei der Bezeichnung ‚Narkose' eine beträchtliche Bedeutungserweiterung vorliegt, weil der Einsatz neuer Arbeitstechniken, der Gebrauch moderner Apparate und die Einführung pharmakologischer Betäubungsmittel den Begriffsinhalt bereichern.

Das Wort ‚**Narkose**' stellt eine gelehrte Entlehnung der med. Fachsprache aus griech. *nárkōsis* ‚Erstarrung' dar, die auf griech. *nárke* ‚Krampf, Lähmung, Erstarrung' zurückgeht, wohl von dem griech. Verb *narkan* ‚erstarren' abgeleitet wird. Zunächst wurde es im frühen 18. Jh. in latinisierter Form *Narcosis* gebraucht (vgl. DH). Darüber hinaus entspricht es dem bereits Ende 17. Jh. im Engl. bezeugten *narcosis* (vgl. Schulz, 1942, 2, 175). Das Adjektiv ‚**narkotisch**' ‚betäubend, einschläfernd, berauschend' ergab sich aus mlat. *narcoticus*, das wiederum dem griech. *narkōtikós* entstammt. Es wurde im Dt. schon im 16. Jh. belegt (vgl. Pfeifer, 1989, 2, 1152). Dazu stellen sich das im 19. Jh. gebildete Verb ‚**narkotisieren**' ‚betäuben' und die substantivische Neubildung des 20 Jh. ‚**Narkotiseur**' ‚Narkosearzt'.

Das Wort tritt in vielen Zusammensetzungen auf, die die Technik bzw. Methode des Verfahrens näher bestimmen z.B.: Allgemein-, Äther-, Halb-, Maskentropf-, Misch-, Mono-, Tief-, Unterdruck-, Vollnarkose, Narkosetiefe; die Bezeichnungen für die dazu erforderten Mittel und Geräte darstellen: Narkosegerät, -maske, -mittel, oder für die damit verbundenen Zustände stehen: Narkoselähmung, -schlaf.

In Handbücher tauchte ‚Narkose' erst Ende des 19. Jh. auf, seitdem ist es ständig vorhanden.

<u>Belege:</u>
1. *Kappeler, 1880, 61*
   „Man beobachtet das Erbrechen in allen Stadien der **Narcose**, häufiger bei noch nicht ganz erloschenem Bewusstsein oder dann am Ende der **Narcose** [...]"
2. *Garré, 1929, 216*
   „[...] **Chloroform**- oder **Rektalnarkose** [...]"
3. *Schreiber, 1993, 71*

„Die Akupunktur ist als **Mononarkose** bereits nicht mehr im Gespräch, wird dagegen als Elektrostimulation in Verbindung mit anderen Narkotika bei langandauernden Operationen noch immer mit Erfolg angewandt."

(219) Narkotiseur, der (-s, -e); frz. *narkotiseur*

‚Narkotiseur' ist ein im 20. Jh. mit französierender Endung gebildetes Nomen Agentis von dem Verb ‚**narkotisieren**'. Das Wort bezeichnet eine Person (insbes. einen Arzt), die eine Narkose durchführt; seltener wird es auch im Sinne von Anästhesist gebraucht (vgl. DH). Synonymisch wurde die Bezeichnung ‚**Narkosearzt**' verwendet.

Trotz der Gefahren der Chloroformnarkose, die eine geübte Narkoseführung verlangte, war die Beschäftigung der Narkoseärzte im 19. Jh. in dt. Krankenhäusern nicht landesüblich. Bis zur Mitte des 20. Jh. wurde die Durchführung der Chloroform- oder Äthernarkose geschulten Pflegern, technischen Hilfskräften oder Medizinalassistenten übertragen. Demnach passierten nicht selten Narkoseunfälle (vgl. Ridder, 1993, 92ff). Noch 1900 schrieb Krüche (1900, 396): „Von Assistenten sind nöthig: einer zum Chloroformiren, einer zum Zurückziehen der oberen Weichtheile (beim Ovalärschnitt entbehrlich, und einer zum Festhalten des peripheren Endes der abzunehmenden Extremität". Erst in der Kriegszeit wurden an Narkotiseure klare Gebote gestellt: „Der Narkotiseur soll sich ausschließlich mit der Narkose beschäftigen und sie bis zum Erwachen des Patienten durchführen. (...) Übernimmt ein Nichtarzt die Narkose, so hat der Arzt die Verantwortung. (...) Um falsche Anschuldigungen (hysterischer Personen) zu vermeiden, ist es eine wichtige Regel, die Narkose niemals ohne Gegenwart dritter Personen vorzunehmen" (Garré-Borchardt, 1942, 18).

In den 50er-Jahren wurde die Anästhesie den hoch spezialisierten Fachärzten überantwortet.

Belege:
1. *Bockenheimer, 1914, 42*
   „Die Kunst des **Narkotiseurs** besteht nun darin, den Kranken in diesem Stadium, d.h. innerhalb des ‚Narkosenoptimums' zu halten."
2. *Garré-Borchardt, 1942, 17f*
   „Der **Narkotiseur** muß sich der Operation anpassen."

(220) Prämedikation, die (-, -en); engl. *premedication* ← lat. *prae-* +spätlat. *medicatio*

‚Prämedikation' (lat. *medicare* ‚Heilmittel zubereiten', spätlat. *medicatio* ‚Heilung') ist eine Präfixbildung, in der Präfix *prä-* das semantische Feld des Grundmorphems ‚**Medikation**' modifiziert. Das Wort wurde wohl aus dem engl. *premedication* übernommen und in der Schreibweise eingedeutscht.

Das Präfix *prä-* (*prae-, pre-*) stellt ein Initialsegment in substantivischen, adjektivischen und verbalen Lehnwortbildungen dar, das der zeitlichen und räumlichen Einräumung dient. Es bringt die Bedeutung ‚vor, davor, zeitlich früher erfolgend', z.B. (mit dem Zeitbezug) Prädiabetes, pränatal, präoperativ, (mit dem Raumbezug) Präsident, Prärie. Die Lehnwörter mit dem Präfix *prae-*, die auf lat. Präpositions- bzw. Adjektivkombinationen mit *prae-* zurückgehen, sind im Dt. seit dem 13. Jh., zunächst vereinzelt, belegt. „Seit dem 14. Jh. (und kontinuierlich bis zum späten 19. Jh.) sind solche lat. Lehnwörter im größeren Umfang, wohl nach frz. Vorbild im Dt. in Gebrauch gekommen" (Kinne, 2000, 115).

Die Bedeutung des Fachworts ‚**Medikation**' wird zwar durch Präfigierung auf den operativen Bereich beschränkt, betrifft aber andere Aspekte als Grundmorphem ‚Medikation'.

1954 wurde der Begriff der ‚**potenziellen Narkose**' geprägt (vgl. Schreiber, 1993, 71), mit dem die präoperative Vorbereitung eines Patienten (‚**Prämedikation**') gemeint war. DM erklärt den Begriff als „medikamentöse Vorbereitung eines Patienten für einen größeren Eingriff (z.B. Operation); dient v.a. zur allgemeinen Beruhigung des Patienten und zur Herabsetzung der Speichel- und Bronchialsekretion". Dies geschieht durch die Verabreichung von bestimmten Medikamenten (insbes. Beruhigungs- und schmerzlindernden Mitteln).

Pschyrembel (2012, 1684f) nennt Ziele dieser ärztlichen Aktivität: Sie dient „zur psychischen Dämpfung und Angstminderung vor dem Operationstag (senkt Anästhetikabedarf) und Prophylaxe von Komplikationen (z.B. Aspiration, Allergie usw.)". Er zählt dazu: Präoperative Visite des Anästhesisten (früher im Fachjargon auch ‚**Prämedikationsvisite**' genannt) am Vortag der geplanten Operation, der Anamnese und kurze körperliche Untersuchung (sog. Anästhesievoruntersuchung) sowie rechtswirksame Aufklärung des Patienten über mögliche Anästhesieverfahren als auch deren Risiken und Gefahren durchführt, Einwilligung des Patienten zur Operation erzielt, schwierige Atemwege erkennt, das geeignete Anästhesieverfahren gemeinsam mit dem Patienten wählt und die erforderliche pharmakologische Prämedikation nach Vorerkennung des präoper. klinischen Zustands, Art der Operation verordnet, ggf. weitere nötige Untersuchungen veranlasst. Das sog. ‚**Narkosegespräch**' bezielt zugleich, das Vertrauen des Patienten zu gewinnen.

Das Substantiv ‚Prämedikation' tritt häufig als Erstglied: Prämedikationsambulanz, -maßnahmen, -gespräch, -zeit, -anästhesie, -methode oder als Zweitglied, z.B. Atropinprämedikation in Komposita auf.

Belege:
1. *Guleke, 1957, 18*
   „**Prämedikation**. Die durch den Besuch gewonnene Beruhigung des Kranken wird medikamentös unterstützt [...]"
2. *Bier, 1969, 346*
   „Übel und Erbrechen unter der Anästhesie [...] kann durch **Atropinprämedikation** verhindert werden."
3. *Schreiber, 1993, 72*
   „Auf dem Gebiet der Forschung sollten die **Prämedikation**, die Schmerzbekämpfung sowie die Notfallmedizin weiterhin einen breiten Raum einnehmen."

IV.11 Wortschatz aus dem Bereich der Asepsis

Mit der Einführung in der 2. Hälfte des 19. Jh. der auf der strengen Befolgung von Hygienemaßnahmen beruhenden Verfahren der Antisepsis- und Asepsis wurde ein für diese Disziplinen fachspezifischer Wortschatz entwickelt. Dabei wurden die Erkenntnisse der Mikrobiologie, Infektionsbiologie, Mykologie, Bakteriologie, Epidemiologie, die Erfindung von Antibiotika beteiligt, die die Möglichkeiten der Verhütung und Bekämpfung von übertragbaren Krankheiten erweiterten. Altbekannte Wörter gewannen dadurch neue Bedeutungen. Neue Bezeichnungen wurden geschaffen (z.B. Einweggerät, -wäsche, -instrument).

(221) **Ansteckung**, die (-, -en); lat. *contagium*

‚**Ansteckung**' ist einer der Hauptbegriffe der Asepsis und Infektionsmedizin. Es wird als „Übertragbarkeit von Infektionserregern aufgrund ihrer Haftfähigkeit im Wirtsgewebe als Voraussetzung für die Infektion ggf. die Infektionskrankheit" erklärt (Zetkin, 1992, 117). Umgangssprachlich wird ‚Ansteckung' für die ‚**Infektion**' (lat. *inficere* ‚anstecken', ‚vergiften'; wortgetreu ‚hineintun') gebraucht. Die Ansteckung (‚**Infizierung**') kann durch Kontakt mit einer kranken Person (durch gemeinsame Benutzung von Handtüchern, Badeschwämmen, Ess- und Trinkgeschirr), bei der ärztlichen oder zahnärztlichen Behandlung usw. erfolgen. Die Ansteckungskraft oder -fähigkeit eines Infektionserregers (Kontagiosität zu lat. *contagium* ‚Ansteckung') stellt eine Voraussetzung für die Infektiosität eines Pathogenes, es ist also seine Fähigkeit, den Wirt zu infizieren. Als ansteckende Krankheiten bezeichnete Adelung die „Krankheiten, die sich durch Berührung, oder durch die bloße Ausdünstung andern mittheilet. Die Blattern stecken an, sind eine ansteckende Krankheit" (Adelung, 1, 380). Gegenwärtig werden mit dieser Bezeichnung durch Infektion hervorgerufene Krankheiten definiert. Ihre Schwere hängt von der Infektiosität des Erregers und der Abwehrbereitschaft des menschlichen Organismus ab (vgl. BE). Zu Verhütungsmaßnahmen gegen eine Ansteckung gehören: Isolierung der Erkrankten, Desinfektion, Hygiene sowie Schutzimpfungen.

Das Lexem ist die Ableitung von dem bereits im 11/12. Jh. bezeugten ahd. Verb *anasteckōn* (mhd. *anestecken* ‚anzünden, ein Fassöffnen'). Laut Adelung bedeutet „anstecken" eigentlich: ‚an ein anderes Ding stecken', z.B. den Braten an den Bratspieß anstecken, den Ring an den Finger anstecken, das Rad an die Achse anstecken, ebenso mit Nadeln an etwas befestigen" (vgl. Adelung, 1, 379). Seit dem 16. Jh. wurde das Wort bildungssprachlich für ‚(Krankheiten) zündstoffartig mitteilen, (sich) infizieren' übertragen gebraucht (vgl. DH). Im 15. Jh. tauchte das Abstraktum ‚Ansteckung' ‚Entzündung von Feuer' auf. Seit 17. Jh. wurde das Wort in der übertragenen Bedeutung ‚Infektion' im med. Sprachgebrauch üblich (vgl. Pfeifer, 1989, 3, 1704).

Das Nomen kommt in Komposita vor, z.B. Ansteckungsquelle, -herd.

Belege:
1. *Rust, 1830, 2, 584*
   „Zur Fortpflanzung des Contagiums scheint nähere Berührung nothwendig, daher denn die **Ansteckung** durch Kleider, enges Zusammenwohnen, Zusammenschlafen und den Beischlaf besonders vermittelt wird."
2. *Emmert, 1870, 192*
   „Ob die Krankheit durch **Ansteckung** verbreitet werden kann, ist zweifelhaft."
3. *Durst, 1998, 119*
   „Die **Ansteckung** erfolgt durch Verzehr von wilden Beeren oder Pilzen."

(222) **Antisepsis**, die (-, ohne Pl.); griech. *anti-* + *Sepsis*

Der Fachausdruck ‚**Antisepsis**' wurde in den analysierten Lehrwerken der Chirurgie erst Ende 19. Jh. bezeugt. Seitdem wird er kontinuierlich gebraucht.

‚Antisepsis' (engl. *antisepsis*) ist ein aus dem Griech. übernommenes Fremdwort, dessen zusammengesetzte Bestandteile *anti-* und *Sepsis* wörtlich ‚gegen Fäulnis' bedeuten.

Das Verfahren der Antisepsis wurde in der Medizin 1867 von Joseph Lister (1827–1912) eingeführt. Ihr Vorläufer war der ungarische Frauenarzt Ignaz Semmelweis (1818–1865), der den Zusammenhang zwischen dem Kindbettfieber und der mangelnden **Hygiene** wahrnahm, und versuchte den Folgen mit den strengen Hygienemaßnahmen vorzubeugen. „[Listers] unsterbliches Verdienst wird es bleiben, durch Einführung der Karbolsäure (5%) in die Wundbehandlung und in die operative Chirurgie nicht nur mit einem Schlag die gefährlichen Wundkrankheiten vermindert, sondern auch die Chirurgie in ihre heutigen Bahnen gelenkt zu haben. Da die Karbolsäure gegen Fäulnis (Sepsis) wirksam war, so nannte er sie antiseptisch. Es entstand die Lehre von der Antisepsis, die zwei Jahrzehnte hindurch eine führende Rolle in der Chirurgie innegehabt hat [...]" (Bockenheimer, 1914, 1).

Ursprünglich wurde die Bezeichnung im Sinne des von Lister eingeführten Verfahrens als „Wundbehandlung mit keimtötenden chemischen Mitteln zur Bekämpfung einer Wundinfektion" (Zetkin, 1992, 132) verwendet. Später wurde es auf andere von Infektion gefährdete Bereiche (Wundumgebung und alle damit in Berührung kommenden Gegenstände) ausgedehnt (vgl. Kitzerow, 1956, 2). In dieser Fassung ist die Bedeutung mit der Desinfektion gleichzusetzen. Antisepsis, deren Hauptaufgabe ist, Krankheitserregern zu vernichten (Keimtötung zu bewirken), erfolgt durch die Anwendung von physikalischen Methoden, z.B. Abkochen des Geschirrs oder chemischen Mittel, z.B. Fußbodenreinigung mit Formaldehyd, Händedesinfektion mit Alkohol oder Jod. Nach der Händedesinfektion, der die Reinigung mit Seife vorausgeht, werden vor chir. Eingriffen sterile Kleidung und Handschuhe, heute vorwiegend Einmalware, angezogen. Mit einer ultravioletten **bakteriziden Lampe**, die keimtötende sowie fungizide Wirkung erbringt, werden Luft und Oberflächen in Krankenhausräumen entkeimt.

In der modernen Fachsprache der Medizin wird die Bezeichnung ‚Antisepsis' für die Anwendung von Antiseptika zur Verhinderung und Bekämpfung einer

Infektion gebraucht. ‚**Antiseptika**' werden dagegen Mittel genannt, die keimhemmende Wirkung haben und auf inneren (Antiinfektiva, z.B. Antibiotika) oder äußeren (Desinfektionsmittel) Körperoberfläche oder direkt in Wunden angewandt werden (vgl. Zetkin, 1992, 132). Unter ‚**Antiseptik**' ist die Gesamtheit zur Antisepsis führender Maßnahmen zu verstehen.

Das Wort wird häufig als Synonym von ‚**Asepsis**' gebraucht. „Die Abgrenzung von Asepsis oder Aseptik ist nicht eindeutig und wird von manchen Autoren abgelehnt" (Reuter, 2004, 128).

Belege:
1. *Luecke, 1896, 102*
   „Ein Theil dieser Nachtheile würde wohl seit Einführung der **Antisepsis** hinfällig werden [...]"
2. *Brunner, 1916, 56*
   „Den wichtigen Fortschritt bedeutete wohl die Durchführung des Trockenprinzips und die allgemeine Einführung der **Sublimatantiseptik**."
3. *Kitzerow, 1956, 1*
   „Durch die Entdeckung der Penizilline und Sulfonamide wird in Zukunft voraussichtlich der Kampf gegen die bakterielle Umwelt sowohl von der Asepsis wie von **Antisepsis** getragen werden."

(223) Autoklav, der (-s, -en); frz. *autoclave*

Das Fachwort ‚**Autoklav**' stellt das Kompositum Präfixes *auto*- und des Stammes *Klav* dar. Das Erstglied geht auf das griech. Demonstrativ- und Reflexivpronomen *autos* mit der Bedeutung ‚selbst, eigen' zurück. Es wurde im Dt. bereits in der ersten Hälfte des 19. Jh. in bildungs- und fachspr. Lehnwortbildungen, meist Substantiven und Adjektiven nachgewiesen. Vereinzelt wurde die Vorsilbe seit dem 16. Jh. verwendet (vgl. Schulz, 1996, 2, 548). Das Zweitglied *klav* ist von dem lat. *clavis* ‚Schlüssel, Riegel' herzuleiten. Das Wort bedeutet somit „selbstverschließend". Ins Dt. gelang es gegen Ende des 19. Jh. durch frz. Vermittlung.

Kraus gibt folgende Worterklärung an: „Autoclave nennt Lemare ein angeblich sich selbst schliessendes Kochgefäss, eine Art Papinianisches Topfes, die man besser Tachyepseta nennen könnte; sehr übel gebildet aus Autos u. Clavis, nach (unpassender) Analogie des Conclave!" (Kraus, 1826, 121).

In der med. Fachsprache bezeichnet ‚**Autoklav**' ein gasdichtes Gefäß zum Erhitzen unter Druck, anders Hochdrucksterilisator oder Dampfdruckapparat genannt, der der Keimfreimachung von chir. Instrumenten, Gummihandschuhen, hitzestabilen Flüssigkeiten, Glasgeräten und Verbandsstoffen sowie Nährböden durch die Sterilisation im gespannten, gesättigten Wasserdampf dient (vgl. DM). In der Regel werden die Dampftemperatur auf 120°C und der Druck auf 2 kp/ccm, im ‚Blitzautoklav' dagegen auf 134°C und 3 kp/ccm, erhöht.

Die ersten Versuche über diese Methode wurden von Koch vorgenommen. Die ersten Autoklaven wurden in Deutschland und Frankreich konstruiert und eingeführt. In den 1880er-Jahren beherrschte die Dampfsterilisation den OP-Bereich.

„Mehr und mehr werden in den Krankenhäusern Autoklaven mit dem Überdruck eingeführt; in neuerrichteten Spitälern ist dies fast durchweg der Fall" (Brunner, 1916, 287). Die Autoklaven wurden für die Instrumenten-, Verbandstoff-, Tupfersterilisation bestimmt. Ihre bakterizide Wirksamkeit war sehr hoch, es wurden aber gegen diese Geräte Einwände gemacht, dass bei ihrer Anwendung die Explosionsgefahr besteht, und die Instrumente schnell rosten (vgl. Brunner, 1916, 267ff). Das Bauprinzip eines Autoklavs besteht in dem doppelwandigen heizbaren Druckkessel mit einem verschließbaren Deckel (vgl. Zetkin, 1992, 213). Es gibt auch Hochdruckautoklaven mit Vakuumsystem, mit einer Dampfstrahlluftpumpe und Trockenvorrichtung.

Für die Bezeichnung des Verfahrens zur physikalischen Sterilisation wurde das Verb ‚**autoklavieren**' gebildet.

Darüber hinaus finden die Autoklaven außer Medizinbereich in Lebensmitteltechnik und Biologie Anwendung. Sie werden auch beim Aushärten von Baustoffen in Steinfabriken, Vulkanisieren von Reifen und Gurtbändern in Vulkanisierbetrieben, Verpressen von Faserverbundwerkstoffen in Glas- und Luftfahrtindustrie eingesetzt.

<u>Belege:</u>
1. *Bockenheimer, 1914, 18*
„Dampf-Verbandstoff-Sterilisator (**Autoklav**)."
2. *Bier, 1969, 1, 19*
„Durch Sperrung des Dampfausstroms am **Autoklaven** und unter gleichzeitiger Druckerhöhung auf 2 bis 3 atü lassen sich Dampftemperaturen bis 142° erreichen."
3. *Schmitt, 1977, 131, 105*
„Im Gegensatz zum Heißluftsterilisator ist der **Autoklav** schwieriger zu bedienen, auch ist er störanfälliger."

(224) Desinfektion, die (-, -en); frz. *désinfection*

‚**Desinfektion**', seltener ‚**Desinfizierung**' ist einer der wichtigsten Begriffe der Antisepsis. Im Dt. Arzneibuch (DAB) wird das Ziel der Desinfektion folgendermaßen definiert: „Totes oder lebendes Material in einen Zustand versetzen, dass es nicht mehr infizieren kann". Es wird damit gemeint, dass Erreger von ansteckenden Krankheiten (Bakterien, Viren, Protozoen), die an Menschen, Tieren, Gegenständen, in Räumen oder Luft vorhanden sind, mit physikalischen Verfahren bzw. chemischen Mitteln abgetötet oder an ihrer Vermehrung gehindert (inaktiviert) werden (vgl. DM). 1914 schrieb Bockenheimer (1914, 1): „Sie [Desinfektion] besteht in einer mechanischer Reinigung, in Entfettung sowie Desinfektion der Haut und kann nicht nur für den Patienten, sondern auch für den Operateur und die übrigen bei der Operation beteiligten Personen Verwendung finden". Die Luftreinigung im Krankenhaus mit Essigdünsten erwähnt Rust (1830, 1, 244) bereits 1830. Das Ziel der Desinfektion blieb im Laufe der Zeit unverändert: Das Risiko einer Infektion zu minimieren. Nur die angewandten Methoden und Maßnahmen sind heute neu. Die Desinfektion erfolgt im med. Bereich auf dem Wege der hygienischer oder chir. Hautantiseptik, Hände-, Flächen-, Instrumenten-, Wäsche-, Raumdesinfektion sowie Desinfektion von Abfällen.

Die zweite Bedeutung des Fachworts ist ‚ein durch Desinfizieren erzielter Zustand' (Duden DUW). Synonymische Bezeichnungen bilden: Entkeimung, Keimtötung, Entseuchung, Vernichtung von Krankheitserregern (Duden, Die sinn- und sachverwandten Wörter, CD). Das Umbringen krankheitsübertragender Schädlinge wird **Entwesung** genannt.

‚Desinfektion' ist eine Ableitung vom Verb ‚**desinfizieren**' ‚keimfrei machen, entseuchen, entgiften', das im frühen 19. Jh. mit Bezug auf Cholerabekämpfung aus gleichbed. frz. *désinfecter* (zu *dés-* ‚ent-, zer-, weg-' und *infecter* ‚anstecken', lat. *inficere*) entlehnt wurde. Zunächst wurde das Wort wie sein frz. Vorbild mit c geschrieben.

Selten kommt das Wort im übertragenen Sinne vor ‚(von Unrat, Ballast) befreien, reinigen, säubern'. Vereinzelt wurde es in der Sprache der Nationalsozialisten als Synonym für ‚töten' verwendet.

Im späten 19. Jh. erschien im Dt. Verbalsubstantiv ‚**Desinfizierung**', ‚Vernichtung von Krankheitserregern, Keimabtötung'. Dazu stellen sich latinisierende Substantive ‚**Desinfektor**' m ‚Desinfektionsgerät' und ‚**Desinfiziens**' n ‚Desinfektionsmittel'. (vgl. Schulz, 4, 372).

‚Desinfektion' tritt in Komposita als Grundwort auf, z.B. Hände-, Hitze Schnell-, Wunddesinfektion oder als Bestimmungswort, z.B.: Desinfektionsanlage, -kraft, -flüssigkeit, -seife, -mittel, -verfahren.

<u>Belege:</u>

1. *Stromeyer, 1844, 1, 134*
„Jede Bettstelle, in welcher ein Kranker mit einer eiternden Wunde gelegen hat, sollte mit Chlorkalksolution gewaschen, die Matratzen und Decken der Lüftung oder **Desinfection** durch Chlordämpfe unterworfen werden."

2. *Brunner, 1916, 72*
„1889 legte v. Bergmann großes Gewicht auf die primäre **Wunddesinfektion**, ebenso Mikulicz."

3. *Bier, 1969, 1, 12*
„Eine wirksame **Raumluftdesinfektion** auch während des Operationsprogrammes ist durch Glykolverdampfung (TAG = Triäthylenglykol) mit Hilfe spezieller Geräte möglich."

(225) Herd, der (-(e)s, -e); lat. *focus*

Grimm erklärt das Wort ‚**Herd**' als „das symbol eigenen hauswesens, wie schon lat. *focus*, und wie sonst feuer" sowie „beim vogelsteller, der platz um den er das schlaggarn legt, (…) im bergwerk, der runde platz beim pferdegöpel, auf welchem die pferde in einem kreise herumgetrieben werden" (Grimm, 10, 1076f). In der gegenwärtigen Gemeinsprache bezeichnet ‚Herd' eine Vorrichtung zum Kochen, Backen und Braten, z.B. Kocher, Kochplatte, Ofen, Röhre bzw. häusliche Feuerstelle, Kochstelle. In zusammengesetzten Ausdrücken wird die Art des Gerätes näher bestimmt: Elektro-, Gas-, Heißluft-, Koch-, Kohlen-, Küchen-, Mikrowellenherd.

‚Herd' ist zugleich ein med. Fachwort, das meist als Zweitglied der Komposita (‚Herd' + Attribut) mit der übertragenen Bedeutung ‚Stelle, die den Ausgangspunkt eines üblen Prozesses bildet, Verbreitungsstelle' im Sinne ‚Krankheitsquelle, -zentrum' auftritt, z.B. Brand-, Eiter-, Erweichungs-, Gefahren-, Infektions-, Krisen-, Seuchenherd (vgl. DB).

Im Dt. wurde ‚Herd' (lat. *solum, focus*) seit 9. Jh. bezeugt (mhd. *hert*, auch ‚Haus, Wohnung', asächs. *herð*, mnd. *hērt*, mnl. *heert, haert*, engl. *hearth*). Das Wort ist mit got. *haúri* ‚Kohle' (Pl. *haúrja* ‚Feuer'), anord. *hyrr* ‚Feuer' verwandt (vgl. Pfeifer, 1989, 2, 679). Die übertragene Bedeutung ‚Ausgangspunkt, Zentrum' hängt mit der ursprünglichen Feuerstätte in der Mitte des Wohnraums zusammen, die aus festgestapftem Erdboden gebaut wurde. „man nimmt an, dasz die letztere die ältere sei, aus der sich der begriff des bodens als feuerstätte, herd erst entwickelt habe" (Grimm, 10, 1076f). Grimm vermutet, dass die etymologischen Bezüge des Wortes im Zusammenhang mit „Erde" stehen.

Belege:
1. *Chelius, 1827, 1, 432*
„Oft muß die Fistel erweitert, durch einen konischen Schnitt [...], der **Herd** des Eiters bloßgelegt, jeder Nebengang geöffnet, und für gehörigen Ausfluß des Eiters gesorgt werden."

2. *Bardeleben, 2, 1870, 267*
„Letzteres ist besonders gefährlich, wenn der **Eiterherd** mit der äußeren Luft in Verbindung steht, mithin eine septische Substanz enthält."

3. *Leger Nagel, 1974, 162f*
„Diese röntgenologisch als **Rundherde** imponierenden Tumoren der Lungen können aber auch spät erkannte Metastasen eines stummen okkulten Primärtumors anderer Genese [...] sein."

(226) Hospitalbrand, der (-s, ohne Pl.); lat. *gangraena nosocomialis*

Ein Oberbegriff für mehrere meist epidemisch in Krankenhäusern und Kriegslazaretten auftretende Krankheiten wie Hospitalbrand, Flecktyphus, Pyämie und Rose bildet die historische Sammelbezeichnung ‚**Hospitalfieber**', anders ‚**Lazarettfieber**'.

‚Hospitalbrand' (lat. *gangraena nosocomialis*, franz. *pourriture des hôpitaux*), auch Gasödem, Streptokokkensepsis, Krankenhausbrand, Wunddiphtherie, brandiger Zerfall genannt, ist eine gefürchtete Infektionskrankheit, die früher häufig in überfüllten Kriegslazaretten und in mit chir. Kranken übermäßig belegten Hospitälern infolge unreiner Behandlung, Infektion von OP-Wunden epidemisch vorfiel. Es ist eine „identisch mit Noma, meist von Wunden ausgehendes Gangrän mit nur geringer entzündlicher Reaktion" (Zetkin, 1992, 754), eine besondere Form der Sepsis mit diphtherischem Zerfall der Wunden. Bakteriologisch wird der Hospitalbrand durch Mono- und Polyinfektionen (Mischinfektion) erklärt.

Hospitalbrand entsteht plötzlich und breitet sich sehr schnell aus. Oft werden fast alle Verwundeten, die sich in demselben Raum befinden, angesteckt. Mit der Entstehung des anhaltenden Fiebers verändert sich die eiternde Wunde. Die Wundränder schwellen anfänglich an, werden schmerzend, rot, bluten bei der Berührung. In Kürze folgt der brandige Zerfall der Gewebe, der eine gefährliche Ausdehnung erreicht (vgl. Brugmans, 1816, 12ff). Ferner schreibt er: „Die abgestorbene Oberfläche trennt sich stückweise und ungleich ab. Das Absterben ergreift zuerst das Zellengewebe, schmilzt sodann die Muskeln, ja selbst die Flechsen werden häufig aufgelöst, als wenn sie Monate lang macerirt worden waren. Nerven und Blutgefäße widerstehen am längsten. Auch können die Knochen auf eine merkwürdige Weise an dem Uebel theilnehmen: sie werden entblößt, und sterben durch Abblätterung ab" (ebd.).

Die Sterblichkeitsrate war früher sehr hoch. Nach der Einführung der Asepsis kommt diese Krankheit äußerst seltenen vor. Die Prognose ist seit dem Einsatz der Antibiotika viel günstiger, jedoch weiterhin ernst (vgl. Zetkin, 1992, 754).

Belege:
1. *Wernher, 1857, 3, 38*
„[...] ebenso zerstörend und deletär als der eigentliche **Hospitalbrand** [...]"
2. *Tillmanns, 1899, 15*
„An granulierenden Wunden zeigt sich zuweilen ein croupös-diphterischer Belag, in seltenen Fällen echter **Hospitalbrand** [...]"
3. *Bier, 1969, 1, 13*
„Man sprach deshalb auch vom sogenannten **Staphylokokkenhospitalismus**."

(227) (Schutz)Impfung, die (-, -en); lat. *vaccinatio protectiva*

Das Nomen ‚**Impfung**' (ahd. *imphunga*) wurde ursprünglich für ‚Pfropfung, Veredelung von Obstbäumen' gebraucht. Nach der Erfindung im 18. Jh. der Pockenschutzimpfung wurde das Wort zum med. Fachausdruck, der die ‚Einritzung, Einspritzung von Krankheitserregern' bezeichnet. Es wurde vom Verb ‚**impfen**' (ahd. *impitôn, imptôn, imphôn*, mhd. *impfeten, inpfeten, impfen* ‚pflanzen' abgeleitet. Adelung (2, 1366) erläutert es als „den Zweig eines Baumes zur Fortpflanzung in die Rinde oder den Stamm eines andern befestigen, damit er mit ihm zusammen wachse". Ähnliche Erklärung ist bei Grimm (10, 2079) angegeben. In der 2. Hälfte des 18. Jh. erfährt das Verb die Bedeutungserweiterung, indem es eine zusätzliche Bedeutung „Schutzstoffe zur Immunisierung in den Körper einspritzen bzw. in die Haut einritzen" (Pfeifer, 1989, 2, 731f) erhielt und drängte das früher übliche Verb ‚inokulieren' zurück. Die Ableitung ‚**Impfling**' m stand im 16. Jh. für ‚Pfropfreis', seit 19. Jh. bezeichnet ‚eine gegen Krankheiten gerade geimpfte oder zu impfende Person'.

‚**Impfung**' ist Kurzbezeichnung für ‚**Schutzimpfung**' (‚**Vakzination**'), d.h. die Applikation von Impfstoffen durch bestimmte Impfmethoden mit dem Ziel, aktive Immunisierung gegen Krankheitserreger und deren Gifte und eine spezifische künstliche Immunität zu erzeugen. Die Impfung dient der individuellen und allgemeinen Seuchenprophylaxe, d.h. der Kontrolle von Heimseuchen und Abwehr von Fremdseuchen. Als Impfstoffe werden meist Krankheitserreger in abgeschwächter Form angewandt, d.h. immunogen wirksame Bestandteile von Krankheitserregern oder andere, mit einem Krankheitserreger „immunolog verwandten Mikroorganismen, die im Körper die Bildung spezifischer Antikörper induziert" (Zetkin, 1992, 1907). Die Länge des Schutzes gegen betreffende Infektionskrankheit hängt von der Art des Impfstoffes ab.

‚**Impfzwang**' bzw. ‚**Impfpflicht**' heißt die gesetzlich angeordnete Pflicht, sich immunisieren zu lassen (Brockhaus, 2010, 621). In Deutschland besteht keine Impfpflicht, die Impfungen werden aber empfohlen, z.B. gegen Diphterie, Keuchhusten, Kinderlähmung, Masern, Mumps, Röteln, Virushepatitis B, Wundstarrkrampf, Windpocken, Tollwut. Vor Fernreisen sollen Schutzimpfungen gegen Tropenkrankheiten rechtzeitig geleitet werden. Sie werden in einem **Impfausweis** dokumentiert.

Belege:

1. *Cooper, 1824, 5, 1060*
   „Grundlosigkeit der Begründung, daß diese Affection durch Ansteckung oder **Impfung** sich mitheile."

2. *Emmert, 1870, 247*
   „Bei flachen Mälern hat man die **Impfung** mit Erfolg versucht."

3. *Durst, 1998, 183*
   „Mindestens zwei Wochen vor der Splenektomie soll eine **Impfung** mit Pneumovax erfolgen."

(228) **Infektion**, die (-, -en); spätlat. *infectio*

In der Mehrheit von in der Fachliteratur angegebenen Begriffsdefinitionen wird ‚**Infektion**' mit der ‚Ansteckung' gleichgesetzt (u.a. Pschyrembel, 2012, BE). Bei Reuter (2004, 1025) heißt es: „Ansteckung mit einem Erreger, d.h. Ansiedlung, Wachstum und Vermehrung eines Mikroorganismus (Bakterium, Virus, Pilz, Einzeller) in einem Makroorganismus (Mensch, Tier, Pflanze) mit nachfolgender Abwehrreaktion und Schädigung des Mikroorganismus". DM gibt folgende Erklärung an: „Infektion (auch: Infekt): Ansteckung, lokale od. allgemeine Störung des Organismus durch Krankheitserreger, die von außen in die Organe od. Gewebe eindringen u. die Fähigkeit haben, sich zu vermehren, u. auf andere Individuen übertragen werden können" (DM). Der Bedeutungsunterschied ist aufgrund der Definition von Zetkin zu bemerken. Er trennt beide Begriffe, indem er schreibt: „Infektion – Eindringen bzw. Hineingelangen und Vermehrung von Infektionserregern nach Durchbrechung schützender Haut-Schleimhautbarrieren des Organismus. Kontakt und Haftfähigkeit (Tenazität) der Erreger sind Voraussetzungen für die Ansteckung (Kontagiosität) als Vorbedingung für die Infektion. Nur die Vermehrung pathogener (virulenter) Mikroben bewirkt eine Infektionskrankheit" (Zetkin, 1992, 1014).

In seiner Fassung sind die Ansteckung als die Ursache und die Infektion als ihre Folge zu verstehen.

Zwischen der Ansteckung und dem Ausbruch einer Krankheit liegt eine unterschiedlich lange Inkubationszeit. Zur Verhütung der Infektionen werden verschiedene Maßnahmen eingesetzt: Isolierung der Erkrankten, Desinfektion, Hygiene und Schutzimpfungen. Bevor subjektive oder objektive Krankheitszeichen in Erscheinung treten, spricht man von einer asymptomatischen Infektion. Wenn sie vom Patienten gemeldet oder vom Arzt festgestellt werden, handelt es sich um eine symptomatische Infektion oder Infektionskrankheit (vgl. BE). Der Ausdruck ‚nosokomialen Infektion' (von agriech. *nósos* ‚Krankheit' und *komein* ‚pflegen'), anders ‚Krankenhausinfektion' genannt, bezeichnet eine Infektion, die während des Aufenthalts oder durch die Behandlung in einem Krankenhaus bewirkt wurde.

Das Subjekt ‚Infektion' ‚Ansteckung, Übertragung von Krankheiten' wurde im 16. Jh. von spätlat. *īnfectio* entlehnt, dem lat. Verb *īnficere* (*īnfectum*), ‚hineintun; mit Farbe tränken, vergiften, verpesten, anstecken' zugrunde liegt, von dem gleichfalls im 16. Jh. das Verb ‚infizieren' ‚anstecken' übernommen wurde. Bei der Worterklärung überlegt Campe (1813, 374): „Warum nicht auch Anseuchung oder das Anseuchen?". Im 19. Jh. wurden weitere Ableitungen gebildet: ‚**Infekt**' m ‚vollzogene Ansteckung, ansteckende Krankheit', das oft als Synonym für ‚Infektion' verwendet wird und Adjektiv ‚**infektiös**' ‚ansteckend', frz. *infectieux* (vgl. Pfeifer, 1989, 2, 738).

In Zusammensetzungen bildet das Wort entweder Grundwort, z.B. Kontakt-, Misch-, Mono- und Polyinfektionen, Retentions- Tröpfchen-, Virusinfektion, oder Bestimmungswort: Infektionsdisposition, -prophylaxe, -stoff. Abstraktum ‚**Infektiosität**' steht für ‚Ansteckungsfähigkeit'.

Vor 1840 wurde das Lexem ‚Infektion' kaum belegt, dann wird es kontinuierlich gebraucht.

Belege:

1. *Stromeyer, 1844, 1, 128*
   „Diese Grade der contagiösen **Wundinfektion** sind nur folgende: 1. Es tritt in allen, selbst reinen frischen Wunden, sogar in den sogenannten subcutanen [...]"

2. *Luecke, 1896, 40*
   „Ist Zerfall und Verschwörung in der Geschwulst eingetreten, so haben wir dafür zu sorgen, dass keine septische **Infection** entsteht und die üblen Gerüche beseitigt werden."

3. *Brug, 1985, 429*
   „**Infektionen** bei einer Fistelanlage mit körpereinigen Gefäßen sind selten und sollen primär immer konservativ behandelt werden."

(229) Inkubation, die (-, -en); lat. *incubatio*

Das Lexem ist eine im 19. Jh. aus lat. *incubatio* ‚das Brüten' übernommene Substantivbildung des lat. Verbs *incubare, incubatum* ‚auf etwas liegen; sich niederlegen, bebrüten (vgl. Kluge), (brütend) auf etw. sitzen; sich zu rituellem Schlaf niederlegen' (vgl. Pfeifer, 1989, 2, 741).

In der Medizin wird der Ausdruck für ‚das Sichfestsetzen von Krankheitserregern im Körper' gebraucht. In der Bakteriologie bezeichnet ‚**Inkubation**' die Bebrütung einer Bakterienkultur in einem Inkubator zu medizinisch-diagnostischen Zwecken. Es steht auch für das Aufziehen der Frühgeborenen in einem Inkubator, in dem ihnen die kontrollierte Intensivpflege gesichert wird. Darüber hinaus stellt das Wort die Kurzbezeichnung für ‚**Inkubationszeit**' dar (vgl. DM). Dieser Terminus bezeichnet entweder einen Zeitraum zwischen Ansteckung und Ausbruch einer Infektionskrankheit, d.h. „zwischen dem Eindringen bestimmter Krankheitserreger in den Organismus und dem Ausbruch der durch sie verursachten Infektionskrankheit" (DM).

In der Antike wurde mit ‚Inkubation' der Tempelschlaf bezeichnet, der dem Betroffenen Heilung und Unterweisung durch eine Gottheit zu erfahren ermöglichte (vgl. DFw). Das Substantiv nennt in der Zoologie das Bebrüten von Vogeleiern.

<u>Belege:</u>
1. *Rust, 1835, 15, 731f*
„Hunter nennt den Zeitraum bis zur Entwicklung der secundären Zufälle das Stadium der Disposition, der treffliche Delpech sehr bezeichnend das Stadium der **Incubation**, um dadurch die sichtbare Entwicklung der syphilitischen Dyskrasie anzudeuten."

2. *Mair, 1867, 195*
„[...] der an allen Stellen des Körpers, häufig auch am Kopfe und im Umfange des Afters vorkommende inficirende harte Chancre hat eine **Incubationszeit** von 2–6 Wochen."

3. *Schwenzer, 2000, 15*
„Die die Wunde besiedelten Mikroorganismen sind zunächst klinisch stumm, die **Inkubationszeit** beträgt 6–8 Stunden."

(230) Keim, der (-(e)s, -e); lat. *germen morbi*

Das Substantiv ‚**Keim**' bezeichnet ‚den ersten Trieb einer Pflanze, befruchtete Eizelle, Krankheitserreger'. Das Wort wurde bereits im 8. Jh. im dt. und niederländischen Sprachgebiet mit der Bedeutung ‚der Aufbrechende' belegt (mhd. *kim(e)*, ahd. *kimo*, niederl. *kiem*). Es stellt eine Konkret-Bildung zu dem starken germ. Verb *kei-na-* ‚keimen, Triebe entwickeln, entstehen' dar (vgl. Pfeifer, 1989, 2, 822). Nach Kluge „läßt sich nur die weiterentwickelte Bedeutung auch außerhalb Germ. vergleichen: lett. *ziêdêt* ‚hervorblühen, zum Vorschein kommen', lit. *žydéti* ‚blühen' ". Von ‚Keim' wurde das Verb ‚**keimen**' (mhd. *kimen*) abgeleitet.

‚Keim' ist ein Fachwort der Biologie. Hier bezeichnet es einen Sämling, Pflanzenkeim, den ersten Trieb, der sich aus dem Samen bzw. Wurzeln einer Pflanze entwickelt. Unter ‚Keim' ist auch die befruchtete Eizelle und Embryo – Entwicklungsstadium eines Lebewesens zu verstehen. In der Gemeinsprache bringt das

Wort die übertragene Bedeutung ‚Ursprung, Ursache, Ausgangspunkt'. Als Begriff der Physik wird es im Sinne „meist mikroskopisch kleines Teilchen in einem Gas od. in einer Flüssigkeit, an dem die Kondensation bzw. die Erstarrung einsetzt" (DgWddS) gebraucht.

In der med. Fachsprache ist ‚Keim' (meist im Pl. ‚Keime') die veraltete Bezeichnung eines Krankheitserregers bzw. Pathogenen, d.h. chemischer oder physikalischer Stoffe oder Mikroorganismen (Viren, Bakterien, Parasiten), die im menschlichen Organismus gesundheitsschädigende Abläufe bewirken.

Die Verfasser der Lehrwerke verwenden das Wort zumeist in der letzten erörterten Bedeutung (s. Belege). Es gibt aber viele Beispiele, wenn das Wort in anderem Sinne gebraucht wird, und zwar: „Schneidezähne und ihre Keime" (Burger, 1853, 500), „das Ei (Keim)" (Burger, 1858, 222), „Keim = Foetus" (Burger, 1853, 653), „den Ausbruch der Krankheit im Keime zu ersticken." (Busch, 1857, 1, 238), „Kleine Pankreaskeime im Magen und Darm" (Garré, 1929, 468).

‚Keim' kommt in Komposita vor, meistens in Schlüsselbegriffen der Asepsis: Keimfreiheit, -kontakt, -prophylaxis, keimreich, Keimverstreuung, Luftkeim, keimtötende Kraft.

<u>Belege:</u>
 1. *Rust, 1842, 416*
 „[...] es kann auch das fliessende Blut den **Keim** oder Giftzunder aufnehmen und das Vehikel zur Uebertragung und Verpflanzung des Parasiten auf andere Hautstellen werden."
 2. *Brunner, 1916, 47*
 „Er war der erste, der die Richtigkeit der **Keimtheorie** in ihrer Beziehung auf die Wunden erkannte [...]"
 3. *Rostock, 1957, 277*
 „Es hat eine **keimtötende** Kraft, welche durch die in ihm enthaltenen weißen Blutkörperchen noch wesentlich vergrößert ist."

(231) Pyämie, die (-, -ein); griech. *pyo-* + *(h)aima*

Das Lexem stellt eine Substantivbildung zu griech. *pyon* ‚Pus, das Eiter' und *(h)aima* ‚Blut' dar. In der untersuchten Fachliteratur wurde es erst um die Hälfte des 19. Jh. bezeugt. Früher war die heimische Bezeichnung ‚**Blutvergiftung**' üblich.

Der Begriff ‚**Pyämie**' wurde im Laufe des 19. und 20. Jh. von mehreren Wissenschaftlern unter Beachtung verschiedenen Faktoren definiert. Bei Strohmeyer heißt es: „Pyaemie oder Blutvergiftung, eitrige Blutinfection – ein Theil des von unserm Organismus gebildeten Eiters stets durch Resorption wieder in die Säftemasse zurückkehrt" (Stromeyer, 1844, 1, 155). Die eigentlichen pyämischen Symptome sind nach Mair: Schüttelfrost, typhusähnliches Fieber sowie Entzündung innerer Organe (vgl. Mair, 1867, 135f). Burger (1858, 780) erklärt den Begriff eingehender, indem er Krankheitsfolgen einbezieht: „Pyämie, eiterige Infection, Eitergährung, Pyaemia, Infectio purulenta. Mit diesem Namen bezeichnet man eine Blutkrankheit, welche durch die Aufnahme von Eiter in die Blutmasse bedingt wird. Die

Krankheit charakterisirt sich durch functionelle Störungen und anatomisch nachweisbare Veränderungen im ganzen Organismus, welche als Krankheitsbild unter dem Namen Eitertyphus, auch eiterige Diathese, metastatische Abscesse, Eitermetastase u. dgl. zusammengefasst werden".

Brunner (1916, 32) äußert die Meinung, dass die **Febris putrida (Sepsis** ‚Blutvergiftung') die modernen Begriffe Pyämie, Septikämie, Toxämie umfasst. „Jede Pyämie ist daher in gewissem Sinne eine Septhämie, und die letztere Bezeichnung bezieht sich immer auf einen höhern Grad, oder auf eine andere Art der septischen Einwirkung" (ebd.).

Kitzerow (1956, 53) versteht unter Pyämie „eine metastasierende Allgemeininfektion. Falls in die Blutbahn Streptokokken gelangen, führen sie nicht zu eitrigen Metastasen, sondern rufen das Bild der Sepsis hervor, wobei unter Sepsis eine nicht metastasierende Allgemeininfektion zu verstehen ist.

Die neuere Fassung des Begriffs zieht weitere Ursachen, Symptome, Prognose und Diagnosegrundlagen in Betracht. Hier wird Pyämie mit der Septikopyämie gleichgesetzt: „Pyämie, Septikopyämie. Eine Form der multipler Abszedierung metastasierenden Sepsis, charakterisiert durch eine schwere Allgemeininfektion, bei der Bakterien und deren Toxine (schubweise) im Blut kreisen, sich in Geweben und Organen absiedeln und Tochterabszesse hervorrufen (die nicht metastasierende Form ist die Sepsis i.e.S.). Endzustand einer vorangegangenen fortschreitenden Lokalinfektion. Der Organismus reagiert auf die vom Krankheitsherd in die Blutbahn erfolgende Erregerembolie (Parasitenembolie) mit Abwehrkräften. […] Klinisch remittierendes Fieber (wiederholt), Schüttelfrost, sept. (weiche) Milz, Herz-Kreislauf-Erscheinungen (häufig die ulzeröse Endocarditis), Hautblutungen. Zweifelhafte Prognose. Diagnose durch Erregernachweis (Blutkultur)" (Zetkin, 1992, 1748).

Pschyrembel führt den Begriff der wiederholten transitorischen Bakteriämie ‚temporäres Vorhandensein von Bakterien im strömenden Blut' ein (vgl. Pschyrembel, 2012, 1739).

‚**Septikopyämie**' ist ein Kurzwort griech.-nlat. Herkunft zu Septikämie und Pyämie, das eine schwere Blutvergiftung mit Eitergeschwüren an inneren Organen (eine Kombination von Sepsis und Pyämie) bezeichnet (vgl. DFw). 1909 schreibt Wullstein (1909, 33) von einer ‚**kryptogenetischen Septikopyämie**', d.h. aus unbekannter Ursache.

Aus der Analyse der obigen Definitionen der Pyämie ergibt sich, dass die wissenschaftlichen Entdeckungen sowie praktischen Erfahrungen zu einer beträchtlichen Erweiterung des Begriffs beitrugen.

Belege:

1. *Stromeyer, 1844, 1, 344*
„[…] der Kranke stirbt entweder an dem fortdauernden Säfteverluste oder an Eiterresorption und **Pyämie**."

2. *Luecke, 1896, 42*
„Nach **Pyämie** soll ein theilweise extirpirtes Melansarkom […] verschwunden sein."

3. *Sunder-Plassmann, 1968, 290*
„In der Tat kann solch eine Lymphangitis acuta bei mangelnder Behandlung jederzeit in eine Sepsis oder auch **Pyämie** übergehen."

(232) Sterilisation, die (-, -en); frz. *stérilisation*

Die Einführung der Antisepsis und Asepsis erforderte den Einsatz von hygienischen Maßnahmen, die Abtötung und Verminderung von lebensfähigen Mikroorganismen bis zur völligen Keimfreiheit bewirken. Der Begriff ‚**Sterilisation**' oder ‚**Sterilisierung**' (‚Keimfreimachung, Entkeimung') bezieht physikalische Verfahren ein, die durch Strahleneinwirkung, Verbrennung bzw. Erhitzen auf Temperaturen über 100°C in Sterilisationsapparaten (‚**Heißluftsterilisation**' im Sterilisator, ‚**Dampfsterilisation**' im Autoklav), sowie chemische Behandlung mit Sterilisierlösungen oder Gasen (‚**Formalinsterilisation**', ‚**Sodasterilisation**') erfolgen (vgl. DM). Der mit Sterilisationsverfahren erreichte Zustand wird als ‚**steril**' bezeichnet. ‚**Sterilisiergut**' heißen zur Sterilisation vorgesehene Güter, d.h. Materialien (Verbandstoffe, Nahtmaterial, Lösungen) und Gegenstände (OP-Instrumente, Wäsche), die durch Desinfektion und Reinigung aufbereitet, in Sterilisierbehälter zusammengestellt werden. Nach dem Sterilisationsverfahren werden sie dagegen als ‚**Sterilgut**' bezeichnet (vgl. Zetkin, 1992, 2013f). Die Sterilisation erfolgt in einer ‚**Sterilisierkammer**' in einem dazu bestimmten ‚**Sterilisierraum**'. ‚**Hinkezeitsterilisation**' bedeutet, dass der Dampf das Sterilisiergut durchziehen muss, bevor er das Thermometer erreicht und die eigentliche Sterilisierzeit gerechnet wird. ‚**Blindsterilisation**' ist die mehr als 2 Stunden dauernde Einwirkungszeit der Sterilisation ohne Kontrolle.

Als med. Fachausdruck steht ‚Sterilisation' zugleich für die operative Unfruchtbarmachung von Frauen bzw. Männer, die sicherste Form der Empfängnisverhütung. Dabei werden die ableitenden Samenwege ggf. die Eileiter unterbinden. Im Unterschied zur Kastration bleiben nach der Sterilisation die Keimdrüsen (Hoden, Eierstöcke), die Geschlechtsorgane sowie der Sexualtrieb erhalten (vgl. BE).

In anderen Lebensbereichen wird das Verfahren bei der Sterilisation von Lebensmitteln, Arzneimitteln, Lösungen eingesetzt.

Das Substantiv ‚Sterilisation' wurde im 20. Jh. aus gleichbed. frz. *stérilisation* entlehnt. Es stellt eine Ableitung vom Adjektiv ‚steril' dar, das aus lat. *sterilis* ‚unfruchtbar zeugungsunfähig machen' über franz. *stérile* um die Mitte des 18. Jh. übernommen wurde. Imübertragenen wird ‚**steril**' für das Geistige als ‚unschöpferisch' gebraucht (vgl. Grimm, 18, 2456). Die Bedeutung ‚keimfrei' ist jung. Weitere Ableitungen sind: Abstraktum ‚**Sterilität**' ‚Keimfreiheit; Unfruchtbarkeit, Zeugungsunfähigkeit' und Verb ‚**sterilisieren**' (vgl. Kluge).

Das Wort erscheint in der med. Fachsprache erst zu Beginn des 20. Jh. Es ist bei der Bildung der Zusammensetzungen wie Auskochsterilisation, Hinkezeit-, Kalt-, Niederdruckdampf-, Wund-, Sterilisierzeit sehr produktiv.

Belege:
1. *Leser, 1902, 11*
   „Es kann keiner Frage unterliegen, dass die Sicherheit der **Sterilisirung** durch Abwaschen mit antiseptischen Lösungen, namentlich mit Sublimat, erhöht wird."
2. *Garré-Borchardt, 1942, 532*
   „Unfruchtbarmachung (**Sterilisation**) beim Manne wird von je einem schrägen Hautschnitt aus beiderseits dicht unterhalb des äußeren Leistenringes (im Bereich der Schamhaare) vorgenommen [...]"
3. *Schwenzer, 2000, 62*
   „[...]Arbeitsabläufe in Sinne von Reinigung und Desinfektion Verpackung **Sterilisation** Sterilgutlagerung [...]"

IV.12 Typische adjektivische Bezeichnungen

(233) akut (lat. *acūtus*)

Das Adjektiv ‚akut' (ndl. *acuut*, engl. *acute*, frz. *aigu*, norw. *akutt*) wurde ins Dt. im späten 15. Jh. aus dem Latein entlehnt. Lat. Adjektiv *acūtus* mit der Bedeutung ‚scharf, schneidend, spitz, schrill, durchdringend im Klang, scharfbetont, scharfsinnig, auf den ganzen Körper wirkend' stellt Partizip Perf. vom Verb *acutere* ‚schärfen, zuspitzen, scharf betonen, den Verstand schärfen, sich vervollkommnen' dar (vgl. Schulz et al., 1996, 1, 323f) und ist mit lat. Substantiv *acus* ‚Nadel' verwandt (Kluge). „Das lat. Wort wurde aber schon von altrömischen Ärzten in einem speziell med. Sinne zur Charakterisierung von unvermittelt auftretenden Krankheiten gebraucht, die einen kurzen und heftigen Verlauf haben (lat. *morbus acutus*, im Gegensatz zu *morbus longus* bzw. *morbus vetustus*)" (Pfeifer, 1989, 1, 31). Sie übersetzten damit griech. *oxýs* ‚scharf, schnell, heftig'.

Bereits im 16. Jh. wurde eine gegenwärtig heute nicht mehr gängige Nebenform des Adjektivs ‚acutisch', (dann auch ‚akutisch') von Paracelsus gebildet (vgl. Schulz et al., 1996, 1, 323f). Gegen Ende des 18. Jh. wurde die endungslose Form üblich (vgl. Pfeifer, 1989, 1, 31). Anfangs wurde das Lexem selten gebraucht, es setzte sich im Dt. zunächst in der flektierten *lat.* Rechtschreibung und Form *acut*, dann auch mit *k* erst gegen Ende des 18. Jh. durch und wird seither kontinuierlich belegt.

Zuerst war ‚akut' ein med. Fachwort, das für die Bezeichnung von anfälligen, dringend, unvermittelt, heftig auftretenden, intensiven, rasch verlaufenden Erkrankungen, sich ungestüm aufdrängenden, plötzlich einsetzenden (im Gegensatz zu chronischen) Krankheitszuständen oder Schmerzen von meist kürzerer Dauer gebraucht wurde.

Das Wort tritt in fachspr. Syntagmen auf: akute Appendizitis, akute Bronchitis, akute Depression. Darüber hinaus bildet es zahlreiche Zusammensetzungen, wie z.B.: Akutbett, -dienst, -klinik, -krankenhaus, -kranke, -dialyse.

Abstraktum ‚**Akuität**' f bezeichnet den akuten Verlauf einer Krankheit, ein akutes Krankheitsbild (vgl. DM).

In der 2. Hälfte des 19. Jh. wurde das Wort ebenfalls in der Gemeinsprachegebräuchlich, und zwar in der übertragenen Bedeutung ‚unmittelbar anstehend, brandaktuell, augenblicklich, momentan', ‚brennend, vordringlich' (vgl. (Pfeifer, 1989, 1, 31). In Bezug auf etwas, was sofort gemacht werden muss bedeutet so viel als: brennend, dringend, vordringlich, unmittelbar, anrührend (vgl. DFw). Beispiele dafür stellen Syntagmen dar: akutes Problem, akute Frage, akute Gefahr, akuter Mangel.

Die substantivierte Form ‚**Akut**' m, die den gleichen Ausgangspunkt (lat. *acūtus*) hat, ist ein sprachwissenschaftliches Fachwort, das den einen steigenden, „spitzen" Tonfall anzeigenden Akzent bezeichnet. Im Schriftwesen benennt es ein diakritisches Zeichen, das die Betonung oder kennzeichnet eine eigentümliche Aussprache eines Buchstabens. Das dem lat. Wort *acut* Grundlage bildende lat. Verb *acuere* (acutum) ist mit dem dt. Nomen ‚Ecke' etymologisch verwandt.

Eine weitere Ableitung bildet ‚**Akupunktur**' f ‚altes asiatisches Heilverfahren, bei dem durch Einstiche mit feinen Nadeln in bestimmte die den Hautstellen „zugeordneten" Organe Schmerzen oder Beschwerden geheilt werden sollen', eine im 20. Jh. eingeführte gelehrte Bildung, wird aus lat. Substantiven *acus* ‚Nadel' und *punctura* ‚das Stechen, Stich' zusammensetzt.

Belege:
1. Tittmann, 1810, 8
   „Man pflegt die Entzündungen auch in *innerliche* und *äusserliche*, in *ächte* und *unächte*, in **acute** und *chronische*, [...], in *gutartige* und *bösartige* einzutheilen [...]"
2. Emmert, 1862, 3, 166
   „Der Verlauf ist bald **akut** bald chronisch [...]"
3. Leger, 1974, 205
   „Alle akuten, insbes. mit Schmerzen einhergehenden Erkrankungsprozesse im Abdomen werden unter Sammelbegriff '**Akutes** Abdomen' zusammengefasst."

(234) **ambulant**, frz. *ambulant* ← lat. ambulans

Das nicht steigerungsfähige Adjektiv ‚**ambulant**' wurde in der 2. Hälfte des 18. Jh. aus frz. *ambulant* entlehnt, das wiederum aus lat. *ambulans* ‚herumgehend', 1. Part. des Verbs *ambulare* ‚herumlaufen, umhergehen', übernommen wurde (vgl. Heyse, 1853, 35). Zuerst wurde das Wort mit in Bedeutung ‚herumreisend, nicht ortsgebunden, wandernd' verwendet, z.B. ambulante Truppe, ambulanter Zirkus usw. Im 19. Jh. kam dazu die Bedeutung ‚beweglich': ambulante Habe. Die feste Wendung ‚**Ambulante Post**' stand für die Post, die mit Eisenbahn spediert wurde. Im Handels- und Gewerbebereich wurden als ambulant nicht ortsfeste Handel, Gewerbe bzw. Verkäufer bezeichnet. Zugleich wurde ‚ambulant' zum med. Fachwort. Hier bedeutet es ‚nicht stationär', z.B. ambulante Behandlung, Therapie, Operation. Ambulante Betreuung, Hilfe, Pflege, die von Sozialeinrichtungen den Bedürftigen und alten Menschen in ihren Häusern geleistet wurde, setzte sich zu Beginn des 20. Jh. durch. In der 1. Hälfte des. 18. Jh. wurde das Verb ‚**ambulieren**' aus frz. *ambuler* zu lat. *ambulare* ‚umhergehen, spazieren gehen' entlehnt. Dazu stellen sich heute bereits veraltete: Nomina Agentis ‚**Ambulant**' m (18. Jh.) ‚unbeeidigter Waren- oder Wechselmäkler' und ‚**Ambulator**' ‚Wandler', übertragen für ‚einen Herumläufer, Pflastertretter' sowie Abstraktum ‚**Ambulation**' f zu lat. *ambulatio* ‚die Herumwandlung, Luftwandlung, der Spaziergang' (vgl. Heyse, 1853, 35). Im frühen 19. Jh. wurde auch das Substantiv ‚**Ambulanz**' aus frz. *ambulance* entlehnt, zunächst nach frz. Vorbild geschrieben, mit der Bedeutung ‚bewegliches Lazarett'. Im frühen 19. Jh. wurde die Bedeutung auf ‚Rettungswagen, Krankentransportwagen', und um die Mitte des 20. Jh. auf ‚kleine poliklinische Station für die ambulante Behandlung von gehfähigen Patienten' weiterentwickelt (vgl. Pfeifer DWDS; DM). Vom lat. Adjektiv *ambulatorius* ‚beweglich, hin- und hergehend' wurden das gleichbed. Adjektiv ‚**ambulatorisch**' Ende 18. Jh. und das Substantiv ‚**Ambulatorium**' n (2. Hälfte des 19. Jh.) mit der Bedeutung ‚Einrichtung zur ambulanten Behandlung der Bevölkerung (bes. in der ehemaligen DDR)' abgeleitet (vgl. Schulz, 1996, 1, 440f;DUW).

In der untersuchten Fachliteratur wurde das Wort erst im 2. Drittel des 20. Jh. belegt.

Belege:
1. *Garré-Borchardt, 1942, 611*
„Zur **ambulanten** Behandlung empfehlen sich antiseptische, leicht komprimierende Verbände […]"
2. *Grewe, 1963, 334*
„Die Operation kann **ambulant** in Lokalanästhesie erfolgen."
3. *Brug, 1985, 159*
„Ein Schlüssel für eine erfolgreiche **ambulante** Anästhesie und Operation ist die richtige Auswahl der Patienten."

(235) aseptisch, lat. *asepticus*

Das Adjektiv ‚**aseptisch**' wurde aus drei Wortelementen zusammengesetzt: Präfix *a-*, dem fremden Wortstamm *sep(sis)*[25] und der Ableitungssilbe *-isch*. A- ist eine verneinende Vorsilbe und drückt aus, dass etwas fehlt. Aus dem griech. Morphem *sep(sis)* wurde durch Zufügen des heimischen, auf mhd. *-isch/-esch*, ahd. *-isc*, as. *-isc* zurückgehenden, adjektivischen Suffixes *-isch*, das die Fremdwörter in das morphologische System der dt. Sprache integriert, ein nicht steigerungsfähiges Eigenschaftswort ‚**aseptisch**' gebildet, das seit dem Ende des 19. Jh., als die Prinzipien der Antiseptik und Aseptik zur strengen Voraussetzung jeder ärztlichen Behandlung wurden, einen festen Platz im med. Fachwortschatz einnimmt und seither in jeder ärztlichen Veröffentlichung vorkommt.

‚Aseptisch' bedeutet:‚keimfrei, ohne Erregerbeteiligung (vgl. Reuter, 2004, 207); nicht auf Infektion beruhend' (vgl. DFw). Es tritt häufig in Wortverbindungen auf: Aseptische Injektionsspritze, OP-Technik, Wundbehandlung, aseptischer

---

25 Zur ausführlichen Etymologie des Lexems ‚Sepsis' siehe Kapitel „Asepsis", Stichwort „Sepsis".

Raum, Verband, Verbandwechsel, aseptisch vorbereitetes OP-Feld usw. Darüber hinaus werden als ‚aseptisch' manche Krankheitszustände bezeichnet: aseptische Nekrose, Wunddehiszenz, eitrige aseptische Meningitis, postoperative aseptische Magen- und Darmparese.

Als ‚**trockenaseptisch**' (engl. *Dry Sterilisation Process*, Abk. DSP) wird ein Sterilisationsverfahren bezeichnet, das ohne Dampf durchgeführt wird.

Bei einer ‚**feucht-aseptisch**' durchgeführten Operation wird die Jodoformgaze, also ein mit der bakteriziden Flüssigkeit getränktes Verbandsmaterial, in den Douglas-Raum gelegen, die der postoper. Infektion vorbeugen soll.

Belege:
1. *Tillmanns, 1899, 25*
   „Bei grossen Atheromen empfiehlt sich für 2–4 Tage die Anlegung eines **aseptischen** Deckverbandes [...]"
2. *Graser, 1929, 770*
   „[...] die Anlegung eines **aseptischen** Verbandes [...]"
3. *Schreiber, 1993, 58*
   „Die Wiederbelebung einer strengen anti- und **aseptischen** Hygienedisziplin und die prospektive Erfassung von Wundinfektionen gewann neues Gewicht, Hygienestatus von Hospital und Operationstrakt [...] wurden zur Grundlage gezielter Keimreduktion."

(236) atraumatisch, griech. *traumatikós* ← lat. *traumaticus*

‚**Atraumatisch**' ist ein zu griech. Substantiv „Trauma" (griech. *Trauma*, Pl. *Traumata*) mit dem verneinenden adjektivischen Präfix a- gebildetes Eigenschaftswort. In der Fachsprache der Medizin oder Biologie bezeichnet ‚**Trauma**' eine durch Gewalt von außen entstandene (körperliche oder psychische) Schädigung, Verletzung oder Wunde.

Adjektivisches Präfix a- schließt den Inhalt des meist fremdsprachlichen Basiswortes aus, verneint ihn, z.B.: ahistorisch, apolitisch, asexuell, atypisch (vgl. David, 1987, 1, 191).

Das zu in der 2. Hälfte des 19. Jh. aus dem Griech. übernommenen Fremdwort „Trauma" gebildete Adjektiv ‚**traumatisch**' tauchte im Dt. erst um die Jahrhundertwende auf, und zwar in der Fachsprache der Psychologie. Laut Pfeifer (1989, 1, 1833) ist sein Ursprung griech. *traumaticos*, in die dt. Sprache gelangte es durch lat. Vermittlung *traumaticus*. In der Fachliteratur wurde die Form ‚**atraumatisch**' (‚nicht traumatisch') vor 1962 nicht belegt.

In der med. Fachsprache drückt ‚atraumatisch' die Eigenschaft aus: ‚ohne Wunde oder Verletzung verlaufend, das Gewebe nicht schädigend' (vgl. DM). Das Wort beschreibt die Beschaffenheit chir. Geräte und Instrumente, die so angefertigt werden, dass die Gewebe möglichst geschont, und Verletzungen, die während einer Operation entstehen, minimalisiert werden. Das atraumatische Nahtmaterial, sog. Nadel-Faden-Kombination, wird von Instrumentenherstellern speziell verfertigt: Die ohrenlose Nadel wird mit dem Faden festgebunden, „armiert", der Faden ist in die Nadel ohne Verdickung eingeschmolzen, der Kanal, den die Nadel bahnt, wird völlig vom Faden ausgefüllt. Im OP-Bereich werden atraumatische Pinzetten, Gefäß- und Darmklemmen, Kanülen, Absaugkatheter u. ä. gebraucht.

Als ‚atraumatisch' werden auch ärztliche Tätigkeiten und Eingriffe bezeichnet, z.B. atraumatische Behandlung, Technik, atraumatischer Verbandwechsel.

Belege:
1. Hellner, 1962, 179
   „**Atraumatische** Nadeln sind öhrlos und hinterlassen nur kleine Stichkanäle, weil der faden in das Nadelende eingeschmolzen ist."
2. Wind, 1989, 266
   „[...] **atraumatische** Gefäßklemme [...]"
3. Wagenseil, 2010, 18
   „**Atraumatischer**, schmerzfreier Verbandwechsel."

(237) bakterizid, lat. *bactericidus*

Das Adjektiv ‚**bakterizid**' wurde zu Beginn des 20. Jh. aus lat. Substantiv *bacterium* und lat. Verb *caedare* (in Zusammensetzungen -*cidere*) ‚erschlagen, niederhauen, töten' (vgl. Schulz, 1996, 3, 26) gebildet. Es bedeutet eigentlich: ‚antibakteriell, keimtötend, bakterienvernichtend, gegen Bakterien wirkend, Bakterien oder pathogene Keime abtötend'. Bakterizid wirken chemische Substanzen, die als Heilmittel (Antibiotika wie: Streptomycin, Penicillin, Cep) bzw. zur Desinfektion verwendet werden: Desinfektionsmittel und Chemotherapeutika sollen Bakterien abzutöten. „Bakterizid wirken auch weiße Blutkörperchen (Leukozyten) und spezifische Antikörper im Blutserum" (BE, 2002).

Der Begriff ‚**Minimale bakterizide Konzentration**' (Abk.: MBK) wird als „niedrigste Antibiotikakonzentration, bei der in den Subkulturen nicht mehr als drei Bakterienkolonien nachweisbar sind" (ebd.) erklärt.

Die substantivierte Form ‚**Bakterizid**' n stellt den Namen eines bakterienvernichtenden Stoffes im Organismus (DM), eines chemischen Mittels dar, das so beschaffen ist, dass es Bakterien durch die starke Schädigung ihrer Zellen abtötet. In geeigneter Konzentration erfolgt seine Wirkung durch die Hemmung von Wachstum und die Teilung der Krankheitserreger. Die davon gebildete Ableitung ‚**Bakterizidie**' f bezeichnet die pharmakologische Eigenschaft eines Antibiotikums, das die Abtötung von Bakterien herbeiführt.

Das Beiwort ‚**bakteriostatisch**' bezeichnet dagegen lediglich die Hemmung des Wachstums bzw. der Vermehrung von Bakterien (und nicht die Abtötung der ruhenden Keime).

Im 19. Jh. wurde das Wort in den Lehrbüchern nicht gebraucht. Zum ersten Mal wurde es 1916 belegt.

Belege:
1. Brunner, 1916, 271
   „Die **bakterizide** Wirkung der Heißsterilisation [...]"

2. *Schmitt, 1977, 131*
„[...] **bakterizid** wirksame Mittel [...]"
3. *Durst, 1998, 256*
„TNFα verstärkt auch die Phagozytoseaktivität neutrophiler Granulozyten und induziert die Bildung von **bakteriziden** Substanzen."

(238) bösartig, lat. *malignus*

Das steigerungsfähige Adjektiv oder Adverb ‚**bösartig**' bezeichnet in der Fachsprache der Medizin die lebensbedrohenden, gefährlichen Krankheiten, die eine böse Art haben. Ferner bedeutet es ‚böse, schädlich, gefährlich' (vgl. DB), ebenso ‚gering, schlecht wertlos; schlecht, schlimm' (vgl. DH). Es kommt häufig in Wortverbindungen vor: die bösartige Krankheit, Geschwulst, Gewebsveränderungen, Blattern, das bösartige Fieber, der bösartige Tumor. In der Gemeinsprache wird es im Sinne „so fern böse in sittlichem Verstande, boshaft, lasterhaft. Ein bösartiger Mensch. Ein bösartiges Gemüth" (Adelung, GKW, 1, 1132), ‚auf versteckte, hinterlistige Weise böse': bösartige Bemerkungen, der bösartige Hund gebraucht. Gegensatz: gutartig, benignus.

Das Wort stellt die Lehnübersetzung zu lat. *malignus* ‚bösartig, mißgünstig' dar (vgl. DM).

Das erste Wortglied nennt die Eigenschaft. Das Adjektiv ‚**böse**' wurde im Dt. bereits im 10. Jh. gebucht (vgl. Kluge). Seine Ursprung und Urverwandtschaft sind unklar. Grimm (2, 248) erklärt die Wortherkunft wie folgt:

> der nächste gedanke wäre ans mlat. bausiare, fallere, decipere, bausia felonia (...), prov. bauzar tromper, bauzia, bauza fraus, bausios fallax (...), was genau einem für ahd. *pôsi* anzusetzenden goth. bausis entspräche, und ohne lat. wurzel ist; altfranz. steht für bauzar boiser, für bauza boisie, boisdie, was jenem mnl. bois gliche. auch Diez etym. wb. 76 leitet die romanischen wörter aus unserm *pôsi* und böse her. bausis aber würde starken anklang haben an litt. baisus terribilis, crudelis, greulich, schrecklich, fürchterlich von der wurzel bijoti fürchten (...), dann aber an běsas teufel (...) und durch alle slavische sprachen geht ein subst. altsl. russ. bjes, poln. bies.

Es ist im germ. Sprachbereich mit der nord. Sippe von norw. *baus* ‚stolz, heftig' (zunächst ‚aufgeblasen, geschwollen') eng verwandt (vgl. DH). Im 16. Jh. trat das Lexem häufig in der gekürzten Form *bös* und wurde falsch geschrieben *bösz*, z.B. der bösz Geist (vgl. ebd.). Im 16. Jh. wurden eine adjektivische Modifikation ‚**boshaft**' (früher ‚**boshaftig**') ‚bestrebt, Böses zu tun', und dazu Abstraktum ‚Bosheit' ‚böse Absicht, schlechte Gesinnung' gebildet. Im Mhd. Und Ahd. bedeutet bosheit auch ‚Wertlosigkeit'. Die Bildung ‚**Bösewicht**' (mhd. *bōsewiht*) veralt. ‚böser Mensch, Verbrecher' entstand aus dem zusammengesetzten Ausdruck ‚**der böse wiht**', ahd. *pōse wiht* (vgl. DH).

Das mit dem adjektivischen Suffix *-artig* zusammengesetzte Adjektiv gelangte in Form ‚**bösartig**' in die Fachsprache der Medizin. Suffix *-artig* drückt in Bildungen mit Substantiven, seltener mit Adjektiven aus, dass das im Basiswort Genannte vergleichbar mit etwas, so beschaffen wie etwas ist (vgl. DB). Beispiele für oft ephemerischen Neubildungen derart sind: horn-, labyrint-, netz-, membran-, perlschnurartig, usw. Darüber hinaus treten in den Fachbüchern mit *-artig* gebildete Adjektive auf, die Krankheitszeichen schildern: entzündungs-, fieber-, gut-, krampf-, krebsartig.

Von dem Adjektiv ‚bösartig' wurde auch das Abstraktum „**Bösartigkeit**" f mit der Bedeutung ‚Gefährlichkeit, Bedrohlichkeit' abgeleitet, oft synonym mit dem Substantiv lat. Herkunft ‚**Malignität**' gebraucht.

Belege:
1. *Bell, 1807, 4, 37*
   „[...] denn läßt man das gesammelte Eiter länger in der Wunde, so wird es leicht von der äußern Wärme faul und **bösartig**."
2. *Bardeleben, 1865, 656*
   „Ein Dragoner war, in Folge eines Sturzes auf der Treppe, von einem sog. **bösartigen** Fieber befallen worden."
3. *Kitzerow, 1956, 113*
   „Viel **bösartiger** ist das schnell wachsende und zerfallende Hautkarzinom, zuweilen auf dem Boden eines Ulcus rodens, mitunter aus Hautdrüsen entstehend."

(239) chronisch, lat. *chronicus* → griech. *chronikós*

Das Adjektiv ‚**chronisch**' mit verstärkter Funktion (vgl. Schulz, 1997, 3, 748), ndl. *chronisch*, engl. *chronic*, frz. *chronique*, wurde aus griech. Adjektiv *chronikós* ‚die Zeit betreffend' zu griech. Nomen *chrónos* ‚Zeit' (vgl. Pfeifer, 1987, 1, 245f; Kluge) abgeleitet. Kraus schlägt vor: „Richtiger würden wir, nach dem Griechischen, chronius, schreiben und sprechen, da χρόνος nur bedeutet: was die Zeit oder den Chronos überhaupt angeht." (Kraus, 1826, 199). In die dt. Sprache wurde es im 18. Jh. aus lat. *chronicus* ‚zur Zeit gehörend, zeit-' übernommen (DH).

Das Lexem bezeichnet andauernde, ständige, sich langsam entwickelnde, langsam verlaufende, lang anhaltende Krankheiten. Es unterscheidet langwierige von akuten Krankheiten (vgl. Kluge): chronische Entzündung, Bronchitis, Nervenkrankheit, chronisches Nierenversagen, Erschöpfungssyndrom. Das Adjektiv tritt zugleich in mehrgliedrigen Bezeichnungen auf, z.B.: chronisch-entzündlich, chronisch-kalzifizierend, chronisch progressiv usw.

Dazu wurde in der 2. Hälfte des 19. Jh. gebuchtes Abstraktum ‚**Chronizität**' f (vgl. Schulz, 1997, 4, 748), langsamer Verlauf einer Krankheit' gebildet. Die Ableitung ‚**Chronifizierung**' f einer Krankheit bedeutet, dass die Krankheit über einen langen Zeitraum andauert (vgl. BE, 2002). Die Chronifizierung der Wunde kann auch als eine Komplikation auftreten.

In der Umgangssprache steht ‚chronisch' für: ‚dauernd, anhaltend, langwierig' (vgl. DFw), auch ‚gewohnheitsmäßig'. Oft wird das Adjektiv in Redewendungen scherzhaft gebraucht: „An chronischem Geldmangel leiden", „An chronischer Faulheit leiden", „chronisch verschuldet sein" (vgl. Schulz, 1997, 4, 748).

Belege:
1. *Grossheim, 1835, 3, 197*
    „Umstimmung krankhaft sich äussernder Vitalität: [...] im Nervensystem, bei **chronischen** Nervenkrankheiten, Seelenkrankheiten, Neuralgien, Krämpfen [...]"
2. *Krüche, 1900, 317*
    „Die **chronische** Osteomyelitis bildet mitunter einen erwünschten Ausgang der akuten, spontanen Form [...]"
3. *Lohr, Wundheilung, 1937, 154.*
    „Bei der Behandlung der **chronischen** Osteomyelitis haben wir bei der radikalen Ausmeißelung der Knochen [...] wiederholt diese großen Gelenke eröffnet, also sich infiziert."

(240) deletär, frz. *délétère* → griech. *deleterios*

Das steigerungsfähige Eigenschaftswort ‚**deletär**', auch ‚**deleterisch**' geht auf griech. *deleterios* ‚schädlich, verletzend' zurück. Es wurde von lat. *deletio* ‚Vertilgung' abgeleitet. In die dt. Sprache wurde das Fremdwort aus gleichbed. frz. *délétère* entlehnt (vgl. DgWddS). Der eingedeutschten Form wurde Suffix *-är* (über frz. Fortsetzer *-aire* zu lat. *-ārius*) zugefügt, das „zur Bildung von denominalen Zugehörigkeitsadjektiven" (Kluge) dient.

Im Dt. gibt es gleichbedeutende Adjektive: schädlich, tödlich; todbringend, verderblich, verletzend, zerstörend, nachteilig, giftig.

Die Bezeichnung ‚deletär' tritt in Syntagmen auf: die deletäre Wirkung, Substanz, der deletäre Prozess und in Wendungen ‚sich deletär auswirken'. Die eingedeutschte Variante wird meist in Bezug auf die deleterische Substanz, Materie, Gifte, Tendenz, Medikamente, Nachwirkungen, den deleterischen Einfluss, Fortgang, Ursprung gebraucht.

Dazu stellt sich die Ableitung ‚**Deletion**' f ‚Vernichtung, Auslöschung'.

Aus Nlat. stammendes Substantiv ‚**Deleterium**' n bezeichnet eine das Leben vernichtende Substanz, vergiftendes Mittel (vgl. Heyse, 1853, 235); alles, was auf das Leben zerstörend wirkt, folglich sowohl Naturprodukte und Agenzien als auch Krankheiten, die diese Eigenschaft aufweisen, also eine bis zur gänzlichen Vernichtung zerstörende Wirksamkeit haben, die dem Körper Schaden zufügt oder sogar den Tod verursacht.

In der Fachliteratur taucht das Adjektiv erst in der 2. Hälfte des 19. Jh. auf. Für die Form ‚deleterisch' wurden dagegen keine Belege gefunden.

Belege:
1. *Wernher, 1857, 3, 38*
    „[...] ebenso zerstörend und **deletär** als der eigentliche Hospitalbrand [...]"
2. *Brunner, 1916, 55*
    „Wähle Mittel, die den kranken Organismus so wenig als möglich gefährden, auf diese Krankheitsgifte aber eine **deletäre** Wirkung äußern."
3. *Reichel, 1933, 414*
    „[...] die vom Wurmfortsatz ausgehenden Pseudomyxome weitaus gutartiger seien als die ovariellen [...], deren Verlauf meist **deletär** ist."

(241) dringlich, lat. *urgens*

,Dringlich' stellt eine adjektivische Ableitung von dem bereits im 8. Jh. im Dt. bezeugten starken altgerm. Verb ,dringen' (mhd. *dringen*, ahd. *dringan, thringan*, anord. *Tryngva, Tryngja* (vgl. Kluge)) dar, das wiederum zu got. *þreihan* ,drängen, dringen', im grammatischen Wechsel steht. Wie verwandte Verben ,drücken' und ,drohen' bedeutete ,drängen' ursprünglich ,stoßen, drängen' (vgl. DH).

Im 15. Jh. wurde von diesem Verb eine adj. Ableitung mithilfe von dem höchst produktiven Adjektivierungs- und Modifizierungssuffix *-lich* (mhd. *-lich*, ahd. *-lich*, got. *-leiks*, engl. *-ly*) gebildet. Ursprünglich war es ein selbstständiges Nomen, das mit dem germ. Substantiv **lika-* ,Körper, Gestalt' identisch war. „Als Grundwort in Zusammensetzungen bedeutete es ,die Gestalt habend' (...). Als Suffix drückt es zunächst eine wesensgemäße Eigenschaft und dann Merkmale verschiedener Art aus" (ebd.).

Grimm (2, 1420) gibt folgende Grundbedeutung des Worts ,dringlich' an: zwinglich, englich, vehement. Es kann außerdem als: „1. mit gewalt auf einen losgehend, stürmend. 2. nötigend, antreibend, urgens" erklärt werden. Mit der Bedeutung ,nachdrücklich-eindringlich' bezeichnet das Adjektiv einen Ton, Klang der Stimme. Es kommt in Syntagmen: dringliche Bitte, ein sehr starker dringender Verdacht, eine dringliche (im Sinne: sehr wichtige für jemanden und deshalb eindringlich formulierte) also nachdrückliche Frage, Bitte (2. Beleg), ein dringliches Telefongespräch (vgl. DB).

In der med. Fachsprache wird es auf eine als besonders nötig und wichtig empfohlene Behandlung, einen sofortigen Eingriff, dringlichen Fall, eine dringliche Aufgabe (ebd.), eine dringliche Operation, die unbedingt, sofort ausgeführt werden muss, bezogen. Darüber hinaus wird es für etwas Bedrohliches, Bedrückendes gebraucht.

Die gleiche Bedeutung hat Partizip Präsens ,**dringend**' ,keine Verzögerung duldend, eiliges Erledigen fordernd; nötig, schnell, eilig', z.B. dringende Biopsie. Das 2. Partizip ,**gedrungen**' ,fest, dicht' wird meist im Zusammenhang mit Körperbau (adj. und adv.) verwendet (vgl. DH). Die Wendung ,dringend sein' bedeutet, dass etwas jemandem auf den Nägeln brennt (vgl. Duden Die sinn- und sachverwandten Wörter, CD).

Das lat. Äquivalent ,**urgens**', dt. ,**urgent**' (bildungssprachlich), veraltet ,unaufschiebbar, dringend, eilig' ist ein adjektivisches 2. Partizip vom lat. Verb *urgere* (dt. ,urgieren' ,drängen; nachdrücklich betreiben, pressen') (vgl. Heyse, 1853, 920; DgWddS).

In den Lehrbüchern der Chirurgie herrscht im Laufe des 19. Jh. die Variante ,dringend' vor, im 20. Jh. wird die Form ,dringlich' bevorzugt.

Belege:
1. *Richter, 1804, 7, 93*
   „Zuweilen wird er sehr groß, ehe die Beschwerden, die er erregt, **dringend** werden."
2. *Payr, 1922, 56*
   „In einem Falle führte ich auf **dringlichen** Wunsch des Patienten die Plastik nach SCHOEMAKER aus."

3. Durst, 1998, 805
„Bei entsprechendem klinischem Bild muß der Patient **dringlich** laparotomiert werden [...]"

(242) **explorativ**, zu lat. *explorāre*

Das in der Chirurgie häufig benutzte Adjektiv ‚**explorativ**' ist eine adjektivische Bestimmung ohne Steigerung für: Untersuchend, zu diagn. Zwecken, Forschungs-, Sondierungs-, Such-, Probe- (vgl. DM; Reuter, 2004, 658), das in erster Linie auf eine explorative Laparotomie, Punktion, einen explorativen Eingriff bezogen ist. Die explorative Operation heißt eine zur Sicherung einer Krebsdiagnose, einschließlich Probeexzision und Feststellung der Tumorausdehnung durchgeführte Operation (sog. Staging Operation[26]) (vgl. David, 1987, 1, 655). Dabei kann auch die Inoperabilität festgestellt werden. Das Adjektiv tritt als Bestimmungswort im Kompositum **Explorativlaparotomie** auf.

In anderen Fachsprachen bedeutet es: ‚ausprobierend, entdeckend, herausfindend', z.B. explorative Methode, Studie, Forschung. In der Gemeinsprache wird das Neugierverhalten als explorativ bezeichnet.

Das Wort wurde von dem aus dem Lat. entlehnten Verb ‚**explorieren**' zu lat. *explorāre* ‚ausspähen; auskundschaften; erforschen' mit dem in Bildungen mit Verben auf *-ieren* oder ihren Stämmen eine Eigenschaft, Beschaffenheit oder eine Fähigkeit zu etwas kennzeichnenden Suffix *-iv* abgeleitet. Das Verb ‚explorieren' wird als ‚erforschen auskundschaften, ausgattern, ausholen, untersuchen, prüfen (vgl. Heyse, 1853, 232); analysieren, durchleuchten, ergründen, eruieren, fahnden nach, nachgehen, recherchieren, sich auseinander setzen mit, sich befassen mit' erklärt. Es kann zugleich im Bezug auf Befragung von Personengruppen zu Untersuchungs-, Erkundungszwecken gebraucht werden (vgl. DFw).

Die substantivische Ableitung ‚**Exploration**' f erlebte im Laufe der Zeit eine beträchtliche Bedeutungserweiterung. Eine ausführliche Definition gibt David (1987, 1, 655) an:

Begriff wurde zuerst in der organ. Medizin im Sinne der Untersuchung bzw. Palpation innerer Organen, in der Psychiatrie im Sinne der Erforschung psychopath. Phänomene benutzt. Er wandelte sich zur Technik der mittels des Gespräches stattfindenden psych. Untersuchung des Pat. Um die gegenseitige Aktivität innerhalb des Arzt-Pat.-Verhältnisses zu charakterisieren, spricht man jetzt von ‚psychodiagnost. Gespräch', das wiederum als eine 'handlungsartige Auseinandersetzung im Medium des Gespräches' bez. wird. 1. als Methode der Kommunikationsbildung, also der Aufnahme von gegenseitigen Beziehungen zur Vertrauensbildung. 2. der Sammlung von Fakten, Daten und Informationen. 3. der Persönlichkeitsuntersuchung u. zwar im

---

26 Der Begriff ‚**Staging**' (zu engl. *stage* ‚Bühne; Gerüst'; hier: ‚Stadium') bezeichnet die Einstufung einer bösartigen Neubildung in Bezug auf den Grad ihrer Malignität sowie ihre Ausbreitung.

Querschnitt- und Längsschnitt. Hier steht es in der Konkurrenz zu einzelnen Testverfahren. In der Regel wird die E. als freie E. ohne festgelegten zeitl. Ablauf von Themen durchgeführt. Aus dem Verfahren entwickelten sich Formen einer halbstandarisierten oder standarisierten E. (Interview), bei denen der Gegenstand des zu Explorierenden fest vorgeschrieben wird, die Reihenfolge aber frei bleibt oder im Extrem ebenfalls vorgeschrieben wird.

In der Geophysik bezeichnet ‚Exploration' das Aufsuchen und die Erforschung von Lagerstätten (vgl. ML).

Weitere Ableitungen sind: ‚**Exploratorium**' n ‚Dokimastikon (Prüfungsschreiben oder Probeschrift 268); die Sonde', ‚**Explorateur**' (veralt.) oder ‚**Explorator**' m ‚der Kundschafter, Ausspäher, auch Ausforscher Ausholer' (vgl. Heyse, 1853, 232).

In der ersten Hälfte des 19. Jh. wurde das Wort in den med. Fachbüchern nicht belegt. Später wurde es aber es sehr oft gebraucht.

Belege:
1. Cessner, 1855, 14
   „Der **Explorativ**- und Untersuchungstrokart wird gebraucht, um zweifelhafte Geschwülste auf ihren Inhalt zu untersuchen."
2. Leger, 1974, 224
   „Eine **exploratorische** Punktion ist das letzte Element im diagnostischen Verfahren."
3. Durst, 1998, 183
   „Ende der 60er Jahre wurde die **explorative** Laparotomie mit Splendektomie als ein obligates Routineverfahren in die Diagnostik der Lymphogranulomatose eingeführt [...]"

(243) gutartig, lat. *benigne*

Das Adjektiv ‚gutartig' wird im med. Sprachgebrauch oft durch lat. *benignus* ‚von guter Art, gütig' ersetzt. Das Antonym ‚bösartig' (lat. *maligne*). Krüche (1900, 263) erklärt den Begriff der Gutartigkeit wie folgt: „Wir nennen im Allgemeinen einen Tumor gutartig, wenn derselbe auf den ursprünglichen Standort beschränkt und nicht geneigt ist, in die Umgebung diffus überzugreifen, sondern sich mehr oder weniger scharf von derselben abgrenzt. In solchem Falle kann selbst das sonst als bösartig bekannte Karzinom gutartig sein."

Demzufolge ist ‚**gutartig**' als ‚keine Metastasen bildend (in Bezug auf Tumoren), das Leben des Patienten nicht gefährdend' (vgl. DM) zu verstehen.

In der Gemeinsprache wird dieses Adjektiv für die Bezeichnung von Eigenschaften ‚von gutem, anständigem Wesen' (von einem Kind); ‚nicht widerspenstig bzw. gefährlich' (bezogen auf ein Tier). Sinnverwandte Wörter sind: barmherzig, gutmütig, lindernd, heilbar.

Belege:
1. Reisinger, 1814, 1, 23
   „Die Eiterung ist dabey unbeträchtlich und **gutartig** [...]"

2. *Billroth, 1869, 623f*
„[...] in der anatomischen Betrachtung der **gutartigen** und bösartigen Geschwülste [...]"
3. *Durst, 1998, 206*
„**Gutartig**: Fibrom, Lipom, Myxom, Chondrom, Leyomyom, Hämangiom, Lymphangiom, Neurinom, Neurofibrom."

(244) **intraoperativ** (lat. *intraoperabilitis*)

Von dem unter ‚Operation' beschriebenen Nomen Actionis abgeleitetes Adjektiv ohne Steigerung ‚intraoperativ' ist ein Kompositum aus dem lat. initialen Segment *intra-* ‚innerhalb, hinein in' und dem Basiswort ‚Operation' (vgl. DM) gebildet. Im Latein liegen aber für diese Bildung keine direkten Vorbilder vor.

Der erste Wortbestandteil *intra-* bedeutet ‚innerhalb, einwärts, während' (ursprünglich war es ein Adverb) (vgl. Kluge; DH), tritt insbes. in zusammengesetzten Eigenschaftswörtern auf und stellt eigentlich den erstarrten Ablativ *inter* (*inter-*, *Inter-*) abgeleiteten Adjektivs dar (vgl. DgWddS). Das Präfix wurde in lat. Entlehnungen in die dt. Sprache übernommen und ist in den Fachsprachen sehr produktiv. In Bildungen mit Adjektiven drückt es aus, dass „die beschriebene Sache innerhalb von etw. liegt, besteht, stattfindet" (ebd.) innerhalb befindlich ist, z.B. intrakardial, intrakontinental, intrakutan, intrazellular.

Das Fachwort ‚intraoperativ' (auch mit dem Bindestrich ‚intra-operativ' geschrieben) drückt aus, dass etwas ‚während einer Operation, während eines chir. Eingriffes auftritt'. Es wird vorwiegend in Bezug auf die intraoperative Entscheidung, histologische Untersuchung, Markierung, Strahlenbehandlung, den intraoper. Befund gebraucht.

In der Fachliteratur wurde das Adjektiv im 19. Jh. nicht nachgewiesen, im 20 Jh. wurde zum festen Bestandteil der Sprache der Chirurgen.

Belege:
1. *Garré, 1929, 263*
„Nicht selten macht die Auffindung der Blutungsquelle **intraoperatione** Schwierigkeiten."
2. *Morscher, 1983, 33*
„Unsere Ergebnisse beweisen, dass dem **intraoperativen** Elektrotest nicht nur wissenschaftliche, sondern auch praktisch-klinische Relevanz zukommt."
3. *Leger, 1974, 309*
„**Intra-operative** Exploration und Druckmessung."

(245) **irreparabel** (lat. *irreparabilis*)

Das Adjektiv ‚**irreparabel**' geht auf lat. *irreparabilis* ‚nicht wieder herzustellen; unersetzlich' zu lat. Verb *reparare* ‚reparieren' zurück. Es setzt sich aus drei Wortelementen zusammen:

1. aus dem in Bildungen mit Adjektiven verneinenden Präfix in- (vor Konsonanten angeglichen zu *il-, im-, ir-*) (lat. *in-*) mit der Bedeutung ‚nicht, un-; ohne';
2. aus dem Verbstamm ‚repara(re)'
3. aus dem Suffix *-abel*, der in Bildungen mit Verben (Verbstämmen) ausdrückt, dass etwas gemacht werden kann.

Als das med. Fachwort bedeutet ‚irreparabel': „unwiederherstellbar, nicht wieder gutzumachen, irreversibel, nicht umkehrbar; unheilbar, nicht heilbar, in der Funktion nicht wiederherstellbar" (DM), z.B. von Fehlbildungen, Hirnschäden, Lungenschaden, durchgetrennten Nervensträngen. Sein Antonym ist ‚**reparabel**' (lat. *reparābilis*) „ersetzbar oder ersetzlich, wiederbringlich, verbesserlich, wieder gut zu machen" (Heyse, 1853, 766).

Selbst das lat. Verb reparāre (dt. reparieren) wurde von parāre ‚bereiten, ausrüsten, zubereiten, verschaffen' durch Zufügen des Präfixes *re-* mit der Bedeutung ‚wieder, zurück' abgeleitet. Das Präfix *re-* wurde ins Dt. aus dem Lat. entlehnt (vgl. DH).

Sinnverwandte Bezeichnungen sind: ‚wiederherstellen, ersetzen, erstatten, vergüten, wieder gut machen, verbessern, ausbessern'. Vom Verb ‚**reparieren**' wurden Substantive ‚**Reparation**' f lat. *reparatio* ‚die Wiederherstellung, Erneuerung, Ersetzung, der Ersatz, die Entschädigung, Vergütung' und ‚**Reparatur**' f mlat. *reparatura* ‚die Wiederherstellung, Ausbesserung' abgeleitet (vgl. ebd.).

Der Suffix *-abel* (bildungssprachlich) dient „zur Ableitung von Adjektiven der Möglichkeit aus Verben (vornehmlich solcher auf *-ieren*), z.B. akzeptabel ‚kann akzeptiert werden' (akzeptieren)" (Kluge). Es geht auf funktional entsprechendes *lat.* Suffix *-ābilis, -ībilis* zurück. Im Dt. ist seine semantische Entsprechung *-bar* vorhanden (vgl. ebd.).

In der Bildungssprache bedeutet ‚irreparabel' ‚endgültig, unabänderlich, unumstößlich, irreversibel; sich nicht beheben lassend (vgl. DFw); so, dass man sie nicht mehr reparieren kann' und wird meist in Bezug auf Schäden, Fehler oder Folgen gebraucht.

Im 19. Jh. wurden für das Wort keine Belege gefunden.

<u>Belege:</u>
1. *Payr, 1922, 2. Teil, 106*
   „[...] eine weitere schwer, meist **irreparable** Folge der Infektion des verletzen Organs und seiner Umgebung."
2. *Rostock, 1957, 166*
   „[...] **irreparable** Drucknekrosen[...]"
3. *Schwenzer, 2000, 200*
   „[...] primär **irreparable** Strahlenschaden [...]"

(246) irreponibel (lat. *irreponibilis*)

Auf das in der Heilkunde übliche Adjektiv ‚irreponibel' setzten sich ähnliche Wortbestandteile zusammen, die das oben erklärte Lexem bilden: die *lat.* Vorsilbe *ir-* (*in-*)

‚un-, nicht' und das Adjektiv ‚**reponibel**' ‚in die ursprüngliche Lage zurückbringbar' (vgl. DM). Den Ausgangspunkt bildet das lat. Verb *repōnere* ‚zurücklegen, wieder hinstellen, hinlegen oder weglegen, beiseitelegen, aufheben, erwahren', von dem wiederum das gleichbed. dt. Zeitwort ‚**reponieren**' entlehnt wurde. Lat. *repōnere* ist die Ableitung von *ponere* ‚fetzen, legen' (vgl. Heyse, 1853, 767). Einst wurde es in der Gemeinsprache für ‚zurücklegen, einordnen von Akten' gebraucht (vgl. DgWddS).

Das Adjektiv ‚irreponibel' bedeutet fachsprachlich: ‚nicht wieder in die normale anatomische Lage zurückzubringen; nicht zurückschiebbar, nicht wiedereinsetzbar' (vgl. DM) auf Organe, luxierte Gelenkköpfe, eingeklemmte Bruchinhalte o. ä. bezogen. Dazu stellt sich Abstraktum ‚**Irreponibilität**' f. Das Phänomen der Irreponibilität schildert Graser, ([In:] Garré, 1929, 631): „Sehr große Brüche, welche einen großen Teil der Eingeweide beinhalten, werden auch meistenteils mit der Zeit aus dem Grund irreponibel, weil die Bauchhöhle sich so verengt, daß für den großen Bruchinhalt kein Platz mehr in derselben ist. Der Bruch ist dann an sich beweglich, und man kann wohl einen Teil in die Bauchhöhle hineinpressen, aber es kommt sofort derselbe oder ein anderer Teil der Eingeweide wieder zum Vorschein. Man sagt dann wohl mit Petit, ‚der Darm hat sein Heimatrecht in der Bauchhöhle verloren'."

Belege:
1. *Chelius, 1827, 1, 538*
   „Diese Geschwulste fühlen sich hart an, sind unempfindlich, **irreponibel**, und machen gar keine Beschwerden."
2. *Langenbeck, 1888, 491*
   „[...] dann ist die Hernie **irreponibel**."
3. *Graser, 1929, 631*
   „Unbewegliche (**irreponible**) Brüche."

(247) irreversibel (lat. *irreparabilis*)

Das Adjektiv ‚**irreversibel**' ist ein analogisch zu ‚**irreparabel**' gebildet und stellt sein Synonym dar. Seine Bestandteile sind: lat. Präfix *ir-* (*in-*) ‚un-, nicht' und ‚**reversibel**' ‚heilbar, umkehrbar'. Die Negation ‚irreversibel' drückt aus, dass etwas ‚nicht umkehrbar, nicht rückgängig zu machen' ist. Das Wort geht auf das bereits im 17. Jh. aus dem Frz. entlehnte Substantiv ‚**Revers**' n ‚Aufschlag an Kleidungsstücken; Kehr-, Rückseite (einer Münze, Medaille)', eigentlich ‚Umgedrehtes' zurück, das eine Substantivierung von lat. *reversus* ‚umgedreht', dem Partizip Perfekt Passiv vom lat. Verb *re-vertere* ‚umdrehen, umwenden' zu lat. *vertere* ‚drehen, kehren, wenden' (vgl. Kluge) darstellt.

In der Fachsprache der Medizin bedeutet das Wort: „nicht umkehrbar, nicht heilbar, nicht in umgekehrter Richtung ablaufend; nicht rückgängig zu machen, z.B. von bestimmten chemischen oder physikalischen Reaktionen, von bestimmten biologischen Veränderungen u.a." (DM), von Krankheitsvorgängen, Nebenwirkungen, psychischen Defekten, Kunstfehlern gesagt.

In den Naturwissenschaften bezeichnet es die Änderung eines Systems, die ohne weitere Wandlungen seiner Umgebung nicht im Rückgang begriffen werden können, z.b. von allen makroskopischen Naturvorgängen (vgl. BE, 2002), von Schäden für das ökologische Gleichgewicht (vgl. DgWddS).

In anderen Fachsprachen wird das Wort auch für ‚nicht austauschbar; nicht rückgängig zu machen' gebraucht: irreversible technische, biologische, chemische, Prozesse.

Das Abstraktum ‚**Irreversibilität**' f bezeichnet ‚Unumkehrbarkeit'.

Das Adjektiv taucht in den Handbüchern erst gegen die Hälfte des 20. Jh. auf. Vorher wurden seine dt. Entsprechungen bevorzugt.

Belege:
1. *Guleke, 1957, 58*
    „[...] die **irreversiblen** Veränderungen [...]"
2. *Bier, 1969, 786*
    „Der Schock ist **irreversibel** geworden und führt in 2 bis 4 Stunden zum Tode."
3. *Allgöwer, 1992, 437*
    „Als **irreversible** Kollapsverfahren wurden die extrapleurale Thorakoplastik und die extramuskulopleurale Plombierung entwickelt."

(248) klinisch (zu lat. *clīnicē* ← griech. *klīnikḗ*)

Dem Fremdwort Klinik f ‚Krankenhaus', das seit Anfang des 19. Jh. (laut Schulz wurde ein „clinisches Institut" bei Campe bereits 1801 gebucht – vgl. Schulz, 1913, 1, 348) zunächst in der Bedeutung ‚Anstalt zum Unterricht in der Heilkunde', seit der Mitte des 19. Jh. eigentlich ‚Anstalt für den Unterricht am Krankenbett' belegt wurde, liegt lat. *clīnicē* oder griech. *klīnikḗ* (*téchnē*) ‚Heilkunst für bettlägerige Kranke', zugrunde. Das Wort geht auf das griech. Substantiv *klínē* ‚Lager, Bett' zurück, das vom griech. Verb *klínein* ‚(sich) neigen, [an]lehnen; beugen' abgeleitet wurde (vgl. DH).

Von dem Substantiv ‚**Klinik**' wurde Ende des 18. Jh. das Adjektiv ohne Steigerung ‚**klinisch**' abgeleitet. Das Adjektiv entwickelte verschiedene Bedeutungen, und zwar:

1. stationär; auf bettlägerige Kranke sich beziehend, z.B. klinische Behandlung eines bettlägerigen Patienten;
2. die Klinik betreffend, in einem Krankenhaus, einer Klinik erfolgend, stattfindend: das klinische Semester, klinische Tests, Befunde, Prüfungen, Versuche; der klinische Fall – der Fall, der die Behandlung in der Klinik erfordert, das klinische Stadium;
3. vermittels ärztlicher Untersuchung feststellbar, z.B. der klinische Tod;
4. eine Krankheit, einen Krankheitsablauf betreffend, z.B. klinische Symptome; die klinische Diagnose, das klinische Bild;
5. kühl, sachlich wirkend, unpersönlich, auf die Funktion, den Zweck reduziert, steril, z.B. klinisch sauber, mit klinischem Blick (1. Beleg) (vgl. DgWddS);

6. zur Klinik gehörig, die klinische Ausrüstung.

Mit Präfixbildungen ‚**vorklinisch, präklinisch**' werden Krankheitsbilder bezeichnet, die noch keine typischen Krankheitssymptome aufweisen.
Bei Kraus sind einige Wörter mit der griech. Stammsilbe *klin* zu finden, die in der dt. Sprache nicht mehr funktionieren: ‚**klinoidisch**' ‚bettförmig, stollig, sattelartig von Knochenfortsätzen', ‚**Klinologie**' f Lehre von der besten Beschaffenheit der Krankenbetten ‚**Klinotechnik**' f ‚die Kunst der Einrichtung von Krankenbetten' (vgl. Kraus, 1826, 479). Andere Bildungen zu griech. *klīnē* sind: ‚**Klinikum**' n „Zusammenschluss mehrerer (Universitäts-) Kliniken unter einheitlicher Leitung und Verwaltung" (Der große Brockhaus in einem Band, CD). Darüber hinaus erklärt Kraus das Wort als gehobene Bezeichnung einer „Anstalt oder Einrichtung zur Behandlung bettlägriger Kranken, z.B. ambulatorisches Klinikum clinicum ambulsorium" (Kraus, 1826, 479). Ein ‚**Kliniker**' ist laut Kraus ein Lehrer der Heilkunst am Krankenbette; bei Heyse wird der Kliniker genauer bezeichnet, und zwar als „ein klinischer oder wirklicher praktischer Arzt der nicht bloss über Krankheiten spricht, jetzt auch ein Arzt der klinischen Unterricht gibt" (Heyse, 1853, 208). Die Bedeutungserweiterung des Begriffs ‚Kliniker' lässt sich anhand der Definition nach Pfeifer nachweisen. Hier heißt es: „Lehrer und Forscher an einer Universitätsklinik, an einer Klinik tätiger Arzt, in der klinischen Ausbildung stehender Medizinstudent nach dem Physikum' (2. Hälfte 18. Jh.)" (Pfeifer DWDS). Weitere Ableitungen sind z.B. ‚**Klima**' n und ‚**akklimatisieren**' von griech. *klíma* ‚Neigung, Abhang; Himmelsgegend, geographische Lage, Zone' und ‚**Klimakterium**' n von griech. *klimax* ‚Treppe, Leiter' (vgl. DH).

Belege:
1. *Paul, 1861, 26, 492*
   „Diese Begründung ist reicher an Phantasie, als **klinisch** richtig zu begründen."
2. *Bockenheimer, 1914, 10*
   „Für einen kleinen **klinischen** und **poliklinischen** Betrieb empfehlen sich mehrere runde Trommel [...]"
3. *Allgöwer, 1992, 439*
   „**Klinisch** wird in der Regel nur zwischen oberem und unterem bzw. vorderem und hinterem Mediastinum unterschieden [...]"

(249) konservativ (mlat. *conservatīvus*)

Das Wort ‚**konservativ**' hat verschiedene Bedeutungen:

1. ‚traditionsverbunden; (in Gewohnheiten) am Alten, Hergebrachten, Überlieferten hängend, festhaltend' im Sinne: altmodisch, altväterlich, bürgerlich, insbes. in Bezug auf gesellschaftliche Verhältnisse, staatliches Leben;
2. ‚die Fortentwicklung hemmend' im Sinne: rückschrittlich, rückständig, unmodern, unzeitgemäß, zurückgeblieben, insbes. in Bezug auf wissenschaftliche Anschauungen, Arbeitsmethoden;

3. politisch dem Konservativismus angehörend, im Sinne recht, reaktionär, restaurativ, insbes. in Bezug auf eine politische Partei, Richtung, die an das Altgebrachte, die bestehende Ordnung gerichtet ist (vgl. Pfeifer, 1989, 2, 899f);
4. in der Medizin: erhaltend, bewahrend, schonend; nicht operativ behandelt, im Sinne der Schonung und Erhaltung eines erkrankten oder verletzten Organs (vgl. DM), z.B. konservative Therapie, Behandlung, konservatives Heilverfahren, konservativer Versuch.

Das Adjektiv ‚**konservativ**', ndl. *conservatief*, frz. *conservateur*, schw. *konservativ* (vgl. Kluge), wurde in den 30er-Jahren des 19. Jh. aus engl. *conservative* ‚erhaltend, bewahrend' entlehnt, das wiederum auf mlat. *conservatīvus* ‚erhaltend', zu lat. *cōnservāre* (*cōnservātum*) ‚erhalten, bewahren', zurückgeht (vgl. Pfeifer, 1989, 2, 899). Laut Schulz wurde das Verb ‚**konservieren**' ‚aufbewahren, erhalten, haltbar machen' bereits im 16. Jh. ins Dt. übernommen. Es wird im Zusammenhang mit Lebensmitteln, die sterilisiert, pasteurisiert, ausgetrocknet bzw. tiefgefroren werden, um ihre Haltbarkeit länger zu machen, gebraucht. Neuerdings wird es auch in Bezug auf Menschen verwendet (vgl. Schulz, 1913, 1, 382).

Im med. Sprachgebrauch bezeichnet das Verb mehrere Verfahren. ‚**Konservieren**' bedeutet entweder das Erhalten von lebenden Körpergeweben (wie z.B. Knochen, Organe oder Blut) und Kleinstlebewesen in Nährböden oder das Aufbewahren des toten Gewebes, der Organe oder Organteile in einer konservierenden Flüssigkeit, z.B. in Formaldehyd- oder Sublimatlösung (vgl. DM.

Dazu stellen sich weitere in den 1930er-Jahren gebildete Ableitungen zu lat. *cōnservāre*: Nomen Agentis ‚**Konservativer**' m ‚Rechter, Bourgois, Reaktionär' (abwertend), Abstraktum ‚**Konservativismus**' m „dem Traditionalismus verbundene politische Richtung" (Pfeifer, 1989, 2, 899), Konkretum ‚**Konserve**' f von mlat. *conserva* ‚zur Haltbarmachung in Zucker eingelegte Kräuter oder. Früchte' (vgl. DgWddS), das im 16. Jh. Fachwort der Apothekersprache war, und Berufsbezeichnung ‚**Konservator**' m aus lat. *conservator* ‚Bewahrer, Erhalter' mit gleicher Bedeutung, insbes. der Kunsthistoriker.

In der untersuchten Literatur wird das Adjektiv ‚konservativ' erst um 1900 belegt. Seither bürgerte es sich als Fachwort fest ein und wurde sehr gebräuchlich.

Belege:
1. *Schmieden, 1915, 127*
„[...] man hat **konservative** Chirurgie der Blutgefäße auszuüben gelernt."
2. *Franz, 1942, 6*
„Dagegen ist [...] durch kleinkalibrige Geschoße mit kleinem Ein- und Ausschuß, die wie bisher **konservativ** zu behandeln sind, die primäre operative Wundversorgung eine absolute Notwendigkeit."
3. *Durst, 1998, 824*
„Als **konservative** Myomoperation (Myomektomie) wird die Exstirpation einzelner oder mehrerer Myomknoten unter Erhaltung des Uterus bezeichnet."

(250) makroskopisch (gr. *makro-* + gr. *skopein*)

Die Optimierung des Mikroskops von Instrumentenhersteller Carl Zeiss (1816–1888) Anfang der 1880er-Jahre schuf die Möglichkeit, neue genauere Untersuchungsmethoden und Labortechniken in der Medizin anzuwenden. Der Fortschritt verursachte zugleich die Notwendigkeit, adäquate fachspr. Bezeichnungen einzuführen. Seither erschienen neue adjektivische Bezeichnungen, die zwischen der ‚**makroskopischen**' und ‚**mikroskopischen**' Betrachtungsweise unterschieden. ‚Makroskopisch' ist ein zusammengesetztes Eigenschaftswort ohne Steigerung mit der Bedeutung: ‚mit bloßem Auge erkennbar; sichtbar', ‚ohne optische Hilfsmittel, mit unbewaffnetem Auge wahrnehmbar' (vgl. BE, 2002; DM). Es tritt in med. Ausdrücken wie: makroskopische Anatomie, Diagnose, Pathologie, Untersuchung, makroskopischer Befund, makroskopisches Bild auf und bezieht sich meist auf Körperstrukturen. Eine weitere Bedeutung ist ‚zur Makrophysik bzw. zu einem Makrozustand gehörend' (vgl. ebd.).

Das Lexem wurde aus griech. *skopein* ‚betrachten, (be)schauen' abgeleitet und mit dem Präfix *makro-* eingeleitet, dessen Ursprung griech. *makrós* ‚lang, groß' ist (vgl. Kluge).

Es taucht im Dt. zwar vereinzelt bereits in den 1870er-Jahren auf (1. Beleg), wurde jedoch zum festen Bestandteil der med. Fachsprache erst um die Jahrhundertwende.

Belege:
1. *Billroth, 1869, 676*
„[...] das lässt sich weder aus den **makroskopischen** noch mikroskopischen Verhältnissen genau ermitteln [...]"
2. *Payr, 1922, 520*
„[...] hauptsächlich am zentralen Stumpf vorhandene und **makroskopisch** ja deutlich genug in Erscheinung tretende Neurombildung [...]"
3. *Durst, 1998, 208*
„Beim diffus infiltrierenden Karzinom kann die **makroskopische** Differenzialdiagnose zur chronischen Cholezystitis schwierig sein."

(251) maligne (lat. *malignus*)

‚Maligne' ist ein la. Äquivalent des heimischen Adjektivs ‚**bösartig**'. Es ist vom lat. *malignus* ‚bösartig, missgünstig' zu lat. *malus* ‚schlecht, böse' herzuleiten. Im med. Sprachgebrauch wird es auf Gewebsveränderungen, insbes. Tumoren und Krankheiten bezogen (vgl. DM). Davon wurde das Beiwort ‚**pseudomaligne**' (in Bezug auf Tumoren) abgeleitet, das „gutartige Tumoren ohne Fähigkeit zur Fernmetastasierung [bezeichnet], und im Gegensatz zu den semimalignen Tumoren fehlt ihnen die örtlich invasive und destruierende Wachstumspotenz" (Brug, 1985, 341). Gegensatz: ‚**benigne**' ‚gutartig, keine Metastasen bildend'.

Von dem Eigenschaftswort wurde ein Abstraktum ‚**Malignität**' (Brug, 1985, 335) f (lat. *mălignĭtas*) ‚Böslichkeit, Bosheit, Schadenfreude, Schalkheit' (vgl. Heyse, 1853, 542) gebildet. Die Zusammensetzung ‚**Malignogramm**' m bezeichnet die gradmäßige Einstufung eines Tumors anhand des histologischen Bildes hinsichtlich seiner Malignität (vgl. Guleke, 1957, 173).

„Die WHO-Klassifikation unterscheidet nur benigne von malignen Tumoren, welche metastasieren können. Unter dem den Klinikern griffigen, aber von der WHO abgelehnten Begriff der ‚semimalignen Tumoren' verstehen wir zum Rezidivieren neigende, nicht scharf abgegrenzt wachsende und daher selten radikal entfernbare Geschwülste, wie etwa das Desmoid oder die aggressive Fibromatose, die nicht metastasieren" (Brug, 1985, 335).

Der bereits 1943 von dem amerikanischen Chirurgen Robert Zollinger (1903–1992) eingeführte Begriff ‚**Semimalignität**' bezeichnet eine besondere Gruppe von Tumoren, die sich durch regionär aggressives, destruierendes Wachstum, hochgradige Neigung zum Rezidivieren sowie Fehlen von Metastasen kennzeichnen (vgl. ebd., 339).

Das Präfix *semi-* ‚halb, fast, teilweise, eine Zwischenstufe bildend' (vgl. DFw) wurde ins Dt. aus dem Lateinischem entlehnt. Es findet insbes. in Fachsprachen Anwendung (vgl. Kluge).

Bis zur 2. Hälfte des 19. Jh. wurde das Adjektiv ‚maligne' in den Handbüchern der Chirurgie alleinig in fachspr. Fügungen: *Caries maligna, Angina maligna* belegt. Später wurden ebenfalls seine nach den Regeln der dt. Deklination flektierten Formen in Gebrauch genommen.

Belege:
1. *Ebermaier, 1818, 1, 615*
    „Bösartig hingegen, (Caries **maligna**) nennt man denjenigen Beinfrass, dessen Zufälle sehr heftig sind, der ungewöhnlich schnell zunimmt [...]"
2. *Paul, 1861, 26, 7*
    „[...] ohne alle **maligne** Bedeutung."
3. *Brug, 1985, 402*
    „Ergibt sich ein **maligner** Befund, so erfolgt die Weiterbehandlung des Patienten in einem stationären Zentrum [...]"

(252) manifest (lat. *manifestus*)

Unter ‚**manifest**' ist die Eigenschaft ‚auffallend, augenfällig, deutlich, eindeutig, ersichtlich, fassbar, handfest, markant' zu verstehen. Bildungssprachlich bedeutet es ‚evident, flagrant', gehoben ‚augenscheinlich'. Als med. Fachwort wird das Adjektiv für die Bezeichnung von Krankheitsvorgängen gebraucht, die ‚(im Laufe der Zeit) deutlich erkennbar, zutage getreten' werden, z.B. auf eine manifeste Erkrankung, Krise, Bedrohung, Reaktion, Wirkung, ein manifestes Krankheitssymptom bezogen (vgl. DM). Den Gegensatz stellen Beiwörter: inapparent, latent, unsichtbar, verborgen dar.

Das Adjektiv mit Steigerung ‚manifest' stammt aus lat. *manifestus* ‚sichtbar gemacht', eigentlich ‚handgreiflich gemacht'. Das Erstglied ist vom lat. Substantiv *manus* ‚Hand' (manuell) (vgl. DgWddS) herzuleiten. Die Herkunft des zweiten Wortbestandteils ist unklar (vgl. DH).

Das im 17. Jh. entlehne substantivierte Neutrum des gleichbedeutenden mlat. Adjektivs *manifestus* ‚**Manifest**' ndl. *manifest*, engl. *manifesto, manifest*, frz. *manifeste*, schw., norw. *manifest* (vgl. Kluge), bezeichnete ursprünglich „eine öffentliche Erklärung, Staats Erklärung, landesherrliche Bekanntmachung, ein Machtgebot; auch öffentliche Rechtfertigungs- oder Vertheidigungsschrift" (Heyse, 1853, 527), dann wurde zum geläufigen Wort der Verwaltung (vgl. Schulz, 1942, I-K, 68) mit der Bedeutung ‚Grundsatzerklärung, Programm einer Partei' (vgl. DH). Darüber hinaus steht es für ein öffentlich dargelegtes Programm einer künstlerischen oder literarischen Richtung. ‚Manifest' heißt gleichfalls ein Verzeichnis der Güter auf einem Schiff (vgl. DFw).

Dazu kommen das im 16. Jh. aus lat. *manifetāre* ‚handgreiflich machen, offen bekunden' abgeleitete Verb ‚**manifestieren**' ‚offenbaren; kundgeben, bekunden, entdecken, anzeigen darlegen' und das im 18. Jh. aus spätlat. *manifestātio* entlehnte Substantiv ‚**Manifestation**' f ‚Offenlegung, Bekanntmachung, Kundgebung, Entdeckung, Eröffnung' (vgl. Heyse, 1853, 527). Im med. Sprachgebrauch bedeutet ‚Manifestation' das Zutagetreten, Erkennbarwerden, z.B. von Krankheiten (vgl. DM).

Belege:
1. *Wernher, 1846, 1, 1008*
   „Die acute Neuritis beginnt mit einem heftigen, reissenden Schmerze, der bei der reinen und **manifesten** Entzündung anhaltend ist, durch jede, auch die leiseste Berührung, oder Bewegung des kranken Gliedes vermehrt wird [...]"
2. *Agatz, 1867, 1868, 4, 207*
   „Die Contractur des Psoas kann hier habituell werden, ohne dass es zur **manifesten** Abscedirung kommt [...]"
3. *Schmitt, 1977, 422*
   „Eine spezielle Behandlung des klinisch **manifesten** Fettemboliesyndroms gibt es bisher nicht."

(253) multipel (lat. *multiplus*)

Das aus lat. *multiplus* ‚vielfach' ins Dt. übernommene Adjektiv ‚**multipel**', veraltet auch ‚**multiplex**' (von lat. *multiplex* ‚vielfach' mannigfaltig) (vgl. Campe, 1813, 429; Heyse, 1853, 571) bedeutet im med. Sprachgebrauch, auch bildungssprachlich (vgl. DM) ‚vielfach, mehrfach, an vielen Stellen am oder im Körper auftretend' (z.B. von Hauteffloreszenzen) (vgl. DgWddS). Es tritt in Syntagmen: multiple Sklerose ‚Entmarkungskrankheit', multiple Eitersäcke, Abszesse, multiple, symmetrische Auswüchse, ein Fall von multipler Bedeutung usw.

Laut Adelung ist das dt. Beiwort ‚**mannigfaltig**' „nach dem Lat. multiplex gebildet, so daß manch, seiner Verwandtschaft mit Menge zu Folge, hier den hervor stechenden Begriff der Menge, der Vielheit hat, daher Ottfried es auch für viel gebraucht" (Adelung, 3, 61).

In anderen Fachsprachen bedeutet ‚multipel' ‚vielfältig', z.B. in der Psychologie bezeichnet der Terminus „multiple Persönlichkeit" eine „Persönlichkeit, in der anscheinend Erlebnis- u. Verhaltenssysteme mehrfach vorhanden sind" (DFw), in der Elektroakustik bedeutet der aus dem Latein herkommende Begriff **Multiplexsignal** genauso viel wie griech. **Stereophonie**.

In der untersuchten Fachliteratur wird das Fremdwort parallel mit seinen dt. Synonymen: mehrfach (Guleke, 1957, 63), mannigfaltig (Ott, 1829, 198), vielfach (Frank, 1858, 456), verwendet. Sinnverwandte Wörter sind: schwärmerisch, herdenweise. Antonyme: solitär, einsam, vereinzelt.

In der ersten Hälfte des 19. Jh. tritt das Lexem nur in lat. fachspr. Fügungen auf. In später herausgegebenen Lehrwerken ist die flektierte Form nachweisbar.

Dazu stellt sich Abstraktum ‚**Multiplizität**‛ f vom spätlat. *multiplicitas* ‚Vielfalt‛.

Das Präfix *multi-*, das auf lat. *multus* ‚viel‛ zurückgeht, ist ein Wortbildungselement mit der Bedeutung ‚viel, vielfältig‛ (z.B. multikulturell, multivariat). Es wurde in Entlehnungen aus dem Latein übernommen und in der dt. Sprache überaus produktiv (vgl. Kluge).

Die gleiche Bedeutung hat das Präfix griech. Herkunft *poly-*, *Poly-* (griech. *polýs* ‚viel‛; ‚häufig (vgl. BE, 2002), Viel..., mehr..., Mehr..., verschieden‛, z.B. polymorph ‚in vielen Gestalten vorkommend‛ (vgl. DB). In der med. Fachsprache bedeutet diese Vorsilbe auch ‚abnorm, übermäßig, zahlreich‛, z.B. Polyarthritis, Polydaktylie ‚angeborene Missbildung der Hand bzw. des Fußes, bei der überzählige Finger (Zehen) vorkommen‛ (vgl. DM; BE, 2002).

Belege:
1. *Büchler, 1845, 150*
„Der vielfache Schnitt (*Debridement* **multiple**)."
2. *Reichel, 1933, 149f*
„Doch kommen auch **primär-multiple** Karzinomen im Dünndarm vor."
3. *Schwenzer, 2000, 122*
„Die Pyämie (Pyohämie) ist dadurch gekennzeichnet, dass **multiple** Abszesse in verschiedenen Körperregionen auftreten."

(254) **palliativ** (lat. *palliatus*)

Der Ursprung des Adjektivs ‚**palliativ**‛ (ohne Steigerung) geht auf neulat. *palliativum* ‚scheinbar heilend‛ zu lat. Adjektiv *palliatus* ‚mit einem Mantel [pallium] oder Hülle bedeckt‛ sowie zu spätlat. *palliare* ‚mit einem Mantel bedecken‛ zurück. Es wurde bereits im 18. Jh. als ein med. Fachwort bezeugt. Die übertragene Bedeutung ‚die Beschwerden einer Krankheit lindernd, schmerzlindernd, ohne die Ursachen zu beseitigen‛ (vgl. DM), die es in Anlehnung auf frz. *palliatif* ‚beschönigend, bemäntelnd‛ entwickelte, wird seit der 2. Hälfte des 18. Jh. verwendet (vgl. Schulz, 1942, 2, 295). In der Fachsprache der Medizin wird es in Bezug auf Behandlungsweisen oder Medikamente gebraucht. Eine palliative Therapie strebt die Verbesserung der Lebensqualität einer tödlich kranken Person an. Das Ziel der Palliativversorgung und Sterbebegleitung ist dagegen, die Voraussetzungen für einen guten Tod zu schaffen. Palliativ-Kur heißt „die nur gegen die Krankheitszeichen, Symptome, nicht gegen die Krankheit selbst gerichtete Heilart" (Heyse, 1853, 622); Gegensatz ist die Radikal-Kur. Dazu die semantisch nahe Wendung *Pallium caritātis* ‚der Mantel der (christlichen) Liebe' (vgl. ebd.).

Die Hypostase ‚**Palliativ**' n erklärt Heyse als „mit einem Mantel bekleidet, bemäntelt, ein bemäntelndes Mittel, Einhüllungsmittel, Schein, Besänftigungs- oder Linderungsmittel auf eine Zeitlang, Hinhaltungs- oder Fristmittel; Hülfe für den Augenblick" (DgWddS).

Eingehend wurde der Begriff ‚Palliativ' 1841 von Andral (1841, 10, 439) folgendermaßen definiert: „Mit diesem Namen bezeichnet man jene Heilart von Krankheiten, die an sich unheilbar sind, doch möglichst entweder zu lindern, d.h. die beschwerlichsten und dringendsten Zufälle zu mäßigen, oder ihren übeln Ausgang zu erzögern sucht ohne auf die Hauptursache der Krankheit, die auf keine Weise gehoben werden kann, besondere Rücksicht zu nehmen. Die Mittel, deren man sich zu diesem Zwecke bedient, werden daher Palliativmittel (franz. palliatifs, engl. palliative) genannt. Hiezu kann man sich theils arzneilicher, theils chirurgischer, theills endlich diätetischer Mittel bedienen".

2002 veröffentlichte die Weltgesundheitsorganisation ihre neue Definition der Palliativpflege. Der engl. Begriff *Palliative Care* ersetzte inzwischen die dt. Bezeichnung, weil er das Problem interdisziplinär, multiprofessionell und ganzheitlich begreift.

WHO-Definition, 2002, stellt fest: „Palliative Care ist eine Grundhaltung und Behandlung, welche die Lebensqualität von Patienten und ihren Angehörigen verbessern soll, wenn eine lebensbedrohliche Krankheit vorliegt. Sie erreicht dies, indem sie Schmerzen und andere physische, psychosoziale und spirituelle Probleme frühzeitig und aktiv sucht, immer wieder erfasst und angemessen behandelt"[27].

Daraus ergibt sich die Schlussfolgerung, dass das Wort ‚palliativ' im Zeitraum 1841–2002 eine wesentliche Bedeutungserweiterung erlebte.

Die Ableitung ‚**Palliation**' f bezeichnet die Bemäntelung, Einhüllung, Beschönigung, oberflächliche Heilung (vgl. Heyse, 1853, 622), Linderung von Krankheitsbeschwerden mittels Medikamenten (vgl. DM), besonders bei unheilbaren, onkologischen Patienten mit dem prognostizierten tödlichen Ausgang, in den Hospizen.

Im med. Sprachgebrauch tritt ‚palliativ' in zahlreichen Zusammensetzungen dar: Palliativarbeit, Palliativmedizin, -operation, -eingriff, -pflege, Palliativ-Team.

Das Wort wurde zugleich in der Gemeinsprache gebräuchlich. Im politischen Kontext ist ‚palliativ' z.B. im Hauptwerk von Karl Marx „Kapital" in der Bedeutung ‚das Übel nicht kurierend, nicht ursächlich, bei Wurzeln packend, oberflächlich bleibend' zu finden. Das Wort ‚Palliativ' verwendet er im Sinne ‚eines täuschenden Beruhigungsmittels'.

---

27 http://pallicarekonzept.wordpress.com/2009/03/14/palliative-care-nach-definition-der-weltgesundheitsorganisation-2004/, Zugriff den 04.12.2013.

Mehrmals taucht das Adjektiv im 18. und 19. Jh. in Werken von Matthias Claudius, Marie Ebner-Eschenbach, Johann Wolfgang Goethe, Friedrich Hölderlin, Friedrich Schiller sowie Immanuel Kant in verschiedenen Zusammenhängen in der übertragenen Bedeutung ‚Beruhigungs-, Linderungsmittel' auf[28].

Belege:

1. *Tittmann, 1810, 143*
„[...] da die Operation wahrscheinlich bloss **palliativ** hilft, so darf sie nur nach reiflicher Ueberlegung aller Umstände unternommen werden."

2. *Luecke, 1896, 108*
„In allen Fällen, wo die Entfernung einer Geschwulst nicht möglich ist oder der Eingriff vom Kranken verweigert wird, tritt für uns die Indikation einer **Palliativbehandlung** ein."

3. *Allgöwer, 1992, 778*
„Bei allgemeiner Inoperabilität sind alternative **palliative** Maßnahmen [...] indiziert."

(255) partiell (spätlat. *partiālis*)

Das Adjektiv und Adverb ‚**partiell**' (auch ‚**partial**') drückt aus, dass etwas nur einen Teil erfasst, teilweise vorhanden (vgl. BE, 2002), einseitig, selektiv, stellenweise ist, zum Teil stattfindet, zum Teil gilt (vgl. Schulz, 1942, L-P, 376). In der Umgangssprache wird für ‚hier und her, mitunter' gebraucht. Der Gegensatz ist ‚**total**'.

Als Fachwort kann es in der Medizin mit ‚anteilig; teilweise, nicht überall auftretend' (vgl. DM) erklärt werden. Es bildet attributive Bezeichnungen für: Erkrankungen (partielle Lähmung, Amnesie), OP-Arten (partielle Resektion, Exstirpation), Vorgänge (partielle Hydrolyse, Rekonstruktion).

Das Fremdwort ‚partial' wurde aus spätlat. *partiālis* ‚(an)teilig, teilweise vorhanden' zu lat. Substantiv *pars* ‚Teil, Anteil, Seite' um 1700 übernommen. Ursprünglich bedeutete es ‚eigennützig, einseitig, parteiisch' und war kaum gebraucht. Weit mehr ist die jüngere Entlehnung (18. Jh.) aus spätlat. *partiālis* ‚**partiell**' (frz. *partial* ‚parteiisch') gebräuchlich (vgl. Pfeifer, 1989, 2, 12). Die Bedeutungsdifferenzierung erfolgte aufgrund des Suffixwechsels (-*al* zu frz. -*el*).

Belege:

1. *Schreger, 1806, 299*
„[...] der Plan der **partiellen** Unterbindung [...]"

2. *Payr, 1922, 609*
„[...] eine Kombination von Neurolyse und **partieller** Resektion und Naht [...]"

3. *Durst, 1998, 633*
„Fischmaulförmiger Verschluß des Drüsenparenchyms nach **partieller** Linksresektion mit gesonderter Ligatur des Ductus Wirsungianus."

---

28 https://homecareberlin.de/wp-content/uploads/wortgebrauch_palliativ.pdf . Zugriff am 20.08.2015.

(256) **präliminar** (lat. *praeliminarius*)

‚Präliminar' ist ein aus dem lat. *praeliminarius* ‚einleitend, vorläufig' entlehnte Adjektiv (adverbiale Form *preliminariē*), das von prae *limīne*, d.h. ‚von der Schwelle' gebildet wurde (vgl. Heyse, 1853, 701). Das Wort stellt die Zusammensetzung des lat. Präfixes *prä-* und des Substantivs *līmen* ‚Schelle, Eingang, Anfang' dar.

Präfix *prä-* erscheint in den aus Latein entlehnten Fremdwörtern, wie z.B. prägnant, prähistorisch, Präludium, Prämie, präventiv. Räumlich, zeitlich und übertragen bringt es die Bedeutung ‚vor, voran, voraus, vorher' (vgl. Pfeifer, 1989, 3, 1307). „Lehnwörter mit dem initialen Segment /prae/, die unmittelbar oder mittelbar, als ganze oder partiell auf *(m)lat.* Kombinationen mit der Präp./dem Adv. *prae* zurückgehen, sind im Dt. seit dem 13. Jh. nachgewiesen" (Kinne, 2000, 115). Seit Anfang an ist dieses Präfix insbes. in Fach- und Bildungssprache, häufig mit integrierten Lehnwörtern, produktiv. Im med. und biologischen Bereich dient es zur Bezeichnung und Charakterisierung von Krankheiten und Sachverhalten, „die im Zusammenhang stehen mit Krankheiten, krankhaften oder körperfunktionsbezogenen Erscheinungen, körperlichen Befindlichkeiten, medizinischen Eingriffen u.ä." (ebd., 139), z.B. Präeklampsie, prägenital, Präklimakterium, Prämorbidität, präoperativ usw.

In dt. Handbüchern der Chirurgie tauchte das Beiwort ‚präliminar' mit der Bedeutung ‚einleitend, vorhergehend, vorausgehend' erst 1870 auf.

Als ein med. Fachwort wird es im Zusammenhang mit den die Geburt einleitenden Wehen (vgl. DM) oder Eingriffen gebraucht, die in der Vorbereitungsphase vor der richtigen Operation durchgeführt werden.

Das Nomen ‚**Präliminär**' oder ‚**Präliminarien**' (Pl.) bezeichnet die Einleitung, Vorbereitung, Einleitungspunkte, vorläufige Übereinkunftspunkte, Friedenspräliminarien, d.h. Friedensvorbereitungen oder Einleitungen also eigentlich ‚Verhandlungen, die vor der Schwelle (zu den eigentlichen Verhandlungen), am Anfang stattfinden' (vgl. Campe, 1813, 492). „Noch nicht immatriculirte Studenten in Christiania" wurden als ‚**Präliminaristen**' bezeichnet" (Heyse, 1853, 701).

Belege:
1. Emmert, 1870, 304
   „[...] wenn die **präliminare** Anlegung von Oeffnungen auch die letzte verhindern sollte, so fehlt den neuen Spalten linke und rechts die rothe Besäumung des Randes."
2. Tillmanns, 1899, 1. T., 389
   „Zuweilen ist die Entfernung der Nasenrachenpolypen ohne **präliminare** Operationen, z.B. mittels der galvanocaustischen Schlinge [...] möglich."
3. Garré, 1929, 565
   „Er berichtet über einen Kranken, wo nach dieser **präliminaren** Operation bei einer zweiten die Desinvagination mehrere Wochen später sich leicht ausführen ließ [...]"

(257) primär (frz. *primaire, primair* ← lat. *primarĭus*)

Das erkennbar fremde Adjektiv ‚**primär**' nimmt seinen Ursprung von lat. *primarĭus* ‚einer der ersten, vornehm, ansehnlich, vorzüglich'. Ins Dt. wurde es Anfang des 19. Jh. durch frz. Vermittlung, zunächst in frz. Schreibweise *primaire, primair*, übernommen (vgl. Pfeifer, 1989, 2, 1317) (ebenso ndl. *primair*, engl. *primary*, frz. *primaire* – vgl. Kluge). Das Stammwort bildet lat. *primus* ‚der erste, vorderste' (vgl. DH).

Ursprünglich bedeutete das Wort ‚primitiv' im Sinne ‚die Grundlage bildend, zuerst vorhanden, ursprünglich' (vgl. Grimm, 13, 1228), z.B. „primäre Gebirge, Ur- oder Grundgebirge, die ersten oder ältesten Gebirge" (Heyse, 1853, 707f). Gegenwärtig wird das Wort ‚primär' nicht mehr mit ‚primitiv' gleichgesetzt (vgl. Schulz, 1942, 2, 660). Seine Bedeutung wurde wesentlich erweitert:

1. allgemein: erst-, vorrangig, wesentlich, wichtig, an der ersten Stelle stehend (substantivische Ableitungen sind z.B.: ‚Primas' m – der oberste Erzbischof eines Reiches, ‚Primat' n – die Oberstelle, ‚Prime' f ‚der erste Ton einer Oktave, die erste Stimme, erste Geige' (vgl. Heyse, 1853, 707f); darüber hinaus tritt das Lexem in Wortgruppen wie: eine primäre Frage, primäre Bedürfnisse und Zusammensetzungen: Primärschule, Primärliteratur, Primärenergie auf);
2. in der Chemie als Unterscheidungswort zur Kennzeichnung von Verbindungen: „nur eines von mehreren gleichartigen Atomen durch nur ein bestimmtes anderes Atom ersetzend" (DFw); (primäre Salze, Kohlenstoff- und Stickstoffatome);
3. in der Elektrotechnik: ein Erstglied eines Netzgerätes, das direkt an das Stromnetz angeschlossen ist.

Als Adverb bringt ‚primär' die Bedeutung ‚insbes. in erster Linie' und ist mit „zunächst" sinnverwandt (vgl. DB).

Für den med. Sprachgebrauch von ‚primär' gilt die Bedeutung ‚zuerst vorhanden, ursprünglich' in Bezug auf Symptome und Manifestationen einer Krankheit (vgl. DM), Behandlungsweisen. Der Gegensatz bildet das Adjektiv ‚**sekundär**'.

‚Primär' kommt im Dt. in der flektierten Form vor. Es bildet häufig auch ein Erstglied der Zusammensetzungen, z.B. Primäraffekt, Primärherd, Primäroperation, Primärtherapie, Primärtumor usw.

In der Fachliteratur wird das Adjektiv im untersuchten Zeitraum kontinuierlich belegt.

Belege:

1. *Bernstein, 1820, 4, 231*
„Wenn die Amme sekundäre, das Kind aber **primäre** Zufälle hat; so stammt die Krankheit von der Amme her."
2. *Kitzerow, 1956, 71*
„Man denkt aber daran, daß der **Primäraffekt** auch als hartes Ulkus mit wallartigen Rändern, etwas erhaben (...) aufweisen kann."

3. *Allgöwer, 1992, 182*
„...**primär** chirurgisch behandlungsbedürftig [...]"

(258) profus (lat. *profusus*)

Das Wort ‚**profus**' geht auf lat. *profusus* ‚verschwenderisch' zurück, das das adjektivische 2. Partizip von lat. Verben *profundere, profusum* ‚sich reichlich ergießen, hingießen, vergießen; vergeuden' (vgl. DgWddS), uneigtl. ‚verschwenden', darstellt. Krause gibt folgende Bedeutungen von ‚profus' an: „überschwänglich, überreichlich, allzureich, übermäßig, zu freigiebig, verschwenderisch, weitläufig, umständlich" (Heyse, 1853, 714).

Das Adjektiv wird gegenwärtig insbes. in der med. Fachsprache, und zwar mit der Bedeutung ‚reichlich, übermäßig, sehr stark [fließend – von einer Blutung], reich, überflüssig, überschüssig' verwendet (vgl. DM). Es tritt in Syntagmen: profuse Hämorrhagie, Blutung, Eiterung auf.

Dazu stellt sich das nicht mehr gebräuchliche Substantiv ‚**Profusion**' f aus lat. *profusio* ‚die Vergießung, Verschwendung, Überschwänglichkeit, Überfülle, der Überfluss, Überschwang' (vgl. Heyse, 1853, 714).

Am Beispiel dieser Bezeichnung lässt sich der Bedeutungswandel nachweisen, und zwar die Bedeutungsverengung: Das ursprünglich hauptsächlich auf die Lebensart bezogene Wort wird heute kaum außerhalb der med. Fachsprache gebraucht.

Belege:
1. *Reisinger, 1814, 1, 70*
„[...] bald folgte aber eine **profuse** und schlechte Eiterung, mit dem Eiter gingen Klumpen von abgestorbener Tela cellulosa und aponeurotischen Theilen fort."
2. *Payr, 1922, 285*
„Überall da, wo eine **profuse** Eiterung vorlag, ließ Festwerden lange auf sich warten [...]"
3. *Durst, 1998, 137*
„[...] eine fulminante Erkrankung mit **profusen** Diarrhoen, Fieber, Gewichtverlust, Dehydralation [...]"

(259) putrid (lat. *putridus*)

Das Adjektiv ‚putrid' wurde aus lat. *putridus* ‚voll Fäulnis, faul' entlehnt, das wiederum aus lat. Substantiven *putredo* ‚Fäulnis' (vgl. Heyse, 1853, 731), *pus* ‚Eiter' abgeleitet wurde. In Bezug insbes. auf organische Flüssigkeiten bedeutet ‚putrid': ‚faulig, übel riechend, durch Fäulnis verursacht (vgl. DM); morsch (vgl. Heyse, 1853, 731), verwesend'. Es kommt in den fachspr. Syntagmen vor: putride Bronchitis, Intoxikation, Peritonitis. Der üble Zustand ist vom Bacillus putridus, meist vom Streptococcus putridus verursacht.

Das Lexem ‚putrid' wurde in der untersuchten Fachliteratur nur selten belegt. Wesentlich häufiger treten seine dt. Synonyme: **faul, faulig, eitrig** auf.

Belege:
1. *Chelius, 1827, 1, 164*
"Auch die Verunreinigung der Verletzungen, die man sich an Leichen zufügt, durch **putride** Stoffe kann hierher gezogen werden."
2. *Burger, 1853, 193*
"[...] die Zeichen eines **putrid-typhösen** Zustandes [...]"
3. *Schwenzer, 2000, 294*
"Fehlen sonographische Hinweise eines echoreichen Abgrenzungswalles, so wäre an eine **putride** oder serös-nekrotische phlegmonöse Entwicklung zu denken."

(260) pyogen (zu griech. *pẏon*)

‚Pyogen' ist ein von griech. *pẏon* ‚Eiter' abgeleitetes Adjektiv mit dem Zweitglied '-genes' ‚verursachend'. Seine Bedeutung ist dem aus dem Lateinischen stammenden ‚putrid' nahe: ‚Eiterungen erzeugend, purulent' (vgl. Heyse, 1853, 731), z.B. von verschiedenen Krankheitserregern, wie pathogene Bakterien, Staphylokokken oder Streptokokken (vgl. DM).

‚Pẏon' (aus griech.) ‚Pus, das Eiter', bezeichnet eigentlich die erste Milch nach der Geburt, Biest- oder Bistmilch. „Weiter ist es jede faulende oder zur Fäulnis geneigte dicklich feuchte Masse; nahe verwandt mit putris, putridus, faul" (Kraus, 1823, 731).

In der untersuchten Fachliteratur wurden für das Wort von griech. Herkunft nur vereinzelte Belege gefunden. Im 19. Jh. wurde meistens das heimische Adjektiv ‚**faul**', und im 20. Jh. lat. ‚**putrid**' gebraucht.

Belege:
1. *Busch, 1857, 1, 24*
"**Pyogene** Membran"
2. *Leger, 1974, 1*
"Bei den relativ am häufigsten auftretenden **pyogenen** Infektionen sind drei aufeinanderfolgenden Stadien und Gewebeveränderungen möglich."
3. *Schwenzer, 2000, 130*
"**Pyogene** Erreger sind ubiquitär und finden sich besonders häufig in Kliniken und Praxen."

(261) pyrogen (zu griech. *pẏr, pyrós*)

Aus dem Substantiv *pẏr, pyrós* (n) griech. Ursprungs ‚Feuer; Fieberhitze, Fieber' (niedersächs. *Führ, Fir*, engl. *fire*, frz. *Feue* – alle sind verwandt) (vgl. Kraus, 1826, 633) und der Nachsilbe -*gen* zusammengesetztes Adjektiv ohne Steigerung ‚**pyrogen**' bedeutet in der med. Fachsprache in Bezug auf Medikamente (‚**Pyretika**') oder Bakterien: ‚fiebererzeugend, fieberverursachend, fieberauslösend' (vgl. DM); ‚pyrisch, feuerig' (vgl. Heyse, 1853, 773). Die eingedeutschten gleichbed. Ableitungen sind ‚**pyrisch**' (veraltet) und ‚**pyretisch**' (vgl. Reuter, 2004, 1796).

Der zweite Wortbestandteil von Adjektiven, oft mit Bindevokal -o-: -*o-gen* ‚hervorbringend, verursachend; hervorgebracht, verursacht' (vgl. DgWddS) ist ebenso aus griech. *-genes*, zu *génos* ‚Geschlecht, Abstammung, Gattung', zu *gígnesthai* ‚geboren werden, entstehen' herzuleiten. In Bildungen mit Substantiven drückt es aus, dass etwas die Ursache oder der Ausgangspunkt ist. In der Zusammensetzung ‚pyrogen' kann es also heißen: durch Fieber bedingt (vgl. ebd.).

In der Fachsprache der Mineralogie wird das Wort ‚pyrogen' als ‚im Feuer entstanden' interpretiert. Hier bedeutet es ‚aus magmatischen Schmelzen (Magma, Lava) auskristallisiert' (vgl. BE, 2002).

Die substantivierte Wortform ‚**Pyrogen**' n steht für einen aus bestimmten Mikroorganismen gewonnenen Eiweißstoff, ein fiebererzeugendes Heilmittel, „mikrobielle Endotoxin v.a. gramnegativer Bakterien (Lipopolysaccharide, Polypeptide), die in äußerst niedriger Konzentration (unter 0,2 µg/kg Körpergewicht) im Blut Fieber auslösend wirkt" (ebd.) und während des konventionellen Sterilisationsverfahrens nicht zerstört wird. Dazu das Nomen ‚Pyrexie' f zu griech. *pyr* (*pyro-, Pyro-*) und *échein* ‚haben' mit der Bedeutung ‚Fieber[anfall]', seltenere Bezeichnung für Febris (vgl. DM) und Antonym ‚**apyrogen**' (selten) ‚nicht Fiber erzeugend, steril'.

Bis zu den 1870er-Jahren wurde das Wort nicht belegt. Hinterher wird es selten gebraucht.

Belege:
1. *Billroth, 1869, 95*
   „[...] diese Stoffe müssten Fieber erregend, **pyrogen**, wirken."
2. *Reifferscheid, 1970, 70*
   „Postoperative **pyrogene** Reaktion [...]"
3. *Schwenzer, 2000, 121*
   „Fieber ist die Folge einer Sollwertverstellung der im Zentralnervensystem gesteuerten Temperatur durch fiebererzeugende (**pyrogene**) Stoffe."

(262) **regionär** (spätlat. *regionalis*)

Die Variante ‚**regionär**' des gebräuchlichen Adjektivs ‚**regional**' mit der Bedeutung: ‚eine bestimmte Körper- oder Körperteilzone, ein bestimmtes Gewebeareal betreffend, zu ihm gehörend' (vgl. DM), tritt ausschließlich in der Sprache der Medizin auf, z.B. regionäre Lymphknoten, ein regionäres Lungensegment (vgl. David, 1987, 2, 1786). Regionäre Chemotherapie wird als „selektive Chemotherapie durch Einbringung der Zytostatika in die Blutgefäße des Tumors oder der Metastase" (Reuter, 2004, 347) definiert.

Es muss zwischen ‚**regionär**' und ‚**lokal**' unterschieden werden („Lokal und/ oder regionär" – ebd., 1181). Das Adjektiv ‚lokal' (aus lat. *localis*, davon engl. *local*) ‚örtlich' bedeutet nämlich: ‚örtlich, auf bestimmte Körperstellen bezogen' (vgl. DM), ‚in unmittelbarer Nähe, in der Umgebung befindlich bzw. auf ein bestimmtes Gebiet beschränkt' (vgl. BE, 2002), z.B.: Lokalanästhesie, lokale Antwort (‚am Ort bleibende Erregung'), Behandlung, Applikation, Ausbreitung, Rezidive, Kreislaufstörung usw.

Die Zusammensetzung ‚**lokoregionär**' drückt in Bezug auf Metastasen aus, dass sich Rezidive auch im den betroffenen Körperbezirk umgebenden Gewebe ausgebreitet haben (vgl. DM), z.B. beim Brustkrebs in der Haut, Achselhöhle oder Schlüsselbeinregion.

Das Adjektiv ‚regionär' stellt eine Ableitung von dem aus lat. Substantiv *regio* ‚Bereich, Gebiet', eigentlich ‚Richtung', zu lat. Verb *regere, regieren* ‚geraderichten, lenken; herrschen' in der 2. Hälfte des 15. Jh. entlehnten Fremdwort ‚**Region**' f (vgl. DH) ‚Bezirk, Sphäre, Bereich', in der Medizin ‚Abschnitt, Teil' (vgl. DgWddS) dar. Ende des 19. Jh. wurde aus oder nach spätlat. *regionalis* ‚zu einer Landschaft gehörig' das Adjektiv ‚**regional**' ‚gebietsmäßig, gebietsweise, begrenzt; einen bestimmten Bereich betreffend, für ihn typisch; auf eine Region und deren Besonderheiten bezogen' abgeleitet (vgl. DH; Pfeifer, 1989, 3, 13). In der Alltagssprache kann es für ‚dezentral, lokal, örtlich; hiesig, lokal, vor Ort' stehen. In der Sprachwissenschaft bedeutet es ‚dialektal, mundartlich'.

Das mit dem Suffix -är, das zur Bildung von denominalen Zugehörigkeitsadjektiven dient, versehenes Fachwort ‚regionär' taucht in der Medizin in den 1860er-Jahren auf und wird von manchen Autoren wechselweise mit ‚regional' gebraucht (1. Beleg).

Belege:
1. *Billroth, 1869, 667*
„Es können bei den Rezidiven von vollständig exstirpirten Sarkomen viele Jahre nach der Exstirpation und der Entstehung der **regionären** Rezidive liegen."

2. *Krüche, Arno, 1900, Allgemeine Chirurgie und Operationslehre, 469*
„**regionäre** Rezidive"

3. *Durst, 1998, 241*
„Dadurch wird das **regionäre** Lymphabflußgebiet nur inkomplett entfernt [...]"

(263) resorbierbar (zu lat. *re- + sorbere*)

Das med. Fachwort ‚**resorbierbar**' drückt die Eigenschaft (insbes. von Nahtmaterialien) ‚auflösbar, resorptionsfähig, zerfallend', auf den chir. Nahtmaterial bezogen, aus.

In der Chirurgie werden kurz-, mittel- und langfristig resorbierbare Faden gebraucht, ursprünglich z.B. natürlicher Herkunft: Katgut, Lein, Seide, gegenwärtig aus synthetisch hergestellten Polymeren: mono- und multifile (geflochtene, geschichtete) Faden wie: Monocryl, Vicryl, Prolen, Safil (Produzentenbezeichnungen), die in meisten Fällen durch Hydrolyse (vgl. Heyse, 1853, 771; DM) aufgelöst werden.

Den Ausgangspunkt für das Adjektiv ‚resorbierbar' bildet das lat. Verb *resorbere* ‚hinunterschlürfen, verschlingen', das aus dem lat. Präfix *re-* ‚weg, fort' und dem lat. Verb *sorbere* ‚schlürfen, verschlucken' zu lat. *sorbere* ‚schlürfen, verschlucken' entlehnte Verb ‚**resorbieren**' (vgl. DH) ‚aufsaugen, aufnehmen' zusammengesetzt wird. Davon wurde das Substantiv ‚**Resorption**' ‚Aufnahme flüssiger oder gelöster Stoffe in die Blutbahn' abgeleitet.

In der Fachsprache der Medizin und Biologie drückt ‚resorbierbar' aus, dass bestimmte flüssige oder gelöste Stoffe (z.B. Nährstoffe oder Arzneimittel) vom

Organismus bzw. Körpergewebe über den Verdauungstrakt, die Haut und Schleimhaut in die Blut- oder Lymphbahn aufsaugt werden. Außerdem bezeichnet die Fähigkeit des menschlichen Organismus, Blut bzw. in Körperhöhlen oder in Geweben angesammelte seröse Flüssigkeiten von diesen Geweben aufzusaugen und zu verteilen (vgl. Heyse, 1853, 771).
Das Adjektiv taucht erst im 20. Jh. auf und kommt in Wortverbindungen wie: resorbierbares Katgut, resorbierbare und nicht resorbierbare Fäden, Kunststoffgeflechte vor.

Belege:
1. *Brunner, 1916, 58*
   „Zur Unterbindung bedient er sich, um Fremdkörper in der Wunde zu vermeiden, des mit Karbolöl präparierten **resorbierbaren** Katguts."
2. *Payr, 1922, 2. Teil, 440*
   „[...] Unterbinden mit **unresorbierbaren** Fäden [...]"
3. *Schwenzer, 2000, 31*
   „Zur Verfügung stehen **resorbierbare** Gelatinepräparate und Kollagenvliese oder resorbierbare Kunststoffgeflechte aus Polydioxanon plus Polyglactin [...]"

(264) retrograd (spätlat. *retrogradis*)

,**Retrograd**' oder ,**retrogradiv**' ist ein Eigenschaftswort ohne Steigerung, dessen Ursprung lat. *retrogrădus* ,zurückgehend' zu lat. *retro-* und *gradi* ,schreiten' ist (vgl. Heyse, 1853, 775).
Das aus lat. *retro* ,rückwärts, nach hinten, zurück' übernommene, sehr produktive Präfix *retro-*, (*Retro-*) ist der erste Wortbestandteil in Zusammensetzungen, mit der Bedeutung ,hinten, hinter, im Hintergrund von etwas gelegen; rückwärts, nach hinten (von einer räumlichen Verlagerung); zurück (von einer Rückentwicklung oder Rückwirkung)' (vgl. DM; Kluge), z.B. retroaktiv, retrokardial, Retrofixatio.
In der Medizin bedeutet das Wort ,von hinten her nach rückwärts; rückläufig; zeitlich oder örtlich zurückliegend, rückwirkend, in zurückliegende Situationen zurückreichend' (z.B. retrograde Amnesie, falls die Erinnerungslücke auf die Zeit vor dem Einsetzen der Bewusstseinsstörung zurückgeht (vgl. BE; DgWddS)).
Sprachwissenschaftlich bezeichnet der Begriff „retrograde Bildung" eine Rückbildung, ein „Wort (bes. Substantiv), das aus einem [meist abgeleiteten] Verb od. Adjektiv gebildet ist, aber den Eindruck erweckt, die Grundlage des betreffenden Verbs od. Adjektivs zu sein (z.B. Kauf aus kaufen, Blödsinn aus blödsinnig)" (ebd.).
Dazu stellt sich das nicht mehr gebrauchte Verb ,**retrogradiren**', lat. *retrogrădi* ,rückwärts oder zurückgehen, den Krebsgang gehen' und die substantivische Ableitung ,**Retrogradation**' f von spatlat. *retrogradatĭo*, die den Rückgang Rücklauf, die scheinbar rückgängige Bewegung eines Planeten bezeichnet (vgl. Heyse, 1853, 775). Gegenwärtig steht die ,Retrogradation' (auch ,**Regradation**') in der Lebensmittelkunde für: „Bei verkleisterter oder kolloidal gelöster Stärke das Nachdicken und Unlöslichwerden beim Abkühlen oder bei längerem Stehen." (BE) Der

Vorgang ist weitgehend irreparabel. Die Bildung ‚**Retrogradierung**' f bezeichnet in der Bodenkunde die Bodendegradation.

In der ersten Hälfte des 19. Jh. tritt das Wort in der Fachliteratur nur in lat. Krankheitsbezeichnungen (1. Beleg). In späteren Ausgaben von Handbüchern wurde es sowohl als das eingedeutschte flektierte Adjektiv als auch als Adverb fortdauernd nachgewiesen.

Belege:
1. *Ebermaier, 1818, 1, 145*
   „[...] die Entzündung verschwindet zwar an der Stelle, wo sie sich zuerst zeigt, kommt aber an einer andern, äusserlich oder innerlich wieder, in welchem letztem Falle sie sonst zurückgeschlagen (Inflammatio **retrograde**) genannt wurde [...]"
2. *Emmert, 1852, 1, 411*
   „Rour beobachtete an den unteren Extremitäten eine Art wandernder Lymphangeitis, die epidemisch herrschte und [...] einen **retrograden** Gang annahm."
3. *Durst, 1998, 529*
   „Soll die terminolaterale Jejunojejunostomie mit dem zirkulären Stapler durchgeführt werden, wird das Jejunum vor der Fertigung der Ösophagusanastomose **retrograd** intubiert."

(265) **solitär** (frz. *solitaire*←lat. *solitarius*)

Im allgemeinen Sprachgebrauch ist ‚**solitär**' die Adverbialbestimmung von Lebenden oder das Adjektivattribut von Objekten, Stellungen, Ereignissen (wie im 1. Beispiel) mit der Bedeutung: ‚Einsam, ungesellig, eingezogen, zurückgezogen, frei stehend, freitragend', in Zoologie in Bezug auf Tiere: ‚einzeln lebend; nicht Staaten bildend' (vgl. DgWddS),‚nicht sozial, nicht dauerhaft in Gruppen oder Paaren lebend' (vgl. DUW).

Als Fachwort der med. Sprache bedeutet ‚solitär': ‚einzeln, vereinzelt vorkommend' (z.B. von Gallensteinen, Hämatomen, Polypen u. ä.). Das Adjektiv steht auch für ‚einzeln vorliegender Befund' (vgl. DM).

In der Botanik ist der Ausdruck ‚Solitärpflanze' weitverbreitet. Er bezeichnet solche Pflanze, die in einer Bebauung visuell dominiert. Ein Architekt meint mit ‚solitär' allein stehende Bauwerke bzw. Objekte, frei stehendes Gebäude.

Die Gegenwörter sind: sozial, symbiotisch, multipel, vielfach.

Die Hypostase ‚**Solitär**' m, frz. *solitaire* oder ‚**Solitarius**' m, lat. *Solitarĭus* ‚einsam' ist als ‚ein Einsamer, Einstleber, Ungeselliger' zu verstehen. Es bezeichnet ebenfalls ein einzeln gefasster, besonders großer und schöner Diamant, Edelstein. Es steht auch für ein Sternbild am Südhimmel zwischen der Jungfrau und der Waage (vgl. Campe, 1813, 559).

Der Ursprung des Adjektivs ist lat. *solitarius*, ‚alleinstehend, einzeln' zu *solus*, *solo* ‚allein, ohne Begleitung; allein, einsam, einzeln, einzig'. Durch frz. Vermittlung *solitaire* ‚einsam, einzeln' ist es ins Dt. gelangt (vgl. DH). ‚**Solo**' (n oder selten m) ist dagegen ein gleichbedeutendes italienisches Lehnwort (Adjektiv und Adverb) und kam zunächst seit dem Anfang des 18. Jh. als Substantiv in Gebrauch, und zwar in der Fachsprache der Musik. „Seine substantivische Verwendung verdankt es dabei vermutlich it. Fügungen wie „musica a solo" (ebd.). Pfeifer (1989, 3, 1650) äußert dagegen die Meinung: „Die Entwicklung des Ausdrucks zum gängigen Terminus der Musik mag durch Fügungen wie ital. *cantar, suonar (a) solo* begünstigt worden sein."

Bei einer musikalischen Darbietung bedeutete ‚Solo' ursprünglich ‚Einzelgesang, Einzelvortrag, Alleinspiel' (vgl. Grimm, 16, 1506). Dann wurde der Terminus auf andere Fachgebiete übertragen, z.b. im Sport wird ‚Solo' für ‚Alleinspiel, Dribbling' verwendet (vgl. DH).

Das Wort tritt zugleich als ein Bestimmungswort in Zusammensetzungen wie z.B. Solitärtumoren, Solitärsteine, semi-solitär ‚quasi-sozial' (z.B. Orang-Utans) auf. Das letzte Beispiel wurde mit dem aus dem Lat. stammenden adjektivischen und substantivischen Präfix *semi-, Semi-* ‚halb, teilweise, fast; eine Zwischenstufe bildend, einen Übergangszustand darstellend' (wie ‚semistationär' ‚stationäre und semistationäre Überwachungsanlagen' (vgl. DB), ‚Semicanalis' ‚Halbkanal', Teil bzw. Hälfte eines Körperkanals) gebildet, dessen Urverwandtschaft auf gleichbedeutende griech. *hemi-* (*hemi-*) zurückzuführen ist (vgl. DM; DB).

Belege:
1. *Cooper, 1821, 3, 320*
„Sie sind gemeiniglich **solitäre** Erscheinungen, und Folgen zufälliger Verletzungen, und falscher Behandlungsart."
2. *Reichel, 1933, 32*
„In der überwiegenden Mehrzahl treten die Darmadenome vereinzelt als **Solitärtumoren** auf [...]"
3. *Rostock, 1957, 293*
„Sie finden sich meist in Einzahl in der Gallenblase (**Solitärsteine**)."

(266) **spontan** (spätlat. *spontāneus*)

Das Fremdwort ‚**spontan**' stellt eine gelehrte Entlehnung aus spätlat. *spontāneus* ‚freiwillig, frei, ungezwungen, willkürlich; absichtlich' dar, die laut Kluge und Pfeifer (1989, 3, 1679) Ende 18. Jh., laut Schulz (1978, 4, 381) dagegen Anfang 19. Jh. in die dt. Sprache gelangte.

Das Adjektiv ist eine Bildung zu lat. *spons* (*spontis*) ‚[An]trieb, freier Wille', die durch frz. Vermittlung ins Dt. übernommen wurde. Dem frz. Adjektiv *spontané* ‚spontan' liegt ebenfalls spätlat. *spontāneus* zugrunde. Davon wurde Abstraktum *spontanéité* abgeleitet, die in der 2. Hälfte 18. Jh. als ‚**Spontan[e]ität**' ‚spontane Art, Handlung; Impulsivität' ins Dt. entlehnt und „relativisiert in Analogie zu Bildungen wie *Aktivität, Realität* u. dgl." (Pfeifer, 1989, 3, 1679) wurde. Ursprünglich wurde das Substantiv in der Fachsprache der Philosophie in der Bedeutung ‚Selbstbestimmung; freie Willensäußerung' verwendet. (vgl. DH). Kraus (1826, 842) erklärt es ferner als „die Willenskraft, Wirkfreiheit, Selbstthätigkeit, Willkür, Freiwilligkeit". In der Gemeinsprache wurde es später für ‚Unmittelbarkeit, Plötzlichkeit', auch ‚Natürlichkeit, Direktheit' gebraucht. Diesbezüglich wurde das

Kurzwort ‚**Sponti**' im politischen Jargon entwickelt, das ein Mitglied oder Angehörigen der undogmatischen linksgerichteten, zu spontanen politischen Aktionen gewillten Gruppen bezeichnet (vgl. Kluge).

Zunächst wurde das Adjektiv ‚spontan' auf Aktionen, Reaktionen und Entwicklungen bezogen mit der Bedeutung: ‚eigenem Antrieb folgend, impulsiv, unmittelbar, plötzlich, von sich aus, unvorbereitet, von selbst erfolgend, ohne äußere Einwirkung geschehend', z.B. spontane Mutation, Kristallisation. Dann erlebte es eine Bedeutungsverschiebung und wurde zur Bezeichnung von menschlichen Eigenschaften und Verhaltensweisen, zuerst mit eher negativer Konnotation ‚freiwillig, emotional gesteuert, impulsiv, ohne lange Überlegung, rasch einer plötzlichen Eingebung folgend, unreflektiert, unaufgefordert' (vgl. DB; DH; Kluge), gegenwärtig sowohl im positiven Sinne ‚direkt, herzlich, unaffektiert, ungekünstelt', als auch mit negativer Bedeutung: ‚sofort, ohne Nachdenken', „willkürlich, ohne Rücksicht auf übergeordnete Notwendigkeiten, Bestrebungen, Absichten; (gewerkschaftlich) unorganisiert, unkontrolliert; ohne Planung, improvisiert, z.B. von Streiks, Demonstrationen" (Schulz, 1978, 4, 381) gebraucht.

In der Heilkunde werden als ‚spontan' solche Erscheinungen bezeichnet, die „ohne Einwirkung einer äußeren Gewalt" (Kraus, 1826, 842) stattfinden bzw. von selbst, ohne äußeren Einfluss entstehen, z.B. die spontane Verrenkung, Ruptur, spontaner Abort. Die Spontanheilung ist die Heilung der Beschwerden oder einer Krankheit, die ohne Behandlung geschieht (vgl. DM).

Das Adjektiv tritt in der Fachsprache auch als Bestimmungswort in zahlreichen Zusammensetzungen auf, und zwar: Spontanheilung, -fraktur, -nekrose, -pneumothorax, -remission, -schmerz.

<u>Belege:</u>
1. *Chelius, 1827, 1, 609*
   „Diese Art der **spontanen** Heilung des Aneurysmas verkündet sich durch ein Festerwerden der Geschwulst, durch ein schwächeres oder ganz aufhörendes Pulsiren."
2. *Rahm, 1927, 380*
   „...**Spontanheilung** mit Eintritt der Pubertät [...]"
3. *Uebermuth, 1967, 485*
   „Zu dem **Spontanschmerz** der Gliedmaße tritt bei der Untersuchung ein örtlicher Druckschmerz [...]"

(267) steril (lat. *sterilis*)

Das Adjektiv ‚**steril**' steht für folgende Eigenschaften:
1. seit spätem 18. Jh. im med. und biologischen Bereich: ‚nicht fortpflanzungsfähig, nicht fähig, Kinder zu zeugen oder zu gebären', im Sinne ‚impotent' meist von Tieren, selten von Menschen;
2. seit 2. Hälfte 19. Jh. in der Literatur und Philosophie in der übertragenen, pejorativen Bedeutung: ‚geistig unfruchtbar, unproduktiv; nicht schöpferisch; ergebnislos', z.B. eine sterile Diskussion, ein steriler Schriftsteller, im Sinne

,langweilig'; dies auch von Vegetations- und Bodenverhältnissen bezüglich des Ertrags: ein steriler Boden;
3. im allgemeinen Sprachgebrauch für ,öde, eintönig, stumpfsinnig, stereotyp' (vgl. Schulz, 1978, 4, 450f);
4. ,kalt, nüchtern, kahl, klinisch, auf die Funktion beschränkt, sachlich, schmucklos, unpersönlich, zweckbetont';
5. seit Anfang 20. Jh. in der Medizin und Lebensmittelherstellung: ,keimfrei, aseptisch, entkeimt, frei von Krankheitserregern, hygienisch einwandfrei, sauber und deshalb haltbar', z.B. ein steriler Verband; sterile Instrumente (vgl. DB), Dosenkonserven.

Das Wort ,steril' (ndl. *steriel*, engl. *sterile*, frz. *stérile*, schw., norw. *steril* – vgl. Kluge) wurde im 18. Jh. aus frz. *stérile* ,unfruchtbar, ertraglos' entlehnt, das wiederum auf gleichbedeutendes lat. *sterilis* zurückgeht. Bei Kraus wird das Wort ferner als ,mager, dürr, leer, gehaltlos' erklärt (vgl. Kraus, 1826, 847).

Als Fachwort tauchte ,steril' in der Sprache der Medizin erst um die Mitte 19. Jh. auf, und zwar in der Bedeutung ,nicht fortpflanzungsfähig, infertil' auf (1. Beleg). Seit Anfang 20. Jh. wird es für ,keimfrei' gebraucht.

Das Lexem tritt in Syntagmen auf: steriler Verband, steril verpackt.

Im 20. Jh. wurde Abstraktum ,**Sterilisation**' ,das Unfruchtbar-, Keimfreimachen' von gleichbed. frz. Ableitung *stérilité* entlehnt, die auf lat. *sterilitas* zurückgeht. Das Verb ,**sterilisieren**' ,unfruchtbar, zeugungsunfähig machen' (von Nahrungsmitteln, Obst usw.) wurde ebenfalls aus frz. *stériliser* entlehnt (vgl. DH).

Belege:
1. *Frank, 1858, 267*
„Es sind meistens Frauen in der **sterilen** Lebensperiode."

2. *Brunner, 1916, 86*
„Die in der Wunde abgeschlossene Flüssigkeit fand Anschütz in 30% der Fälle **steril**."

3. *Durst, 1998, 49*
„Hierbei muß allerdings **steril**, d.h. mit Handschuhen und entsprechenden Abdecktüchern gearbeitet werden."

(268) **traumatisch** (griech. *traumaticos*)

,**Traumatisch**' tauchte in der med. Fachsprache in der ersten Hälfte 19. Jh. auf. Das Wort stellt eine adjektivische Ableitung von dem Anfang 18. Jh. aus griech. *traúmatos* übernommenen Substantiv ,**Trauma**' n (ndl. *trauma*, engl. *trauma*, frz. *trauma*, schw., norw. *trauma* – vgl. Kluge), Wunde, Verletzung durch äußere Einwirkung' zu griech. *titroskein* ,verwunden, durchbohren' dar (vgl. Schulz, 1981, 5, 428). Nach Kraus (1826, 746) bedeutet das Wort eigentlich ,etwas Gebohrtes'. Gräfe (1845, 33, 655) definiert es wie folgt: „TRAUMA, die Wunde; in der Sprache der Aerzte wird das Wort traumatisch häufig gebraucht, und damit ein Leiden

bezeichnet, welches entweder von einer Wunde herrührt, oder doch in Folge einer mechanischen Beschädigung entstanden ist".
Laut Schulz wurde das Wort im frühen 19. Jh., laut Pfeifer (1989, 3, 1833) Ende 19. Jh. in die Fachsprache der Psychologie übernommen. Seine Bedeutung wurde damals auf „Schock, starke seelische Erschütterung", die lange nachwirkt sowie ihre Folgen wie „Komplex, Angstvorstellung, Alptraum" im Sinne ‚Verletzung der Psyche' erweitert (vgl. Schulz, 1981, 5, 428).

Demnach hat das Adjektiv ‚traumatisch' doppelte Bedeutung. Es drückt einerseits die Eigenschaft aus ‚zu einer Wunde gehörend, durch Gewalteinwirkung verletzt, durch eine Verletzung entstanden, mit Wunden behaftet' (vgl. Heyse, 1853, 903), auch ‚zur Wundheilung geeignet', andererseits bezieht sich auf Erscheinungen, die auf einen seelischen Schock zurückführen, das Trauma betreffen, auf ihm beruhen (vgl. DM).

Das Fremdwort wurde eingedeutscht und begegnet med. Texten seit Anfang 19. Jh. Die nicht mehr übliche Ableitung ‚**Traumatika**' (Pl.) stand in der Heilkunde im 19. Jh. für Wundmittel (vgl. Heyse, 1853, 903). Weitere Bildungen sind: Das Verb ‚**traumatisieren**' sowie das Partizip Aktiv ‚**traumatisierend**' (z.B. von chir. Instrumenten).

Die Stammsilbe tritt ebenfalls in dem Adjektiv ‚**posttraumatisch**', mit dem Verhältniswort *post-* mit der Bedeutung ‚nach' auf.

Belege:
1. *Rust, 1830, 2, 385*
   „Die idiopathische Gelenkentzündung, wenn sie in Eiterung übergeht, verläuft bei weitem langsamer, als die metastatische oder **traumatische**."
2. *Busch, 1864, 2, 261*
   „Die Kniescheibenverrenkungen sind entweder **traumatische** oder spontane, durch pathologische Processe entstandene."
3. *Wind, 1989, 147*
   „Ungeeignete, zu große oder zu **traumatisierende** Instrumente töten im Verhältnis zur Größe der Inzision übermäßig viele Zellen."

(269) umschrieben (zu lat. *circumscribere, circumscriptum*)

Das Adjektiv ‚**umschrieben**' stellt das 2. Part. zum starken Verb ‚umschreiben' dar. Fachsprachlich bedeutet es: ‚deutlich abgegrenzt, umgrenzt, bestimmt', z.B. in Bezug auf einen Entzündungsprozess, Körperregion, eine Nekrose, Anschwellung, Röte usw. Manche Verfasser verwenden parallel sowohl die Bezeichnung ‚umschrieben' als auch 'örtlich begrenzt' (2. Beleg). Synonym:‚**Zirkumskript**' (zu lat. *circumscribere, circumscriptum* ‚mit einem Kreis umschreiben') ist z.B. auf Hauterkrankungen bezogen (vgl. DM).

Das Wort wird ebenfalls in Fügungen: Umschriebene Indikation, Fälle, Leistung gebraucht.

Das starke Verb ‚umschreiben', von dem das Adjektiv abgeleitet wurde, hat in der Gemeinsprache verschiedene Bedeutungen, und zwar: Neue Form und

Ausdruckweise dem bereits fertig Geschriebenen geben, noch einmal anders schreiben und dabei die Fehler korrigieren, umarbeiten, z.b. ein Referat, einen Aufsatz, eine Komposition; etwas bereits fertig Geschriebenes schriftlich ändern, z.b. den Betrag einer Rechnung; transkribieren, eine Umschrift von Notizen, Adressen machen; eine schriftliche Eintragung ändern, anderswo eintragen, z.b. Grundbesitz auf jemandes Namen (vgl. DUW).

<u>Belege:</u>
1. *Rust, 1830, 10, 662*
  „Das Lipom bildet eine einzelne, abgesonderte, **umschriebene**, die nahen Theile mehr oder weniger überragende Anschwellung [...]"
2. *Garré-Borchardt, 1942, 133*
  „In ganz **umschriebenen** Fällen kann man sich mit der Ausmeißelung und Auslöffelung begnügen."
  Garré-Borchardt, 1942, 308
  „[...] die **örtlich begrenzte** Muskelspannung"
3. *Durst, 1998, 227*
  „Insbes. für sogenannte ‚Boost-Dosen', die auf **umschriebene** Körperregionen verabfolgt werden, eignen sich diese Methoden."

IV.13 Ausgewählte Bezeichnungen von allgemeinmedizinischen abstrakten Begriffen

In dem untersuchten Material treten mehrmals Bezeichnungen von allgemeinmed. abstrakten Begriffen auf. Manche Lexeme wie Anomalie, Funktion, Komplikation, Leiden, Motorik, Prognose, Reaktion, Risiko, Sensorium, Vitalität sind Allen verständlich, andere wie Letalität, Morbidität, Mortalität, Operabilität sind ausschließlich auf Humanmedizin bezogen. Eine Gruppe von Fachwörtern entstammt zwar der Gemeinsprache, im med. Sprachgebrauch gewinnen sie jedoch eine andere Bedeutung. Unten werden ausgewählte, häufig in der Medizin gebrauchte Abstrakta dargelegt.

(270) **Applikation,** die (-, -en); lat. *applicatio*

Die Anwendung von Heilmitteln oder -verfahren wird als ‚**Applikation**' bezeichnet (vgl. BE). Bei Zetkin wird das Wort als ‚Art der Gabe von Medikamenten' erklärt. Die Verabreichung kann oral, intravenös, subkutan, lokal (Wärmeapplikation) bzw. direkt an den Ort der Erkrankung (die Applikation des Glüheisens, der Blutegel) erfolgen (vgl. Zetkin, 1992, 148).

Gemeinsprachlich wird ‚Applikation' für ‚Anwendung, Zuführung, Anbringung', ‚Nutzanwendung' (Heyse, 1853, 61) gebraucht. Als die Bezeichnung für Bewerbung, Fleiß, Hinwendung gilt es für veraltet. Im Kunstgewebe wird mit diesem Wort ‚an Geweben aufgenähte Verzierung aus Leder, Filz oder dünnem Metall (Applikationsarbeit)' genannt. In der Sprache der Religion steht ‚Applikation' für die Darbringung der katholischen Messe für bestimmte Personen oder Anliegen. In der Informatik stellt es den Fachausdruck mit der Bedeutung ‚Anwendungsprogramm, ein zur Bearbeitung von Aufgaben aus einem bestimmten Bereich dienendes Programm', z.B. Textverarbeitungsprogramm (vgl. BE).

Das Nomen ‚Applikation' wurde ins Dt. im 19. Jh. aus lat. *applicatio* ‚das Sichanschließen' entlehnt. Zu Beginn des 19. Jh. wurde zugleich das Verb ‚applizieren' bezeugt. Es geht auf lat. Verb *applicare* ‚anfügen; anwenden' zurück, das seinerseits zu lat. *plicar* ‚falten, zusammenlegen' gebildet wurde (vgl. DH). Zunächst wurde das Wort allein mit c (*Application*) geschrieben.

Belege:
1. *Ebermaier, 1818, 1, 8*
   „Bey der **Application** eines Klystiers muss der Kranke sich auf die rechte Seite legen, damit das Colon oben komme und nicht gedrückt werde."
2. *Bardeleben, 1870, 340*
   „Bei beträchtlicher Blutung sucht man durch […] Aufstreuen styptischer Pulver oder die **Application** des Glüheisens Hülfe zu schaffen."
3. *Rahm, 1927, 321*
   „Mit dieser Methode arbeiten wir seit reichlich 1 Jahr, während wir früher all drei Felder gleichzeitig **applizierten**."

(271) **Architektur,** die (-, -en); lat. *architectura*

Das Fremdwort ‚**Architektur**' wurde ins Dt. in der 1. Hälfte des 16. Jh. aus lat. *architectura* ‚Baukunst, Baustil' übernommen, die eine Zusammensetzung der griech. Wörter *archi-* ‚Ober-, Haupt-' und *téchne* ‚Kunst, Geschick; Handwerk' darstellt. Das Grundwort kann auch von lat. *tectum* ‚Gebäude' herstammen (vgl. DH; Pfeifer DWDS). Dementsprechend bedeutet ‚Architektur' wörtlich übersetzt ‚erste Kunst; erstes Handwerk'. Adelung (1, 423) hält dieses Wort für völlig unnötig, weil es im Dt. heimische Bezeichnungen wie ‚**Bauform**', ‚**Bauweise**', ‚**Baukunst**' bzw. ‚**Zierarten**' gibt.

In der Medizin tauchte ‚Architektur' erst zu Beginn des 20. Jh. auf. Es wird für die Bezeichnung von Gestaltung, Bau, Struktur eines Organs, eines Gewebes bzw. einer Neubildung gebraucht.

Belege:
1. *Krüche, 1900, 296*
   „[…] die eigentliche **Architektur** des Tumors […]"
2. *Wind, 1989, 175*
   „Ist die **Leberarchitektur** durch Parenchymerkrankungen gestört und der portale Blutfluß behindert, überträgt sich der erhöhte Druck im Portadersystem auf die peripheren Venen […]"
3. *Durst, 1998, 545*
   „Die heutigen Resektionstechniken basieren auf dem Wissen über die intrahepatische biliovaskuläre **Architektur** […]"

(272) Diathese, die (-, -n); griech. *diáthesis*

‚Diathese' oder ‚Diathesis' stellt die Ableitung aus griech. Verb *diätithénai* ‚auseinander stellen, anordnen'. Überhoben wird das Substantiv für ‚Anordnung, Zustand, Lage', häufiger in der Heilkunde für die Bezeichnung der Einrichtung, Verfassung, Stimmung, Beschaffenheit des Körpers bzw. der Krankheitsanlage gebraucht. Pluralform ‚Diatheses' steht für die sogenannten Grundkrankheiten oder Anlagen zu den Krankheiten (vgl. Kraus, 1826, 253). Gegenwärtig wird der Begriff als erhöhte konstitutionelle Empfänglichkeit des menschlichen Organismus für bestimmte Krankheiten, d.h. „gesteigerte Bereitschaft des Körpers zu einer bestimmten krankhaften Reaktion" (BE), Veranlagung erklärt, z.B. hämorrhagische Diathese (Blutungsübel), Tumordiathese. Krüche verweist darauf, dass diese Inklination von der individuellen Konstitution (Körperbeschaffenheit) abhängt, indem er schreibt: „Wir können also annehmen, dass ein Reiz, welcher bei einem mit der Diathese zu Geschwulstbildungen behafteten Menschen einen Tumor hervorbringt, auf einen anderen Menschen völlig wirkungslos bleibt oder Entzündung erregt, und umgekehrt" (Krüche, 1900 258). Die Diathese kann jedoch vererbt werden.

Im med. Sprachgebrauch tritt das Wort binnen untersuchter Zeitspanne immerfort, ab 1900 wechselweise mit der synonymischen Bezeichnung ‚**Disposition**' auf.

Als sprachwissenschaftlicher Fachausdruck bezeichnet ‚Diathese' das Genus Verbi, die Verhaltensrichtung des Verbs als Aktiv oder Passiv (vgl. DH).

Belege:
1. *Chelius, 1827, 282*
   „Ein hoher Grad der Schwäche mit Neigung der Säfte zur Entmischung, Veralterungen innerer Organe, Aneurysmen, skorbutische **Diathese** [...]"
2. *Krüche, 1900, 258*
   „[...]ein Reiz, welcher bei einem mit der **Diathese** zu Geschwulstbildungen behafteten Mensch einen Tumor hervorbringt [...]"
3. *Durst, 1998, 177*
   „Außerdem ist auf eine hämorrhagische **Diathese** zu achten."

(273) Disposition, die (-, -en); lat. *dispositio*

Der Fachausdruck ‚**Disposition**' ist ein Konkurrenzwort zu seinem oben dargestellten griech. Äquivalent ‚**Diathese**'. Er bezeichnet die angeborene oder erworbene Erkrankungsbereitschaft des menschlichen Organismus, d.h. die Gesamtheit der inneren Krankheitsbedingungen, die bestimmter Veranlagung, Empfänglichkeit für Krankheiten Voraussetzungen geben, z.B. Disposition zu lokalen Rezidiven, Krebsdisposition (vgl. BE). Als ‚Prädisposition' wird eine „spezifische Disposition, besonders ausgeprägte Anfälligkeit für bestimmte Krankheiten" (DM) bezeichnet, z.B. genetische Prädisposition.

Der Begriff wird zugleich als erblich vorgegebene Veranlagung zur Entwicklung in eine bestimmte Richtung oder zur Ausprägung bestimmter Merkmale auf eine Krankheit bezogen erklärt.

In der Gemeinsprache steht das Wort für: Plan, Gliederung; freie Verfügung; Anlage, Neigung; Auswahl und Verteilung der Stimmen im Orgelbau (vgl. DB).
,Disposition' ist ein Abstraktum, das im 16. Jh. aus dem um 1500 vom lat. *disponere* ,verfügen, anordnen, einteilen, geneigt, anfällig machen' entlehnten Verb ,**disponieren**' abgeleitet wurde.

Weitere Derivate sind: ,**disponiert**' Part. adj. ,in bestimmter Weise eingerichtet, aufgelegt, imstande' und dessen Antonym ,**indisponiert**' Part. adj. ,nicht gut aufgelegt, unpässlich', das seit Ende des 18. Jh. vorhandene Subjektiv ,**Indisposition**' f ,Verstimmung, Unpässlichkeit, leichte Erkrankung', Ende des 18. Jh. das nach frz. Vorbild *disponible* gebildete Adjektiv ,**disponibel**' ,verfügbar'. Zu Beginn des 19. Jh. tauchte noch das Adjektiv ,**indisponibel**' ,nicht verfügbar' (zu frz. *indisponible*) auf (vgl. Kraus, 1826, 258; Pfeifer, 1989, 1, 291).

,**Prädisposition**' ,Voranstalt, Vorbereitung, Voranlage, Geneigtheit, Empfänglichkeit z.B. zu einer Krankheit' (vgl. Krause, 1826, 699) ist eine analoge Bildung zu lat. Verbs *predisponere*.

Belege:
1. *Krüche, 1900, 277*
   „[...] das Produkt einer durch **Disposition** verursachten spezifischen Entzündung [...]"
2. *Reichel, 1933, 35*
   „[...] die familiäre **Disposition** [...]"
3. *Sunder-Plassmann 1968, 193*
   „Eine **Prädisposition** besteht zwischen dem 10. und 30. Lebensjahr, selten ist die Appendizitis in den ersten drei Jahren."

(274) **Genesung**, die (-, -en – Pl. seten); lat. *convalescentia*

Das Abstraktum ,**Genesung**' ,Gesundung, Gesundwerden, Heilung, Regeneration' stellt die im 17. Jh. gebildete Substantivierung von altgerm. Verb *genesen* (ahd. *ginesan*, mhd. *genesen*, got. *ganisan*, niederl. *genezen*, aengl. *genesan*) dar, das ursprünglich für ,überleben, errettet werden' gebraucht wurde. Es gehört zu der idg. Wurzel *nes-*,davonkommen, am Leben oder gesund bleiben, glücklich heimkehren', deren Ausgangsbedeutung laut Kluge ,unbeschadet zurückkommen' ist. Im heutigen Sprachzustand bedeutet das Verb soviel wie ,von einer Krankheit geheilt werden, gesunden'. Diese Bedeutungseinengung trat im Mhd. (vgl. DH).

Mit ,Genesung' ist „Phase einer Krankheit, die sich an das akute Stadium anschließt und in der Regel zur völligen Gesundung überleitet" (BE, 2002), d.h. die Besserung, Kräftigung, erfolgreiche Heilung, zu verstehen. Der Heilungsprozess kann aber durch Rückfälle gestört werden bzw. in den chronischen Krankheitszustand umschwenken.

Das noch im 19. Jh. geläufige Fachwort tritt in dem Schrifttum des 20. Jh. nur vereinzelt auf. Es wurde durch sein Synonym ,**Heilung**' ersetzt. Das häufig mit ,Genesung' in der Gemeinsprache gleichgestellte Substantiv ,**Rekonvaleszenz**' bezeichnet im med. Sinne lediglich ein Stadium der Genesung nach überstandener Krankheit, Operation oder Unfall.

‚Genesung' kommt heute in Zusammensetzungen: Genesungsheim, Genesungsprozess, Genesungsstelle, Genesungsstadium, Genesungsurlaub.

Belege:
1. *Langenbeck, 1822, 1, 438*
„Ersterer sollte nicht einmahl als Krankheit, sondern als Zweck zur **Genesung** angesehen werden [...]"
2. *Bardeleben, 1870, 2, 624*
„Häufig wird die ergossene Flüssigkeit allmälig wieder resorbirt und die Gelenkwassersucht geht, wenn sie einfach ist, in **Genesung** über."
3. *Krüche, 1900, 146*
„[...] es kann aber auch zu einer Eiterung kommen, nach Entleerung **Genesung** eintritt."

(275) **Inspiration**, die (-, -en); lat. *īnspīrātio*

‚**Inspiration**' ‚Eingebung, Erleuchtung' ist auch das Fremdwort, das im 16. Jh. aus Latein übernommen wurde. Das lat. Vorbild *īnspīrātio* bedeutet eigentlich ‚Einhauchung' (zu *in-* ‚in, hinein' und lat. Verb *spirare* ‚blasen, wehen; atmen'). Bildungssprachlich wird das Wort für einen spontan auftretenden, intuitiven schöpferischen Einfall, Gedanke, eine plötzliche Erkenntnis bzw. erhellende Idee, insbes. in Bezug auf Kunst oder Musik, die als besondere Gabe des Genies gilt (vgl. DgWddS).

In der Theologie und Religionswissenschaft bedeutet dieses Wort „die Inbesitznahme des Menschen durch Gott, Götter beziehungsweise als göttlich angesehene Mächte; in der christlichen Theologie durch den Heiligen Geist" (BE).

Ein Physiologe versteht unter ‚**Inspiration**' ‚Einatmung, das Einsaugen der Atemluft, Inspirium'. Der Mechanismus der Inspiration beruht auf der Entstehung einer Drucksenkung in der Lunge durch aktive Erweiterung des Thorax und Abflachen des Zwerchfelles, die die Außenluft einströmen lässt (vgl. David, 1987, 1, 1039f). Den Gegensatz bildet ‚**Exspiration**' ‚Ausatmung' (vgl. DM).

Darüber hinaus wurde das Verb ‚**inspirieren**' ‚hineinblasen, einhauchen; begeistern, etwas anregen, animieren, Impulse verleihen' laut Pfeifer (DWDS) im 16. Jh. (vereinzelt im Mnd. bereits im 15. Jh.), laut DH im 18. Jh. aus lat. *in-spirare* ‚einhauchen, einflößen' entlehnt.

Belege:
1. *Bernstein, 1820, 4, 142*
„[...] abwechselnde **Inspiration** und Expiration [...]"
2. *Garré-Borchardt, 1942, 158f*
„Ein schlürfendes Geräusch auf der Höhe der **Inspiration** verrät die hohe Gefahr."
3. *Schwenzer, 2000, 268*
„Das Shunt-Fördervolumen kann durch einfache Manöver beeinflusst werden: Steigerung durch Bauchpresse, forcierte **Inspiration** und Oberkörperflachlagerung."

(276) **Konsolidierung**, die (-, -en); frz. *consolidation* ← lat. *consolidatio*

Das Wort ‚**Konsolidation**', bildungs- und fachsprachlich zumeist die Form ‚Konsolidierung', wurde aus lat. *consolidatio* ‚Ausgleich, Festigung, Sicherung' (zu lat. *consolidare* ‚festmachen, konsolidieren') durch frz. Vermittlung *consolidation* entlehnt. Den Ausgangspunkt des lat. Verbs bildet das Adjektiv *solid* ‚gediegen, echt; fest, unerschütterlich; ganz', dem das Präfix con- ‚zusammen, mit, völlig' vorangestellt wird. Con- (kon-) drückt auch ‚eine Vereinigung oder Annäherung bzw. Verstärkung ausdrückend' aus. Es geht auf ein idg. Adverb *kom ‚neben, bei, mit, zurück', von dem sich wahrscheinlich auch entsprechendes, zur Bildung von Kollektiven verwendetes dt. Präfix *ge-* entwickelte (vgl. DH; Pfeifer DWDS).

‚**Konsolidation**' stellt den Fachausdruck mehrerer Fachsprachen dar. Von Medizinern wird das Fachwort ‚Konsolidierung' (bzw. gleichbed., mit dem konkurrierenden Suffix versehene, bis zum Ende des. 19. Jh. mit *c* geschriebene Variante ‚Konsolidation') im Sinne „vollständige Heilung von Knochenbrüchen" (Zetkin, 1992, 1149), d.h. Festigung, Festwerdung oder auch ‚Stillstand, Abheilung eines Krankheitsprozesses, z.B. einer Lungentuberkulose' (vgl. DM) gebraucht. ‚Konsolidierung' bedeutet auch „Verfestigung, Übergang von Gedächtnisspuren aus ihrem funktionellen Dasein in eine stoffl. strukturierte Form als Produkt spezif. Eiweißsynthese" (David, 1987, 1, 1156).

Im Erdbau wird die Variante ‚Konsolidation' häufiger gebraucht. Der Terminus bezeichnet den Abbau eines Porenwasserüberdruckes im Boden, infolgedessen sich Versteifung und Zusammendrücken des Bodens vollziehen. In der Sprache des Finanzwesens ist damit ‚die Umwandlung kurzfristiger Schulden in langfristige oder in Eigenkapital (z.B. durch Ausgabe von Wertpapieren)' oder ‚die Verbindung unterschiedlicher früherer Anleihen in eine einheitliche Gesamtanleihe' zu verstehen. Die Rechtsprache gebraucht es dagegen für ‚Sicherung des Eigentums' (vgl. BE, 2002).

<u>Belege:</u>

1. *Chelius, 1827, 1, 300*
   „Die Befestigung derselben in gegenseitiger Berührung bis zur **Consolidation** ist bei keinem Büche schwieriger."

2. *Bardeleben, 1870, 363*
   „Ist das falsche Gelenk noch frisch, handelt es sich mithin um eine Verzögerung der **Consolidation** [...]"

3. *Payr, 1922, 192*
   „Aber auch [...] werden nach diesen Schußsplitterbrüchen einer Vorderarmdiaphyse nach erfolgten **Konsolidation** mehr und weniger erhebliche Funktionsstörungen beobachtet [...]"

(277) **Konstellation**, die (-, -en); spätlat. *constellatio*

Das Fremdwort ‚Konstellation' (ndl. *constellatie*, engl. *constellation*, frz. *constellation*, schw. *Konstellation*) wurde im frühen 16. Jh. aus spätlat. *constellatio* ‚Stellung der Gestirne' als Terminus der Astrologie (zu lat. *stella* ‚Stern', das mit dt. *Stern* urverwandt ist) entlehnt und bezeichnete die Stellung der Gestirne zueinander, Planetenstand, die Anordnung der Sterne zu Sternbildern, die angebliche Einflüsse auf das Schicksal des Individuums nehmen sollte. Solche astrologische zu einem bestimmten Zeitpunkt ermittelte Zukunftsdeutung heißt Horoskop (von griech. *horoskopeion* zu griech. *hora* ‚Stunde' und griech. *sképtesthai* ‚spähen, schauen, betrachten') (vgl. DH). Zwar stellt Schulz (1913, I-K, 383) fest, dass dieses Wort seit dem 18. Jh. nur noch „in der übertr. Bed. ‚Zusammentreffen von Umständen' gebraucht" wird, existiert es bis heute sowohl verallgemeinert in Gemeinsprache mit der Bedeutung ‚Stellung und Anordnung bestimmter Faktoren' (vgl. Kluge) als auch in vielen Fachsprachen. So z.B. bezeichnet ‚Konstellation' in der Astronomie und Raumfahrt die aus dem Beobachtungsort auf der Erde gesehene scheinbare Winkelstellung der Sonne zum Erdmond und großen Planeten. In der chemischen Terminologie ist es das veraltete Synonym für ‚Konformation', d.h. „die räumlichen Anordnungsmöglichkeiten der Atome oder Atomgruppen eines Moleküls, erzeugt durch Rotation um Einfachbindungen" (Brockhaus in Text und Bild 2004).

In der Medizin ist mit dem Ausdruck ‚Konstellation' die Gesamtheit verschiedener Faktoren, die für den Status oder Verlauf bestimmter Krankheit relevant sind, zu verstehen.

In dem untersuchten Material wurde das Wort erst seit den 1980er-Jahren belegt.

<u>Belege:</u>
  1. *Brug, 1985, 343*
     „Brustkrebs scheint weniger durch einen einzigen Faktor, sondern vielmehr durch eine bestimmte **Konstellation** verschiedener Faktoren hervorgerufen zu werden."
  2. *Durst, 1998, 247*
     „Daher werden im Gegensatz zu früher nicht solitäre Spätmetastasen, eine **Konstellation** mit tatsächlich oder vermeintlich guter Prognose, sondern durchaus Fälle mit multiplen synchron Metastasen (…) einer Operation zugeführt."
  3. *Schwenzer, 2000, 46*
     „[…] ungünstige **HLA-Konstellation** zwischen Spender und Empfänger […]"

(278) Konstitution, die (-, -en); frz. *constitution* ← lat. *cōnstitūtio*

Abstraktum ‚**Konstitution**' ‚Staats-, Körper-Verfassung' (mhd. *constitucion*, ndl. *constitutie*, engl. *constitution*) wurde Ende des 16. Jh. aus frz. *constitution* ‚Staatsverfassung' als staatspolitischer Ausdruck entlehnt, das auf gleichbed. lat. *cōnstitūtio*, eigentlich ‚die feste Einrichtung, Feststellung, Verordnung', beruht, das von lat. Verb *cōnstituere* ‚hinstellen, hinsetzen, beistellen' (zu lat., oben erörtertem Präfix *con*- und lat. Verb *statuere* ‚hinstellen, aufstellen, stehen lassen' abgeleitet wurde. Den Ausgangspunkt bildet lat. *stāre* ‚stehen' (vgl. Kluge). Zunächst wurde dieses Wort für ‚Verordnung' verwendet, im 18. Jh. wurde die Zusammensetzung ‚Leibeskonstitution' gebildet und die Bedeutung auf ‚Körperbau; körperliche oder seelische Verfassung' erweitert, die bis heute üblich ist (vgl. Pfeifer, 1989, 2, 902).

‚Konstitution' nimmt einen festen Platz in mehreren Fachsprachen ein. In der Recht- und Politiksprache wird damit ‚Verfassung, Verfassungsurkunde,

Satzung' gemeint. Die katholische Kirche verwendet das Wort in doppelter Bedeutung: ‚Erlass eines Papstes bzw. Konzils' oder ‚kirchenrechtliches Sammelwerk'. Als ein Fachausdruck der Chemie bezeichnet es die Struktur eines Moleküls (vgl. BE; DFw).

Im med. Sprachgebrauch tauchte ‚Konstitution' im 19. Jh. auf. Laut Höfler (1970, 294) bezeichnet es „festgelegten Zustand im Körper und in körperlichen Säften".

Hellner (1962, 197) fasst den Begriff wie folgt auf: „Konstitution ist die Summe aller körperlichen und seelischen Eigenschaften eines Menschen, bedingt durch Vererbung und Umwelt. Sie tritt chirurgisch in Erscheinung in der Art der Reaktion auf den Eingriff, in der Leistungs- und Widerstandsfähigkeit- Therapeutisch ist sie kaum beinflußbar. Aus der Konstitution des Kranken gewinnt man aber Anhaltspunkte für das Risiko einer Operation und für drohende Komplikationen."

Zetkin (1992, 1149) ist der Meinung, dass die Konstitution die Individualität bestimmt.

Das Substantiv tritt in mehreren Komposita als Bestimmungswort auf, z.B. **Konstitutionsanomalien** ‚morphologische, funktionelle oder evolutive Abweichungen aller Art', **Konstitutionskrankheit** ‚allgemeine nicht nur auf ein Organ beschränkte Krankheit wie Krebs, Syphilis' (vgl. Guttmann, 1902, 165), **Konstitutionstyp** ‚eine der Hauptformen des Körperbaus in der Korrelation mit psychischen Merkmalen', **Konstitutionstraining** ‚Training zur Verbesserung der körperlichen Konstitution' (vgl. DM; DgWddS).

Dazu stellen sich adjektivische Ableitungen ‚**konstitutionell**' ‚durch Staatsverfassung gebunden, eingeschränkt' und ‚**konstitutiv**' das Bild der Gesamterscheinung bestimmend; festsetzend, bestimmend, grundlegend; wesentlich (vgl. DFw).

Belege:
1. *Tittmann, 1810, 56*
   „Die PROGNOSIS hängt von der körperlichen **Constitution**, dem Alter des Kranken, von der Beschaffenheit der Wunden und der verletzten Theile, ihren Ursachen und andern Bedingungen ab."
2. *Frank, 1858, 23*
   „Sie sei gesunder, kräftiger, wohlgenährter **Constitution**."
3. *Krüche, 1900, 159*
   „nach **Konstitution** der Toxine"
4. *Durst, 1998, 305*
   „[...] **konstitutionelle** und immunologische Faktoren [...]"

(279) Manöver, das (-s, -); frz. *manœuvre* ← vlat. *manuoperare*

‚Manöver' wird meist mit dem Heer assoziiert. Dieses Fremdwort wurde im 18. Jh. tatsächlich als militärischer Terminus zur Bezeichnung von taktischen Bewegungen militärischer Verbände, von Truppenfeldübungen, dann auch Flottenübungen aus gleichbed. frz. *manœuvre* (wörtlich ‚Handarbeit; Handhabung') entlehnt, das aus lat. *manuopera* ‚Handarbeit' (zu lat. *manu operari* ‚mit der Hand bewerkstelligen') hervorgeht. Aus der Hauptbedeutung entwickelte sich der übertragene

Gebrauch ‚Kunstgriff, (abwertend) Kniff, Winkelzug, Scheinmaßnahme, Täuschungsversuch'. Dazu stellt sich die Verbableitung ‚**manövrieren**' ‚Truppenübungen veranstalten; geschickt zu Werke gehen' (vgl. Schulz, 1942, 2, 69; DH). Im med. Sinne bedeutet ‚Manöver' soviel wie ‚Versuch, Handgriff, Test zum Nachweis von etwas'. Die Fachbezeichnung wird in der Regel mit dem Namen der Methodenerfinder ergänzt, z.B. Adson-Manöver, Pringle-Manöver Valsalva-Manöver u.ä. (vgl. DM).

Belege:
1. *Schreger, 1806, 21*
   „Das **Manöver**, die Schlagader von den umliegenden Theilen etwas aufzuheben mit den Fingern, der Pincette [...]"
2. *Angelstein, 1854, 3, 451*
   „...das den Darm im höchsten Grade insultirte **Manöver**, ohne welches die oft sehr schwierige Reposition in der Regel hier gar nicht zu bewirken ist [...]"
3. *Leger, 1974, 322*
   „**Manöver** nach Mallet-Guy."

(280) **Medikation**, die (-, -en); engl. *medication* ← spätlat. *medicatio*

‚**Medikation**' ist ein durch die engl. Vermittlung angeeignetes Lehnwort lateinischer Herkunft. Spätlat. *medicatio* ‚Heilung' (zu lat. *medicare, medicatum* ‚heilen') wurde im Englischen mit der Endung -n versehen.

Guttmann (1902, 584) erklärt diesen med. Fachausdruck als ‚Heilmethode, Heilverfahren, Arzneiverordnung'. Heute wird die Bedeutung auf ‚Arzneiverordnung, -verschreibung, -verabreichung' (vgl. Pschyrembel, 2012, 1294), d.h. auf die medikamentöse Behandlung (Guleke, 1957, 322), medikamentöse Therapie (Krüche, 1900, 297) eingeengt. Der Begriff beinhaltet auch die Anwendung eines Medikaments, einschließlich Auswahl und Dosierung. Das Wort tritt in fester Wendung ‚unter einer Medikation stehen' auf (DgWddS).

In den untersuchten Lehrbüchern taucht das Substantiv erst um die Jahrhundertwende auf, seitdem wird es jedoch kontinuierlich verwendet.

Belege:
1. *Luecke, 1896, 96*
   „Wenn nun stets der Versuch sich wiederholt hat, bösartige Geschwülste durch eine innere **Medikation** zu beseitigen, so ist dieses Unternehmen sehr begreiflich [...]"
2. *Reichel, 1933, 456*
   „Über Erfolge durch innere **Medikation** ist beim Darmsarkom bisher nichts bekannt."
3. *Grewe, 1963, 198*
   „**Vitamin-K-Medikation**."

(281) Mobilisierung, die (-, -en); lat. *mobilisatio*

Das gegen 1800 aus lat. *mobilisatio* ‚ein Aktivieren, In-Gang-Setzen' zu lat. Adjektiv *mobil* ‚beweglich', ugs. ‚munter, lebhaft', militärisch ‚kampf-, marsch-, einsatzbereit' entlehntes Abstraktum ‚**Mobilisation**' oder eingedeutschte Form ‚**Mobilisierung**', (vgl. Pfeifer DWDS) wurden zunächst in der militärischen Sprache für die Bezeichnung die Bereitmachung, der Aufrüstung von Streitkräften für den Kriegszustand gebraucht. Zu Beginn des 19. Jh. wurde der Terminus ‚**Mobilmachung**' für den „Übergang vom Friedens- in den Kriegs- bzw. Verteidigungszustand im militärischen und zivilen Bereich eines Staates" (BE, 2002) geprägt. Im 20. Jh. wurde das Wort im verallgemeinerten Sinne ‚in Bewegung versetzten, zum Handeln veranlassen' auf andere Gebiete übertragen (vgl. Pfeifer DWDS). In der Biologie wird damit die Aktivierung von Lebensvorgängen. Für einen Wirtschaftler bedeutet es die Umwandlung von in Aktien gebundenem Kapital in Geldvermögen bezeichnet (vgl. DFw). Gegensatz: ‚**Demobilisation**'.

Der Chirurg versteht unter ‚Mobilisierung' die Wiederherstellung der Beweglichkeit eines Organs auf operativem Wege. Mit dem Gegensatz ‚**Stabilisierung**' oder ‚**Immobilisierung**' wird Ruhigstellen von Gliedern oder Gelenken, meist durch Gipsschienen bzw. Verbände, bezeichnet (vgl. DM).

Das Kompositum ‚**Frühmobilisation**' bezeichnet dagegen ein Behandlungsprinzip, die Bewegungsfähigkeit bei dem postoper. Patienten durch aktive und passive Bewegungsübungen zu fördern, ihm beim möglichst frühen Aufstehen unter Beihilfe von Physiotherapeuten und Pflegepersonal zu verhelfen. Die Frühmobilisation zielt die Thromboseprophylaxe, Vermeidung von postoper. Funktionsminderung und Komplikationen ab (vgl. David, 1987, 1738).

<u>Belege:</u>
1. *Krüche, 1900, 323*
   „Wichtig ist auch die Hochlagerung und **Immobilisierung**."
2. *Payr, 1922, 398*
   „Die beste Methode [...] ist die **Kapselmobilisation** von Kroh."
3. *Brug, 1985, 241*
   „**Gipsimmobilisierung** auf volarer Gipslonguette in Beugestellung des Grundgelenkes und Streckstellung des Endgelenkes für 5–6 Wochen."

(282) Mortalität, die (-, nur Sg.); lat. *mortalitas*

Abstraktum ‚**Mortalität**' ist ein aus lat. *mortalitas* ‚Sterblichkeit, Vergänglichkeit' zu lat. *mors, mortis* ‚Tod', *mori* ‚sterben' übernommenes Fremdwort, das laut Schulz (1942, L-P, 155) in neuerer Zeit gebildet wurde und seit dem Ende des 18. Jh. belegt. „Man hat geglaubt, dieses Wort nach der Bedeutung, die es im Frz. hat, da es die Zahl der in einem Jahre sich ereigneten Sterbefälle ausdruckt, durch die buchstäbliche Übersetzung verdeutschen zu können" (Campe, 1813, 427). Da die Mortalität eigentlich die Fähigkeit zum Sterben bedeutet, schlägt er vor, dieses Wort mit ‚**Totenzahl**' zu verdeutschen.

Als Begriff der Demografie stellt Mortalität die statistische Größe dar, die das Verhältnis der Anzahl der Todesfälle zur Gesamtzahl der mittleren Population auf dem bestimmten Gebiet bestimmt (geschlechts- und altersspezifische Sterberate). In der med. Fachsprache bedeutet ‚Mortalität' ‚Sterblichkeit, Sterblichkeitsziffer', d.h. das Verhältnis der Zahl der krankheitsspezifischen Todesfälle in einem bestimmten Zeitraum zur Gesamtzahl der beobachteten Personen (vgl. DM).

Das Wort ‚**Letalität**' f, ‚Sterblichkeit Sterbewahrscheinlichkeit bezogen auf eine Krankheit' aus gleichbed. lat. *lethalis* zu lat. *lethus* ‚Tod' drückt dagegen die Wahrscheinlichkeitsrate des tödlichen Ausgangs infolge einer Krankheit aus, also das Verhältnis zwischen Todesfällen und Zahl der Erkrankten (vgl. BE).

Neben beiden oben erwähnten Begriffen tritt häufig das zu lat. *morbiditas* ‚Erkrankungshäufigkeit' (lat. *morbus* ‚Krankheit') gebildetes Wort ‚**Morbidität**' f ‚Erkrankungshäufigkeit, Krankenstand' auf, das „zahlenmäßiges Verhältnis zwischen erkrankten und gesunden Personen einer Bevölkerung" (DM) bezeichnet.

Da chir. Eingriffe immer mit einem Risiko verbunden sind, bilden Komposita ‚Operationsmortalität', ‚Operationssterblichkeit' sowie ‚Operationsletalität' den festen Bestandteil der Fachtexte.

Das Substantiv ‚Mortalität' wird in untersuchten Handbüchern erst seit Anfang des 20. Jh. belegt. Vorher war das Wort ‚**Sterblichkeit**' geläufig.

Belege:
1. *Rahm, 1927, 345*
„Die primäre **Operationsmortalität** ist auch bei alten Frauen gering."
2. *Garré-Borchardt, 1942, 325*
„Die **Sterblichkeit** bei grundsätzlich *innerer* Behandlung muß 6–10 v. H. angesetzt werden."
3. *Durst, 1998, 246*
„Bei der Leberteilresektion beeinflußt der intraoperative Blutverlust die postoperative **Morbidität** und **Mortalität** entscheidend."

(283) Prädilektionsstelle die (-, -en); lat.-nlat. *praedilectio*

‚**Prädilektionsstelle**', seltener ‚**Prädilektionsort**' heißt eine Angriffsstelle einer Krankheit, eine bevorzugte Körperregion für das Auftreten eines Krankheitsprozesses, z.B. ein bestimmtes Organ, Haut, Augenbrauen (vgl. DM). Im med. Sprachgebrauch gibt es auch andere Fachausdrücke mit dem gleichen Erstglied: Prädilektionsweg, Prädilektionsalter.

Das Wort stellt eine Präfixbildung aus lat. *prä-* und lat. Verb *diligere, dilectum* ‚schätzen, lieben' dar. ‚**Prädilektion**' ist eine veraltete Bezeichnung für ‚Vorliebe'.

In den untersuchten Lehrwerken taucht es erst an der Wende vom 19. zum 20. Jh. auf.

Belege:
1. *Tillmanns, 1899, 160*
„[...] Druck, besonders an den beiden **Prädilektionsstellen** für die Perforation des Empyems [...]"

2. *Sunder-Plassmann, 1968, 155*
„Die **Prädilektionsstelle** der Darmtuberkulose ist das Ileozökum."
3. *Brug, 1985, 334*
„Hier ist der **Prädilektionsort** die Unterlippe."

(284) Progredienz die (-, nur Sg.); lat. *progresio*

Das nur in der med. Fachsprache gebrauchte Abstraktum ‚**Progredienz**' (Synonym: ‚**Progression**') bezeichnet die zunehmende Verschlimmerung, Fortschreiten in Bezug auf eine Krankheit oder Gesundheitszustand. Das Wort stellt die Substantivierung des lat. Verbs *progredi, progredere* ‚vorrücken, voranschreiten, Fortschritte machen' (vgl. DgWddS). Davon wurde das Adjektiv ‚**progredient**' ‚progressiv, fortschreitend' abgeleitet. Mit langsam-progredienter Erkrankung wird eine chronische, sich wochen- oder jahrelang entwickelnde Krankheit gemeint. Wenn der Krankheitsverlauf schnell ist, und der Zustand des Patienten sich innerhalb weniger Stunden verschlimmert, wird von rasch-progredienten Erkrankungen gesprochen (vgl. DM). Gegensatz ist ‚**Regredienz**'.

In den Handbüchern wurde das Wort erst im 20. Jh. belegt, und zwar nur vereinzelt.

Belege:
1. *Payr, 1922, 363*
„Ist die Infektion nicht sehr **progredient**, breitet sich langsam aus [...]"
2. *Rahm, 1927, 361*
„In allen anderen Fällen mit ausgedehnter krebsiger Infiltration der Leistendrüsen war die **Progredienz** und Ulzeration in keiner Weise aufzuhalten."
3. *Durst, 1998, 102*
„Lediglich **Größenprogredienz** spricht für ein Rezidiv."

(285) Regeneration, die (-, -en); lat. *regeneratio*

Das Fremdwort ‚**Regeneration**' wurde ins Dt. aus lat. *regeneratio* zu lat. *re-* ‚zurück' und *generere* ‚zeugen, erzeugen' im 18/19 Jh. in der Bedeutung ‚Erneuerung, Wiedergeburt' entlehnt. Das Verb ‚**regenerieren**' ‚sich erneuen, neu entstehen' wurde bereits im 16. Jh. *re-generare* ‚von Neuem hervorbringen' entlehnt. Dazu das Adjektiv ‚**regenerativ**' ‚durch Regeneration wiederhergestellt, auf ihr beruhend'.

Zunächst war das Substantiv im Bezug auf natürliche Reproduktion wechselweise mit seltener Form ‚**Regenerierung**' gebraucht. In den Fachwortschatz der Medizin wurde es gegen Ende des 19. Jh. übernommen (vgl. Schulz, 1977, Q-R, 227f). Hier wurde damit die Heilung, Wiederherstellung, erneute Bildung von anatomischen Strukturen der verletzten bzw. verloren gegangenen (abgestorbenen) Gewebselementen oder eines Organs bezeichnet. Bei bestimmten Tier- und Pflanzenarten kommt der Ersatz durch Neubildung von zugrunde gegangenen Organen oder Organteilen zustande (vgl. ML). Bei Menschen ist nur die Wiederherstellung der verlorenen biologischen Funktionen möglich. „Da Hauptziel der Regeneration die Herstellung oder Rettung der biologischen Funktionen ist, möchten wir sie als funktionelle Regeneration bezeichnen" (Ertl, 1939, 39f). Das erfolgt entweder spontan (‚Spontanregeneration‘, ‚Autoregeneration‘) oder durch einen chir. Heilungsvorgang. „Nur die wenigsten Körperzellen sind zur eigenen Regeneration fähig (Blut, Knochen, Bindegewebe, Epithel)" (Schwenzer, 2000, 9). Bei der chir. Behandlung ist zu beachten, dass nur gesunde, lebenskräftige Zellen regenerationsfähig sind, narbige und atrophische dagegen nur im geringen Maße. Der Regenerationsprozess kann vollständig (‚**Restitution**‘) oder unvollständig (‚**Reparation**‘) sein (vgl. DM).

In den Fachsprachen der Chemie und Technik steht ‚Regeneration‘ für die Rückgewinnung und Reaktivierung von wertvollen Stoffen (‚**Regeneraten**‘). Mit diesem Wort wird auch die Aufbereitung von verbrauchten Produkten bezeichnet (vgl. BE). Allgemein ist darunter ‚Wiederauffrischung, Erneuerung, Verjüngung‘ zu verstehen.

Belege:
1. *Krüche, 1900, 254*
   „Es handelt sich hier immer nur um eine **Regeneration** eines verloren gegangenen Gewebes, nicht um eine Neubildung im klinischen Sinne."
2. *Payr, 1922, 523*
   „[...] diese **Regeneration** beansprucht eine lange Zeit [...]"
3. *Sunder-Plassmann, 1968, 193*
   „In diesem Stadium kann durch **Epithelregeneration** eine komplette Heilung eintreten."

(286) **Reparation**, die (-, -en); spätlat. *reparatio*

In dem chir. Sprachgebrauch bezeichnet das Wort ‚**Reparation**‘ eine Form der Regeneration, die durch den natürlichen Ersatz abnormen Zell- und Gewebeverlusts die Defektheilung erstrebt. Die infolge einer Verletzung verloren gegangenen Organe oder Gewebsdefekte werden „durch ein mindestwertiges Flickgewebe, d.h. durch ein unspezifisches Granulations- bzw. Narbengewebe" (Pschyrembel, 2012, 1794) ersetzt, z.B. Ersatz von Herzmuskelgewebe durch Bindegewebe. Die Wiederherstellung des ursprünglichen Zustandes wird ‚**Restitution**‘ genannt (vgl. Zetkin, 1992, 1810, 1817). Der im 19. Jh. in den Handbüchern nur vereinzelt auftretende Fachausdruck wurde im 20. Jh. mehrmals belegt.

In der Rechtssprache kommt das Wort nur in Pluralform ‚Reparationen‘ auf und bezeichnet ‚Kriegsentschädigungen, Wiedergutmachungsleistungen‘, d.h. Geld-, Sach- und Dienstleistungen seitens Siegerstaaten zugunsten des Besiegten (vgl. BE).

Gemeinsprachlich wird das Wort in der Bedeutung ‚Reparatur, Reparierung‘ gebraucht.

Das Fremdwort ‚Reparation‘ ‚Instandsetzung‘ wurde im 16. Jh. aus gleichbed. lat. *reparatio* zu lat. Verb *reparare* ‚wiederherstellen, erneuern‘ entlehnt, das wiederum aus *lat.* Präfix *re-* ‚zurück, wieder‘ und Verb *parare* ‚(zu)bereiten, ausrüsten‘

besteht (vgl. DH). Es wurde zunächst mit der Bedeutung ‚Ausbesserung, Instandsetzung' gebraucht, bis es in der 2. Hälfte des 19. Jh. durch sein im 17. Jh. entlehntes Synonym ‚**Reparatur**' verdrängte (vgl. Pfeifer, 1989, 3, 1413).

Belege:
1. *Busch, 1864, 114*
   „[...] bei gänzlicher Zerstörung meinst ein so tiefes Allgemeinleiden vorhanden ist, dass man nicht auf eine **Reparation** der grossen Wunde rechnen kann [...]"
2. *Rostock, 1957, 478*
   „Nur wenn die **Reparation** mit der Schädigung nicht Schritt halten kann, kommt es zur Gewebstrennung."
3. *Brug, 1985, 184*
   „Um den 8. Tag geht aber die Proliferationsphase in die **Reparationsphase** über."

(287) **Sanierung**, die (-, -en); lat. *sanatio*

Für die Bezeichnung der Behandlung (von bestimmten Stellen des Körpers), die die Beseitigung eines Krankheitsherds oder Vernichtung eines Krankheitserregers abzielt (wie Desinfektion), wird der med. Fachausdruck ‚**Sanierung**' gebraucht. Überdies steht das Wort für ‚Heilung, Wiederherstellen der Gesundheit' (vgl. DFw).

Im kommunalen Bauwesen bezeichnet ‚Sanierung' die Instandsetzung mit dem sozialhygienischen Bezug, Renovierung, modernisierende Umgestaltung sowie Neubau unter hygienischen und ästhetischen Gesichtspunkten. Darüber hinaus wird das Wort für Wiederherstellung der rentablen Verhältnisse in der Wirtschaft, erfolgreiche Bewältigung finanzieller Krisen verwendet (vgl. ML).

Das Verbalsubstantiv ‚Sanierung' wurde im 19. Jh. vom Lehnverb ‚**sanieren**' ‚gesund machen; desinfizieren; wirtschaftlich wieder leistungsfähig machen; zeitgemäße Lebens- und Wohnverhältnisse schaffen' (vgl. DH) zu lat. *sanare* ‚heilen' abgeleitet, das seinerseits eine Bildung zu lat. Adjektiv *sānus* ‚gesund, heil, vernünftig' darstellt, und älteres ‚Sanation' verdrängte. Zu gleicher Zeit taucht das Adjektiv ‚**sanitär**' ‚gesundheitlich, hygienisch, das Gesundheitswesen betreffend' auf, das vom gleichbedeutenden frz. *sanitaire*, einer gelehrten Bildung zu lat. *sānus*, abgeleitet wurde (vgl. Pfeifer, 1989, 3, 1475). Weitere Ableitungen sind: ‚**Sanitäter**' ‚Krankenwärter' und ‚**Sanatorium**' ‚Erholungsheim für Kranke' oder ‚ärztlich geleitete Einrichtung zur Durchführung von Heilkuren'.

Belege:
1. *Ertl, 1939, 62*
   „[...] **Sanierungsbestrebungen** [...]"
2. *Sunder-Plassmann, 1968, 256*
   „Therapie: **Fokalsanierung** der Streuherde [...]"
3. *Brug, 1985, 333*
   „[...] eine radikale chirurgische **Sanierung** [...]"

V Schlussfolgerungen aufgrund der empirischen Untersuchung

V.1 Allgemeines zum Untersuchungsinstrumentarium

Wegen des Umfangs des Forschungsgegenstandes bietet die vorliegende Arbeit keine erschöpfende sprachwissenschaftliche Behandlung des med. Wortschatzes. Es wurde jedoch die detaillierte Auseinandersetzung versucht, einen Ausschnitt des Wortguts bestmöglich eingehender Untersuchung in Hinsicht auf Diachronie und Synchronie unter Berücksichtigung der Kontinuität der med. Fortentwicklung unterzuziehen.

Den Ausgangspunkt bildet der Grundkorpus von 180 Fachausdrücken, die in den zu Beginn des 19. Jh. herausgegebenen Lehrwerken belegt wurden. Insgesamt wurden 120 je ca. alle 10 Jahre aufgekommene Handbücher der Chirurgie und in einigen Fällen auch ihrer Teilgebiete, untersucht. Der Wortbestand wurde im Laufe der Analyse dieser um neu auftauchende Lexeme erweitert. Insgesamt wurden 287 Bezeichnungen als „Stichwörter" in Bezug auf ihre Werden und Wandel, Entstehung und Weiterentwicklung analysiert. Darüber hinaus wird eine Reihe von den anhand der Sekundärliteratur eingesammelten Bezeichnungen in dem theoretischen Teil der Arbeit als Ergänzung ausführlich erläutert. Falls es möglich wäre, das gesamte Fachwortinventar in die Untersuchung einzubeziehen, würde dieser Vorrat mehrmals vervielfacht.

Die Ermittlung der Etymologie von einzelnen Fachausdrücken erfolgte aufgrund einer Reihe von etymologischen, medizinischen und Fremdwörterbüchern. Oftmals war es nur mithilfe von Angaben der Autoren der Handbücher festzustellen. Bei der Bestimmung der Herkunftssprache eines Fachworts wurde als solche diejenige Vermittlungssprache verzeichnet, aus der die Übernahme in die dt. Fachsprache der Medizin direkt erfolgte, abgesehen davon, welche Gebersprache als Urquelle anzusehen ist.

Auch die Definitionen von untersuchten Begriffen wurden entsprechend der Verwendungsperiode entweder den Lehrbüchern oder den gegenwärtigen Fachlexika entnommen. Bei der Identifizierung von OP-Instrumenten waren sowohl Darstellungen und Illustrationen der Verfasser, OP-Atlanta als auch nicht zuletzt Instrumentenkataloge der Hersteller nützlich.

Die sich aus den statistischen Errechnungen von Endergebnissen ergebenden prozentuellen Daten werden jedes Mal auf ganze Zahlen bzw. auf 0,5 abgerundet. Für die Veranschaulichung der Zahlenergebnisse werden die bestimmten Wortschatzaspekte illustrierenden Grafiken und Übersichtstabellen angefertigt.

Die hier erlangten Ergebnisse bestätigen, dass der Fachwortschatz der Medizin als ein fester Bestandteil der lebenden Sprache des seinen Fortgang unaufhörlich nehmenden Wissenschaftsbereiches ständige Entwicklungstendenz zeigt.

V.2 Entwicklungstendenzen des Fachwortschatzes im Zusammenhang mit den Fortschritten in der Chirurgie

Zur Bereicherung des Fachwortschatzes der Chirurgie trägt einerseits die immer größere Interdisziplinarität dieses Fachs, andererseits werden darin Bezeichnungen aus dem Bereich der med. Disziplinen eingebettet, die bislang als konservativ fungierten wie verschiedene Teilgebiete der inneren Medizin oder Radiologie, und seit einigen Dekaden dank technischen und apparativen Entwicklungen unter Anwendung von minimalinvasiven oper. Methoden bestimmte OP-Arten übernehmen.

Gleichzeitig nimmt die Zahl der Bezeichnungen von modernen OP-Techniken, Untersuchungsverfahren und Labordiagnostik, die sich im letzten Jahrhundert etablierten. Der Errungenschaften der Physiologie und Pathomorphologie, und insbes. Histologie, ist eine Menge von Bezeichnungen der krankhaften Veränderungen sowie Neubildungen, Befunden feingeweblicher Untersuchungen zu verdanken. Auch das Blutspenden entfaltete sein eigenes reiches Wortinventar, mit dem jeder Chirurg vertraut werden muss.

Der im OP-Block verwendete Wortschatz wird ständig erweitert und geändert. Vielsagend ist selbst der Wechsel von der noch im 19. Jh. allgemeingültigen Bezeichnung OP-Theater zum OP-Saal. Auch die Wörter, die moderne Ausrüstung des OP-Blocks betreffen, waren vorher nicht vorhanden. In Vergessenheit geraten indessen die Namen von aufgegebenen OP-Methoden, OP-Wäschen, Naht- und Verbandstoffen, die von Neuen ersetzt werden. Neuentwicklungen bilden dagegen die Bezeichnungen des Implantationsmaterials, modernen Desinfektionsmittel und -verfahren, Sterilisierungsmethoden, neue Ausführungen von OP-Instrumenten und -Geräten, die häufig dem Englischen entstammen.

Die Neugestaltung der Arbeit im OP-Bereich nach strengen Prinzipien der Asepsis brachte zugleich neue Berufe und Funktionen mit.

Mit der Verbreitung der bildgebenden Diagnostik sowie visueller Überwachung ist der Anstieg von bildbeschreibenden, grafischen Bezeichnungen zu beobachten, die bisherige den menschlichen Organismus beschreibende Ausdrücke allmählich ersetzen.

Es ist nochmals zu betonen, dass das Hauptfundament der Lingua medicinae die Sprachreservoire des Griechischen und des Lateinischen bilden. Jedoch darf dabei nicht das indigene Reservoir außer Betracht gelassen werden. Im ersten Falle handelt es sich um einen strikt professionellen Gebrauch der Fachsprache, die dem Laien fremd ist. Die dt. Bezeichnungen geben dem Patienten Mitsprachemöglichkeiten.

V.3 Auswertung der qualitativen und quantitativen Entwicklung des chir. Fachwortschatzes

V.3.1 Gesamtübersicht des untersuchten Wortmaterials

Die nachstehende tabellarische Zusammenstellung soll eine Synopse der thematisch angeordneten Fachbezeichnungen hinsichtlich ihrer Anzahl, Erscheinungszeit sowie Ursprungssprache darbieten.

Um Übersichtlichkeit der Daten zu sichern, wurde die behandelte Zeitspanne von 1800–2000 in Zeitabschnitte von je 50 Jahren viergeteilt. Die Bezeichnungen, deren zeitliches Aufkommen auf die Zeit vor 1800 bestimmt wird oder unklar bleibt, die jedoch zu Anfang des 19. Jh. in den untersuchten Quellen bewiesen werden, werden in die Kolumne „vor 1800" gebracht.

Die obige Zusammenstellung zeigt, dass die dominante Rolle in dem untersuchten Wortgut das Germanische spielt. Die ältesten med. Lexeme sind vor allem auf die Gemeinsprache zurückzuführen. Es ist aber nachvollziehbar, dass auch die in der Volksmedizin gebrauchten Bezeichnungen tradiert wurden. Der Anteil der med. Fachwörter germ. Herkunft beträgt 25%. Nicht zuletzt prägte sich die fremdsprachige Einflussnahme auf die Gestaltung der dt. Sprache der Medizin aus. Trotz der statistischen Ergebnisse ist es festzustellen, dass die aus anderen europäischen Sprachen übernommenen Fachausdrücke größtenteils dem Griechischen entstammen, denn die Bezeichnungen, deren Herkunft hier als lateinisch bestimmt wird, haben häufig ihren Ursprung eben in dem Griechischen. Die länderübergreifenden Fachkontakte und Zusammenarbeit verursachten Interferenzen zwischen Germ. und anderen Kontaktsprachen, die die Übernahme des bereits bestehenden fremden Fachvokabulars zur Folge hatten.

Das Frz. ist an die dt. med. Fachsprache in der Blütezeit der frz. Medizin (18–19. Jh.) eingedrungen und hat darin bleibende Spuren hinterlassen. Es trat mehrmals als Vermittlersprache, insbes. lat. Termini. Nicht zu übersehen ist jedoch die Rolle des Frz. als Gebersprache. Der Anteil an engl. Lehnwörtern, die nicht selten ebenso auf dem Lateinischen aufbauen, steigt seit der Mitte des 20. Jh. immerwährend an, als die engl. Sprache zur internationalen Wissenschaftssprache wurde.

Als „andere" werden in diesem Zusammenhang: Italienisch, Arabisch, Slawisch, Russisch, Polnisch und Niederländisch gemeint. Da lediglich vereinzelte Beispiele von den aus diesen Sprachen entlehnten Lexemen belegt wurden, ist ihre Rolle nicht bedeutend.

V.3.2 Rücktritt von Fachbezeichnungen

Die med. Fachsprache wurde wie jede andere Sprache nicht einmal für alle Male herausgebildet. Sie ist ein lebendiges Phänomen. Gemäß dem Fortschritt der Humanmedizin, und im gegebenen Fall dem außergewöhnlichen Aufschwung der Chirurgie in dem untersuchten Zeitraum 1800–2000 bleibt auch der Wortbestand der med. Fachsprache nicht konstant. Er unterliegt ständigen Änderungen. Außer

Dar. 7: *Statistische Gesamtübersicht aller analysierten Fachbezeichnungen*

Zeit	Herkunft	Oberbegriff	chir. Krankheit	Behandlungsmethode	OP-Instrumente	OP-Team	Verbandstoffe	Untergegangene Teilbereiche der Chirurgie	Anästhesie	Asepsis	Abstrakta	Adjektive	Summe	
vor 1800	Germ.	3	24	6	22	-	2	1	1	4	1	3	**67**	**186**
	Griech.	2	5	5	-	-	-	6	4	-	1	3	**26**	
	Lat.	2	25	5	12	1	3	-	-	2	2	10	**62**	
	Frz.	1	-	2	10	1	4	-	-	-	3	3	**24**	
	Engl.	-	1	-	2	-	2	-	-	-	-	-	**5**	
	andere	-	1	-	-	-	1	-	-	-	-	-	**2**	
1800–1850	Germ.	-	-	-	1	-	-	-	-	-	-	-	**1**	**44**
	Griech.	-	2	3	-	-	-	-	-	1	-	1	**7**	
	Lat.	1	6	9	1	-	-	-	-	1	2	5	**25**	
	Frz.	-	-	4	4	-	-	-	-	1	-	1	**10**	
	Engl.	-	-	-	-	-	-	-	-	-	-	-	**-**	
	andere	-	-	-	1	-	-	-	-	-	-	-	**1**	
1850–1900	Germ.	-	-	1	-	-	-	-	-	-	-	-	**1**	**30**
	Griech.	-	4	-	-	-	-	-	-	1	-	1	**6**	
	Lat.	1	3	4	-	-	-	-	1	-	5	5	**19**	
	Frz.	-	-	3	-	-	-	-	-	1	-	-	**4**	
	Engl.	-	-	-	-	-	-	-	-	-	-	-	**-**	
	andere	-	-	-	-	-	-	-	-	-	-	-	**-**	
1900–1950	Germ.	-	-	-	-	1	-	-	-	-	-	-	**1**	**13**
	Griech.	-	1	2	1	-	-	-	-	-	-	-	**4**	
	Lat.	-	-	-	-	-	-	-	-	-	1	-	**1**	
	Frz.	-	1	-	-	-	-	-	1	1	-	-	**3**	
	Engl.	1	-	-	2	-	-	-	-	-	1	-	**4**	
	andere	-	-	-	-	-	-	-	-	-	-	-	**-**	

Dar. 7: *Continued*

Zeit	Herkunft	Oberbegriff	chir. Krankheit	Behandlungsmethode	OP-Instrumente	OP-Team	Verbandstoffe	Untergegangene Teilbereiche der Chirurgie	Anästhesie	Asepsis	Abstrakta	Adjektive	Summe
1950–2000	Germ.	-	-	-	-	2	1	-	-	-	-	3	14
	Griech.	-	-	-	-	1	-	-	-	-	-	1	2
	Lat.	-	1	1	-	-	-	-	-	-	1	3	6
	Frz.	-	-	-	-	-	-	-	1	-	-	-	1
	Engl.	-	-	-	-	-	-	-	2	-	-	-	2
	andere	-	-	-	-	-	-	-	-	-	-	-	-
Summe		11	74	45	56	6	13	7	10	12	17	36	287

den riesigen Wortschatzentwicklungen, also der allmählichen Erweiterung des Fachwortreservoirs lässt sich zugleich der Rückgang von Fachwörtern aus dem primären Wortinventar im Laufe der betreffenden Periode nachweisen, den die nachstehenden Tabellen veranschaulichen.

Aufgrund der Analyse des den Handbüchern der Chirurgie entnommenen Wortmaterials ergab sich, dass sich der Gesamtbetrag der untergegangenen Fachwörter auf 44 beläuft, was 15,5% des Gesamtwortbestandes ausmacht. Aus der Zusammenstellung geht hervor, dass die Anhäufung der Rücktrittfälle (31) im 19. Jh. stattfand, also in der Zeit sowohl der Statusänderung, d.h. der Etablierung der Chirurgie als Universitätsfach als auch ihres blitzartigen Fortgangs, der nicht zuletzt infolge tragender Entwicklungen in anderen Wissenschaftsdisziplinen vonstattenging. Damit gingen sprachliche Änderungen einher: Neu- und Umbenennungen von Begriffen gemäß der wissenschaftlichen Sprache. Mithin wurde der Gebrauch von alten Bezeichnungen aufgegeben. Manche sind als veraltet markiert und von neuen ersetzt, manche verschwunden aus dem Fachwortschatz für immer.

Der Rücktritt von Bezeichnungen kann nach den betrachteten Zeitperioden folgendermaßen dargestellt werden:

Dar. 8: *Häufungen bei untergegangenen Fachwörtern*

Zeit	Oberbegriffe	chir. Krankheiten	Behandlungsmethode	OP-Instrumente	OP-Team	Verbandstoffe	Untergegangene Teilbereiche der Chirurgie	Anästhesie	Asepsis	Adjektive	Abstrakta	Summe
vor 1800	-	-	-	-	-	-	-	-	-	-	-	-
1800–1850	-	1	-	8	-	-	1	-	-	-	-	**10**
1850–1900	-	3	1	11	-	1	5	-	-	-	-	**21**
1900–1950	-	1	-	1	-	4	1	1	-	-	-	**8**
1950–2000	-	1	3	-	-	-	-	-	-	-	1	**5**
Summe:	**0**	**6**	**4**	**20**	**0**	**5**	**7**	**1**	**0**	**0**	**1**	**44**

Der Grund des Untergangs eines Fachausdrucks bilden des Öfteren wie es schon früher erwähnt wurde entweder die Aufgabe der Ausführung eines damit bezeichneten Heilverfahrens oder dessen Modifikation und demzufolge Neubenennung bzw. der Verzicht auf die Verwendung eines Instruments, das durch eine neue, oft präzisere, mit seiner Bestimmung zusammenstimmende Ausführung ersetzt wird. Die untergegangenen Bezeichnungen von chir. Instrumenten stellen die zahlreichste Gruppe (20) der zurückgetretenen Fachwörter dar. Dies lässt anzunehmen, dass die damit bezeichneten alten chir. Instrumenten unvollkommen waren und angesichts der Ausrüstungsanforderungen neuer OP-Techniken außer Gebrauch kamen. Zu den zurückgenommenen chir. Geräten zählen: *Bistouri*, *Dechaussoir*,

Dar. 9: *Kumulative Häufungen bei untergegangenen Fachwörtern nach zeitlichen Kriterien*

Zeit	Summe
vor 1800	-
1800–1850	10
1850–1900	21
1900–1950	8
1950–2000	5
Summe:	44

Dreifuß, Glüheisen, Heftstäbchen, Gegenhalter, Kugelzieher, Radiereisen, Tenakel, Ternetta, Trephine. Die nächste Gruppe (7), in Hinsicht auf die zahlenmäßige Stärke, stellen die Bezeichnungen von Teilbereichen der Chirurgie. Um die Hälfte des 19. Jh. sind fast alle diese Bezeichnungen (allermeist durch Verdrängung) verloren gegangen und wurden durch die heimischen Namen ersetzt, weil sie für die jüngere Generation von Medizinern vor allem wegen fehlender Kenntnisse des Griechischen unverständlich waren. So wurden *Akiurgie* durch *Operationslehre* bzw. *operative Chirurgie, Akologie* durch *Instrumentenlehre, Desmologie* weitgehend durch *Verband-* und *Bandagenlehre, Helkologie* durch *Lehre von den Geschwüren, Mechanurgie* durch *Manualchirurgie* ersetzt. Der Rücktritt der Bezeichnungen von Verbandstoffen, der sich aufgrund der in der obigen Statistik in Rechnung gestellten untersuchten Lexemen auf 5 beziffert, und in der Wirklichkeit erheblich größer ist, was anhand der Beispiele der lediglich erwähnten Bezeichnungen von anderen einst gebrauchten Verbandstoffen ersichtlich ist, erfolgte dadurch, dass ihre Designate der modernen Anforderungen, vor allem der Sterilisierungsfähigkeit, Temperaturbeständigkeit oder Zug- und Reißfestigkeit nicht gerecht wurden. Hierunter sind die Bezeichnungen der insbes. unter Feldbedingungen verwendeten Verbandstoffe wie *Feuerschwamm, Jute, Scharpie, Torf* gemeint. Darüber hinaus bestanden manche Therapieverfahren die Zeitprobe nicht und nach dem Einsatz von neuen Behandlungsweisen und OP-Techniken wurden sie als erfolglos, unbegründet oder einfach gesundheitsschädlich unterlassen. Hier sind einige Beispiele solcher chir. Heilmethoden zu nennen, deren Bezeichnungen in dem gegenwärtigen med. Fachwortschatz nicht mehr existieren: *Blutegel, Fontanelle, Haarseil, Schröpfen*. Einige Krankheiten (z.B. *Bäckerbein, Balg, Hasenscharte,* Totenlade, *Wolfsrachen*) wurden dagegen neu benannt.

Das Spektrum der untergegangenen Fachwörter spiegelt die historische Umwälzung wider, die in der Betrachtungszeitperiode im Fach Chirurgie stattfand: Die ausgestorbenen Instrumentennamen zeugen von dem Einsatz von präziseren technischen Neuerungen, die nicht mehr üblichen Bezeichnungen von Behandlungsmethoden und Krankheiten von medizinisch-wissenschaftlichen Errungenschaften, das Verschwinden von Bezeichnungen der Verbandstoffe hängt dagegen mit der Einführung der patientenfreundlichen sterilisierbaren Materialien zusammen.

V.3.3 Häufungen bei Entlehnungen

Da die dt. Sprachwissenschaftler über die terminologische Abgrenzung zwischen Fremd- und Lehnwort nicht einig sind, wird für die Zwecke der vorliegenden Arbeit die Definition nach Römer/Matzke (2010, 87) angenommen, die lautet: „Fremdwörter sind dadurch charakteristisch, dass sie in Lautung und Schreibung noch deutlich ihren fremden Charakter bewahrt haben." Gemäß dieser Anschauung wird also in der statistischen Übersicht auf die Einteilung Fremdwort-Lehnwort verzichtet.

Dar. 10: *Häufungen bei Fremd-/Lehnwörtern*

Herkunft	Vor 1800	1800–1850	1850–1900	1900–1950	1950–2000	Summe:	
Germ.	67	1	1	1	3	73	
Griech.	26	7	6	4	2	45	
Lat.	62	25	19	1	6	113	
Frz.	24	10	4	3	1	42	**214**
Engl.	5	-	-	4	2	11	
Andere	2	1	-	-	2	3	
Summe:	186	44	30	13	14	287	

Als die Herkunftssprache gilt hier die Sprache, aus der eine Fachbezeichnung direkt übernommen worden ist, und nicht diese, die den primären Ursprung bildet. Allerdings ist nachdrücklich zu bemerken, dass der Großteil von hier als lat. Fremd-/Lehnwörter behandelten Fachausdrücken in der Tat dem Griech. entsprang. Die Herkunft des analysierten Wortgutes wird in der Dar. 10 geschildert.

Die ursprüngliche Gebersprache wurde jedoch in jeweiligen Artikelüberschriften hervorgehoben, z.B. frz. *fontanelle* ← lat. *fonticulus;* lat. *catheter* ← griech. *katheter.* Bei Wörtern, deren Übernahme durch mehr als eine Sprache erfolgte, wurden zugleich die Vermittlersprachen angegeben: frz. *trépan* ← mlat. *trepanum* ← griech. *trýpanon;* lat. *gypsum* ← griech. *gýpsos,* ← semit. *Găviš.*

Der prozentuelle Anteil von Ursprungssprachen bezüglich des med. Fachwortschatzes beträgt: Griechisch 15,0%, Lateinisch 39,0%, Frz. 14%, Englisch 5%, andere sporadisch auftretende Sprachen 2,0%. Daraus ist ersichtlich, dass der übrige Teil (25%) des Wortgutes, wie es bereits oben bemerkt wurde, dem Germanischen entstammt. Die Anteilnahme der Fremdsprachen wird in dem nachstehenden Diagramm grafisch illustriert.

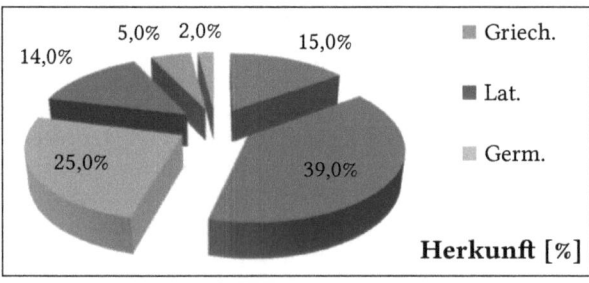

Dar. 11: *Der prozentuelle Anteil von Sprachen am med. Wortgut*

Dar. 12: *Zunahme des Fremd-/Lehnwortanteils*

Herkunft	Vor 1800	in %	1800–1850	in %	1850–1900	in %	1900–1950	in %	1950–2000	in %
Germ.	67	36%	68	30%	69	28%	70	25%	73	24%
Griech.	26		33		39		43		45	
Lat.	62		87		106		107		113	
Frz.	24	64%	34	70%	38	72%	41	75%	42	76%
Engl.	5		-		-		9		11	
Andere	2		3		-		-		5	
Summe:	186	100%	225	100%	252	100%	270	100%	289	100%

Als „andere" sind hier Hybridbildungen und aus anderen, sporadisch beteiligten Sprachen (Slawisch, Arabisch, Italienisch) herkommende Fachwörter gemeint.
Dabei ist zu konstatieren, dass 56% (119) des Lehnguts in der dt. med. Fachsprache bereits zu Beginn des erforschten Zeitraums vorhanden war.

Aus der nachstehenden Zeittafel ist zugleich ersichtlich, dass dieser Anteil im betrachteten Zeitraum nicht konstant bleibt, sondern sukzessiv ansteigt:

In den nächsten Perioden verliert der Entlehnungsprozess allmählich an Intensität. Das zeugt wohl davon, dass sich die ärztliche Sprache zu Ende des 20. Jh. größtenteils auf der Basis des bisher übernommenen und integrierten Fremdwortbestandes und des eigenen Reservoirs weiterentwickelt.

Der hier erwiesene verhältnismäßig knappe Prozentsatz von Anglizismen, die, wie es früher festgestellt wurde, den Wortschatz der Mediziner immer stärker beherrschen, resultiert einerseits daraus, dass sich die Verfasser der analysierten Handwörterbücher bemühen, diese Entlehnungen womöglich zu meiden. Andererseits wurde das Wortgut selektiv untersucht.

In Hinsicht auf die Art der Übernahme von international markierten Wörtern wurden folgende Formen in dem untersuchten Material nachgewiesen:

- **Fremdwörter**, d.h. Wörter, die unverändert in die dt. Sprache übernommen wurden. Die Teilanpassung der fremden Substantive erfolgt durch die Genusbestimmung mit einem Artikel und die Großschreibung sowie Pluralendung, z.B. *Antisepsis*, die (-, ohne Pl.); *Débridement*, das (-s, -s); *Longuette*, die (-, -n); *Monitoring*, das (-s; -s); *Prophylaxe*, die (-, -n); *Syndrom*, das (-s, -e). Adjektivische Fremdwörter sind: *lokal, partial, putrid, retrograd, spontan*.
- **Lehnwörter**, d.h. aus einer anderen Sprache entlehnte Wörter, die in Aussprache und Schreibung der dt. Sprache angepasst wurden, jedoch ist ihr Angleichungsprozess noch nicht vollendet. Dazu zählen: *Chirurgie*, die (-, ohne Pl.); *Elektrokoagulation*, die (-, -en); *Gaze*, die (-, -n); *Hypothermie*, die (-, -ien); *Narkose*, die (-, -n); *Tuberkulose*, die (-, -n); *Watte*, die (-, -n);

– **Lehnprägungen**, d.h. semantische Entlehnungen, darunter: **Lehnbedeutung**, z.B. das Bedeutungslehnwort *Krebs* von lat. *cancer* ‚Gitter; Gittertier, Krebs' und griech. *karkínos*; Lehnübersetzung, z.B. **Kaiserschnitt** aus lat. *sectio caesarea*, **Umstechung** aus lat. *pericentesis*, dies aus griech. *perikanteîn* ‚ringsum stechen, umstechen', **bösartig** zu lat. *malignus* ‚bösartig, missgünstig'.

V.3.4 Grundtypen von Wortbildungsmustern

Auf den Fachwortbestand setzen sich einfache Wörter, Komposita und Mehrworttermini zusammen. Durch die Prä- und/oder Suffigierung (häufig treten beide Ableitungsverfahren zugleich auf) wird die Bedeutungspräzisierung erstrebt.

Wie es aus der nachstehenden Tabelle resultiert, stellen Simplizia den Grundbestandteil (242) des ins Forschungsfeld einbezogenen med. Wortguts dar. Dies macht 84% der Fachausdrücke aus. Die einfachen Wörter treten in jeder Gruppe von Fachbegriffen auf: *Akut, Chirurg, Gips, Koma, Materie, Palpation, Sanierung, steril* usw.

Sonstige Lexeme sind Zusammensetzungen (*Blutverlust, Fokusoptik, Hämostase, Kaiserschnitt, Kugelzieher, Wundmanagement*).

Darüber hinaus enthält die med. Fachsprache bestimmte Anzahl Mehrworttermini (*Chirurgie peripherer Nerven, vaginale Zytodiagnostik*), die aber in dieser Abhandlung als Stichwörter nicht untersucht wurden.

Dar. 13: *Wortbildungsarten*

Fachwörter	Simplex	Kompositum	Präfixbildung	Suffixbildung
Oberbegriffe	9	2	2	6
Krankheiten	62	11	14	43
Behandlungsweisen	39	6	11	27
OP-Instrumente	42	13	3	33
OP-Team	6	2	1	6
Verbandstoffe	11	1	-	1
Unterg. Teilbereiche	2	5	2	6
Anästhesie	10	-	5	8
Asepsis	10	2	6	6
Abstrakta	17	2	11	16
Adjektive	34	1	11	23
Summe	242	45	66	175
		287		

Weitverbreitet ist die Verwendung von Kurzwörtern. Die Kurzwortbildung soll der Rationalität der Fachkommunikation sowie der Sprachökonomie dienen. Dieses Ziel wird u.a. durch unisegmental gekürzte Wörter realisiert. Dabei bleibt die semantisch relevante Einheit erhalten. Die Kurzwörter werden insbes. im ärztlichen Argot sowie in der Patientensprache verwendet: *Bypass* ← *Bypassoperation*, *Gips* ← *Gipsverband*. Die Kurzwörter sind nach Donalies (2002, 143) mit ihren Langformen identisch.

Abkürzungen wie *EKG* ‚Elektrokardiogram', *Tbc, Tb, Tbk* ‚Tuberkulose', *CT* ‚Computertomografie' sind auch dem Laien verständlich. Allgemeingültige *i.a.* ‚intraarteriell' oder *i.v.* ‚intravenös' treten vor allem in der schriftlichen Fachkommunikation auf. Dem angloamerikanischen Sprachraum entstammen Akronyme wie *MIC* ← *Minimal Inhibitory Concentration, AIDS, LASER*, die ins Dt. bereits in Form der Initialwörter übernommen wurden und englisch ausgesprochen werden. Karenberg (2007, 20) hält sie für Sprachprodukte, die in letzen Jahrzehnten im Fachjargon reichlich auftauchen und „fast wie eine sprachliche Signatur der gegenwärtigen Medizin wirken". Die zunehmende Verwendung der Akronyme findet nicht nur in der informellen mündlichen, sondern auch in der formellen schriftlichen Fachkommunikation statt. Zunächst wurden sie buchstabiert, jetzt werden sie meist als ein Wort artikuliert. Diesbezüglich berechtigt scheint die These zu sein, dass die umgangssprachliche Ausdrucksweise den Platz in der Fachsprache der Medizin zunehmend greift.

Des Weiteren gibt es die ganze Reihe von lokal gebildeten und nur für bestimmte Ärzteteams verständlichen Kurzbezeichnungen, die von ihren Fachkollegen mit großer Mühe entziffert werden.

Darüber hinaus existieren in der dt. med. Fachsprache die im Laufe der Medizingeschichte gebildeten Ausdrücke, nicht selten sogar komplizierte Hybridbildungen wie *Drucknekrose, Elektrokoagulation, Marschfraktur, Prädilektionsstelle*, die ab und zu in der Praxis Anwendung finden.

V.3.5 Arten des Bedeutungswandels

Nicht immer werden die Bezeichnungen in dem untersuchten Zeitraum in derselben unveränderlichen Bedeutung gebraucht. Aus der Untersuchungen ergibt sich, dass die Bedeutung von 73,5% Wörtern konstant bleibt, 21,5% die Bedeutungserweiterung (z.B. *Biopsie, Exploration, Klinik, palliativ, Taxis, Wasserbruch*), 1,5% Bedeutungsverschiebung (z.B. *Akupressur, Bandage, Betäubung, Blutegel, spontan*) erfuhr, in 3,5% der Fälle die Bedeutungsverengung (z.B. *Autopsie, Genesung*) erfolgte. Z.B. das ursprünglich vor allem gemeinsprachlich übliche Adjektiv *profus* wird gegenwärtig nur im med. Sinne gebraucht.

Das nachstehende Diagramm macht den Umfang des erörterten Sprachphänomens anschaulich. Es ist zu konstatieren, dass ein relativ kleiner Prozentsatz von dem analysierten Fachwortgut den Bedeutungswandel in dem Betrachtungszeitraum erfuhr.

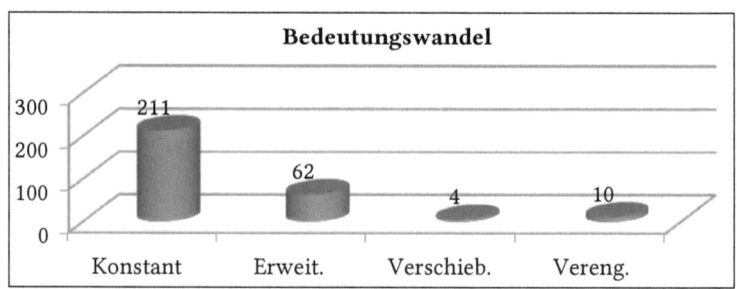

Dar. 14: *Häufungen bei Arten von Veränderungen der Wortbedeutung*

V.3.6 Synonymie

Aus der Wortschatzanalyse ergibt sich, dass der von Steudel (1951, 157) postulierte Grundsatz, dass in der med. Fachsprache für ein und dieselbe Sache zwei oder mehr verschiedene Ausdrücke nicht gebraucht werden sollen, immerfort nicht aufrechterhalten bleibt. Außer den üblichen Bezeichnungen werden in der Fach- und Sekundärliteratur synonyme Benennungen für einen Begriff verwendet. Die heimischen Fachausdrücke, die das aus dem Lat. bzw. Griech. herkommende Vokabel ersetzen sollten, existieren dann aber in der Zielsprache als Doubletten, z.B. *Struma – Kropf, Sutur – Naht*. Die Fragwürdigkeit dieses fast in allen Gruppen der Fachwörter hochgradig auftretenden Sprachphänomens besteht darin, dass die scheinbar synonymischen Bezeichnungen nicht immer bedeutungsgleiche Wörter sind, z.B. als dt. synonymische Bezeichnungen für *Abszess* gelten: *Eiterbeule, Eitergeschwulst, Eiterhöhle*. Gräfe (1828, 1, 89) lehnt jedoch diese Einordnung ab, indem er schreibt: „[Man kann] nicht mehr allein als synonyme Bedeutungen gelten lassen, indem man sonst eine Reihe von Krankheitsformen, die in ihrem Wesen mit den Geschwülsten, welche Eiter enthalten, übereinkommen, als besondere Gattungen aufstellen müsste." Die genannten Wörter sollen also höchstens als sinnverwandte Wörter behandelt werden.

Die Äquivalenzbestimmung setzt die Kenntnis und den Vergleich von Merkmalen voraus. Erst als die begriffliche Identität festgestellt wird, können die betreffenden Termini als Synonyme angesehen werden.

Es wurde nachgewiesen, dass 44% med. Fachwörter fremder Herkunft ihre dt. Synonyme haben (die genauen Zahlenangaben legt Dar. 15 dar), die im ärztlichen Sprachgebrauch nur selten verwendet werden. Z.B. für den Begriff *Débridement* sind im Dt. Bezeichnungen *Wundzurichtung, Wundausschneidung, Wundtoilette*, für *Hämatom: Bluterguss, Blutbeule* vorhanden. Auch für den Begriff *Hypothermie* gibt es im Dt. mehrere Entsprechungen: *Unterkühlung, Auskühlung, erniedrigte Körpertemperatur*, aber die Verwendung der im med. Sprachgebrauch üblichen Bezeichnung *Hypothermie* weist eindeutig darauf hin, dass eben von einem künstlich herbeigeführten therapeutischen Verfahren die Rede ist. Die dt. Wörter werden

Dar. 15: *Übersicht von synonymischen Bezeichnungen nach Herkunftssprachen*

Sprache Gruppe der Fachwörter	Germ.	Griech.	Lat.	Hybrid griech.- germ.	Hybrid germ.- lat.	Hybrid lat.- griech.	Summe
Krankheiten	17	1	5	2	5	4	34
Behandlungsweisen	18		3		1		22
Verbandsstoffe	4						4
Asepsis	8				1		9
OP-Team	4			2			6
Anästhesie	5	1		1			7
OP-Instrumente	11		14				25
Abstrakta	16			1	3		20
Adjektive	29				2		31
Untergegangene Teilbereiche	7	4		2			13
Oberbegriffe	8		1				9
Summe:	127	6	23	8	12	4	180

in diesem Zusammenhang nur selten in Benutzung genommen. Sie drücken meist den pathologischen Zustand des menschlichen Organismus nach einem großen Wärmeverlust aus.

Es ist zu vermuten, dass die Erhaltung der Fachausdrücke fremder Herkunft, die in der ärztlichen Tradition tief verwurzelt sind, die internationale Zusammenarbeit sowie Verständigung erleichtert. Im Alltagsgebrauch werden sie aber nur fortgeschrittenen Sprachbenutzern zugänglich.

V.3.7 Mehrdeutigkeit

Darüber hinaus wurde der med. Fachwortschatz in Hinsicht auf das wiederholt zur Sprache gebrachte Problem der Mehrdeutigkeit von fachspr. Bezeichnungen erforscht. Es wurden 88 Fälle der Mehrdeutigkeit eines Fachausdrucks in allen Gruppen von Fachwörtern nachgewiesen, was 30,5% des betrachteten Wortguts ausmacht. Doppeldeutige Fachwörter bezeichnen entweder denselben Begriff in dem allgemeinen und dem eingeengten Sinne (z.B. *Krebs* ist entweder als ein zusammenfassender Begriff für alle bösartigen Geschwülste oder im engeren Sinne als ein epithelialer maligner Tumor zu verstehen, *Phlegmone* – entweder allgemeine Entzündung oder eine Entzündungsgeschwulst) oder zwei verschiedene Begriffe (z.B. das Wort *Armamentarium* bezeichnet einen Instrumentensatz bzw. eine Fachzeitschrift, *Dilatator*, *Retraktor* stehen für chir. Instrumente,

Dar. 16: *Häufungen bei mehrdeutigen Fachbezeichnungen*

Gruppe	Anzahl
Krankheiten	14
Behandlungsweisen	16
Verbandsstoffe	6
Asepsis	6
OP-Team	3
Anästhesie	2
OP-Instrumente	12
Abstrakta	14
Adjektive	12
Untergegangene Teilbereiche	1
Oberbegriffe	2
Summe:	88

in der Anatomie bezeichnen diese Wörter bestimmte Muskeln, *Dermatom* ist die Bezeichnung eines Instruments, aber auch einer Geschwulst, *Injektion* dagegen einer Einspritzung bzw. einer starken Füllung der kleinsten Blutgefäße im Auge). Doppeldeutig ist auch der üblich mit dem Herzen assoziierte Wortstamm *kardi-*. Es bezeichnet aber zugleich den Mageneingang (Cardia). Die obigen Beispielen zeigen, welche Missverständnisse die aus dem Textzusammenhang gerissenen polysemen Wörter bereiten können.

Es ist zu betonen, dass die obige statistische Übersicht lediglich für den untersuchten Ausschnitt von med. Fachwortschatz gilt. Die Auswertung kann allerdings als ein durchschnittliches Bild von Sprachphänomenen, die in diesem Bereich stattfinden, dienen.

V.3.8 Sonstige Ergebnisse

In der Kategorie Abstrakta/Konkreta stellen Abstrakta 68% von untersuchten Bezeichnungen dar. Dazu zählen u.a.: Eigenschaften, Krankheitsbezeichnungen, Handlungen, physiologische und pathologische Vorgänge und Zustände. Konkreta bilden dagegen 32%, darunter: alle chir. Instrumente, Verbandstoffe, organische Flüssigkeiten bzw. krankhafte Gebilde.

Eine besondere, in der vorliegenden Abhandlung ausgesonderte Gruppe von Fachwörtern bilden 36 Adjektive. Dieses Vorgehen ist dadurch gerechtfertigt, dass die adjektivischen Bezeichnungen beinahe jeden Fachbegriff präzisieren, von anderen Begriffen scharf abgrenzen und dadurch die Exaktheit erreichen lassen, z.B. *solitär, intraoperativ*. In Angesicht der o.a. Probleme stellen sie den wichtigen

Bestandteil des med. Wortschatzes dar. Es wurde nur die repräsentative Gruppe von typischen, häufig gebrauchten Eigenschaftswörtern gewählt. Von manchen Adjektiven werden keine äquivalenten Substantive abgeleitet (*konservativ, multipel, profus*). In der betrachteten Gruppe von Adjektiven gibt es lediglich 3 Wörter dt. Herkunft (*bösartig, chronisch, dringlich*). Die übrigen stellen entweder Fremdwörter (z.B. *bakterizid, retrograd, steril*) oder teilweise eingedeutschte Lehnwörter (*aseptisch, makroskopisch, regionär*) dar.

V.4 Zusammenfassung und Ausblick

Die vorliegende Abhandlung sollte der Zielsetzung dienen, anhand der Untersuchung des dt. Fachwortschatzes der Medizin von 1800 bis 2000 zur Bescheinigung seines dynamischen Charakters beizutragen. Der ständige Zuwachs des Wortguts fordert aber die kontinuierliche Aktualisierung von Forschungsergebnissen.

Obwohl die Gesundheit des Menschen, seine Interesse an der Medizin, ihrer Fortschritt sowie Heilungsmöglichkeiten und daraus resultierendem Kommunikationsbedürfnis von großem Belang für jede Gesellschaft sind, wurde die sprachwissenschaftliche Analyse des Wortguts der Chirurgie im betrachteten Zeitraum bisher kaum vorgenommen. Deshalb kann die vorliegende Abhandlung über linguistische Aspekte des chir. Wortschatzes nicht nur dem an der Sprachgeschichte interessierten Laien, sondern auch dem am Wandel der Fachsprache in Hinsicht auf die Medizingeschichte interessierten Fachmann Hilfe leisten.

Es schien dabei gerechtfertigt zu sein, dem potenziellen Leser den medizinhistorischen Hintergrund näherzubringen, um die in der Medizin selbst, aber folglich auch in ihrer Fachsprache stattfindenden Phänomene zu erläutern.

Wie es bereits oben gezeigt wurde, erwies sich diese Aufgabe als in mancher Beziehung diffizil, und zwar:

Mehrheit von etymologischen Wörterbüchern enthält kaum Erklärungen der med. Fachwörter. Lexika und Enzyklopädien der Medizin befassen sich dagegen kaum mit der tiefgründigen Klarstellung des Ursprungs. Die vollständige Darlegung der Herkunft von einzelnen Stichwörtern war meistens erst nach dem Zurückverfolgen mehrerer Quellen möglich.

Das Problem bildete auch die vergleichende Analyse der in mehreren Quellen gefundenen Definitionen eines Begriffs. Aus dem Vergleich ergab sich mehrmals der Bedeutungswandel einer Bezeichnung, zumal in Bezug auf Krankheitsbezeichnungen und Behandlungsmethoden. Dieses Sprachphänomen lässt durch den Umfang des untersuchten Zeitraums erklärt werden. Einerseits trugen dazu die neue auf der wissenschaftlichen Fortentwicklung beruhende Auffassung, andererseits der Einsatz von technischen Errungenschaften bei.

Die Gliederung der Chirurgie während der betrachteten Periode verlangte die Erweiterung der Forschungsbasis um die Lehrbücher aus den neuen Teildisziplinen, weil die Fachausdrücke, die zu Beginn unter ‚gesamter Chirurgie' erörtert worden sind, wurden dann zu Bezeichnungen von Begriffen der Anästhesiologie, Orthopädie, Gefäßchirurgie o.ä. Auf diese Art und Weise sind viele neue

Fachwortschätze entstanden, die diesen hoch spezialisierten Bereichen eigen sind. Auf die riesige Erweiterung des Wortbestandes der Chirurgie wirkt sich außerdem nicht zuletzt ihre Interdisziplinarität aus.

Die Ergebnisse der Analyse können zur Vorstufe bzw. Grundlage für weiterführendes Studium zu dieser Frage werden. In Hinsicht auf den Umfang des Wortguts sowie seine ständige Erweiterung und Wandlungsprozesse erfordert die Komplexität der Erforschung der med. Fachsprache, und insbes. ihrer Lexik, in verschiedenen Entwicklungsperioden gleichzeitige diesbezügliche Beschäftigung mehrerer Arbeitsteams von Sprachwissenschaftlern. Die beste denkbare Lösung wäre ein breit angelegtes Forschungsprojekt. Wie es am Beispiel des Fachwortschatzes der Chirurgie, der den Brennpunkt des Interesses der obigen Abhandlung bildet, ersichtlich ist, entwickelt jede Teildisziplin der Medizin ihre spezifische Lexik, deren Kenntnis für die erfolgreiche Fachkommunikation unumgänglich ist. Jeder dieser Fachwortschätze soll im Rahmen des in Vorschlag gebrachten Forschungsprojekts eingehend analysiert werden. Erst die kollektive Wortforschungsarbeit ermöglicht die Riesengröße des med. Wortbestandes zu ordnen, zu klären und zu bewerten. Das Gesamtergebnis derart Untersuchungen wäre nicht nur den Medizinern den Beistand bei der Erfassung der Bedeutung von med. Fachausdrücken, sondern auch den auf seinen Gesundheitszustand und angewandte Behandlungsmethoden sowie Wortgeschichte interessierten Laien leisten.

Darüber hinaus könnten die weiterführenden Untersuchungen zur Entwicklung des dt. med. Fachwortschatzes ihren Beitrag zur Vereinheitlichung des Fachwortschatzes und Ausschließung der nachteiligen verwirrenden sprachlichen Phänomene wie Synonymie, Homonymie, Metonymie, mehrdeutige Abkürzungen sowie unpräzise Anglizismen usw. leisten.

Darstellungsverzeichnis

Dar. 1: Horizontale Gliederung von Fachsprachen in Wissenschafts-, Technik und Institutionensprache. Quelle: Roelcke, Thorsten, 2005, Fachsprachen, Erich Schmidt Verlag, Berlin, S. 35. 26

Dar. 2: Einteilung der Fachausdrücke nach dem Grad ihrer pragmatisch-semantischer Fixierung nach Wiegand (1979,44). Quelle: Jahr, Silke, 1993, Das Fachwort in der kognitiven und sprachlichen Repräsentation, Verlag Die Blaue Eule, Essen, S. 19. 27

Dar. 3: Die Entwicklung der Medizin im 19. und 20. Jh. Quelle: Anschütz, Felix, 1987, Ärztliches Handeln. Grundlagen, Möglichkeiten, Grenzen, Widersprüche, S. 54. 33

Dar. 4: Verschiedene Ebenen der Kommunikation in der med. Terminologie. Quelle: Murke, 1999, Medizinische Terminologie. Geschichte, Theorie, Grammatik, Übungen, S. 9. 34

Dar. 5: Überlieferungswege antiken med. Wissens bis in die frühe Neuzeit. Quelle: Michler, M, Benedum, J., Medizinische Fachsprache, 1981, 9. 38

Dar. 6: Die wesentlichen Voraussetzungen für die erfolgreiche Chirurgie am Thorax. Quelle: Engelmann, Claus, 2008, Der lange Weg zur Thoraxchirurgie, 7. 55

Dar. 7: Statistische Gesamtübersicht aller analysierten Fachbezeichnungen 328

Dar. 8: Häufungen bei untergegangenen Fachwörtern 330

Dar. 9: Kumulative Häufungen bei untergegangenen Fachwörtern nach zeitlichen Kriterien 330

Dar. 10: Häufungen bei Fremd-/Lehnwörtern 332

Dar. 11: Der prozentuelle Anteil von Sprachen am med. Wortgut 332

Dar. 12: Zunahme des Fremd-/Lehnwortanteils 333

Dar. 13: Wortbildungsarten 334

Dar. 14: Häufungen bei Arten von Veränderungen der Wortbedeutung ... 336

Dar. 15: Übersicht von synonymischen Bezeichnungen nach Herkunftssprachen 337

Dar. 16: Häufungen bei mehrdeutigen Fachbezeichnungen 338

Quellenverzeichnis

1. Agatz, G. J., Pitha, Franz von. *Handbuch der allgemeinen und speciellen Chirurgie: mit Einschluss der topographischen Anatomie, Operations- und Verbandlehre. Specielle topographische Chirurgie, Operations- und Verbandlehre*, Bd. 4, Stuttgart: Verlag von Ferdinand Enke, 1868.
2. Allgöwer, Martin und Siewert, J. Rüdiger (Hg.). *Chirurgie*. Berlin, Heidelberg, New York, London, Paris, Tokyo, Hong Kong, Barcelona, Budapest: Springer-Verlag, 1992. 5. neubearb. und erweit. Auflage.
3. Ammon et al. *Die chirurgische Praxis der bewährtesten Wundärzte unserer Zeit systematisch dargestellt*, Bd. 3, Berlin: Verlag der Voss'schen Buchhandlung, 1840.
4. Angelstein, Karl. *Handbuch der Chirurgie*, Bd. 3. Erlangen: Verlag von Ferdinand Enke, 1854.
5. Arneman, Justus. *Uebersicht der berühmtesten und gebräuchlichsten chir. Instrumente älterer und neuerer Zeiten*. Göttingen: Vandenhock Ruprechtischer Verlag, 1796.
6. Bardeleben, Adolf von. *Lehrbuch der Chirurgie und Operationslehre*. Berlin: Verlag von Georg Reimer, 1865. 4. Ausgabe.
7. Bardeleben, Adolf von. *Von den chir. Krankheiten der einzelnen Gewebe*, Gent: De Lathauwer, 1870, Bd. 2, 7. Auflage.
8. Bell, Benjamin. *Lehrbegriff der Wundarzneykunst*. Leipzig: Weidmanische Buchhandlung, 1807, Bd. 4, 3. verm. Ausgabe.
9. Bernard, Claude. *Hand-Atlas der chir. Operationslehre mit Einschluss der chir. Anatomie und Instrumentenlehre*. Leipzig: Verlag von Rob. Hoffmann, 1860, 3. Auflage.
10. Bernstein, Johann Gottlob. *Neues chirurgisches Lexicon oder Wörterbuch der Wundarzneykunst neuerer Zeiten*. Gotha: Carl Wilhelm Ettinger, 2 Bände: 1783, 1788.
11. Bernstein, Johann Gottlob. *Praktisches Handbuch für Wundärzte: nach alphabetischer Ordnung: in zwey Theilen; nebst einem französischen und einem vollständigen deutschen Register*. Leipzig: Schwickertischer Verlag, Bände 1, 2, 4: 1786–1820.
12. Bier, August, Braun, Heinrich und Kümmel, Hermann. *Chirurgische Operationslehre*, Bd. 1. Leipzig: Johann Ambrosius Barth, 1969.
13. Billroth, Theodor. *Die allgemeine chirurgische Pathologie und Therapie in fünfzig Vorlesungen. Ein Handbuch für Studierende und Ärzte*. Berlin: Druck und Verlag von Georg Reimer, 1869.

14. Blasius, Ernst, 1839–42, Handbuch der Akiurgie: zum Gebrauche bei Vorlesungen und zum Selbstunterricht, Bände 1–3, Eduard Anton, Halle.
15. Blasius, Ernst. *Erklärung der akiurgischen Abbildungen oder Darstellung der blutigen chir. Operationen und der für dieselben erfundenen Werkzeuge.* Berlin: Verlag von Friedrich August Herbig, 1844. 2. Bericht. und verm. Auflage.
16. Bockenheimer, Ph. *Allgemeine Chirurgie, 1. Theil: Chirurgische Operationslehre.* Leipzig: Verlag von Dr. Werner Klinghardt, 1914.
17. Brandeis, Hirschmann. *Medizinisches Wörterbuch.* Tübingen: Heinrich Laupp, 1820. 2. verb. und verm. Auflage.
18. Brug, E. und Fritz, K. (Hg.). *Ambulantes Operieren in der Chirurgie.* Köln: Deutscher Ärzte-Verlag, 1985.
19. Brunner, Conrad. *Handbuch der Wundbehandlung.* Verlag von Ferdinand Enke in Stuttgart 1916.
20. Büchler, Wilhelm. *Die vorzüglichsten chir. Operationen mit besonderer Berücksichtigung der Wattmannschen Schule.* Wien: Kaulfuss Witwe, Prandel & Comp., 1845.
21. Burger, C. G. *Lehrbuch der Chirurgie.* Stuttgart: Rieger'sche Verlagsbuchhandlung, 1853.
22. Burger, C. G. *Handwörterbuch der Chirurgie mit Einschluss der Operations-, Verband- und Arzneimittellehre.* Leipzig: Verlag von Otto Wigand, 1858.
23. Busch, Wilhelm. *Lehrbuch der Chirurgie.* Berlin: Verlag von August Hirschwald, Bände 1, 2, 1857, 1864.
24. Busch, Wilhelm. *Lehrbuch der Chirurgie: Spezielle oder topographische Chirurgie*, 2. Bd. Berlin: Verlag von August Hirschwald, 1869.
25. Capelle, W. *Die Entzündung des Wurmfortsatzes.* [In:] Garré, C. und Küttner, H. *Handbuch der praktischen Chirurgie.* 3. Bd. Stuttgart: Verlag von Ferdinand Enke, 1929.
26. Cessner, C. J. *Handbuch der chir. Instrumenten und Verbandlehre.* Wien: Verlag von L. W. Seidel, 1855.
27. Chassin, Jameson L. *Allgemeinchirurgische Operationen.* Berlin, Heidelberg, New York: Springer-Verlag, 1983.
28. Chelius, Maximilian Joseph. *Handbuch der Chirurgie zum Gebrauche bei seinen Vorlesungen.* Bd. 1. Prag: Sommer'sche Buchdruckerei, 1827.
29. Claude, Bernard, Huette Charles und Kolb, C. *Atlas zur operativen Medicin, chir. Anatomie und Instrumentenlehre.* Stuttgart: Verlag von Wilhelm Nitzschke, 1862.
30. Cooper Samuel, Froriep und Ludwig Friedrich von. *Neuestes Handbuch der Chirurgie in alphabetischer Ordnung*, Bände 3, 4, 5. Weimar: Landes-Industrie-Comptoir, 1821–24.

31. Dieffenbach, Johann-Friedrich. *Die operative Chirurgie*, Bd. 2. Leipzig: F. A. Brockhaus, 1848.
32. Durst, Jürgen und Rohen, Johannes W. *Chirurgische Operationslehre in einem Band. Mit topographischer Anatomie.* Stuttgart, New York: Schattauer, 1991.
33. Durst, Jürgen und Rohen, Johannes (Hg.). *Bauchchirurgie: Operationslehre mit topographischer Anatomie; Standards der Viszeralchirurgie.* Stuttgart, New York: Schattauer, 1998.
34. Ebermaier, Johann Erdwin Christoph. *Taschenbuch der Chirurgie für angehende practische Aerzte und Wundaerzte.* Leipzig: Johann Ambrosius Barth, Bände 1, 2: 1818, 1819. 3. verb. und verm. Auflage.
35. Emmert, Carl. *Lehrbuch der Chirurgie: Lehrbuch der allgemeinen Chirurgie.* Stuttgart: Verlag der Franckh'schen Buchhandlung, Bd. 1. 1852.
36. Emmert, Carl. *Lehrbuch der Chirurgie.* Stuttgart: Verlag von Rub. Dann, 1862.
37. Emmert, Carl. *Lehrbuch der speciellen Chirurgie.* Leipzig: Fues's Verlag, 1870. 3 umgearb. und abgekürzte Auflage.
38. Ertl, Johann, von. *Regeneration und ihre Anwendung in der Chirurgie.* Leipzig: Verlag von Johann Ambrosius Barth, 1939.
39. Esmarch, Fr. und Kowalzig, E. *Chirurgische Technik, Handbuch der kriegschir. Technik.* Kiel und Leipzig: Lipsius & Tischler, 1892. 2. unveränderte Auflage.
40. Feigel, Johann Theodor Anton und Textor, Kajetan von. *Chirurgische Bilder zur Instrumenten- und Operationslehre: Auf dreiundachtzig Steintafeln gezeichnet und mit erklärendem Texte versehen.* Würzburg: Verlag von Goldstein'schen Buchhandlung, 1853.
41. Fischer, Georg. *Handbuch der allgemeinen Operations- und Instrumentenlehre.* Stuttgart: Verlag von Ferdinand Enke, 1880
42. Fischer, Georg. *Handbuch der allgemeinen Verbandlehre.* Stuttgart: Verlag von Ferdinand Enke, 1884.
43. Frank, Martell. *Taschen-Encyclopädie der practischen Chirurgie, Geburtshülfe, Augen- und Ohrenheilkunde.* Würzburg: Verlag der Stahel'schen Buchhandlung, 1858. 3. verm. und verb. Auflage.
44. Frank, Martell und Behr, Alfred, von. *Systematisches Lehrbuch der gesammten Chirurgie: enthaltend die chir. Krankheiten, chirurgische Anatomie, äusserlich gebrauchten Arzneimittel, Operations-, Instrumenten-, Maschinen- und Verbandlehre: in 2 Bänden.* Erlangen: Verlag von Ferdinand Enke, 2. Bd. 1852.
45. Franz, Carl. *Lehrbuch der Kriegschirurgie.* Berlin: Springer-Verlag, 1942. 3. umgearb. Auflage.
46. Fuchs, Fritz. *Die Helferin des Chirurgen.* Stuttgart: Georg Thieme Verlag, 1965.
47. Fuchs, K. H., Hamelmann, H. und Manegold, B. C. (Hg.). *Chirurgische Endoskopie im Abdomen.* Berlin: Blackwell Wissenschaft, 1992.

48. Gall, F. P., Hermanek, P. und Tonak, J. (Hg.). *Chirurgische Onkologie*. Berlin-Heidelberg: Springer-Verlag, 1986.
49. Garré, C. und Kütner, H. *Handbuch der praktischen Chirurgie, III. Band. Chirurgie des Bauches*. Stuttgart: Verlag von Ferdinand Enke, 1929. 6. umgearb. Auflage.
50. Garré-Borchard. *Lehrbuch der Chirurgie*. Berlin: Springer-Verlag, 1942.
51. Graser. *Hernien*. [In:] Garré, C. und Kütner, H. *Handbuch der praktischen Chirurgie, III. Band. Chirurgie des Bauches*. Stuttgart: Verlag von Ferdinand Enke, 1929. 6. umgearb. Auflage.
52. Grewe, H.-E. und Kremer, Karl. *Chirurgische Operationen*. Stuttgart: Georg Thieme Verlag, 1. Bd. 1963.
53. Grossheim, Ernst Leopold. *Lehrbuch der operativen Chirurgie, Teil 3*. Berlin: Verlag von Theod. Chr. Friedr. Enslin, 1835.
54. Guleke, Nikolai. *Die bösartigen Geschwülste des Dickdarms und Mastdarmes*. [In:] Kraus, Hermann. *Neue dt. Chirurgie*. Stuttgart: Ferdinand Enke Verlag. 1957.
55. Guttmann, Walter. *Medizinische Terminologie*. Berlin, Wien: Urban & Schwarzenberg, 1902.
56. Hamer, J. und Dosch, H. *Neurochirurgische Operationen*. Berlin, Heidelberg, New York: Springer-Verlag, 1978.
57. Hellner, H. und Nissen, R. (Hg.). *Lehrbuch der Chirurgie*. Stuttgart: Georg Thieme Verlag, 1962. 3. überarb. end erweit. Auflage.
58. Heyse, Johann Christian August. *Allgemeines verdeutschendes und erklärendes Fremdwörterbuch*. Hannover: Hahnsche Hof-Buchhandlung, 1853.
59. Holle, Jürgen. *Plastische Chirurgie*. Stuttgart: Hippokrates Verlag, 1994.
60. Holter, Else. *Instrumentenkunde in der Unfallchirurgie*. Berlin: Walter de Gruyter & Co., 1962.
61. Hueter, C. *Grundriss der Chirurgie*, 1. Bd. Leipzig: Verlag von F. C. Vogel, 1884. 2. Auflage.
62. Kaboth, Berta. *Lehrbuch der Instrumentenkunde für die Operationspraxis*. Berlin: Walter de Gruyter & Co., 1950.
63. Kappeler, O. *Anaesthetica*. Stuttgart: Verlag von Ferdinand Enke, 1880.
64. Kitzerow, Günter. *Kleine Chirurgie*. Berlin: Walter de Gruyter & Co., 1956.
65. Kleinschmidt, Otto. *Chirurgie*. Berlin: Springer-Verlag, 1948. 3. Auflage.
66. Knapp, Ulrich. *Die Wunde*. Stuttgart: Georg Thieme Verlag, 1981.
67. Krüche, Arno. *Allgemeine Chirurgie und Operationslehre*. Leipzig: Johann Ambrosius Barth (Arthur Meiner), 1900. 7. Auflage.
68. Langenbeck, Bernhard von. *Vorlesungen über Akiurgie*. Berlin: Verlag von August Hirschwald, 1888.

69. Langenbeck, Conrad Johann Martin. *Nosologie und Therapie der chir. Krankheiten: in Verbindung mit der Beschreibung der chir. Operationen.* Göttingen: Dieterich'sche Buchhandlung. Bd. 1 1822.
70. Leger, Lucien und Nagel, Martin. *Chirurgische Diagnostik.* Berlin, Heidelberg, New York: Springer-Verlag, 1974.
71. Leiter, Josef. *Elektro-endoskopische Instrumente.* Wien: W. Braumüller & Sohn, 1980.
72. Lejars, Felix. *Dringliche Operationen.* Jena: Verlag von Gustav Fischer, 1909. 4. Auflage.
73. Leo, Julius. *Instrumentarium chirurgicum.* Berlin: G. Reimer, 1824.
74. Leriche, Rene. *Grundlagen einer physiologischen Chirurgie.* Stuttgart: Hippokrates-Verlag, 1958.
75. Leser, Edmund. *Operations-Vademecum für den praktischen Arzt.* Berlin: Verlag von S. Karger, 1902. 2. verm. und verb. Auflage.
76. Lexer, Erich und Rehn, Eduard. *Lehrbuch der allgemeinen Chirurgie.* Stuttgart: Verlag von Ferdinand Enke, 1947. 21. Auflage.
77. Linhart, Wenzel, von. *Compendium der chir. Operationslehre.* Wien: Wilhelm Braumüller, 1867. 3. umgearb. und verm. Auflage.
78. Lochmann, Gerhard (Hg.). *Feldchirurgie.* Berlin: Militärverlag der Deutschen Demokratischen Republik, 1966.
79. Lohr, Wilhelm. *Wundheilung.* Leipzig: Verlag von Johann Ambrosius Barth, 1937.
80. Luecke, A. und Zahn, F. Wilh. *Chirurgie der Geschwülste, Teil 1.* Stuttgart: Verlag von Ferdinand Enke, 1896.
81. Mair, Ignaz. *Compendium der Chirurgie.* München: Verlag von E. H. Gummi, 1867.
82. Morscher, E. (Hg.). *Entwicklungen in der Chirurgie.* Basel: Schwabe & Co., 1983.
83. Nockemann, Paul Ferdinand. *Die chirurgische Naht.* Stuttgart: Georg Thieme Verlag, 1992. 4. überarb. und erweit. Auflage.
84. Ott, Franz Andreas. *Theoretisch-praktisches Handbuch der allgemeinen und besondern chirurgischen Instrumenten- und Verbandlehre oder der mechanischen Heilmittellehre.* München: Georg Franz, Bd. 1 1834. 3. umgearb. und verm. Auflage.
85. Paul, Herman Julius. *Lehrbuch der speziellen Chirurgie.* [In:] Schauenburg, C. H., (Hg.). *Cyclus organisch verbundener Lehrbücher sämtlicher medizinischen Wissenschaften.* Teil 26, Bd. 2., Lahr: Verlag von M. Schauenburg & C., 1861.
86. Payr, Erwin Franz Karl. *Chirurgie, zweiter Teil.* Verlag von Johann Ambrosius in Leipzig, 1922.

87. Portal, Antoine. *Lehrbegriff der praktischen Wundarzneykunst.* Leipzig: Caspar Fritsch, Bd. 1 1792.
88. Prosch, Hermann Julius P. *Taschenbuch für operative Chirurgie.* Leipzig: Verlag von Herrmann Bethmann, 1852.
89. Rahm, Hans. *Röntgentherapie des Chirurgen.* Stuttgart: Ferdinand Enke Verlag, 1927.
90. Ravoth, Friedrich. *Grundriss der Akiurgie: nebst einem Anhang von fünfzehn Tafeln Instrumenten-Abbildungen und zahlreichen Holzschnitten im Text.* Leipzig: Verlag von Veit & Comp., 1860. 4. Auflage.
91. Reichart, Bruno. *Herz- und Lungentransplantationen.* Percha am Starnberger See: Verlag R. S. Schulz, 1987.
92. Reichel, Paul und Staemmler Martin. *Die Neubildungen des Darmes, 2. Teil.* Stuttgart: Ferdinand Enke Verlag, 1933.
93. Reifferscheid, M. *Chirurgie.* Stuttgart: Georg Thieme Verlag, 1970.
94. Reisinger, Franz. *Beiträge zur Chirurgie und Augenheilkunst.* Göttingen: Heinrich Dieterich, Bd. 1 1814.
95. Rettig, H. (Hg.). *Biomaterialien und Nahtmaterial.* Berlin, Heidelberg, New York, Tokyo: Springer Verlag, 1984.
96. Richter, August Gottlieb. *Anfangsgründe der Wundarzneykunst.* Wien: J. T. von Trattnern, Bände 1, 7 1792, 1804.
97. Rostock, Paul. *Lehrbuch der speziellen Chirurgie.* Berlin: Walter de Gruyter & Co., 1957. 3. neu bearbeit. Auflage.
98. Rust, Johann Nepomuk. *Theoretisch-praktisches Handbuch der Chirurgie.* Wien: Th., Chr., Fr. Enslin, Berlin, Carl Gerold, Bände 1, 2, 10, 14, 15, 16 1830–35.
99. Rust, Johann Nepomuk. *Helkologie oder Lehre von den Geschwüren.* Berlin: Verlag von Theod., Chr. Friedr. Enslin, 1842.
100. Schmieden, Victor. *Der chirurgische Operationskursus.* Leipzig: Verlag von Johann Ambrosius Barth, 1915. 4. erweit. und verb. Auflage.
101. Schmitt, Walter. *Allgemeine Chirurgie. Theoretische Ansätze der operativen Chirurgie. Ein Lehrbuch.* Stuttgart: Ferdinand Enke Verlag, 1977.
102. Schreger, Bernhard Nathanael Gottlob. *Grundriss der chir. Operationen.* Fürth: Bureau für Literatur, 1806.
103. Schumpelick, Volker. *Operationsatlas Chirurgie.* Stuttgart: Georg Thieme Verlag KG, 2006. 2. überarb. Auflage.
104. Schwenzer, Norbert und Ehrenfeld Michael (Hg.). *Zahn-Mund-Kiefer-Heilkunde: Allgemeine Chirurgie: 59 Tabellen.* Stuttgart: Georg Thieme Verlag, 2000. 3. aktual. und erw. Auflage.
105. Seerig, Albert Wilhelm Hermann (Hg.). *Armamentarium chirurgicum, oder Möglichst vollständige Sammlung von Abbildungen und Beschreibung*

chirurgischer Instrumente älterer und neuerer Zeit. Breslau: Verlag von Gosohorsky, Bände 1, 2, 1838.

106. Seyfarth, Harro und Jager, Elly. Praktische Operationskunde und Instrumentenlehre, Jena: VEB Gustav Fischer Verlag, 1966. 3. überarb. Auflage.
107. Sprengel, Kurt. *Geschichte der wichtigsten chir. Operationen.* Halle: Karl August Kümmel, 1805.
108. Stromeyer, Georg Friedrich Louis. Handbuch der Chirurgie, Freiburg im Breisgau Herdersche Verlagshandlung, 1. Bd. 1844.
109. Sunder-Plassmann P. (Hg.). *Lehrbuch der Chirurgie.* München: J. F. Lehmanns Verlag, 1968.
110. Szymanowski, Julius von. *Handbuch der operativen Chirurgie.* Braunschweig: Verlag von Friedrich Vieweg und Sohn, Bd. 1 1870.
111. Textor, Kajetan von. *Grundzüge zur Lehre der chir. Operationen, welche mit bewaffneter Hand unternommen werden.* Würzburg: Verlag der Stahel'schen Buchhandlung, 1835.
112. Tillmanns, Hermann. *Lehrbuch der speziellen Chirurgie.* Leipzig: Verlag von Veit und Comp., Bd. 1., T. 6 1899.
113. Tittmann, Johann A. *Lehrbuch der Chirurgie: zu Vorlesungen für das Dresdner Medico-Collegium.* Leipzig: J. C. Hinrich, 1810. 2. verb. und verm. Auflage.
114. Troschel, Maximilian. *Lehrbuch der Chirurgie: zum Gebrauche bei Vorlesungen und für praktische Ärzte und Wundärzte.* Berlin: Verlag von Theod., Chr. Friedr. Enslin, 1839.
115. Uebermuth, Herbert. *Spezielle Chirurgie.* Leipzig: Johann Ambrosius Bart, 2. Bd. 1967. 5. verbess. Auflage.
116. Vaubel, Ernst. *Die Arthroskopie (Endoskopie des Kniegelenkes).* Dresden, Leipzig: Theodor Steinkopff, Verlagsbuchhandlung, 1940.
117. Vidal, Auguste Theodore. Aug. *Vidal's Lehrbuch der Chirurgie und Operationslehre.* Berlin: Verlag von Georg Reimer, 3. Bd., 1856.
118. Wagenseil, C. *Modernes Wundmanagement mit hydroaktiver Wundtherapie.* Köln: Deutscher Ärzteverlag, 2010.
119. Werner, Braun und Thurhan, Demirel. *Einführung in die Schmerzchirurgie.* Stuttgart: Hippokrates-Verlag, 1982.
120. Wernher, Adolf. Handbuch der allgemeinen und speciellen Chirurgie. Gießen: Riecker'sche Buchhandlung, Bände 1, 3, 1846, 1857.
121. Willital, G. H. und Meier, H. *Chirurgische Erkrankungen im Kinderalter: ein Farbatlas.* Stuttgart, Giessen: Schwer Verlag GMBH, 1988.
122. Wind, Garry und Rich, Norman. *Grundlagen der Operationstechnik.* München, Wien, Baltimore: Urban&Schwarzenberg, 1989.

123. Wullstein, Willms. *Lehrbuch der Chirurgie*, Verlag von Gustav Fischer in Jena, 2. Bd., 1. T., 1909.
124. Zeis, Eduard. *Handbuch der plastischen Chirurgie*. Berlin: Gedruckt und verlegt bei G. Reimer, 1838.
125. Zuckerkandl, Otto. *Atlas und Grundriss Operationslehre*. München: Verlag von J. F. Lehmann, 1905.

Literaturverzeichnis

1. Albrecht, Henning (Hg.). *Heilkunde versus Medizin? Gesundheit und Krankheit aus der Sicht der Wissenschaften.* Stuttgart: Hippokrates Verlag, 1993.
2. Albrecht, Jörn und Baum, Richard (Hg.). *Fachsprache und Terminologie in Geschichte und Gegenwart.* Tübingen: Gunter Narr Verlag, 1992.
3. Andral, Begin et al. *Universal-Lexicon der practischen Medizin und Chirurgie.* Leipzig: Franke, Voigt & Fernau, Bände 1, 6, 7, 10, 13 1835–1846.
4. Anschütz, Felix. *Ärztliches Handeln. Grundlagen, Möglichkeiten, Grenzen, Widersprüche.* Darmstadt: Wissenschaftliche Buchgesellschaft, 1987.
5. Arbeitsgemeinschaft Medizinischer Verlage. *Deutsches Arzneibuch.* Berlin: Selbstverlag, 1947. 6. Ausgabe.
6. Aurich, Michael, Blessmann, Marco et al. *Blutegeltherapie.* Stuttgart: Karl F. Haug Verlag, 2009.
7. Bausch, Karl-Heinz, Schewe, Wolfgang, et al. (Hg.). *Fachsprachen Terminologie-Struktur-Normung.* Berlin, Köln: Beuth Verlag, GMBH, 1976.
8. Bogensberger Sieglinde. *Hexal Taschenlexikon Medizin.* München: Elsevier Urban & Fischer Verlag, 2004. 3. Auflage.
9. Brockhaus in Text und Bild, 2004, CD-Version.
10. Bruchhausen, Franz von und Hager, Herman. *Hagers Handbuch der Pharmazeutischen Praxis.* Berlin: Springer-Verlag, 2. Bd. 1990. 5. Auflage.
11. Brugmans, Sebald Justin et al. *Über den Hospitalbrand.* Jena: J. M. Maute und Sohn, 1816.
12. Bungarten, Theo. *Fachsprachentheorie, 1, Fachsprachliche Terminologie, Begriffs- und Sachsysteme, Methodologie.* Tostedt: Attikon Verlag, 1993.
13. Burger, C. G. *Handwörterbuch der Chirurgie mit Einschluss der Operations-, Verband- und Arzneimittellehre.* Leipzig: Verlag von Otto Wigand, 1858.
14. Campe, Joachim Heinrich von. *Wörterbuch zur Erklärung und Verdeutschung der unserer Sprache aufgedrungenen fremden Ausdrücke.* Braunschweig: In der Schulbuchhandlung, 1813.
15. David, Heinz (Hg.). *Wörterbuch der Medizin.* Berlin: VEB Verlag Volk Und Gesundheit, 2 Bände 1987.
16. Dinstl, K. und Fischer, P. L. *Der Laser.* Berlin, Heidelberg, New York: Springer Verlag, 1981.
17. Donalies, Elke. *Die Wortbildung des Deutschen.* Tübingen: Gunter Narr Verlag, 2002.

18. Duden Die sinn- und sachverwandten Wörter. 2. Aufl. in neuer Rechtschreibung (Mannheim 1997), CD-Version
19. Duden Das große Wörterbuch der deutschen Sprache, CD-Version.
20. Duden Fremdwörter neu, CD-Version.
21. Duden Herkunft, CD-Version.
22. Duden Universalwörterbuch, CD-Version.
23. Duden-Medizin, CD-Version.
24. Duden, Wörterbuch medizinischer Fachbegriffe, 2007, Dudenverlag, Mannheim u.a., 8. Auflage. (Redaktionelle Leitung: Ulrich Kilian).
25. Eckhart, Wolfgang. *Geschichte der Medizin.* Heidelberg: Springer Medizin Verlag, 2009. 6. völlig neu bearbeitete Auflage.
26. Elsen, Inge. *Neologismen. Formen und Funktionen neuer Wörter in verschiedene Varietäten des Deutschen.* Tübingen: Narr Verlag, 2011. 2. überarb. Auflage.
27. Engelmann, Claus. *Der lange Weg zur Thoraxchirurgie (Entwicklungsgeschichte der Operationen am Thorax).* Berlin, Bremen, Miami, Riga, Viernheim, Wien, Zagreb: Pabst Science Publisher, Lengerich, 2008.
28. Euleburg, Albert (Hg.). *Real-Encyclopädie der gesamten Heilkunde; medizinisch-chirurgisches Handwörterbuch für praktische Ärzte.* Berlin: Urban & Schwarzenberg, 1907.
29. Fließ, Silke. *Das Konfix drom.* [In:] Müller, Peter. *Studien zum Fremdwortbildung.* Hildesheim · Zürich · New York: Georg Olms Verlag, 2009.
30. Fluck, Hans-Rüdiger. *Fachsprachen.* Tübingen und Basel: A. Francke Verlag, 1996.
31. Glück, Helmut. *Deutsch als Wissenschaftssprache.* Berlin: Schriften der Stiftung Deutsche Sprache 1. Bd., 1980.
32. Gnutzmann, Klaus und Turner, John (Hg.). *Fachsprachen und ihre Anwendung.* Tübingen: Gunter Narr Verlag, 1980.
33. Gräfe, Carl Ferdinand von. *Rhinoplastik oder die Kunst den Verlust der Nase organisch zu ersetzten.* Berlin: Realschulbuchhandlung, 1818.
34. Gräfe, Carl Ferdinand von und Busch, Dietrich W. (Hg.). *Encyclopädisches Wörterbuch der medizinischen Wissenschaften.* Berlin: Verlag bei J. W. Boike, 37 Bände 1828–1849.
35. Grimm, Jakob und Grimm, Wilhelm. *Deutsches Wörterbuch.* 1854–1954. CD-Version.
36. Groß, Dominik und Winckelmann, Hans Joachim (Hg.). *Medizin im 20. Jh. Fortschritte und Grenzen der Heilkunde seit 1900.* München: Reed Bussinnes Information GmbH, 2008.

37. Güdelhöfer, Thomas. *Anglizismen in deutschsprachigen medizinischen Fachzeitschriften 1970–1984.* Inauguraldissertation zur Erlangung der Doktorwürde der Medizinischen Fakultät der Christian-Albrechts-Universität zu Kiel. Kiel, 1989.

38. Hach, Wolfgang und Hach-Wunderle, Viola. *Blickpunkte in die Medizingeschichte des 19. Jahrhunderts.* Berlin, New York: Schattauer, 2007.

39. Haeser, H. *Uebersicht der Geschichte der Chirurgie und des chirurgischen Standes.* Stuttgart: Verlag von Ferdinand Enke, 1879.

40. Hartmann, Fritz, Linzbach, Johannes u.a. (Hg.). *Das Fischer Lexikon. Medizin.* Frankfurt am Main: Fischer Bücherei KG, 1. Bd. 1959.

41. Hess, Volker, 2000, Der wohltemperierte Mensch, Campus Verlag, Frankfurt, New York.

42. Hoffmann, Lothar. *Kommunikationsmittel Fachsprache.* Berlin: Akademie Verlag, 1987.

43. Hoffmann, Lothar. *Vom Fachwort zum Fachtext.* Tübingen: Gunter Narr Verlag, 1988.

44. Hoffmann, Lothar, Kalvenkämper, Hartwig und Wiegand, Herbert (Hg.). *Fachsprachen.* Berlin, New York: Walter de Gruyter Verlag, 1998.

45. Höfler, Max. *Deutsches Krankheitsnamen-Buch.* Heidelsheim, New York: Georg Olms Verlag, 1970.

46. Holler, Elmar. *Der OP 2000. Die Zukunft hat begonnen.* [In:] *Patientenorientierte Medizintechnik. Patientenbestimmte Medizin. Die Minimal Invasive Chirurgie im klinischen Alltag: Innovationen – neue Konzepte – sozialwissenschaftliche Assistenz.* Berlin: Schriften des Wissenschaftssoziologie und –statistik e.V., 1995.

47. Hohnhold, Ingo. *Fachsprache auf dem Weg zum Fachtext.* [In:] Bungarten, Theo. *Fachsprachentheorie, 1. Fachsprachliche Terminologie, Begriffs- und Sachsysteme, Methodologie.* Tostedt: Attikon Verlag, 1993.

48. Holzgrewe, Alfred und Keferstein, R. (Hg.). *Spezialisierungen in der Chirurgie.* Köln: Deutscher Ärzte-Verlag, 1996.

49. Hope, James. *Von den Krankheiten des Herzens und der grossen Gefässe.* Berlin: Verlag von Theod. Christ. Fried. Enslin, 1833.

50. HoppeGabriele. *Umdeutung, Fehldeutung, Mode.* [In:] Müller, Peter. *Studien zur Fremdwortbildung.* Hildesheim · Zürich · New York: Georg Olms Verlag, 2009.

51. Jahr, Silke. Das Fachwort in der kognitiven und sprachlichen Repräsentation, Essen Verlag Die Blaue Eule, 1993.

52. Jorzig, A. und Uphoff, R. *Delegation Und Substitution- Wenn Der Pfleger Den Doktor Ersetzt....* Berlin, Heidelberg: Springer Verlag, 2010.

53. Karenberg, Axel. *Amor, Äskulap & Co.: Klassische Mythologie in der Sprache der modernen Medizin.* Stuttgart: Schattauer Verlag, 2005.

54. Karenberg Axel. *Fachsprache Medizin im Schnellkurs.* Stuttgart: Schattauer Verlag, 2007.
55. Karger-Decker, Bernt. *Mit Skalpell und Augenspiegel.* Berlin: Universitas Verlag, 1962.
56. Kinne, Michael. *Die Präfixe post-, prä- und neo-.* Tübingen Günter Narr Verlag, 2000.
57. Kirkness, Alan. *Europäismen/Intenationalismen im heutigen deutschen Wortschatz. Eine lexikographische Pilotstudie.* [In:] Stickel, Gerhard (Hg.). *Neues und Fremdes im deutschen Wortschatz.* Berlin: De Gruyter, 2001.
58. Kluge, Friedrich. *Etymologisches Wörterbuch der deutschen Sprache.* Berlin, New York: Walter de Gruyter & Co., 1975. 24. unveränderte Auflage, CD-Version.
59. Koeppen, Piet und Sterk Peter. *Chir.1 x 1: Arbeitstechniken für die operativen Fachgebiete.* Heidelberg: Urban & Fischer Verlag, 2006.
60. Kraus, Ludwig August. *Kritisch-etymologisches medicinisches Lexikon: oder Erklärung des Ursprungs der Besonders aus dem Griechischen in die Medicin und in die zunächst damit verwandten Wissenschaften ausgenommen Kunstausdrücke, zugleich als Beispielsammlung für jede Künstige Physiologie der Sprache.* Wien: Anton v. Haykul Buchdrucker, Michael Lechner, 1831, 2. verm. Auflage.
61. Küenzel, Christoph. *Operative Endoskopie. Erfolge und Komplikationen. Inaugural-Dissertation.* Freiburg,1986.
62. Lanzerath, Dirk. *Krankheit und ärztliches Handeln. Zur Funktion des Krankheitsbegriffs in der medizinischen Ethik.* Freiburg, München: Verlag Karl Alber, 2000.
63. Lippert, Herbert. *Sprachliche Mittel in der Kommunikation im Bereich der Medizin.* [In:] Mentrup, Wolfgang (Hg.). *Fachsprachen und Gemeinsprache.* Düsseldorf: Pädagogischer Verlag Schwann, 1979.
64. Lippert, Wunna und Lippert, Herbert. *Medizinische Fachsprache - leicht gemacht Lehr- und Arbeitsbuch.* Stuttgart: Schattauer Verlag, 2000.
65. Lob, Alfons. *Die Chirurgie im Wandel der Zeiten.* [In:] *Wilhelmshavener Vorträge,* Heft 6, Nordwestdeutsche Universitätsgesellschaft, Wilhelmshaven, 1950.
66. Luce-Wunderle, Gertrud (Hg.). *Klinkfaden OP-Pflege.* Urban & Fischer Verlag, München, 2011.
67. Meier, Klaus (Hg.). *Minimal Invasive Medizin. Reportagen und Beiträge: High-Tech und Wege zur sanften Medizin.* Heft 3. der Schriftreihe der Wissenschaftssoziologie und –statistik e.V. Berlin: Color Expressdruck Berlin GmbH, 1993.
68. Meier, Klaus (Hg.). *Patientenorientierte Medizintechnik – Patientenmitbestimmte Medizin. Die minimal invasive Chirurgie im klinischen Alltag: Innovationen – neue Konzepte – sozialwissenschaftliche Assistenz.* Schriftreihe der Wissenschaftssoziologie und -statistik e.V. Berlin: Color Expressdruck Berlin GmbH, 1995.

69. Mentrup, Wolfgang (Hg.). *Fachsprachen und Gemeinsprache.* Düsseldorf: Pädagogischer Verlag Schwann, 1979.
70. Metzke, Hermann. Lexikon der historischen Krankheitsbezeichnungen, Neustadt/Aisch: Verlag Denger&Co., 1995.
71. Meyer-Steineg Th. und Sudhoff, K. *Illustrierte Geschichte der Medizin.* Stuttgart: Gustav Fischer Verlag, 1965.
72. Michler, M. und Benedum, J. *Medizinische Fachsprache.* Berlin, Heidelberg, New York: Springer-Verlag, 1981. 2. korrig. Aufl.
73. Mörgeli, Christoph. *Die Werkstatt des Chirurgen.* Basel: Editiones Roche, F. Hoffmann –La Roche AG, 1999.
74. Morgenroth, Klaus. *Terminologie und Nomenklatur. Ein dichotomischer Einsatz zur strukturellen Differenzierung der Fachlexik.* Frankfurt am Main, Berlin, Bern, New York, Paris, Wien: Peter Lang. Europäischer Verlag der Wissenschaften, 1996.
75. Orth, Hermann, *Kleine Etymologie im Alltag des Chirurgen.* [In:] *Der Chirurg. Zeitschrift für alle Gebiete der operativen Medizin.* Bauer, K. H., Hellner, H., Hübner, H. (Hg.). Berlin, Göttingen, Heidelberg: Springer-Verlag, 1952.
76. Pera, Franz und Schmiedenbach, Heinz-Peter. *Medizinischer Wortschatz. Terminologie kompakt.* Oldenburg: De Gruyter, 2007.
77. Pfeifer, Wolfgang. *Etymologisches Wörterbuch des Deutschen.* Berlin: Akademie-Verlag, 3 Bände 1989.
78. Platner, Johann Zacharias. *Gründliche Einleitung in die Chirurgie.* Leipzig: bey Caspar Fritsch, 1770.
79. Polenz, Peter von. *Deutsche Sprachgeschichte vom Spätmittelalter bis zur Gegenwart.* Berlin, New York: Walter de Gruyter & Co., 3 Bände 2000.
80. Porep, Rüdiger und Steudel, Wolf-Ingo. *Medizinische Terminologie. Ein programmierter Kurs zur Einführung in die medizinische Fachsprache.* Stuttgart: Georg Thieme Verlag, 1983.
81. Porter, Roy. *Die Kunst des Heilens.* Heidelberg, Berlin: Spektrum Akademischer Verlag, 2003.
82. Prosch, Hermann Julius und Ploss, H. (Hg.). *Medicinisch-chirurgische Encyklopädie für praktische Aerzte.* Leipzig: Brockhaus, 4 Bände 1839–1863.
83. Pschyrembel, Willibald. *Klinisches Wörterbuch.* Berlin: De Gruyter Verlag, 2012. 264. neu bearb. Auflage.
84. Reich, Gottfried Christian. *Vom Fieber und dessen Behandlung überhaupt.* Berlin: Friedrich Maurer, 1801.
85. Reuter, Peter. *Springer Lexikon Medizin.* Berlin, Heidelberg, New York: Springer-Verlag, 2004.

86. Reuter Peter, Springer Taschenwörterbuch Medizin, Springer-Verlag, Berlin, Heidelberg, 2. Auflage, 2005.
87. Ridder, Paul. *Chirurgie und Anästhesie*. Stuttgart: Hirzel Wissenschaftliche Verlagsgesellschaft, 1993.
88. Roelcke, Thorsten. *Fachsprachen*. Berlin: Erich Schmidt Verlag, 2005.
89. Röhrenbeck, Ulrike. *Dottern, dippen oder strippen. Anglizismen in der deutschen Medizinersprache*. München: Medikon Verlag, 1988.
90. Römer, Christine und Matzke, Brigitte. *Der deutsche Wortschatz: Struktur, Regeln und Merkmale*. Tübingen: Narr Verlag, 2010.
91. Rüster, Detlef. *Der Chirurg, ein Beruf zwischen Ruhm und Vergessen*. Leipzig: Edition Leipzig, 1993.
92. Sachs, Michael. Geschichte der operativen Chirurgie. Heidelberg: Kaden Verlag, 6 Bände 2000–2003.
93. Sachtleben, Stefan. *Der Begriff „Gesundheit" und sein Zusammenhang mit der zeitgenössischen Medizin. Theorie und Forschung*. Bd. 2000. Medizin. Bd. 3. Regensburg: Oderer Verlag, 1992, 1993.
94. Sander, Sabine. *Handwerkschirurgen*. Göttingen: Vandenhoeck & Ruprecht, 1989.
95. Schadenwaldt, W. *Das Phänomen „Gesundheit"*. [In:] Albrecht, Henning. *Heilkunde versus Medizin? Gesundheit und Krankheit aus der Sicht der Wissenschaften*. Hippokrates Stuttgart: Verlag, 1993.
96. Schipperges, Heinrich. Die Sprache des Arztes, Stuttgart: A. W. Gentner Verlag, 1976.
97. Schipperges, Heinrich. *Die Sprache der Medizin, Medizinische Terminologie als eine Einführung in das ärztliche Denken und Handeln*. Heidelberg: Verlag für Medizin, Dr. Ewald Fischer, 1988.
98. Schlag, P. M. und Graschew, G. *Tele- und computergestützte Chirurgie*. Berlin, Heidelberg, New York: Springer-Verlag, 1999.
99. Schlich, Thomas. *Die Erfindung der Organtransplantation: Erfolg und Scheitern des chir. Organersatzes (1880–1930)*. Frankfurt/Main, New York: Campus Verlag, 1998.
100. Schmerler, Johann Adam. *Lateinisch-deutsches und deutsch-lateinisches Wörterbuch*. Erlangen: bei John Jacob Palm, 1794.
101. Schmidt, Carl, Christian (Hg.). *Jahrbuch der in- und ausländischen Medizin*, 36. Jg. Leipzig: Verlag von Otto Wigand, 1842.
102. Schmidt, Peter. *Anglizismen in den Fachsprachen*. Heidelberg: Carl Winter Verlag, 1985.
103. Schmitt, Peter A. *Anglizismen in den Fachsprachen. Eine pragmatische Studie am Beispiel der Kerntechnik*. Heidelberg: Carl Winter Universitätsverlag, 1985.

104. Schneider, Wolfgang, Auterhof, Harry et al. *Wörterbuch der Pharmazie*. Stuttgart: Wissenschaftliche Verlagsgesellschaft, 1985.
105. Schönberger, Michael. *Glossar der Handchirurgie*. Dresden: Michaela Schnur Verlag, 2007.
106. Schreiber, H. W. und Carstensen, G. (Hg.). *Chirurgie im Wandel der Zeit*. Berlin, Heidelberg, New York: Springer Verlag, 1993.
107. Schulz, Hans. *Deutsches Fremdwörterbuch*. Berlin, New York: Walter de Gruyter & Co., 7 Bände 1913–1988.
108. Schulz, Hans, Basler, Otto, Strauss, Gerhard. *Deutsches Fremdwörterbuch*. Berlin, New York: Walter de Gruyter & Co., 6 Bände 1996–2004.
109. Schwabe, Hans. *Der lange Weg der Chirurgie. Vom Wundarzt und Bader zur Chirurgie*. Zürich: Strom Verlag, 1986. *Schweizerische Medizinische Wochenschrift* 1969, 5.
110. Seemen, Hans von. *Allgemeine und spezielle Elektrochirurgie*. Berlin: Verlag von Julius Springer, 1932.
111. Seidler, Eduard. *Wörterbuch medizinischer Grundbegriffe. Eine Einführung in die Heilkunde in 86 Artikeln*. Freiburg: Verlag Herder, 1979.
112. Siegert, Johann Christoph. *Medicinisch-Therapeutisches Wörterbuch, oder Repertorium der vorzüglichsten Kurarten*. Berlin: Verlag von August Hirschwald, 1856.
113. Sournia, Poulet, Martiny. *Illustrierte Geschichte der Medizin*. Salzburg: Andreas & Andres, Verlagsbuchhandel, 1992.
114. Sprengel, Kurt, 1805, *Geschichte der wichtigsten chirurgischen Operationen*, Karl August Kümmel, Halle.
115. Tode, Johann, Clemens. *Praktische Fieberlehre*. Kopenhagen: Faber & Ritschke, Bd. 1. 1786.
116. Waidelich, Wilhelm und Waidelich, Raphaela. 1988, Laser. Optoelectronics in Medicine, Springer Verlag, Berlin, Heidelberg.
117. Walther, Johann Carl Wilhelm, Jäger Michael, Radius Justus Wilhelm Martin (Hg.). *Handwörterbuch der gesammten Chirurgie und Augenheilkunde*. Leipzig: Weigand'sche Verlags-Buchhandlung, Verlag von Gebhard und Reisland, 6 Bände 1836–1840.
118. Weißer, Christoph. *Chirurg, Chirurgie*. [In:] Gerabek, Werner, Haage, Bernhard et al. *Enzyklopädie Medizingeschichte*. Berlin: Walter de Gruyter Verlag, 2005.
119. Wiese, Ingrid, 1984, *Fachsprache der Medizin*, VEB Verlag Enzyklopädie, Leipzig.
120. Wiese, Ingrid. *Zur Situation des Deutschen als Wissenschaftssprache in der Medizin*. [In:] Ehlich, Konrad und Heller, Dorothee (Hg.). *Die Wissenschaft Und ihre Sprachen*. Bern, Berlin, Bruxelles, Frankfurt am Main, New York, Oxford, Wien: Peter Lang Verlag, 2006.

121. Willmanns Juliane und Schmitt Günter. *Die Medizin und ihre Sprache*, Landsberg/Lech: Ecomed Verlagsgesellschaft, 2002.
122. Winau, Rolf. *Bemerkungen zur Sprache der Medizin*. [In:] Kraft, Fritz (Hg.). *Berichte zur Wissenschaftsgeschichte*. Wiesbaden: Akademische Verlagsgesellschaft Athenalon, 3. Bd. 1980.
123. Wolf, Gerhard Frenkel et al. Gesund durch Schröpfen: Grundlagen und Anwendung, Stuttgart: Schattauer Verlag, 2009.
124. Wolf, Jörn Henning. *Kompendium der medizinischen Terminologie*. Berlin, Heidelberg, New York: Springer Verlag, 1982.
125. Wünsch, Peter Norbert. Die Geschichte der plastischen Chirurgie. Inaugural-Dissertation, Erlangen-Nürnberg, 1990.
126. Wüster Eugen. *Einführung in die allgemeine Terminologielehre und terminologische Lexikographie*. Bonn: Romanistischer Verlag, 1991. 3. Auflage.
127. Zeber, Ulrike. *Die Geschichte des Pflasters. Von der traditionellen Arzneiform Pflaster zum Heftpflaster*. Stuttgart: Wissenschaftliche Verlagsgesellschaft, 2001.
128. Zetkin, Maxim und Schaldach, Herbert. *Wörterbuch der Medizin*. Berlin: Ulstein Mosby GmbH & Co. KG, 1992. 15. voll. überarb. Auflage.

Artikelverzeichnis

1. Báčvarov, V. Iv. „Biopsie – Biopsiematerial-Entnahmeverfahren. Eine sprachliche Präzisierung." *Münchner Medizinischer Wochenschrift*, Vol. 24, 1968, pp.1476–80.
2. Braunert, Jörg „Die Handlungsfelder der beruflichen Kommunikation." *Fachsprache. Internationale Zeitschrift für Fachsprachenforschung, -didaktik und Terminologie*, Heft 1–2/2000, pp. 153–166.
3. Henning, N. „Bemerkungen zur medizinischen Fachsprache." *Münchner Medizinischer Wochenschrift*, Heft 39, 114/1972, pp. 2117–19.
4. Leiber, B.: *Nosologie im Wandel*. [In:] Medizinische Klinik 68 Heft 15/1973, S. 491–493.
5. Lippert, H. „Rücktritt der deutschen Sprache aus der Medizin. Die Sprachen medizinischer Zeitschriftentitel der letzten 100 Jahre." *Medizinische Klinik. Wochenschrift für Klinik und Praxis*, 73/1978, pp. 487–493.
6. Orth, Hermann. „Kleine Etymologie im Alltag des Chirurgen." *Der Chirurg. Zeitschrift für alle Gebiete der operativen Medizin*, 23. Jg., 1952, pp. 600–606.
7. Patocka, Franz. „Zur Problematik der Erforschung älterer Fachsprachen." *Fachsprache: International Journal of LSP*, 1/1987, pp. 52–9.
8. Riha, Ortrun. „Die Sprache der Medizin. Polysemie und Metonymie als Kommunikationsproblem." *Lebende Sprachen. Zeitschrift für fremde Sprachen in Wissenschaft und Praxis*, 46/2001, 4, pp. 150–154.
9. Steudel, Johannes. „Die Sprache der Medizin." *Studium Generale. Zeitschrift für die Einheit der Wissenschaften im Zusammenhang ihrer Begriffsbildungen und Forschungsmethoden*, 4/1951, pp. 154–161.

Internetquellen

1. Adelung, Johann Christoph. „Grammatisch-kritisches Wörterbuch der hochdeutschen Mundart (1811)". Münchner DigitalisierungsZentrum. https://lexika.digitale-sammlungen.de/adelung/online/angebot (10. Okt. 2009)
2. „Akiurgie". „Das Wörterbuch medizinischer Fachausdrücke." http://medizin.deacademic.com/669/Akiurgie (10. Apr. 2013)
3. „Amtliche Klassifikation für Operationen und Prozeduren". Deutsches Institut für Medizinische Dokumentation und Information. https://www.dimdi.de/static/de/klassi/ops/index.htm (17. März 2013)
4. „Aufgaben und Ziele." Ed. Bundesverband Deutscher Oralchirurgen http://www.oralchirurgie.org/zahnarzt/berufsverband/aufgaben_ziele (10.Nov. 2014)
5. Das Wortauskunftssystem zur deutschen Sprache in Geschichte und Gegenwart. http://www.dwds.de (23. Okt. 2010)
6. Graubner, Berndt. „Wesentliche Klassifikationen für die medizinische Dokumentation in Deutschland und ihr Entwicklungsstand." Ed. Matthesius, R.-G., Jochheim, K.-A. et al., „ICIDH (deutsch)". 1995, http://www.imbi.uni-freiburg.de/medinf/gmds-ag-mdk/pub/ICIDH2b.pdf (31. Okt. 2015)
7. Grimm, Jakob und Grimm, Wilhelm. Deutsches Wörterbuch von Jakob Grimm und Wilhelm Grimm. Berlin-branderburgischeAkademie der Wissenschaften. http://woerterbuchnetz.de/cgi-bin/WBNetz/wbgui_py?sigle=DWB (10. Okt. 2009)
8. Herder Raphael, Herder Benjamin. „Akiurgie". „Herders Konversations-Lexicon". Zweite Ausgabe, Band U-Var. Herdersche Verlagshandlung. Freiburg in Breisgau. 5 Bände 1854–1857. 1857, http://de.academic.ru/dic.nsf/conversations/1074/Akiurgie (10 Apr. 2013)
9. Hofmann, Werner und Friedrich Schwartz, Wilhelm. „Gesundheitspolitik und akademische Disziplin. Entwicklung in den alten Bundesländern." Ed. Abholz, Heinz-Gerald et al. „Wer oder was ist Public Health", 1992, http://www.med.uni-magdeburg.de/jkmg/wp-content/uploads/2013/03/JK_Band18 _Kapitel3_ Hofmann_Schwartz.pdf (10.Okt. 2014)
10. Homayounfar, Kia, Sperling, Jens und Michael Ghadimi. „Operative Behandlungsmethoden: Chirurgische Onkologie in der Ära zielgerichteter Behandlungen". „Deutsches Ärzteblatt"2014; 111(6): [4], http://www.aerzteblatt.de/archiv/153782/Operative-Behandlungsmethoden-Chirurgische-Onkologie-in-der-Aera-zielgerichteter-Behandlungen (31. Sept.2014)
11. Höpfner, Ludwig Julius Friederik. „Deutsche Encyclopädie oder Allgemeines Real-Wörterbuch aller Künste und Wissenschaften von einer Gesellschaft Gelehrten. Siebenter Band." Ed. Höpfner, Ludwig Julius. Friederik. „Deutsche

Encyclopädie oder Allgemeines Real-Wörterbuch aller Künste und Wissenschaften von einer Gesellschaft Gelehrten." (23 Bände 1767–1804). Frankfurt am Mayn. Warentrapp (Sohn) und Wenner, 1785, https://books.google.de/books?id=P3FkAAAAcAAJ&pg=PA642&lpg=PA642&dq=Dt.+Encyclop%C3%A4die+oder+Allgemeines+Real-W%C3%B6rterbuch+aller+K%C3%BCnste+und+Wissenschaften,++6.&source=bl&ots=mK1liEOB4c&sig=R1PqY-eKYjXB_MFy5OCECX7Sbiw&hl=pl&sa=X&ved=0ahUKEwirm4ijnZ3NAhWFJJoKHebACjMQ6AEILDAC#v=onepage&q=Dt.%20Encyclop%C3%A4die%20oder%20Allgemeines%20Real-W%C3%B6rterbuch%20aller%20K%C3%BCnste%20und%20Wissenschaften%2C%20%206.&f=false (12. Apr. 2011)

12. „Kinderchirurgie in Deutschland." Deutsche Gesellschaft für Kinderchirurgie e.V. http://www.dgkch.de/index.php/menu_kinderchirurgie_in_deutschland (31. Sept. 2014)

13. „Kotphlegmone." „Roche Lexikon Medizin" 5 Auflage. http://www.gesundheit.de/lexika/medizin-lexikon/kotphlegmone (10. Mai 2015)

14. Mein Gesundheitsnetzwerk. http://www.vitanet.de (1. Dez. 2012)

15. Meyer, Joseph. „Meyers Großes, Konversationslexikon". Ed. Meyer, Joseph. Bundesministerium für Bildung und Forschung. 52 Bände 1840–1852, http://woerterbuchnetz.de/cgi-bin/WBNetz/wbgui_py?sigle=Meyers (22. Febr. 2009)

16. Meyer, Joseph. „Akiurgie". „Meyers Großes Konversationslexikon". http://de.academic.ru/dic.nsf/conversations/1074/Akiurgie (10. Apr. 2013)

17. Meyer, Joseph. „Desmurgie". „Meyers Großes Konversationslexikon". http://de.academic.ru/dic.nsf/meyers/30584/Desmurgie (10. Apr. 2013)

18. „Palliative Care". http://pallicarekonzept.wordpress.com/2009/03/14/palliative-care-nach-definition-der-weltgesundheitsorganisation-2004/ (2. Dez. 2013)

19. „Palliativbetreuung". Homecare Berlin EV. http://www.homecareberlin.de/images/pdf/wortgebrauch_palliativ.pdf (20. Aug. 2015)

20. „Panaritium." „Das große Fremdwörterbuch". http://fremdworterbuchbung.deacademic.com/56647/Panaritium (1 Mai 2015)

21. Pantelis, Dimitrios, Kalff, Jörg. „Perioperative Maßnahmen am Magen-Darm-Trakt und Fast-track-Chirurgie". Ed. Weise, Hirner. „Chirurgie" (ISBN 9783131308429), 2008 Georg Thieme Verlag. https://www.thieme.de/medias/sys_master/8804632231966/9783131308429_musterseite_110_111.pdf?mime=application%2Fpdf&realname=9783131308429_musterseite_110_111.pdf (10. Jan. 2015)

22. Patocka, Franz. „Sprachwissenschaftliche Vorlesung: Fachsprachen, Fachkommunikation, Sondersprachen. "2011/2012, http://www.univie.ac.at/iggerm/files/mitschriften/ws12/Fachsprachen,Fachkommunikation,Sondersprachen_2-WS12-Patocka.pdf (12. März 2014)

23. Pierer, Heinrich August. „Akiurgie". „Pierer's Universal-Lexikon". Ed. Pierer, Heinrich August. „Universal-Lexikon der Gegenwart und Vergangenheit".

4. Auflage. 19 Bände 1857–1865. 1857, http://de.academic.ru/dic.nsf/pierer/102874/Akiurgie (10, Apr. 2013)
24. Pierer, Heinrich August. „Akologie". „Pierer's Universal-Lexikon". Ed. Pierer, Heinrich August. „Universal-Lexikon der Gegenwart und Vergangenheit". 4. Auflage. 19 Bände 1857–1865. 1857. http://de.academic.ru/dic.nsf/pierer/102906/Akologie (10. Apr. 2013)
25. „Was bedeutet Koma?". MedizinInfo®. http://www.medizinfo.de/neurologie/koma/definition_koma.shtml (10. Mai 2015)
26. „Was ist künstliches Koma und warum wird es angewendet?" Medizin-Welt. https://www.medizin-welt.info/wissen/Was-ist-kuenstliches-Koma-und-warum-wird-es-angewendet/10 (10. Mai 2015)

Alphabetisches Verzeichnis der untersuchten Bezeichnungen

A

Abszess 54, 58, 86, 87, 92, 98–101, 129, 161, 209, 210, 214, 230, 274, 295, 296, 336
Adaptation 150, 151, 178
Aderlass 46, 104, 151, 152, 196, 208, 209, 211, 219, 220
Adhäsion 87, 88, 101, 170, 177
Akiurgie 249–252, 331, 344, 346, 248, 361, 362, 363
Akologie 250, 251, 331, 363
Akupressur 152, 335
akut 52, 57, 75, 79, 87, 89, 90, 98, 102, 105, 118, 129, 136, 137, 139, 140, 146, 151, 184, 237, 276, 277, 282, 283, 314, 334
ambulant 67, 71, 84, 259, 277, 278, 344
Amputation 47, 49, 52, 64, 76, 80, 107, 152, 153, 164, 198, 211, 216, 217
Analgesie 237, 253, 254
Anamnese 37, 86, 153, 161, 182, 262
Anästhesie 46, 50–52, 58, 64, 67, 70, 71, 79, 175, 228, 236, 237, 254–257, 259, 261, 262, 278, 303, 328, 329, 330, 334, 337, 338, 356
Anästhesiepflegekraft 237
Anästhesiologie 11, 237, 253–259, 261
Anästhesist 79, 168, 169, 232, 236, 237, 254–256, 262
Anastomose 57, 62, 135, 153, 154, 159, 226, 306
Aneurysma 56, 88, 89, 111, 308
Ansteckung 142, 263, 264, 270, 271–272
Antisepsis 50, 51, 76, 263, 264–266, 275, 333
Appendizitis 57, 89, 90, 114, 126, 276, 314

Applikation 48, 168, 224, 231, 257, 269, 303, 311, 312
Architektur 213
Armamentarium 77, 188, 337, 348
Asepsis 50, 51, 58, 76, 234, 263, 265, 267, 269, 271, 273, 275, 278, 326, 328–330, 334, 337, 338
aseptisch 70, 76, 79, 126, 132, 236, 239, 243, 246, 278, 279, 339
Assistent 79, 232–236, 261
Atonie 90, 91, 114
atraumatisch 66, 141, 206, 212, 219, 279, 280
Auskultation 55, 154, 155, 161, 182
Autoklav 51, 55, 265, 266, 275
Autopsie 38, 155, 156, 179, 335

B

Bäckerbein 91, 92, 331
bakterizid 264, 266, 279–281, 339
Balg 92, 146, 331
Balggeschwulst 92, 93
Bandage 39, 78, 238, 251, 331, 335
Begriff der chir. Krankheit
Beinfraß 294
Betäubung 50, 79, 136, 228, 254–257, 260, 335
Binde 31, 81, 159, 238–240, 242, 243, 244, 251
Biopsie 39, 58, 79, 138, 156–158, 202, 284, 335, 259
Bistouri 39, 77, 189, 209, 211, 220, 330
Blockade 39, 58, 254, 257, 258
Blutegel 46, 48, 158, 159, 184, 311, 331, 335, 351
Blutleere 52, 115, 159, 230
Blutschwär 94, 95, 105
Bohrer 189, 190, 207, 228, 229

bösartig 40, 42, 59, 108, 110, 116, 118, 121, 131, 132, 134, 138, 143, 148, 198, 277, 281, 282, 285–287, 293, 294, 319, 334, 337, 339, 346
Bougie 39, 135, 190, 191, 194
Bourdonett 191, 192
Brand 95, 96, 102, 106, 107, 126, 128, 129

C

chronisch 18, 31, 89, 108, 115, 130, 131, 134, 137, 140, 142, 146, 149, 158, 184, 237, 276, 277, 282, 283, 293, 314, 339

D

Débridement 39, 159, 160, 296, 333, 336
Dechaussoir 193, 330
Dehiszenz 96, 178, 279
deletär 269, 283
Dermatom 193, 338
Desinfektion 37, 50, 76, 80, 263–267, 271, 275, 276, 280, 324, 326
Desmurgie 251, 362
Diagnose 37, 39, 44, 52, 58, 67, 75, 86, 90, 117, 138, 153, 154, 156, 157, 160, 161, 170, 176, 180, 181, 183, 274, 285, 290, 293
Diathese 274, 313
Dilatator 194, 199, 223, 337
Disposition 272, 313, 314
Dissektion 161, 162
Drainage 39, 98, 117, 127, 162, 163
Dreifuß/Zweifuß 194, 195, 331
Dringlich 284, 285, 339, 347

E

Eiter 87, 95, 96, 97, 99, 102, 116, 117, 124, 132, 140, 162, 166, 268, 273, 282, 301, 302
Eiterung 31, 87, 93, 97–101, 105, 119, 124, 128, 132, 144, 165–167, 286, 301, 302, 310, 315

Elektrokoagulation 163, 164, 198, 205, 211, 333, 335
Elevatorium 194, 195, 201
Embolie 98, 99, 115, 119, 139, 140
Empyem 47, 54, 98, 99, 100, 163, 321
explorativ 175, 285, 286
Exsudat 94, 97, 100, 101
Extravasat 88, 101, 102, 117
Exzision 156, 157, 164, 165

F

Fäulnis 50, 76, 101, 102, 106, 107, 117, 126, 264, 301, 302
Feuerschwamm 240, 331
Fieber 87, 95, 102, 103, 104, 117, 127, 130, 133, 142, 144, 145, 149, 151, 264, 268, 269, 273, 274, 281, 282, 301–303, 355
Fistel 104, 105, 123, 149, 189, 199, 200, 211, 221, 222, 268
Fliete 151, 195, 196, 220
Fontanelle 39, 138, 165, 166, 331, 332
Furunkel 94, 95, 105, 106, 110, 117, 118, 130

G

Gangrän 76, 95, 96, 106, 107, 116, 126, 268
Gärung 107
Gaze 185, 238, 239–243, 246, 248, 333
Gegenhalter 196, 197, 331
Genesung 60, 314, 315, 335
Geschwulst 31, 59, 82, 86–88, 92–95, 98, 105, 108–112, 121, 127, 129–133, 135, 138, 142–146, 148, 164, 193, 243, 271, 281, 289, 298, 308, 313, 338
Geschwür 85, 93, 94, 95, 97, 102, 104–107, 109, 110, 117, 120, 121, 127, 128, 138, 139, 153, 165, 166, 189, 214, 221, 246, 252, 274, 331, 348
Gesundheit 17, 19, 41, 45, 65, 73–75, 80, 86, 130, 156, 235, 252, 273, 324, 331, 339, 351, 356, 362
Gips 219, 241, 242, 334, 335

Glüheisen 48, 89, 166, 197–199, 205, 311, 312, 331
Gorgeret 199, 200
Granulation 110, 111, 148, 166, 323
gutartig 54, 92, 108, 118, 121, 131, 139, 143, 277, 281, 283, 286, 287, 293

H

Haarseil 97, 138, 162, 166, 167, 209, 221, 331
Haken 200, 201, 208, 215, 223, 233
Hämatom 31, 58, 98, 111, 112, 135, 247, 306, 336
Hämodialyse 167
Hämorrhagie 112, 301
Hämostasie 252
Hasenscharte 112, 113, 147, 331
Hebel 194, 195, 201, 202, 207, 217, 219, 227
Heftstäbchen 202, 331
Helkologie 252, 331, 348
Herd 30, 98, 111, 125, 135, 142, 267, 268, 274
Hospitalbrand 96, 268, 269, 283
Hyperämie 98, 113, 114
Hypothermie 167–169, 255, 333, 336

I

Ileus 114, 115, 129, 145, 146, 186
Impfung 171, 269, 270, 271
Implantation Indikation 170
Infarkt 115, 116
Infektion 43, 88, 99, 100, 105, 106, 109, 127, 143, 160, 172, 184, 263–268, 270–272, 274–276, 278–280, 288, 302, 322
Injektion 56, 66, 85, 171, 202, 212, 224, 255, 338
Inkubation 37, 271, 272
Inspektion 68, 161, 171, 172, 182
Inspiration 30, 315
Instrument 39, 41, 46, 51, 53–55, 58, 66–68, 70, 76–80, 103, 128, 151, 154, 157, 163, 175, 181, 182, 188–191, 193–217, 219–232, 234–236, 238, 248–253, 263, 265–267, 275, 279, 293, 309, 310, 325, 328–331, 334, 337, 338, 343–349
Instrumentarium 55, 77, 80, 211, 236, 325, 347
Instrumentierschwester 234, 235
intraoperativ 52, 66, 70, 76, 161, 186, 287, 321, 338
Intubation 37, 54, 55, 237, 258
irreparabel 287–289, 306
irreponibel 288, 289
irreversibel 62, 65, 108, 288–290

J

Jauche 93, 95, 109, 116, 117
Jute 242, 243, 247, 331

K

Kaiserschnitt 51, 57, 65, 172, 173, 334
Kanüle 39, 70, 151, 157, 202, 203, 224, 229, 258, 280
Karbunkel 105, 110, 117, 118, 121
Kastration 47, 173, 174, 275
Katgut 178, 204, 205, 304, 305
Katheter 47, 56, 57, 64, 71, 85, 188, 191, 203, 204, 226, 258, 280, 332
Kauter 197, 198, 205, 206
Keim 76, 184, 272, 273, 280
Klemme 42, 177, 187, 206, 207, 215, 241
klinisch 17, 32, 35, 36, 38, 44, 59, 71, 75, 82, 83, 90, 91, 94, 98, 106, 107, 109, 111, 115, 118, 121–123, 130, 134, 136, 139, 142, 157, 169, 175, 180, 182, 253, 256, 258, 262, 272, 274, 278, 285, 287, 290, 291, 295, 309, 323, 353–355
Kollaps 54, 118, 119, 137, 290
Koma 114, 119, 120, 252, 334, 363
Kommissur 174, 175
konservativ 52, 54, 59, 61, 90, 106, 131, 138, 139, 271, 291, 292, 339

Konsolidierung 316
Konstellation 137, 316, 317
Konstitution 313, 317, 318
Krankheit 19, 29, 30, 34, 36, 43, 45, 47–50, 53, 54, 56, 58, 59, 61, 63, 73–75, 79–87, 89–91, 93–95, 97–107, 109, 111, 113–115, 117, 119–121, 123–135, 137, 139–143, 145–147, 149, 153, 156, 160, 161, 164, 170, 179, 181, 183, 190, 251, 259, 263, 264, 266–274, 276, 279–283, 289–291, 293–297, 299, 300, 302, 306, 308, 309, 313–318, 321, 322, 324, 328–331, 334, 336–339, 343, 345, 351, 353–356
Krebs 59, 108, 120, 121, 138, 174, 218, 318, 334, 337
Kropf 121, 122, 137, 138, 336
Kugelzieher 207, 208, 331, 334
Kürette 39, 157, 207

L

Lanze 39, 208, 209, 211
Lanzette 39, 151, 166, 189, 195, 196, 208, 209, 211, 219, 220
Laparotomie 47, 57, 76, 80, 145, 175, 176, 212, 285, 286
Lardoir 39, 209, 210
Läsion 101, 111, 122, 123, 141, 149
Ligatur 48, 55, 122, 143, 167, 176, 177, 187, 188, 202, 204–206, 211, 219, 225, 227, 230, 231, 298
Löffel 207–210
Longuette 243, 320, 333
Lumen 39, 144, 145, 176, 177, 230

M

makroskopisch 35, 109, 130, 290, 293, 339
maligne 60, 121, 125, 143, 151, 286, 293, 294, 337
manifest 83, 111, 121, 130, 142, 294, 295, 300
Manöver 39, 186, 315, 318, 319

Marschfraktur 123, 335
Materie 123, 124, 238, 283, 334
Mechanurgie 252, 331
Medikation 139, 237, 261, 262, 319
Messer 58, 117, 197, 198, 205, 209–211, 218, 220, 221
Metastase 60, 101, 108, 121, 124, 125, 135, 143, 268, 274, 286, 293, 294, 303, 317
Mobilisierung 320
Monitoring 41, 258, 259, 333
Mortalität 76, 172, 311, 320, 321
Mull 238, 244
Multipel 97, 295, 306

N

Nadel 67, 77, 141, 152, 163, 166, 178, 187, 197, 209, 211–214, 219, 229, 230, 236, 250, 263, 276, 277, 279, 280
Nadelhalter 212, 213
Naht 55, 56, 96, 141, 176, 178, 179, 185, 187, 199, 205, 245, 298, 336, 347
Narkose 237, 254, 256–262, 333
Narkotiseur 39, 237, 260, 261
Nekrose 70, 104, 106, 115, 125, 126, 230, 279, 310
Notfall 75, 153, 236, 246

O

Obduktion 179
Operateur 39, 65, 67, 76, 79, 175, 182, 195, 198, 200, 201, 220, 232, 233, 235, 236, 266
Operation 45–48, 51, 52, 54, 65, 66, 68, 71, 76, 79, 80, 84, 90, 97, 99, 113, 135, 140, 147, 152, 156, 162, 164, 166, 169, 172–177, 179, 182, 184, 193, 199, 200, 206, 208, 211, 213, 225, 227, 232, 233, 235, 236, 242, 249–251, 253, 256, 258, 260–262, 266, 277, 278, 279, 284, 285, 287, 298, 299, 315, 317, 318, 344, 346–249, 352, 357, 361

P

palliativ 60, 79, 154, 296, 297, 298, 335, 362
Palpation 172, 180, 181, 182, 334
Panaritium 126, 127, 362
partiell 55, 102, 125, 139, 144, 157, 298, 299
Passage 39, 126, 145, 180, 181
Perforation 90, 101, 117, 127, 128, 187, 213, 214, 321
Perforatorium 128, 213
Peristaltik 114, 128, 129
Perkussion 138, 155, 161, 181, 182
Pflaster 191, 214, 225, 242, 244, 245, 358
Pfrieme 213, 214, 229
Phlegmone 98–100, 105, 117, 129, 130, 337
Pinzette 39, 47, 64, 66, 77, 87, 182, 207, 210, 214–216, 218, 221, 231, 236, 280
Polyp 108, 130, 131, 170, 180, 225, 231, 306
Prädilektionsstelle 106, 110, 117, 138, 321, 322, 335
präliminar 299
Prämedikation 237, 261, 262
Präparation 182, 211, 248
primär 96, 114, 124, 125, 129, 135, 267, 271, 288, 292, 300, 301, 321, 329, 332
profus 301, 335, 339
Prognose 79, 119, 138, 142, 183, 184, 269, 274, 311, 317
Progredienz 322
Prolaps 131, 132
Prophylaxe 37, 52, 54, 61, 80, 81, 139, 140, 262, 270, 271, 320, 333
Pus 96, 124, 132, 273, 302
putrid 110, 116, 117, 274, 301, 302, 333
Pyämie 31, 268, 273–275, 296
pyogen 31, 98, 105, 302
pyrogen 302, 303

R

Radiereisen 215, 216, 331
Ranula 132, 133
Raspatorium 193, 215, 216
Regeneration 314, 322, 323, 345
regionär 124, 125, 294, 303, 304, 339
Remission 133, 134, 308
Reparation 288, 323, 324
resorbierbar 176, 178, 205, 304, 305
Retraktor 66, 201, 216, 217, 223, 337
retrograd 254, 305, 306, 333, 339
Rezidiv 60, 81, 125, 134, 135, 294, 303, 304, 313, 322
Ruptur 89, 135, 308

S

Säge 216–218, 228, 229
Sanierung 324, 334
Scharpie 39, 192, 242, 243, 245–247, 331
Schere 163, 182, 210, 218, 219
Schnäpper 151, 196, 219
Schock 98, 118, 136, 137, 141, 290, 310
Schröpfen 184, 185, 221, 331, 358
Skalpell 77, 162, 182, 189, 209, 211, 219, 220, 221, 354
Skarifikator 151, 221
solitär 296, 306, 307, 317, 338
Sonde 39, 70, 93, 191, 199, 203, 221, 222, 286
Spatel 192, 193, 224, 225
Spekulum 222
Sperrer 55, 194, 223
spontan 106, 117, 119, 126, 128, 135, 283, 307, 308, 310, 315, 333
Springer 79, 232, 236, 237
Spritze 171, 190, 223, 224
Stapler 225, 226, 306
steril 178, 234, 236, 244, 246, 264, 275, 308, 309, 334, 339
Sterilisation 50, 51, 55, 76, 80, 212, 265, 266, 275, 276, 279, 280, 303, 309
Stilett 79, 226, 229
Struma 121, 122, 137, 138, 336

Sutur 57, 178, 185, 336
Symptom 25, 29, 37, 47, 60, 74, 75, 79, 81–83, 85, 86, 90, 93, 95, 98, 103, 113–115, 118, 119, 122, 125, 133, 139, 146, 147, 153, 161, 183, 259, 271, 273, 274, 290, 291, 294, 296, 300
Syndrom 29, 34, 43, 44, 81–83, 123, 136, 137, 157, 282, 295, 333
Szirrhus 121, 138, 139

T
Tamponade 39, 56, 85, 185, 186, 192, 240, 241
Taxis 186, 187, 335
Tenakel 226, 227
Thrombose 71, 80, 88, 99, 115, 139, 140, 159
Tirefond 39, 207, 227, 228
Torf 243, 247, 331
Totenlade 140, 331
Trauma 63, 67, 71, 89, 135, 140, 141, 148, 149, 178, 279, 309
traumatisch 66, 111, 126, 136, 137, 141, 152, 175, 206, 209, 212, 279, 280, 309, 310
Trepan 39, 47, 58, 128, 213, 216, 227–229
Trephine 229, 331
Trokar 39, 161, 229, 230, 286, 305, 335
Tuberkulose 39, 54, 142, 143, 316, 322, 333, 335
Tumor 40, 42, 57, 60, 92, 108, 110, 111, 115, 120, 121, 125, 138, 143, 145, 157, 161, 163–165, 169, 180, 198, 268, 281, 286, 293, 294, 303, 312, 313, 337
Tupfer 231, 236, 240, 247, 248

Turgor 143, 144
Tourniquet 177, 230, 231

U
Überbein 93, 144
umschrieben 86, 88, 94, 100, 105, 109, 115, 125, 142, 146, 180, 310, 311
Umstechung 176, 187, 334
Unterbindung 89, 159, 176, 187, 188, 198, 211, 212, 215, 230, 236, 298, 305

V
Volvulus 145, 146

W
Wasserbruch 146, 335
Wasserkopf 146, 147, 165
Watte 132, 185, 239, 240, 243, 246–249, 333
Wolfsrachen 112, 147, 148, 331
Wucherung 106, 110, 130, 143, 148
Wundarzneikunst 45, 46, 189, 237, 246, 253
Wunde 45, 47, 48, 50, 63, 73, 76, 83, 85, 93–96, 100, 102, 104, 105, 109, 111, 114, 116, 127, 136, 137, 140, 141, 144, 148–150, 156, 160, 162, 164–166, 172, 175, 176, 178, 179, 184–186, 189, 192, 197–200, 203–205, 207, 212, 214, 221, 222, 224, 235, 236, 238–241, 243, 244–248, 253, 265, 267–269, 271–273, 279, 282, 305, 309, 310, 318, 324, 329, 346
Wundmanagement 83, 84, 159, 334, 349

Z
Zange 55, 120, 193, 200, 201, 207, 212–215, 217, 227, 230, 231, 232, 236

Schriften zur diachronen und synchronen Linguistik

Herausgegeben von Józef Grabarek

Band 1 Sylwia Firyn: Beiträge zur jüngeren und jüngsten Geschichte der deutschen Sprache. 2011.

Band 2 Edyta Grotek / Anna Just (Hrsg.): Im deutsch-polnischen Spiegel. Sprachliche Nachbarschaftsbilder. 2011.

Band 3 Anna Just: Die Entwicklung des deutschen Militärwortschatzes in der späten frühneuhochdeutschen Zeit (1500-1648). 2012.

Band 4 Hanna Biaduń-Grabarek: Fragen der Phraseologie, Lexikologie und Syntax. 2012.

Band 5 Edyta Grotek (Hrsg.): Deutsche und Polen im Kontakt. Sprache als Indikator gegenseitiger Beziehungen. 2012.

Band 6 Sylwia Firyn: Junktoren im Text der Protokolle des Generallandtags von Preußen Königlichen Anteils aus den Jahren 1526-1528. 2012.

Band 7 Hanna Biadún-Grabarek: Zum Schwund der lexikalischen Entlehnungen aus dem Deutschen in den Mundarten der polnischen Großstädte im ehemals deutsch-polnischen Grenzgebiet. 2013.

Band 8 Józef Wiktorowicz / Anna Just / Ireneusz Gaworski (Hrsg.): Satz und Text. Zur Relevanz syntaktischer Strukturen zur Textkonstitution. Akten zum Internationalen Kongress an der Universität Warschau 21. bis 23. September 2011. 2013.

Band 9 Józef Grabarek: Zur Geschichte der deutschen Sprache im 20. Jahrhundert. 2013.

Band 10 Anna Dargiewicz: Fremde Elemente in Wortbildungen des Deutschen. Zu Hybridbildungen in der deutschen Gegenwartssprache am Beispiel einer raumgebundenen Untersuchung in der Universitäts- und Hansestadt Greifswald. 2013.

Band 11 Grażyna Łopuszańska-Kryszczuk: Danziger Umgangssprache und ihre Spezifik. 2013.

Band 12 Magdalena Grabowska / Grzegorz Grzegorczyk / Hadrian Lankiewicz: Language and Concepts in Action. Multidisciplinary Perspectives on Linguistic Research. 2013.

Band 13 Hanna Biaduń-Grabarek / Sylwia Firyn (Hrsg.): Aspekte der philologischen Forschung von Jacob Grimm und der Märchenübersetzung ins Polnische. 2014.

Band 14 Anna Just: Schreiben und *Rescripte* von Frauen und *Princessinnen* aus dem Liegnitz(er) *Fürsten Hause* (1546–1678). Edition sowie eine historisch-soziopragmatische und historisch-textlinguistische Skizze. 2014.

Band 15 Anna Dargiewicz: Hybridbildungen und ihre Rezeption unter den deutschen Muttersprachlern. 2015.

Band 16 Hanna Biaduń-Grabarek / Sylwia Firyn (Hrsg.): Neue Forschungen zur deutschen Sprache nach der Wende. 2016.

Band 17 Piotr A. Owsiński: Graphematische Untersuchungen zur ostdeutschen *Apostelgeschichte* aus dem 14. Jahrhundert. 2017.

Band 18 Jolanta Hinc / Adam Jarosz / Joanna Mampe (Hrsg.): Translatorik, Translationsdidaktik und Fremdsprachendidaktik. Herausforderungen und Perspektiven. 2017.

Band 19 Hanna Biaduń-Grabarek / Sylwia Firyn (Hrsg.): Zum Schwund der lexikalischen Entlehnungen aus dem Deutschen in der Alltagssprache der kleinen Städte des ehemals polnisch-deutschen Grenzgebietes. 2018.

Band 20 Wiesława Małgorzata Chyżyńska / Hanna Biaduń-Grabarek (Hrsg.): Die Entwicklung des deutschen medizinischen Fachwortschatzes im 19. und 20. Jahrhundert. 2019

www.peterlang.com

www.ingramcontent.com/pod-product-compliance
Ingram Content Group UK Ltd.
Pitfield, Milton Keynes, MK11 3LW, UK
UKHW041924210426
5322IPUK00002B/48

9 783631 780794